제1부 의료관광 ⋯ 20
    1장 의료관광 ⋯ 20
    2장 의료관광 구조 ⋯ 28
    3장 의료관광객과 국제의료관광코디네이터 ⋯ 33
    4장 의료관광 현황 ⋯ 46

제2부 병원사무 ⋯ 49
    1장 환자관리를 위한 원무 ⋯ 49
    2장 의료보험 ⋯ 55
    3장 보건산업 정보관리 ⋯ 60

제3부 리스크관리 ⋯ 63
    1장 리스크 ⋯ 63

제4부 보건의료관광 ⋯ 75
    1장 보건의료관련법규 ⋯ 75

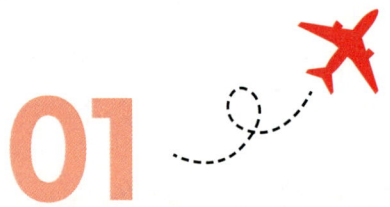

01 Lecture
보건의료관광행정

제1부 의료관광

1장 의료관광

1. 의료관광 개념

의료관광은 의료와 관광의 개념이 결합된 것으로 가장 일반적인 의미는 집을 떠나 심신을 건강하게 하는 의료행위이다. 그러나 의료와 관광의 범위를 어떻게 구성하느냐에 따라 의료관광의 범위는 다양해질 수 있다.

의료의 범위를 환자를 치료하는 직접적 치료목적으로 제한할 수도 있으며, 미용이나 다이어트와 같은 비치료적 서비스를 포함시킬 수도 있다. 심신(心身)을 건강하게 한다는 관점에서 스파(Spa)나 휴양같은 웰니스(Wellness)도 있다. 최근에는 문제가 발생하기 전에 보건예방 차원에서 건강검진 서비스를 이용하기 위해 의료기관을 방문하기도 하니 반드시 치료행위가 수반되지 않더라도 의료서비스를 받는다고 할 수 있다.

2. 의료관광 정의

❶ 의료관광 정의

Goodrich & Goodrich 1987	• 거주국가를 벗어나 질병의 치료와 건강증진을 목적으로 선진 의료서비스를 제공하는 곳으로의 관광활동을 하는 것
Laws 1996	• 집을 떠나 행하는 레저(Leisure)활동 • 심리적·육체적 스트레스를 해소하며, 자신의 건강상태를 증진시키는 것

Connell 2006	• 자국이 아닌 외국에서 의료, 치아관리, 외상치료 등을 받으며, 동시에 관광활동을 하는 것
보건산업진흥원 2006	• 보건 의료분야 중 관광서비스 자원으로 활용·개발 가능한 부분을 기획하고 관광을 상품화하여 의료서비스를 제공하는 사업 • 건강예방 및 증진를 목적으로 하는 관광, 서비스, 시설 및 관광 목적지가 모두 대상이 되며 건강과 관련 있는 관광

UNWTO(2008)는 관광의 주요 목적을 만약 그 관광이 없었더라면 이루어지지 않았을 행위이며, 주 목적지에서 발생하는 방문객의 활동이라 정의한다. 그리고 이 기간 중에 고용이나 일정한 보상이 수반되는 행위가 포함되지 않아야한다. 즉, 관광객은 방문한 국가의 거주자에 의한 고용이 여행의 주요 목적이 되어서는 안 된다. 이는 관광으로 인하여 얻을 수 있는 소득을 근거로 관광목적을 판단할 수 있다. 즉 의료관광이란 본인 혹은 의료진의 판단에 의거하여 심신의 건강을 보호하고 증진함을 목적으로 거주국가의 국경을 벗어나 1년 이내의 기간으로 타국을 방문하는 방문객의 모든 활동 또는 이를 돕기 위한 동반자의 모든 활동이다.

관광진흥법에 정의된 의료관광이란 국내 의료기관의 진료, 치료, 수술 등 의료서비스를 받는 환자와 그 동반자가 의료서비스와 병행하여 관광하는 것을 말한다(관광진흥법 제12조의2). 개인의 의료관광목적은 건강 및 치료 목적의 관광으로 병원, 클리닉, 요양원 등의 방문을 비롯해 보건 및 사회시설 등에서 서비스 받는 것, 해수치료 및 스파, 의학시설 및 성형수술, 의학적 권고에 기초한 치료를 받기 위해 특정 장소를 방문 하는 것 등이 있다.

3. 의료관광 유형

의료관광이란 의료관광객이 자국의 의료기관 대신 해외 의료서비스 혹은 의료관련 서비스를 구매하는 것을 말한다. 목적지국가의 의료, 문화, 관광상품 등을 체험하는 의료관광객의 활동이다. 의료관광을 나서는 사람들의 니즈(Need)는 다양하기 때문에, 의료관광의 유형도 다양하다.

- 다급하거나 중대한 시술만을 위해 방문하는 경우
- 의료서비스와 동시에 휴식, 쇼핑, 유명관광지를 방문하는 경우
- 단순히 구전에 의해 소개된 의료서비스 상품의 매력에 이끌린 경우
- 처음부터 어떤 의료행위를 염두에 두지 않은 채 방문 대상 국가를 여행하는 경우

❶ 의료관광객의 목적에 따른 분류(Smith&Puczko [2009])

건강관광 Health tourism	의료관광 Medical tourism	수술적 치료관광(중증치료상품) : 암수술
		비수술적 치료관광(선택진료상품) : 쌍꺼플수술
	웰니스관광 Wellness tourism	여가휴양관광(휴양검진상품) : 건강검진상품, 유전자분석 서비스
		보안대체의학관광(대체의학상품) : 한의학, 요가, 아유르베다

- **건강관광** : 개인의 마음과 신체의 안녕을 유지·강화하고 회복시키기 위해 거주 지역을 벗어나 여행하는 행위
- **의료관광** : 수술이나 치료 등을 포함하는 의료서비스를 받기 위해 이동하는 행위
- **웰니스 관광** : 건강 및 안녕상태를 능동적으로 유지 및 강화하기 위해서 혹은 독특한 지역에 기반한 색다른 체험을 하기 위해 여행하는 행위이다. 웰니스 관광의 관광동기로는 미용, 신체적 안녕 추구, 현실도피와 휴식, 쾌락을 체험하기 위함, 심리적 안녕을 추구하는 마음 등이 있다.

❷ 의료관광객의 행위에 따른 분류(Henderson [2004])

의료관광은 건강증진을 목적으로 여행하는 것으로, 의료관광, 미용성형, 온천 및 대체요법의 3가지로 분류했다.

건강관광 Health Tourism	의료관광 Medical Tourism	• 암치료 Cancer treatment • 관절수술 Joint replacement • 건강검진 Medical Check-ups • 신경외과수술 Neurosurgery • 장기이식수술 Transplants
	미용성형 Cosmetic Tourism	• 가슴확대술 Breast augmentation • 주름제거술 Facelifts • 지방흡입술 Liposuction
	스파 및 대체요법 Spas and Alternative Therapies	• 피부관리 Beauty care • 운동 및 식이요법 Excercise and diet • 심리·체면술 Holistic lifestyle • 온천요법 Hydrotherapy • 요가 Yoga • 마사지 Massage

❸ 방문 목적에 따른 의료관광객의 분류(Cohen[2008])

- **치료관광객(Medicated tourist)** : 해외여행 중 발생한 사고나 질병으로 의료서비스를 받은 사람이다.
- **전형적 의료관광객(Medical tourist proper)** : 여행과 관련 없이 치료를 받기 위해 방문한 사람으로, 방문국에서 수술을 결정한다.
- **여행환자(Vacation patient)** : 주로 치료를 위하여 방문하지만 부가적으로 요양 기간 동안 여행도 하는 사람이다.
- **단순환자(Mere patient)** : 오직 치료를 위하여 방문한 사람으로, 여행을 하지 않는다.

(1) 순수치료형

특정 병원이나 의사를 찾아서 입국하는 경우로 주로 자국에서의 치료가 용이치 않은 난치병 환자 또는 차별화된 프리미엄급의 치료나 서비스를 원하는 외국인이다. 이들의 치료는 의료기관의 지명도, 의료서비스의 수준, 의료서비스의 질이 우선시되며 세계 각국 부유층들의 이용도가 높다.

(2) 치료+관광형

관광과 휴양이 발달한 지역에서 많이 나타나며 외국인들을 대상으로 Medical Spa등의 간단한 치료와 관광이 결합되는 경우이다. 최근에는 중증도는 높지 않으나 장기간에 걸친 치료가 필요하여 치료외의 휴양이나 관광 서비스를 결합한 상품이나 전통의학과 관광자원을 결합한 웰니스 상품 등이 개발되고 있다.

(3) 간호형(동반자)

직접적으로 의료서비스를 받지는 않지만 치료받는 가족, 동료의 간병을 목적으로 입국하는 경우이다. 환자의 간호 및 지원이 주된 목적이지만 현지관광에 대한 관심도가 높다.

(4) 잠재형

다른 목적으로 입국했으나, 사고나 긴급 상황으로 인하여 목적과는 별개의 응급치료를 받는 환자이다. 예를 들어 출장이나 사업 등 의료서비스를 염두에 두지 않고 해당국을 방문하였으나 체류기간 중에 의료서비스에 관한 정보를 얻어 치료를 겸한 후 귀국하는 경우이다. 이 경우 차후 의료관광의 잠재적 수요자가 되며 자국으로 돌아가서도 주변인들에게 해당국의 의료관광 접점으로 작용하기도 한다.

❹ 환자의 이동에 따른 의료관광객의 분류(Lunt&Carreara [2010])

- **의료관광객** : 건강관광의 개념 하에 의료관광객은 자신의 의지로 결정하여, 해외의 의료기관을 이용한 환자를 의미한다.
- **인접국 이동자** : 국경을 공유하는 국가 간에 교차 의료서비스를 인정하는 경우, 국경을 넘어 인접국의 서비스를 이용하는 경우를 의미한다.
- **해외 임시 여행객** : 휴일을 이용하여 여행하는 대부분의 경우 의료서비스를 필요로 하지 않지만, 소수의 경우 사고나 갑작스러운 질병으로 의료서비스를 필요로 하는 경우를 의미한다.
- **장기 거주자** : 은퇴 후에 해외로 이주하여 거주하는 사람 혹은 해외로 취업하여 근무하는 자로서 의료서비스를 이용하는 경우를 의미한다.
- **아웃소싱환자** : 오랜 대기시간이나 서비스 부재로 인하여 의료기관이나 보험자에 의해 해외의 의료기관으로 이송된 환자를 말한다.

(1) 인접국가

의료관광 목적지와 가까이에 있어 방문할 기회가 상대적으로 많고 이동시간이 짧아 가벼운 치료나 쇼핑, 휴양 등의 목적으로 쉽게 선택할 수 있는 경우이다. 우리나라를 의료관광 목적지국으로 가정했을 때 일본과 중국 등이 근거리 국가이다. 이 경우 목적지국에 대한 관심도가 높고 온·오프라인을 통한 홍보도 상대적으로 다양하게 이루어지고 있어 정보 노출 빈도가 높다.

(2) 의료후진국

의료관광 수요지국가의 낙후된 의료수준으로 인해 만족할 만한 또는 안정적인 치료를 보장받지 못하여 해외 의료서비스를 통해 치료를 받고자 하는 경우이다. 우리나라를 목적지로 가정할 때 러시아, 몽골, 베트남, 인도네시아, 중동 등이 있다.

(3) 의료선진국

의료선진국의 의료관광객은 대부분 국가의료보험 등의 이유로 의료 서비스 비용이 고가이거나 긴 대기시간 등 자국 내에서 충분한 의료서비스를 받지 못해 해외 의료기관을 선택한다. 미국의 의료보장형태는 자유주의적 시장원리에 기반한 자유시장경제의 개념이 강하다. 그러므로 보건 관련 기업, 사적 보건의료시장의 비중이 높다. 미국의 경우 비보험 인구가 전체 국민의 17%, 치과부문 비보장 인구는 1억 2천만 명 수준으로 매년 5~70만 명이 진료비가 상대적으로 저렴한 해외에서 진료를 받는다.

4. 국제협정

❶ GATS협정

GATT(General agreement of tariffs and trade)는 1947년 관세 및 무역에 관한 일반협정이다. 1995년 세계무역기구(WTO: World Trade Organization)가 창설되어 기존의 GATT를 흡수 통합하고 1970년대 이후 급증하는 서비스 교류에 대해 서비스 교역에 관한 일반협정(GATS: General agreement on trade in services)을 체결하였다.

(1) GATS협정과 의료관광

- **국경 간 공급(Cross border supply)** : 한 회원국 영토에서 다른 회원국 영토로 서비스를 공급하는 것으로, 의료관광에서는 원격진료의 형태를 말한다.
- **해외소비(Consumption Abroad)** : 다른 회원국의 소비자가 목적지국가로 이동해서 서비스를 공급받는 형태로써, 의료관광에서는 환자가 의료서비스를 받기 위해 목적지국가로 이동하는 의료관광의 형태를 말한다.
- **상업적 주재(Commercial Presence)** : 다른 회원국 영토에 의료서비스 공급자가 상업적으로

주재함으로써 의료서비스를 공급하는 형태로써, 의료관광에서는 의료기관이 의료서비스를 공급할 국가, 즉 현지에 법인을 설립하는 것을 말한다. 의료서비스 공급자들이 국외 지역에 지역 거점 시설을 설립하여 국제 환자들을 유치하고 국외 지역을 관할하는 형태이다.
- **자연인의 이동(Presence of Natural person)** : 다른 회원국 영토에 한 회원국의 자연인이 주재함으로써 서비스를 공급하는 것으로, 의료진·의료공급자 등 의료 인력이 직접 의료서비스를 공급할 목적지 국가에 진출하는 것을 말한다.

5. 의료기관 인증기관

❶ JCI(Joint commission international) 인증

JC(Joint Commission)는 미국의 의료기관 의료서비스에 대한 인증 사업 기구이다. 이 기구가 전 세계의 의료기관을 평가하기 위해 국제 평가기준을 개발하여 1994년 JCI(Joint Commission International)를 설립했다. 세계 여러나라의 의료기관 평가기준 중 국제적으로 가장 신뢰를 받고 있는 의료기관평가인증기관이다. 의료기관이 제공하는 진단과정, 의료장비, 환자관리, 시설안전, 직원교육 등 환자 치료의 전 과정을 평가한다.

(1) JCI 인증체계

환자 진료 부문	• 진료의 접근성과 연속성 • 환자와 가족의 권리 • 환자평가 • 환자진료 • 마취와 수술진료 • 투약관리와 약물사용 • 환자와 가족의 교육
병원 관리 부문	• 질향상과 환자 안전확보 • 감염예방과 관리 • 조직 운영 • 시설관리와 안전 • 직원의 능력향상과 교육

❷ 국제인증의 기대효과

- 의료서비스의 질적 수준 향상
- 의무기록 관리의 향상
- 환자의 만족도 증가
- 병원 매출 증대효과
- 병원의 신뢰도·대외 인지도 향상
- 대외 홍보 효과
- 보험자 단체와 진료수가 협상 시 유리

❸ 의료기관평가인증원

2010년 설립된 보건복지부 산하의 기타공공기관에서 진행하는 한국의 의료기관인증제도이다. 의료기관 인증에 관한 업무와 의료기관을 대상으로 실시하는 각종 평가 업무를 효율적으로 수행하기 위하여 설립되었다(의료법 제58조의11).

(1) 의료기관평가인증원의 인증체계

기본가치 측면	환자진료 측면	조직관리 측면	성과관리 측면
환자안전보장활동	진료전달체계와 평가	질향상 및 환자안전활동	성과관리
	↓	↓	
	환자진료	감염관리	
	↓	↓	
	의약품관리	경영 및 조직운영	
	↓	↓	
↓	수술및마취진정관리	인적자원관리	↓
	↓	↓	
	환자권리존중및보호	시설 및 환경관리	
	↓	↓	
		의료정보·의무기록관리	
▼	▼	▼	▼
I 기본가치체계	II 환자진료체계	III 조직관리체계	IV 성과관리체계

2장 의료관광 구조

1. 의료관광 프로세스

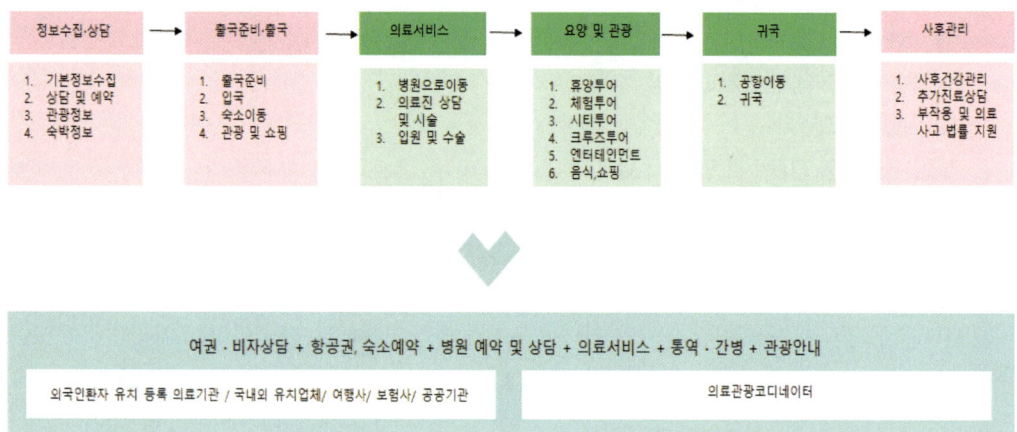

❶ 정보 수집 및 상담

의료서비스를 위해 해외로 나갈 의향이 있는 잠재적 소비자(의료관광객)는 본인이 원하는 진료과목에 대한 의료시설 및 의료기술 등 의료서비스의 기본 인프라에 대한 정보 수집을 한다.

한국관광공사가 아시아 의료관광 경험자를 대상으로 진행한 조사결과에 따르면 경험자의 58.7%가 여행 전에 미리 의료서비스 이용을 계획하며 정보수집 시에 국가보다는 의료서비스에 관한 내용을 우선 고려하는 것으로 나타났다. 한국의료관광을 경험한 의료관광객을 대상으로 실시한 조사에 의하면, 의료서비스에 대한 정보는 주변인의 추천이 57.6%로 가장 높게 나타났다. 이는 신체의 안전과 직결되어 서비스 민감도가 높은 의료서비스의 특징을 반영하는 것으로 보인다. 의료관광객이 이용한 정보의 원천은 인터넷, 신문, 잡지 순으로 정보접촉 빈도가 높게 나타났다. 의료관광객은 이 시기에 의료서비스 뿐만 아니라 해당국가나 도시의 위치, 기후, 언어, 환율 등의 정보도 함께 수집한다. 기본정보 수집을 통해 어느 정도의 목적지 및 의료서비스에 대한 결정을 내리면 전문 의료기관 혹은 전문 에이전시나 여행사를 통한 상담 및 상품예약을 한다. 그리고 치료 외 여유시간을 위한 관광 및 휴양 정보나 숙박, 음식 및 쇼핑정보 등을 수집한다.

① 의료관광객이 의료기관을 선택하는 방법(의료관광 유통 경로)

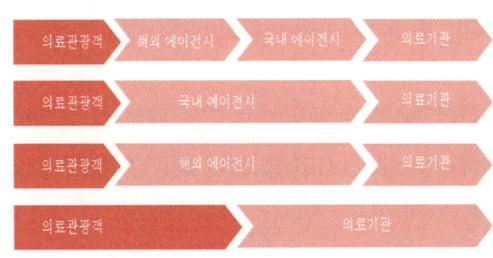

- 해외유치업체와 국내 유치업체를 통한 의료기관 선정
- 해외유치업체를 통한 의료기관 선정
- 국내 유치업체를 통한 의료기관 선정
- 직접 의료기관 선정

❷ 출국준비 및 출국

의료서비스를 받기 위한 목적지와 체류기간 등이 확정되면 의료관광객은 목적국가로 이동하기 위한 출국준비를 한다. 여권을 준비하고, 의료서비스를 받기 위한 기본서류 등을 준비해야하며 비자협정에 따라 체류기간이나 진료 성향에 따른 의료 관광비자(C-3-M 또는 G-1-M) 등을 신청하고 발급받는다. 이 단계부터는 각국별·의료기관별로 요구하는 바가 상이하기 때문에 의료관광 코디네이터 등 전문가의 도움이 필요하다. 체류기간을 고려한 항공권 및 숙박 예약을 진행한다. 모든 준비를 마치고 목적국가를 향해 떠난 의료관광객은 입국수속을 밟고, 미리 지정된 숙소로 이동한다. 숙소까지의 이동방법은 여행사 및 에이전시와 사전 협의 시 코디네이터가 마중을 나서는 경우도 있고, 개인적으로 택시나 공항철도 및 리무진 버스를 이용한다. 거동이 불편하거나 중환자, 응급환자의 경우 앰뷸런스를 이용해서 공항내부에서부터 목적지로 이동이 가능하다.

❸ 의료서비스

의료관광객은 의료서비스를 받기 위해 의료기관으로 이동한다. 여행사나 에이전시에서 의료기관까지 이동차량을 제공하거나, 거동이 불편할 경우 앰뷸런스를 이용한다. 의료관광객의 편의와 사생활 보호를 위하여 호텔 내에 의료기관이 입주하는 경우도 늘고 있으며, 숙박시설을 갖춘 의료기관 등도 운영되고 있다. 의료기관의 숙박시설 운영을 허가하는 관광진흥법 시행령에 따라 의료기관은 의료관광호텔을 건립할 수 있다. 의료진의 상담 및 의료시술 전 과정에서 의료관광 코디네이터는 의료관광객의 모든 예약일정 및 병원업무를 지원한다. 해외의료보험과 연계하거나, 사전 미팅을 통해 의료관광객의 요구사항을 파악하여 병원과 의료진에게 전달하는 역할을 한다. 외국어가 가능한 의료진이 직접 상담 및 시술을 진행하는 경우도 있으나, 전문통역사나 의료관광코디네이터가 통역을 진행하며, 필요시 의료관광객 자국의사와의 원격상담·자문도 진행된다.

❹ 요양 및 관광

시술·수술이 끝났거나, 다음 시술을 위한 회복 기간 동안 의료관광객은 건강의 호전을 위하여 휴양한다. 이 기간 동안 의료관광 안내홍보센터, 여행사, 에이전시 등을 통해 수집한 정보를 바탕으로 휴양, 체험투어, 시티투어, 엔터테인먼트 관광, 음식여행, 쇼핑 등을 즐긴다.

❺ 귀국

한국 내에서 모든 일정을 소화하고 어느 정도 회복기간을 거친 후, 의료관광객은 자국으로 돌아간다. 입국 때와 마찬가지로 공항까지 여행사나 에이전시의 환송서비스를 이용하거나 대중교통을 이용하게 되며, 거동이 불편하거나 중증환자의 경우 앰뷸런스를 이용할 수 있다. 출국은 탑승수속→세관신고→보안검색→출국심사→탑승의 과정을 거친다.

❻ 사후관리(Follow up)

의료관광객이 자국으로 돌아간 이후에도 지속적으로 회복·건강관리·추가진료에 대한 상담이 필요하다. 복용약 복용 여부, 귀국 후 연속적인 치료와 관리를 위한 주의사항 안내, 응급상황 발생 시의 핫라인 숙지 여부 등 사후관리 서비스를 제공한다. 만약의 부작용 및 의료사고 발생 시 이에 대한 대응도 필요하다. 이는 한국의료분쟁조정중재원에서 의료사고 및 불편사항으로 발생하는 분쟁에 대해 도움을 준다. 중재원은 외국인 전담 상담기관은 아닌 만큼 코디네이터 등의 도움을 받아 지속적으로 사후관리를 해 나가는 것이 이상적이다.

2. 의료관광시스템모델

❶ 의료관광시스템모델(MTSM: Medical tourism system model)

시스템이란 어떤 공동의 목표를 달성하기 위해 노력하는 상호 연관성이 있는 집합체이다.
레이퍼(Leiper,1995)는 관광시스템 모델을 관광객, 관광객발생지, 관광목적지, 관광사업 4요인으로 정의했다.

❷ 의료관광시스템모델 구성요인

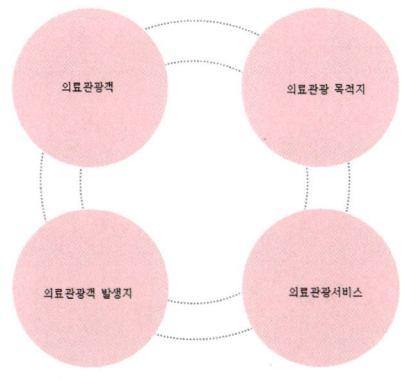

- **의료관광객** : 의료관광을 하는 자
- **관광객발생지** : 의료관광객을 송출하는 국가
- **의료관광목적지** : 의료관광객을 유치하는 국가
- **의료관광서비스** : 의료시설 및 진료서비스, 숙박 및 식음료시설과 관련서비스, 관광시설 및 관련서비스, 정부제도 및 사회·문화적요인

❸ 의료관광 시스템 특징

- **상호의존성**(Interdependency) : 의료기관, 에이전시, 숙박, 교통 등 유관업체가 서로 연계해야한다.
- **마찰과 부조화**(Friction and disharmony) : 의료관광산업은 생명을 다루는 의료서비스가 갖는 특징으로 긴장, 갈등, 스트레스를 초래하며 이해당사자들이 서로 다른 기대치를 가지고 갈등한다.
- **복잡성과 다양성**(Complexity and variety) : 의료기관, 에이전시, 종합병원에서 의원까지 이해관계에 따라 시장참여 주체자들이 복잡하게 구성되어있다.
- **대응성**(Responsiveness) : 의료관광시스템은 의료기술의 발달, 사회적 환경의 변화 등에 적절하게 대응하며 운영된다.
- **경쟁성**(Competitiveness) : 경쟁이 심하고 진입장벽이 낮아 후발주자가 쉽게 시장에 진입할 수 있다.
- **개방성**(Openness) : 의료관광시장은 다른 산업에 비해 역동적이며 고객의 니즈는 끊임없이 변화하므로, 업계는 새롭고 독창적인 사업을 지속적으로 추구해야한다.

3. 의료관광 결정요인

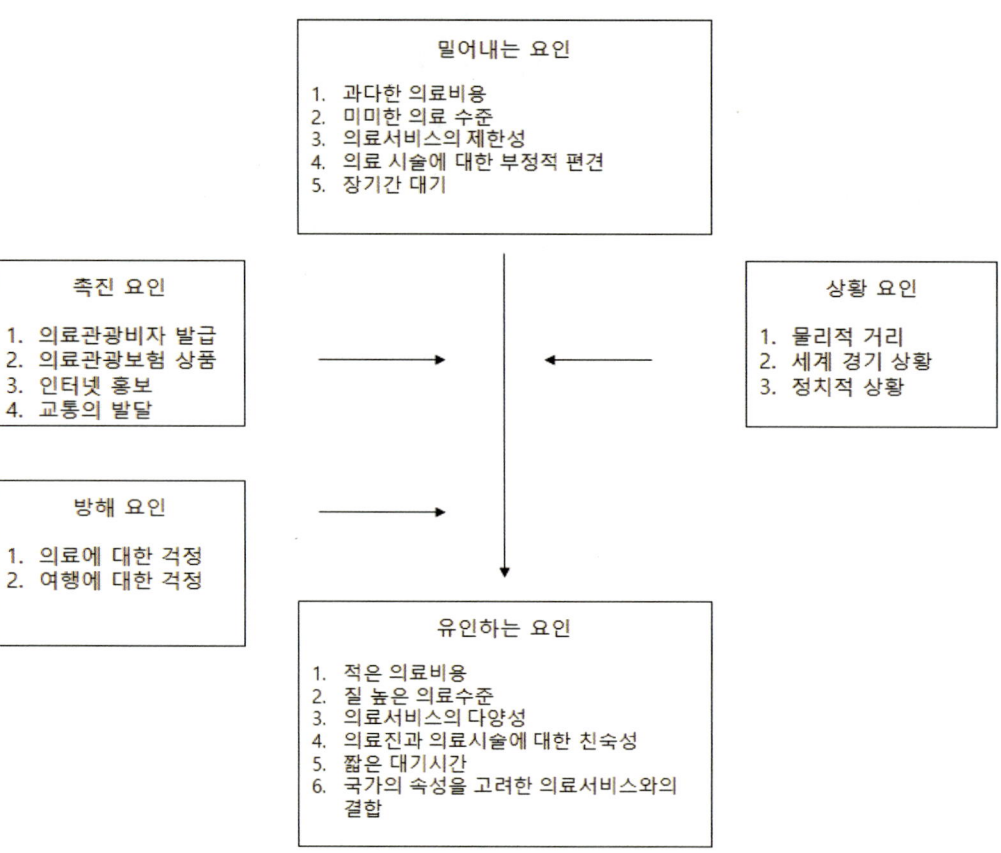

4. 의료관광 효과

❶ 수요지국가

의료관광객은 자국보다 신속한 서비스, 넓은 선택의 폭, 비용절감, 높은 수준의 의료서비스를 제공받을 수 있다. 보험회사와 같은 보험자의 입장에서는 의료비가 저렴한 국가로 보험환자가 이동할 경우 의료비를 절감하는 효과가 있다. 예를 들어 미국의 경우 근로자의 의료보험을 일정부분 회사에서 부담하는데 의료관광 보험 상품은 보험료가 저렴하기 때문에 회사의 재정 부담을 줄일 수 있다. 의료기관, 제약회사, 의료기기산업 등 보건산업의 경쟁력 향상을 유도하는 자극요소로 작용한다.

❷ 목적지국가

의료관광객은 목적지국가의 주요한 외화수입원이 된다. 평균 지출액이 일반관광객의 2배 이상이고, 의료기관 뿐만 아니라 가족을 동반한 호텔, 식당, 관광지 방문 등 관련 산업의 범위가 넓다. 의료관광객이 지출한 비용은 목적지국가의 의료기관이 공적 의료서비스에 투자할 수 있는 재원으로 활용이 되는 낙수효과를 기대할 수 있다. 의료관광객을 유인하기 위해 의료기관 인프라의 개선, 의료기술의 발달과 의료인력 육성에 많은 노력을 기울이게 된다.

❸ 의료관광산업의 효과

- **경제적 측면** : 국제수지의 개선, 고용의 증대, 소득의 증가, 세수의 증가, 지역산업의 발달, 관련 산업의 도입
- **사회적 측면** : 문화적 이해와 국가 이미지 제고, 국위선양, 교육적 효과
- **문화적 측면** : 문화교류 향상, 국제적인 친선, 문화이해 증진, 지역문화 발전
- **의료산업 측면** : JCI 등 국제인증을 획득하고자 노력함으로써, 의료서비스의 질의 향상

3장 의료관광객과 국제의료관광코디네이터

1. 의료관광객

❶ 의료관광객 유치사업 등록

우리나라는 의료기관 및 의료인이 의료비 할인, 금품 및 교통편의 제공 등 환자를 유치하기 위한 일체의 소개나 알선 및 유인행위를 하는 것을 원칙적으로 금지하고 있다. 하지만 글로벌 헬스케어 산업이 성장함에 따라 의료서비스에 대한 국가 간 경쟁이 치열해지면서 의료관광객 유치 경쟁력 강화를 위해 2009년 '외국인환자 유치에 대한 등록법(의료법 제27조의 2항)'을 신설하여 의료관광객 유치 및 알선행위를 허용하였다. 이 법에 의하여 의료관광객을 유치하고자 하는 의료기관은 보건복지부령으로 정하는 요건을 갖추어 등록하여야 한다. 의료기관 외에 의료관광객을 유치 혹은 알선하고자 하는 유치업체 역시 보건복지부에서 정하는 요건을 갖추어 보건복지부장관에게 등록하여야 한다.

❷ 의료관광객 유치사업 대상

(1) 유치업자

유치업자는 의료행위를 직접적으로 실시하지 않고 개별 환자 및 기업들에게 의료관광 정보를 제공하거나 해외치료를 주선하는 사업자 혹은 집단을 의미한다.

> **유치업자의 외국인 환자 유치 등록 시 필요서류**
> - 등록신청서
> - 사업계획서
> - 보험금액 1억 원 이상, 보험기간 1년 이상의 보증보험 가입 서류
> - 1억 원 이상의 자본금 보유 증명 서류
> - 국내에 설치한 사무소에 대한 소유권이나 사용권 증명 서류

(2) 의료기관

외국인에 대한 환자 유치 및 알선행위를 할 수 있는 대상은 일정기준을 갖추고 보건복지부에 등록한 의료기관 및 유치업자로 제한한다.

> **의료기관의 외국인 환자 유치기관 등록 시 필요서류**
> - 등록신청서
> - 의료기관 개설 신고증명서 사본 혹은 의료기관 개설 허가증 사본
> - 사업계획서
> - 진료과목별 전문의의 명단 및 자격증 사본

(3) 의료관광객의 범위

국내의료관광 정책상 유치활동 등록업체에서 유치활동을 할 수 있는 대상은 외국인 환자로 제한하고 있다. 유치실적 보고 대상에 들어가는 외국인 환자란 해외에서 국내 의료서비스를 이용할 목적으로 입국하여 일시적으로 체류하는 입국자를 의미한다. 가장 쉽게 구분하는 기준은 국민건강보험을 기준으로 건강보험 해당자가 아니여야 한다.

- 출입국관리법에 의해 외국인등록을 한 자 및 국내거소신고를 한 재외동포는 제외된다.

주민등록을 한 재외국민과 국내거소신고를 한 외국국적동포가 90일 이상 대한민국 안에 체류하는 경우에는 건강보험 관계 법령으로 정하는 바에 따라 건강보험을 적용받을 수 있다.
- 외국인등록을 한 국내거주 외국인이라 할지라도 치료나 요양 목적의 체류자격인 의료비자(G-1)자격 체류자는 '외국인 환자'로 분류되며, 미군 소속의 환자 역시 외국인으로 분류된다.

❸ 의료관광 유치업자의 주요 업무

의료관광 유치업체(에이전시)는 의료관광객을 국내병원으로 알선하고, 관광을 비롯한 국내 체류에 있어 필요한 서비스 업무를 제공하는 업체이다. 의료관광 유치업체는 의료관광 코디네이터나 의료관광 마케터 등을 고용하고 상품을 개발·판매하며, 의료관광객에게 가장 적절한 의료기관을 추천하고, 의료관광객이 만족할 만한 서비스를 받을 수 있도록 지원한다.

유치업체는 의료관광객과 최초로 대면·접촉하여 한국의 의료정보와 진료비 등을 상담하고 정보를 제공하기 때문에 의료관광객이 한국행을 결정하는 데 큰 영향을 미치게 된다. 의료관광 유치업체는 현지에서 의료관광객을 직접 모객하기도 하고, 활동범위나 전문성에 따라 해외 현지 유치업체와 국내 유치업체가 협업하여 역할을 구분하기도 한다. 유치업체는 의료 관광객의 모객, 공항영접 및 환송, 의료관광 통역과 호텔 등의 알선수배, 관광프로그램 기획, 의료분쟁과 의료사고에 대한 대응책 마련, 진료기록의 정리 및 현지 발송 등 의료서비스를 제외한 모든 업무를 담당한다.

> **의료관광 활성화**(관광진흥법 제12조의2)
> ① 문화체육관광부장관은 외국인 의료관광(의료관광이란 국내 의료기관의 진료, 치료, 수술 등 의료서비스를 받는 환자와 그 동반자가 의료서비스와 병행하여 관광하는 것을 말한다. 이하 같다)의 활성화를 위하여 대통령령으로 정하는 기준을 충족하는 외국인 의료관광 유치·지원 관련 기관에 관광진흥개발기금을 대여하거나 보조할 수 있다.
> ② 제1항에 규정된 사항 외에 외국인 의료관광 지원에 필요한 사항에 대하여 대통령령으로 정할 수 있다.
>
> **외국인 의료관광 유치·지원 관련 기관**(관광진흥법 시행령 제8조의2)
> ③ "대통령령으로 정하는 기준을 충족하는 외국인 의료관광 유치·지원 관련 기관"이란 다음 각 호의 어느 하나에 해당하는 것을 말한다.
> 1. 「의료법」에 따라 등록한 외국인환자 유치 의료기관 또는 등록한 외국인환자 유치업자

2. 「한국관광공사법」에 따른 한국관광공사
3. 그 밖에 의료관광의 활성화를 위한 사업의 추진실적이 있는 보건·의료·관광 관련 기관 중 문화체육관광부장관이 고시하는 기관

② 법 제12조의2제1항에 따른 외국인 의료관광 유치·지원 관련 기관에 대한 관광진흥개발기금의 대여나 보조의 기준 및 절차는 「관광진흥개발기금법」에서 정하는 바에 따른다.

▶ 외국인 의료관광 지원 (관광진흥법 시행령 제8조의3)

① 문화체육관광부장관은 외국인 의료관광을 지원하기 위하여 외국인 의료관광 전문인력을 양성하는 전문교육기관 중에서 우수 전문교육기관이나 우수 교육과정을 선정하여 지원할 수 있다.

② 문화체육관광부장관은 외국인 의료관광 안내에 대한 편의를 제공하기 위하여 국내외에 외국인 의료관광 유치 안내센터를 설치·운영할 수 있다.

③ 문화체육관광부장관은 의료관광의 활성화를 위하여 지방자치단체의 장이나 의료기관 또는 유치업자와 공동으로 해외마케팅사업을 추진할 수 있다.

2. 국제의료관광코디네이터

국제의료관광코디네이터는 의료관광객의 유치·관리를 위한 진료서비스 지원업무·관광서비스지원업무를 담당하고, 국내 의료기관의 해외 진출을 위한 행정업무·의료관광 마케팅·의료관광상담 업무를 한다. 즉, 우리나라 글로벌 헬스케어산업의 발전 및 대외경쟁력 향상을 위한 업무를 하는데, 일반적인 '치료+관광형'의 의료관광 흐름도에서 의료관광 코디네이터의 활동은 다음과 같다.

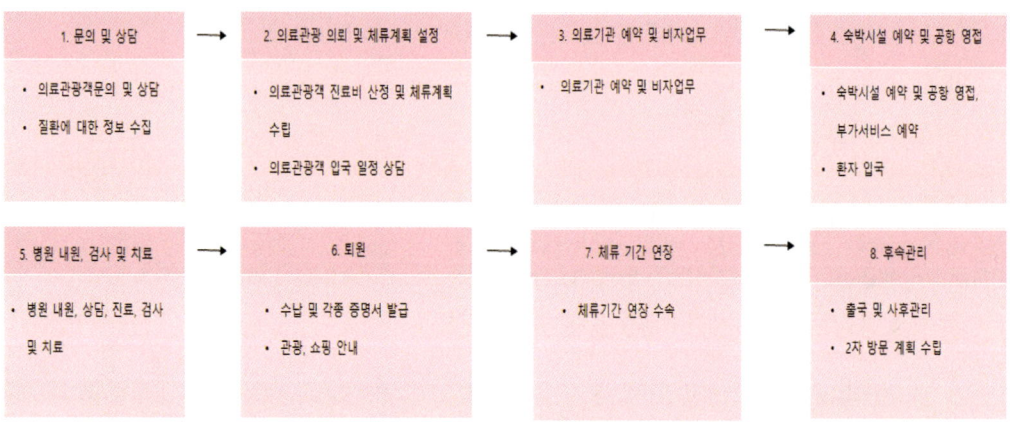

❶ 의료관광 코디네이터 업무

(1) 문의 및 상담

의료관광객이 관심을 보이는 진료상품 또는 관광상품을 확인한다. 의료관광객과의 상담이 시작되면 의료관광객의 개인정보, 현지진료기록, 각종 검사결과지와 현지진단서 등을 확보하여 상담을 진행한다. 의료관광객에게 받은 문의 내용에 대한 피드백은 최대한 신속하게 전달하는 것이 좋다. 왜냐하면 의료관광객은 적어도 3~4개 이상의 의료기관으로부터 받은 예상 상세 견적을 받아, 비교·선택하기 때문에 본 의료기관에 유치하기 위해서는 정확하고 신속한 응대를 통해 차별화된 서비스를 어필해야한다.

(2) 의료관광 의뢰 및 체류계획 설정

의료관광객의 정보 수집 후, 환자의 니즈와 조건에 따라 진료과목을 결정하고, 국내 의료기관에 진료계획 및 진료비 산정을 의뢰한다. 의료관광객으로부터 정확한 자료를 받는 것은 병원에서 환자에 대한 진료계획을 세울 때 도움이 된다. 의료관광객이 국내에서 체류해야 하는 기간과 비용에 대해 정확하게 예상할 수 있도록 진료계획은 되도록 상세하게 산출하는 것이 좋다. 진료계획안에는 치료 일정에 따른 입원일수 및 외래 진료횟수, 치료 전 검사, 예상 진료항목, 부가서비스 등이 제시되어야 한다. 산출된 진료비와 진료계획안은 의료관광객이 입국을 결정하게 하는 예민한 요소이므로, 입국 후 의료기관에서 검사 후 진료 내용의 변경으로 인해 진료비가 변동될 수 있음을 고지해야 한다. 사전에 진료비 변동사항에 대해 충분하게 숙지가 되지 않으면 의료관광객은 의료서비스 진행과정 중 불만을 제기하기도 한다. 그러므로 각 서비스 항목을 일목요연하게 볼 수 있도록 서비스 체크 리스트와 진료비 예상 상세 견적서를 정리하여 환자에게 제시한다.

(3) 의료기관 예약 및 비자업무

의료관광객이 국내 의료기관에서 치료받기로 결정이 되면, 그 다음 절차로 입국 비자신청을 한다. 대한민국 법무부는 외국인 환자와 동반자의 합법적인 장기체류를 위하여 2009년 5월 이후 출입국관리법 시행규칙을 개정하여 '의료관광비자'를 발급하고 있다. 미용치료 등 간단한 진료에는 90일 이하 단기비자 C-3-M를 발급한다. 이 비자는 국내 의료기관에서 진료 또는 요양할 목적으로 입국하는 자를 대상으로 하며 간병 등을 위해 동반 입국이 필요한 동반 가족도 해당한다. 치료기간이 91일 이상의 장기 치료와 재활이 필요한 경우엔 1년짜리 장기비자인 G-1-M 비자를 발급한다. 외국인의 국내 체류 중 각종 질병 혹은 사고로 인해 장기치료가 필요한 경우에 기존 체류자격을 유지할 수 없게 될 경우 G-1-M 비자로 체류자격 변경이 가능하다.

> **의료관광비자(C-3-M, G-1-M)를 받기 위한 준비서류**
> - 사증발급 신청서
> - 여권 및 신분증
> - 의료기관(목적지)에서 발급한 의료목적 입증서류
> - 치료 및 체류비용 조달능력을 입증할 수 있는 서류(통장사본)
> - 외국인환자 유치 의료기관 또는 유치업자 등록증 사본

(4) 숙박시설 예약 및 공항영접

의료관광객이 입원을 해야 하는 경우 공항에서 바로 입원 할 수 있도록 사전에 의료기관 측과 병실예약을 한다. 입국 당일 입원하지 않아도 되는 경우에는 의료관광객이 선택한 숙박시설을 예약하고 확인하여 일정에 차질이 없도록 한다. 호텔 및 숙박시설, 공항영접, 관광, 쇼핑 등 제공 가능한 서비스를 무료와 유료로 나눠 해당 외국어로 번역하여 상담과정에서 선택할 수 있도록 서비스 체크리스트를 준비하여 상담한다. 공항 영접시 미팅 장소로 공항 출구를 정확히 정하여 혼선이 없도록 한다.

> **의료관광호텔 예약 시 고려해야할 사항**
> - 호텔위치(의료기관과 호텔 간의 접근성)
> - 숙박시설 유형(숙박만 가능한 호텔 또는 조리가 가능한 레지던트 호텔)
> - 룸 형태(환자 선호도 고려할 것)
> - 부대시설(호텔 내 피트니스, 레스토랑, 기도실 등)

(5) 의료기관 방문, 검사 및 치료

환자 정보를 의료기관에 보내 미리 사전예약을 한다. 정보수집 단계에서 환자의 개인정보를 의료 기관에 공개한다는 의료기록 및 개인정보 이용 동의서를 받으면, 사전예약 업무가 용이하다. 의료관광객이 의료기관에 도착하여 접수 할 때 의료서비스의 진행과정에 대해 다시 한번 알려주어 의사소통이 안되어 생길 수 있는 불안감과 불편함을 줄여주도록 한다. 의료서비스의 모든 과정에서 의료관광객이 결정할 수 있도록 충분히 설명해주고, 생각할 시간을 주어 정확히 이해하고 결정했는지 확인하는 것이 좋다.

접수할 때 확인해야 할 사항
- 의료관광객의 비자종류와 체류기간
- 보험 가입여부와 가입 증명서 확인, 해당 보험사에 지급보증 여부 확인
- 퇴원 시 병원으로부터 발급 받아야 되는 보험청구 서식확인

입원할 때 확인해야 할 사항
- 핫라인을 교환하여 언제든 환자와의 연락을 유지한다.
- 입원기간 중에는 가급적 하루에 한번 이상 의료관광객 요구사항을 파악하여 병원에 전달하도록 한다.
- 환자의 진료 진행사항을 의료진·의료기관과 공유하여 초기 견적 내용상 입원일수가 늘어나지 않도록 관리해준다.

검사 및 수술(시술)할 때 주의사항
- 각종 검사 및 수술은 시행 전에 검사내용·검사방법·부작용 등을 의료 관광객의 자국 언어로 준비된 서면 자료(브로셔)를 통해 충분히 알려주고 수술동의서에 서명하도록 한다.

(6) 퇴원

퇴원 전에 수납업무는 완료되어야한다. 수납진행 시 의료관광객이 납득할 수 있도록 진료내용에 대한 자세한 설명과 진료비 납입방법을 사전에 상의하여 결정한다. 퇴원 시에는 환자의 의무기록, 복용해야 할 약 설명, 추후 관리 방법 등 필요한 서류를 제공한다. 의료관광객이 의료기기나 약을 항공기에 가지고 가야 한다면 항공사나 세관에 제출할 소견서를 별도로 작성하여 준비해 준다. 퇴원 후 관광을 하거나 쇼핑을 할 경우, 의료관광객이 원하는 곳으로 안내하거나 관광프로그램을 통하여 가이드 한다.

퇴원할 때 유의점
- 환자의 보험 청구 관련 서식
- 환자의 의무기록 및 의사진단/소견서
- 거동이 불편한 환자의 경우 앰뷸런스나 이동수단 확인·예약

(7) 체류기간 연장

의료관광으로 단기 입국할 시에는 체류기간 연장 사유가 발생하기 어렵지만, 상병치료를 목적으로 들어오는 경우에는 허가를 받은 체류기간(보통 90일 기준, 최장1년)을 넘기는 경우가 발생하기도 한다. 의료관광객 본인 및 대리인이 체류기간 연장 신청을 하고 국내 체류 기간을 재허가 받아야만 한다. 전국 해당지역의 출입국관리사무소 또는 출장소에서 업무를 담당하고 있으며, 전자민원(http://www.immigration.go.kr)신청 또는 방문예약을 통해 처리할 수 있다.

> **체류기간 연장을 위한 비자연장 신청서류**
> - 체류기간연장 허가서
> - 여권
> - 체류기간 연장 소명자료(진단서)

(8) 사후관리(Follow up)

입국시 공항영접 서비스와 마찬가지로 출국시에도 공항까지 가는 교통편을 준비하고 환송서비스를 제공한다. 의료관광객이 한국에서 부가가치세 면제품목(Tax Free)을 구입한 경우 면세구역 안에 있는 세금환급코너(Tax Refund)등에서 세금환급을 받을 수 있도록 신고서를 작성하거나 절차를 숙지시킨다. 의료관광객이 자국으로 돌아간 이후에도 건강관리나 추가진료에 대한 상담이 필요하다. 문제가 있을 시 주치의에게 물어 개선할 수 있는 방안을 제시할 수 있어야 한다. 기존 의료관광객의 만족도가 높은 경우, 자국으로 돌아가서 추가 의료관광객을 보내주거나, 주변에 한국행을 적극적으로 추천하기 때문에 지속적인 관리는 필수적이다. 만약의 부작용 및 의료사고 발생 시 보험사, 의료기관 등과 협조체계를 구축하여 이에 대한 신속하고 명확한 대응이 이루어져야 한다.

❷ 의료관광코디네이터 역할

- 의료 상담자
- 통·번역가
- 상품기획가
- 홍보·마케팅 전문가
- 관광가이드 또는 컨시어지 업무

❸ 의료관광코디네이터 자질

- 언어·외국어능력
- 문화적 역량
- 전문용어에 대한 이해 : 의학용어, 질병코드(ICD : 국제질병·사인분류 International Statistical Classification of Diseases and Related Health Problems, KCD: 한국표준질병·사인분류 Korean Standard Classification of Diseases)

3. 의료관광프로세스와 리스크관리

❶ 의료기관의 의료관광프로세스 구축

(1) 초기접촉단계

▷ **의료관광 홍보** : 한국의 탄탄한 IT 기술을 바탕으로 시·공간적 장벽을 뛰어넘는 U-헬스케어 시스템을 통해 해외에 있어도 편리하게 한국 의료기관과 사전검진, 사전상담을 진행할 수 있다.

▷ **준비사항** : 언어별 코디네이터를 배치하고, 대표 연락창구를 구축한다. 대표 연락창구는 병원 공식계정, 병원홈페이지, 언어별 웹사이트, 각국가의 대표 SNS 등이 있다.

▷ **상담 및 견적서 작성**

- **고객의 자료 수집** : 초진설문지, 동작분석, 의무기록, CT, MRI 등 검사결과지, 현지의료진의 진단서 및 소견서를 받는다.

- **치료계획 수립 및 예상진료비 견적서 제공** : 의료수가에 따른 예상 진료비를 산정하고, 근거를 항목별로 제공한다.

▷ **출국준비** : 외국인 환자 사증 발급 신청서, 환자여권사본, 진료예약서류 등을 제출하여 비자 발급을 한다.

(2) 의료서비스전달단계

- 접수

외래고객	입원(수술)고객
보험사 회원증의 정보(이름, 생년월일, 회원번호)를 확인한다.	보험사 회원증의 정보(이름, 생년월일, 회원번호)를 확인한다.
보험사 콜센터에 연결한다.	보험사 콜센터에 연결한다.
보험사 회원 여부와 상세정보를 확인한다.	보험사 회원 여부와 상세정보를 확인한다.
보험사에게 환자에 대한 지불보증서(GOP)를 요청한다.	진단서, 수술 견적서 동봉하여 지불보증서(GOP)를 요청한다.
지불보증서를 수신한다.	지불보증서를 수신한다.
보증 조건 및 보증금 한도를 확인한다.	환자 입원수속 후 치료·수술을 진행한다.
외래 진료 및 검사를 진행한다.	환자 퇴원 후 청구서, 진단서, 입금계좌를 보험사에 보낸다.
보험사가 제시한 진료비 청구 양식에 맞추어 청구서류와 입금계좌를 보험사에 발송한다.	

- 진료과 상담 및 외래진료
- 입원
- 검사 및 수술
- 약품 전달 및 복용법 주의사항 안내
- 퇴원

(3) 사후관리단계

귀국 및 사후관리(Follow up) : 주치의가 발급한 기내탑승가능확인서를 확인·전달한다. 귀국 후 지속적인 치료를 위한 의무기록지, 검사자료 등을 전달한다. 글로벌보험청구, 부과세환급을 위한 진료비세부내역서, 영수증 등을 발급한다.

❷ 의료관광 프로세스에 따른 리스크 요인

진행일정	위험요인	내용
최초 상담 ↓	사전정보 오류로 인한 분쟁	• 의료관광객의 국적, 성별, 나이, 병력, 재정상황 등 확인한다. • 입국비자 필요시 비자유형은 확인하였는가? • 현재 진료현황 자료는 확인하였는가? 　(의료관광객 국적지 의료기관의 진단서, 의무기록지) • 환자 진료 설계 범위는 확정하였는가? 　(진료 요청기간, 진료범위, 질병여부에 따른 추가진료 사항, 진료기간 등) • 전염병 예방 접종 및 관련 서류 확인 하였는가? 　(안전사고 발생시 책임범위 확인) • 환자가 가입한 보험의 범위는 확인하였는가? • 입국에 필요한 준비사항은 충분히 설명하였는가? • 예상치 못한 추가 병력 발견시 진료기간 연장 및 상호조정사항에 대해 확인하였는가? • 사고 발생시 상호 책임범위 및 분쟁해결방안에 대해 협의하여 진료계약서에 반영하였는가?
	통역오류로 인한 분쟁	• 의료관광객 국적별 통역 가능한 코디네이터가 있는가? • 코디네이터의 통역내용은 상담일지에 작성하였는가? • 의료관광객에게 코디네이터의 연락처를 정확하게 전달하였는가? • 상호연락처가 변경되었을 경우 올바르게 수정 후 변경사항을 교류하였는가? • 상담 시 안내 매뉴얼은 구비되어 있는가? 　(영어, 일어, 중국어 등 최소 3개 언어정비 필요)
상담 내용 분석 및 비용 산출 ↓	상담 내용 분석 오류	• 상담 내용에 대해 국제진료 담당자와 정확히 논의 후 분석하여 프로세스를 설계하였는가? • 알레르기 유무, 식사 후 주의사항 등 환자 특이사항을 올바르게 확인 하였는가? • 과거 병력·현재 복용중인 약물은 상세히 확인하였는가?
	비용 산출 오류	• 세부 진료 내용별 검사항목, 투약여부(양약/한약), 옵션 사항 등의 의료관광객의 요청사항을 올바르게 반영하여 전체 치료비용을 산출하였는가? • 예상 진료비용을 에이전시 및 의료관광객에게 미리 설명하였는가?
	체류자격 및 비자기간 체크 오류	• 비자가 필요한 국적을 가진 의료관광객의 경우 비자발급 및 기간은 체크 하였는가? • 비자만료 7일전 일 경우 담당의사 소견서 및 체류연장 신고서는 제출하였는가? • 체류자격에 따라 조치 계획을 수립하였는가?

예약 ↓	진료설계 오류	• 진료 설계(진료범위, 절차, 기간, 비용산정 포함) 완료 후 예약 확인서를 발급하였는가?
	대사관과의 분쟁	• 입국비자를 위해 대사관에서 요청한 사전 필요서류를 확인하였는가? • 대사관 요청서류를 충족하여 제출하였는가?
입국 ↓	진료불가	• 입국비자 종류를 확인하였는가? • 입국에 필요한 서류를 구비하였는가?
교통편의 제공	안전사고	• 의료관광객 입·출국 시 교통편의 제공이 옵션사항인가? • 공항픽업은 누가 할 것인가? (업체위탁여부 결정) • 안전사고 예방을 위한 주의사항은 충분히 설명하고 계약 체결시 반영하였는가? • 사고 보험의 외국인 보장여부는 확인하였는가? • 사고 발생시 보고체계 및 대응조치는 수립되어 있는가?

4. 의료관광비자

❶ 의료관광비자 발급현황

의료관광객이 국내 병원에서 치료받기로 결정이 되면, 그 다음 절차로 입국 비자신청을 해야 한다. 우리나라는 의료관광객의 합법적인 장기체류를 위하여 의료관광비자를 발급하고 있다. 의료관광비자는 미국, 일본 등 선진국의 의료관광객보다는 러시아, 몽골 등에서 더 선호되고 있다. 비자면제협정 또는 무비자 입국 허가대상국가의 의료관광객은 병원의 예약상황과 비행기 일정, 숙박시설예약 등의 간소한 절차에 의해 입국이 가능하다.

❷ 의료관광비자 발급절차

법무부는 2009년 출입국관리법 시행규칙을 개정하여 기존의 단기종합(C3·90일), 일반(G1·1년) 비자에 치료 목적 입국을 의미하는 메디컬 코드 M표기를 더해 C-3-M, G-1-M 두 종류의 의료관광비자를 발급하고 있다. 미용치료 등 90일 이하의 간단한 진료에는 단기, 90일 이상의 장기 치료와 재활이 필요한 경우엔 1년 체류가 가능한 장기 비자를 발급받으면 된다. 의료관광비자의 경우 불법체류자의 장기체류 방편으로 쓰이는 것을 방지하기 위하여 비자발급 심사시 병원 예약 확인서, 재정 입증서류, 초청 의료기관의 등록증 사본 등 진위여부 확인을 위한 별도의 서류 제출도 필요하다. 외국인진료예약확인서에 포함되어야 할 항목으로는 예약번호, 환자성명, 국적, 생년월일, 여권번호, 여권만료일, 보호자성명, 환자와의 관계, 주소 등이 있다. 외국인유치 의료기관이나 유치업체를 통해 입국한 사람 중 3명 이상이 불법체류를 하면 해당업체의 초청 권한이 취소되므로 주의가 필요하다. 이 같은 서류는 일반인인 의료관광객 입장에서 개별적으로 준비하기에는 다소 부담스러워 비자와 관련해서 입국 준비기간만 2~3개월이 걸린다는 불편사항이 제기됨에 따라 의료법상 외국인 환자 유치의료기관 또는 유치업자로 등록한 자의 '사증발급인정서'를 활용한 초청비자 발급이 가능해졌다. 의료관광비자 발급을 위해서 초청인측은 사증발급인정신청서, 초청사유서, 사업자등록증사본, 외국인 환자 유치 의료기관 또는 유치업자의 등록증 사본, 의료기관에서 발급한 의료목적 입증서류 등을 준비해야 한다. 재외공관에 준비된 서류를 보내면 유치업체의 신뢰도 심사 후 비자 절차가 진행된다. 이는 전자사증 발급 시스템인 휴넷 코리아(HuNet KOREA)를 이용하여 출입국관리사무소 방문 없이 온라인으로 사증발급인정서를 신청하고 처리과정 및 처리결과를 확인할 수 있도록 운영하고 있다(www.visa.go.kr). 의료비자 발급을 위한 사증발급인정서를 신청 할 경우 3일 이내에 발급가능하며, 발급받은 사증발급인정서 번호만 해당 재외공관에 제출하면 3일 이내에 의료관광 사증을 발급받을 수 있다. 국내 의료기관이 피초청인인 의료 관광객의 신원을 보증하면 재정 입증서류 제출을 생략할 수 있으며 의료기관이나 유치업체가 메디컬코리아(https://www.medicalkorea.or.kr)에 유치기관으로 등록하면 사증발급시 필요한 외국인환자 유치 의료기관 또는 유치업자 등록증을 별도로 제출하지 않아도 된다.

(1) 의료관광비자 발급서류

의료관광비자 발급서류	비고
사증발급신청서	사진 부착
여권 및 신분증	원본 및 사본
의료기관에서 발급한 의료목적 입증서류	현지 진료 확인서 및 진단자료(원본과 번역본), 의사소견서(원본과 번역본), 예약확인서 혹은 의료기관 입금 확인서, 입국 목적 사실 확인서, 향후 치료비 추정서
사업자 등록증	의료기관 및 유치업체 사업자 등록증
치료 및 체류 비용 조달 능력을 입증할 수 있는 서류	통장사본, 재직증명서 번역본, 소득증명서 번역본, 의료보험 가입증명서
초청장	초청사유서, 유치기관 초청장, 체류일정표(혹은 관광일정표)
동반자 서류	환자본인과 가족관계증명서류

(2) Korea Visa Portal 사증발급 절차

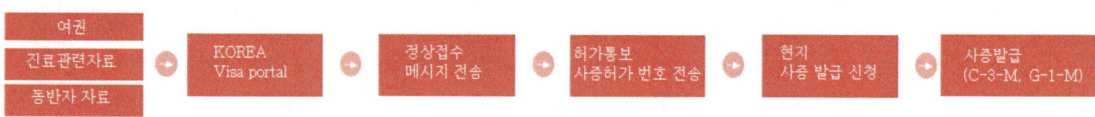

4장 의료관광 현황

1. 한국 의료관광

❶ 한국 의료관광 SWOT 분석

강점	· 높은 수준의 의료기술과 진료 시스템 · 의료수가 경쟁력 · 첨단 의료 장비 보유 · 한방의료 등 대체 의학을 기반으로 한 기술 경쟁력 · 정보통신 산업을 이용하여 U-health 서비스 등의 인프라 구축
약점	· 의료기관·유치업체의 외국인 환자 유치 체계에 대한 전문성 부족 · 부족한 해외 투자 체계 · 경쟁국과 차별화 되지 않은 관광상품
기회	· 한류문화 · 웰빙 관련 산업 수요 증가 · 의료관광시장의 급성장 · 한방의료 등 대체 의학에 대한 관심과 규모 증가
위기	· 잠재 경쟁국의 성장(중국, 멕시코, 브라질) · 잠재경쟁국들의 의료선진국과의 지리적 접근성

2. 아시아 지역 의료관광

❶ 태국

태국 방콕의 번화가 수쿰윗에 위치한 범룽랏 병원은 미국 언론이 선정한 세계 10대 글로벌 의료기관으로 손꼽히는 동남아 최대 규모의 병원이다. 연간 외래환자는 평균 100만 명, 그 가운데 40만 명가량은 세계 154개국에서 찾아오는 외국인 환자이다.

태국에서 의료서비스를 받은 어느 미국인의 후기를 보자면, 휴가 차 태국에 왔다가 자동차 사고로 무릎을 다쳐 이 병원에서 수술을 받은 미국인 스토프즈(58·여)씨의 사례이다. "결과가 너무 만족스럽습니다. 미국에 비해 불과 4분의 1의 비용으로 수술을 마쳤어요. 전담 의사가 2명인 데다 간호사가 머리를 빗겨 주고 손발톱까지 다듬어 주는 서비스도 미국에선 보지 못한 서비스입니다." 이는 미국에 비해 저렴한 의료 서비스와 관광국가의 특성을 결합한 '의료 관광'을 제대로 실현했다. 항공료와 숙박비 등을 포함해도 전체 비용이 미국 치료비의 30~40% 정도이며, 의사 중 3분의 1은 미국 의사자격증 소지자들이므로, 의료서비스 수준 또한 높다. 이 병원의 성장은 저렴하고도 수준 높은 의료서비스 뿐만 아니라, 병원 경영 전략에 있다. 범룽랏 병원은 의료서비스와 경영을 철저히 분리했다. 미국 의료경영전문가들이 경영을 맡아 운영시스템이 철저히 미국식이다. 그리고 아시아 최초로 국제병원평가위원회(JCI)의 공인을 받았다. '아시아 최초'의 국제인증은 병원의 대외적 신뢰도를 높인다. 그리고 각국 환자를 유치하기 위해 22개 국가의 언어를 구사하는 통역사 인력이 배치되어 있다. 병원 홈페이지 또한 한국어를 포함한 14개 국어로 운영된다. 미국 의사자격증을 갖춘 의료진·통역서비스·외국인이 이용하기에 편리한 병원행정시스템·원스톱 진료시스템 등이 세계 각국의 환자를 태국으로 끌어들이고 있다.

❷ 싱가폴

1997년 동아시아 국가에 동시다발적인 금융 위기가 닥쳤다. 이에 싱가포르 경제검토위원회에서 경제 전반에 대한 전략을 대대적으로 구조조정했다. 30년간 유지해왔던 제조업은 중국으로 이전하는 상황이기에 더 이상 국가의 성장엔진이 아니라는 결론을 내렸다. 그리고 새로운 국가전략으로 보건의료·파이낸스·물류 등 전문분야 서비스를 국가 경쟁력 차원에서 집중 육성하기로 하였다. 이를 정책적으로 뒷받침하기 위해서 당시 싱가포르의 고척동 총리는 의료를 의료산업(health industry)으로 선언하고, 국공립병원과 민간병원의 차별화를 실시하였다.

싱가포르 국민은 개인소득의 6~8%를 의료저축계정에 저금하는 Medisave제도를 운영하고 있다. 이 제도는 소득이 있는 개인의 의료저축계정으로 본인과 고용주가 50%씩 부담하여 저금하며, 총액이 일정액을 넘어서면 중앙적립금으로 이월되어 의료비 외 다른 용도(주택구입 등)로 사용할 수 있는 제도이다. 그리고 의료안전망으로 중증환자와 영세민들을 위해서 Medishield와 Medifund를 운영하고 있는데, 이는 정부보조금으로 중증환자와 영세민들의 국·공립병원의 입원·치료비를 지불한다.

싱가포르는 환자의 80%가 국·공립병원에서 입원·치료를 받으며, 지불 능력이 높은 일부계층(20%)은 진료비가 비싼 민간 병원을 이용한다. 이 같은 이원화 정책은 기본적 의료수요와 고급의료서비스가 조화를 이루어, 의료의 사회안전망과 의료산업 발전이라는 두 가지 목표를 달성할 수 있다는 사례로 제시되고 있다.

싱가포르 공공병원의 병상은 국가 전체 병상의 80%를 차지하고 있으며, 민간영리병원의 병상은 20%에 해당한다. 공공의료기관은 전체 예산의 40~50%를 정부에서 보조를 받으면서 자국민에 대한 의료서비스를 수행한다.

외국인 환자 진료는 민간영리병원이 수행하는데, 민간영리병원의 입원환자 70%이상이 외국인 환자이다. 따라서 민간 병원들은 다양한 고급 의료 서비스를 개발하여, 고소득층 자국민 환자는 물론 동남아시아 국가를 위주로 외국인 환자를 유치한다.

싱가포르는 국가주도의 의료산업 성장이므로, 싱가포르 의료산업 자문단의 5가지 정책이 있다. 첫째 의료기관의 가격투명성을 확보한다. 2003년 10월부터 병원별 진료비를 보건부 홈페이지에 공개하여, 외국인 환자들에게 제시하였다. 둘째 가격경쟁력을 강화했다. 의료서비스 생산의 비용절감을 위해 의료인력 유치제도를 개선하였다. 셋째 의사인력의 확보를 위해 외국 의대학위를 인정한다. 넷째 해외환자의 입국절차를 간소화한다. 사전비자 발급제도와 응급환자를 위한 급행비자 발급 서비스가 있다. 다섯째 적극적으로 해외마케팅을 한다. Singapore Medicine홍보, 의료전문인력 싱가포르 방문 프로그램 및 국제학술대회 개최 등을 정부와 민간 협력으로 개최하고 있다. 이에 '의료허브국가'를 목표로 싱가포르 의료기관은 외국인 환자가 입원할 경우 입원수속→검사→수술이 원스톱으로 가능한 시스템을 구축해 외국인 환자를 유치한다. 게다가 의료기관에서 외국인환자에게 토탈 원스톱 서비스를 제공한다. 예를 들면, 병원의 직원이 관광가이드 자격증을 보유하여 환자가족에게는 환자가 입원중인 기간 동안 관광서비스를 제공하고, 의료기관 호텔예약서비스, 비자발급 서비스 등을 의료기관 소속의 직원이 직접 제공하므로 고객은 안정감과 신뢰감을 느끼며 의료기관의 서비스를 이용한다.

❸ 인도

인도의 의료비는 선진국에 비해 평균 40~60% 정도 저렴하다. 의료관광 시장에서 저렴한 의료수가를 강점으로 한다. 다만, 의료서비스의 환경이 우수하지 않기 때문에, 일반적으로 외국인 환자가 직접 국경을 넘는 의료관광 보다는 원격진료 등의 방법으로 많이 진행된다. 인도의 의료서비스 장점으로는 미국 자격증을 가진 우수한 의료인력이 많고, 영어로 의사소통이 가능하다. IT 인프라가 우수하고, 보완대체의학으로 아유르베다, 요가가 있다는 점이다.

제2부 병원사무

1장 환자관리를 위한 원무

1. 원무관리

원무란 병원사무의 약어이다. 사무란 조직의 업무와 관련하여 발생되는 제반의 내용을 기록하고, 조직 활동에 필요한 자료를 수집하여 분석하는 과정의 정보처리 활동이다.

원무관리란 병원의 사무활동 중 환자들이 진료를 보다 편리하게 받을 수 있도록 제반 수속절차와 관련된 업무, 그에 따른 진료비 관리 및 진료비 계산, 수납, 진료예약, 입·퇴원 수속, 입원진료비 계산, 본인부담진료비 청구, 입원환자의 병실이동, 기관부담 진료비의 청구, 입금에 따른 정리절차 등 환자가 내원하여 진료를 마칠 때 까지의 행정적인 업무를 말한다. 그리고 의료진의 진료업무가 신속·원활하게 수행될 수 있도록 조정 및 지원하는 역할을 하며, 환자 진료 수속, 진료 수납 등의 사무처리 절차, 쾌적하고 편안한 진료 환경지원, 고객 만족도 증진 등의 서비스를 통해 진료량·진료수입의 증대와 관련된 활동이 있다.

❶ 원무관리 발전요인

- **사회보장제도의 확대** : 사회보장제도의 확대로 진료비 관리 업무가 복잡해지면서 원무의 전문관리체계가 필요하다.

- **의료기술의 발전** : 진료기술이 고도로 발전됨에 따라, 진료과목이 다양해졌다. 이에 원무업무의 전문화가 필요해졌고, 간호 및 진료지원 부문에서 원무업무가 분리되었다.

- **병원규모의 대형화** : 내원하는 환자수의 증가와 함께 업무량 및 직원수가 증가했다. 이에 따른 업무의 분업화, 전문화, 다양화로 조직적인 통제가 필요하다.

- **병원경영의 효율화** : 의료기관 경영에 필요한 자본투자 및 인건비 등의 상승, 의료과오 및 분쟁의 증가 등으로 병원을 보다 효율적으로 경영하는 전략이 필요하다.

- **고객욕구의 증대** : 소득수준의 향상에 따른 의료에 대한 높은 기대와 고급화 성향, 그리고 의료이용자들의 능동적 태도의 변화로 원무업무서비스의 질적 향상이 필요하다.

- **첨단의료정보체계 구축** : 정보통신기술의 발달로 많은 의료기관에서는 OCS, PACS, EMR 등의 첨단 의료정보체계를 구축하였다.

- **경쟁력 강화** : 의료공급의 과잉현상과 의료산업이 해외시장으로 진입함으로써, 원무의 체계화·수출전략이 필요하다.

❷ 원무조직과 업무

원무과	· 입원수속 관리 및 입원약정서 보관 · 전과전실 관리 · 재원환자 관리 · 진료비 상담 및 확인 · 재원환자 미수금 독촉, 독려 · 악성 미수금에 대한 소송 및 채권 보존 조치 · 채무자 거주자 조회 및 채권 확보 · 퇴원 미수금 통계 · 퇴원 수속 · 진단서 및 각종 제증명서 발급 · 기타 원무행정 및 서무에 관한 사항
심사과	· 진료비 심사 및 청구 · 이의 신청

2. 외래환자

❶ 외래환자 분류

외래·통원환자 접수 시 환자종별 해당 보험의 수급자격을 철저히 확인해야 한다. 해당 보험종별에 따라 급여할 수 없는 사항이거나 비급여 상병(傷病)을 진료하는 경우에는 해당 진료비 전액을 환자가 부담해야 됨을 설명한다.

일반환자	건강보험에 가입되어 있지 않은 환자, 비급여대상 질환자, 국민건강보험법에 의하여 급여가 제한되는 환자.
건강보험환자	국민건강보험법에 의한 피보험자 및 피부양자로서 건강보험급여 대상 환자.

의료급여환자	의료 급여환자란 생활유지 능력이 없거나 생활이 어려운 저소득 주민에 대해 질병·부상·출산 등으로 의료서비스가 필요한 경우 국가로부터 최대한의 의료보장을 받을 수 있도록 지정 받은 사람. **- 1종 의료 급여환자** 국민기초생활보장 수급권자(근로무능력세대, 희귀난치성질환 등록자, 중증질환 등록자, 시설수급권자), 국가유공자, 이재민, 의사상자 및 의사상자 유족, 국가유공자, 중요 무형문화재 보유자 및 그 가족, 북한이탈주민, 5.18 민주화운동 관련자와 그 가족, 기타 생활유지 능력이 없거나 생활이 어려운 자 **- 2종 의료급여 환자** 국민기초생활보장 수급권자 중 의료급여 1종 수급권자 기준에 해당하지 않는 사람
산재보험환자, 공무상 요양환자	산업장 근로자가 업무수행 중 그 업무에 기인하여 재해를 입은 환자로서 산재보험법 적용 대상일 경우이다. 산업재해환자는 요양신청서에 재해자 및 사업주가 재해발생 상황 및 인적사항을 기재하여 사업주와 재해자가 확인 날인하고, 뒷면에 초진소견서를 작성하여 근로복지공단에 제출할 수 있도록 안내한다.
자동차보험환자	자동차손해배상보장법에 의한 책임보험 또는 종합보험에 가입된 차량과 육운진흥법에 의한 공제조합에 가입한 차량으로 인해 부상을 당한 환자. 자동차보험환자는 보험가입여부, 차량번호, 피보험자 정보를 확인하고 사고경유를 진료 신청서에 작성한다. 자동차보험가입자의 경우 사고 접수번호를 확인한 후 해당 보험사에 연락하거나, 보험사와 연락을 취할 수 없는 경우에는 보호자에게 진료비를 본인이 수납한 후 해당보험사에 청구 할 수 있도록 안내한다. 그리고 보험사로부터 지불보증서를 받아두어야 한다.

❷ 외래업무 절차

- 진료신청서작성 및 접수
- 수급자격 확인
- 각 임상과 접수
- 진료비 수납

3. 입·퇴원환자

❶ 입·퇴원 절차

(1) 입원진료

환자가 의료진의 진단 하에 치료를 받기 위해 병원에 일정 기간 머무는 것을 말한다. 1·2차 의료기관의 경우 입원 수속이 쉬운 편이다. 응급실 혹은 외래 진료를 통해 의료진이 입원이 필요한 상태라고 진단할 경우 입원을 할 수 있다. 단 3차 의료기관의 경우 1·2차 의료기관에서 받은 진료의뢰서가 필요하며 담당의의 재검을 통해 입원이 필요하다는 진단을 받아야 입원이 가능하다.

(2) 입원수속시 확인사항

- **보험 수급자격**
- **비급여대상의 상병확인**
- **상급병실 사용신청서**
- **진료비지불보증인에 대한 사실관계 확인**
- **제3자 행위에 의한 상병여부**

(3) 입원수속

① **입원결정** : 입원진료에 관한 필요성 여부는 환자의 상태에 따른 의학적 판단에 따라 진료를 담당하는 의사만이 결정한다. 입원진료가 필요한 경우 담당 주치의는 입원 결정서를 발부한다. 이때 의사는 환자의 등록번호, 이름, 진료과, 최초병명, 입원지시일, 특수병실 사용 여부 등을 구분하여 기록하고 입원수속 과정이나 입원 직후 병동에서 진료준비와 진행에 참고가 될 사항이 있으면 추가로 정리한 후 주치의 확인란에 서명하여 원무과에서 후속 절차를 받도록 전달한다.
입원결정서에는 의료보장 유형, DRG 해당여부, 입원일자, 병실이동에 따른 병동 및 병실 구분, 진료과 변경기록, 입원수속을 이행한 담당자의 확인란 등 병원의 업무 환경과 기능 및 절차에 따라 업무를 원활하게 수행되게 하는 확인 절차를 확보하는 것이 필요하다.

② **입원신청 접수** : 의사의 입원결정에 따라 환자 및 보호자가 입원 진료 여부를 입원수속 담당자에게 전달하는 과정으로 의사가 발행한 입원결정서를 제출하고 입원수속 담당자는 입원결정서에 기재된 내용에 따라 필요한 절차를 수행한다. 즉 병명에 따라 환자수가 유형을 파악하고, 입원시기 조정 및 병실배정, 진료비 예상 등의 관리에 따라 입원수속을 수행한다.

③ **입원약정서 작성** : 입원약정서는 환자가 입원 신청 시 필수적으로 작성하는 서식이다. 의료제공에 대한 대가인 진료비 납부, 병원의 규정과 절차를 이행할 것을 약속하는 쌍방계약으로 환자의 인적사항, 보험, 보증인, 상급병실신청 및 기타 서약사항은 환자 또는 보호자가 작성 날인하여야 하며, 그 외의 사항으로 재원 중 진료비 납부상황, 병실배정 및 이동사항, 퇴원시의 회계사항 등은 원무과에서 계속 관리한다. 입원환자의 의료진 및 의료기관 사이에 발생할 수 있는 환자의 재무적 책임 및 연대보증, 의료분쟁 시 해결방법 등의 내용이 포함되어야 한다. 분쟁과 관련하여 재판관할권, 준거법, 쌍방의 권리와 의무가 반드시 포함되어야 한다.

- **재팔관할권** : 분쟁 시 어느 지역 법원에서 재판을 할 것인지 정한다. 외국인환자의 경우 한국법원, 출신국 법원 혹은 홍콩 등의 제3국을 지정할 수도 있다. 명시가 없을 때는 국제법 관례로 사건이 발생한 국가의 법을 따르는 것이 일반적이다.

- **준거법** : 적용하는 법률을 의미하며 한국법이나 외국인환자 국가의 법률을 따를 것인지 여부를 결정한다.

④ **수급자격 확인** : 건강보험환자인 경우에는 건강보험 공단 홈페이지를 이용하여 수진자의 자격을 확인한다.

⑤ **병실배정** : 입원서약서가 작성되면 환자 상태, 진료과, 성별, 전염성 질환여부, 희망병실 여부와 병원의 병실 사정을 고려하여 병실을 배정한다. 상급병실을 희망할 경우에는 상급병실사용신청서를 별도로 작성하여 서명하도록 한다.

⑥ **병상관리** : 입원진료에 필요한 병실의 배정과 수속을 효율적으로 수행하기 위한 것으로 2가지 방식이 있다. 중앙관리방식은 대부분의 병원에서 운영하는 방식으로, 모든 병상의 관리가 한곳에서 이루어진다. 따라서 빈 병상을 효율적으로 활용할 수 있으며, 행정인력을 최소화할 수 있고, 문제가 예상되는 환자의 파악 등 업무의 전문화가 이루어질 수 있다. 분산관리방식은 진료과나 내과·외과 등 계열별로 병동을 구분하여 관리하는 방식으로, 전문인력의 효율적인 동선으로 의료서비스의 질이 올라간다.

병실환자 관리

- **병동별 관리** : 직원 한명이 병동 한 개를 관리하는 방식이다.

- **의료보장유형별 관리** : 보험 유형별로 관리하는 방식으로 건강보험환자, 의료급여, 산재, 자보로 나누어 관리하는 방식을 말한다.

- **혼합관리** : 대규모 병원에서 활용하는 방식으로 건강보험환자는 병동별로 직원을 배치하고 의료급여, 자보, 산재환자는 자리가 날 때마다 각 병동에 배정하여 관리한다.

⑦ **입원우선순위 결정** : 계절적 요인이나 일시적으로 병상이 부족한 경우 우선순위를 정해야 하는데 다음과 같다.

- 응급수술을 요하는 환자
- 수술예약환자
- 응급실에 대기 중인 중환자
- 응급실 대기환자
- 외래환자 중 중증환자
- 접수순서에 의한 환자

(4) 퇴원 관리(퇴원예고제)

진료 및 원무행정의 전산화로 인해 퇴원시점을 미리 관계자(환자·병동·원무부서)에게 알리고, 보통 하루 전에 퇴원을 결정하는 제도이다. 환자가 치유의 기쁨을 미리 가질 수 있으며 병동간호사실에서는 퇴원 전 환자를 위한 여러 가지 필요사항들을 사전에 조치하여 환자 퇴원 시 만족 할 만한 지원서비스를 할 수 있다. 원무부서에서는 퇴원진료비에 대한 안내와 병상현황의 조기파악으로 입원대기환자에게 입원정보를 사전에 제공함으로써 입원병실의 효율을 높일 수 있다.

2장 의료보험

1. 의료보험

❶ 의료보험 정의

국민의 건강권을 보호하기 위하여 요구되는 필요한 보건의료서비스를 국가나 사회가 제도적으로 제공하는 것이다. 상대적으로 과다한 의료비 재정의 부담을 경감시키기 위함을 목적으로 한다.

❷ 의료보험 사회보장기능

예측할 수 없는 질병의 발생 등에 대한 개인의 부담능력의 한계를 극복하기 위한 제도이다. 개인의 위험을 사회적·국가적 위험으로 인식하여 위험의 분산 및 상호부조인식을 제고하기 위함이다. 각 나라의 의료보장방식은 크게 의료보험방식(National Health Insurance), 국가보건서비스방식(National Health Service)으로 구분된다.

❸ 국민건강보험 연혁

- 1963 의료보험법 제정
- 1977 500인 이상 사업장 직장의료보험 실시
- 1979 공무원 및 사립학교 교직원 의료보험 실시
- 1988 농어촌 지역의료보험 실시
- 1989 도시 지역 의료보험 실시(전국민 의료보험 도입)
- 1999 국민건강보험법 제정
- 2000 심사평가 독립기구 설립(건강보험심사평가원)
  단일보험자 체제로 통합(국민건강보험공단)

❹ 국민건강보험 특징

- 강제가입
- 형평성
- 보험급여 균등성
- 단기보험
- 수익자부담
- 보험료 징수 강제성

❺ 지급방식

- **3자지불제도**
- **건강보험 급여**
    - » **현물급여** : 질병, 부상, 출산 시 요양기관에서 받는 의료서비스(요양급여, 건강검진)
    - » **현금급여** : 보험자로부터 지급받는 현금(요양비, 장제비, 장애인 보조기기, 임신·출산 진료비)
- **노인장기요양보험 재가급여**
    - » 방문요양, 방문간호, 주·야간보호, 단기보호, 방문목욕, 기타 재가급여

❻ 보험이용자의 도덕적 해이를 극복하기 위한 제도

- **본인부담금** : 건강보험에서 보장하는 부분을 제외하고 의료이용자가 지불해야 하는 금액이다.
- **급여제한 조항** : 국민건강보험법 제53조에 따라 공단은 보험급여를 받을 수 있는 사람이 다음 각 호의 어느 하나에 해당하면 보험급여를 하지 아니한다.
- **본인부담상한제** : 환자가 1년 동안 부담하는 금액에 대한 상한선을 설정하고 상한선을 초과하는 진료비는 보험자가 부담하는 방식

❼ 의료기관 이용절차

의료기관은 단계별로 1단계 요양급여를 받을 후 2단계를 이용하여야 한다.

- **1단계 진료** : 상급종합병원을 제외한 요양기관에서 받는 요양급여이다. 단, 상급종합병원의 치과, 가정의학과, 재활의학과는 1단계 진료를 받을 수 있다.
- **2단계 진료** : 상급종합병원에서 받는 요양급여로 2단계 요양급여를 받고자 할 때에는 상급종합병원에서의 요양급여가 필요하다는 의사소견이 기재된 건강진단, 건강검진결과서 또는 요양급여의뢰서를 건강보험증 또는 신분증명서와 함께 제출해야 한다.

2. 의료관광보험

❶ 외국 의료보험

(1) 미국

- **Medicare** : 65세 이상의 모든 노인과 신체장애자, 특수질환자 등을 대상으로 양질의 보건의료 제공과 경제적 부담을 경감시키는 데 주목적이 있다.

- **Medicaid** : 저소득 빈곤층을 위한 공공의료보험 제도이다.
- **Blue Cross** : 미국의 입원보험이다. 보험가입자에게 현금보상이 아니라 입원 시 발생하는 입원실 비용이나 기타 시설물 사용비용 등을 보험자가 직접 의료기관이나 의사에게 지불하는 제도이다.
- **HMO**(Health Maintenance Organization) : 미국의 선불제 의료보험이다. 미리 일정액수를 정기적으로 선불하면 실제 액수와 관계없이 예방 등을 포함하여 총괄적인 서비스를 제공한다.

(2) 싱가폴

- **Medisave** : 국가 의료 저축 제도이다. 소득의 6~8%를 의료저축계정에 적립해 의료비가 필요할 때 차감한다.
- **Medishield** : Medisave에서 보장해주지 못하는 중증질환치료비나 장기입원비를 보험하는 국가 의료보장 상품이다.
- **Medifund** : 가장 기초적인 사회안전망으로 소득이 좋지 못한 국민들을 위한 의료보장 시스템이다.

❷ 글로벌 의료보험사

- **International SOS** : 세계 최대 규모의 의료 및 여행보증 서비스 회사로 의료지원, 여행보증 자문 및 응급 서비스, 헬스케어 등의 서비스를 제공하고 있다.

    » **여행취소&중단 보험**(Trip cancellation&interruption insurance)
    » **여행의료보험**(Travel medical insurance)
    » **학생의료보험**(Student medical insurance)
    » **국제의료보험**(Worldwide medical insurance)
    » **의료관광보험**(Medical tourism insurance)

3. 글로벌 보험사

❶ 글로벌보험사와 외국인환자 유치 의료기관간의 업무협약 과정

1단계	보험회사가 병원에 평가에 필요한 자료를 요청한다. 이 경우 다음과 같은 자료를 요청한다. - 의료기관의 배상책임보험 가입 여부 - JCI 인증여부 - 미국의사면허 소지자 비율 - 의료기관의 국제수가 리스트 - 의료기관의 규모
2단계	병원은 보험회사에 자료를 제출한다.
3단계	협약을 협의한다. 최종 협약

❷ **글로벌보험사와 의료기관 간의 협약 시 고려사항**

- **수가** : 한국은 행위별 수가제를 주로 이용하지만 외국은 정액수가제를 많이 이용하기 때문에 수가 책정에 이견이 있을 수 있다.

- **할인율** : 외국의료보험회사에서 환자를 보낼 때, 일정 할인율을 요청한다. 이에 대해서 환자수별 할인율에 대한 사전검토를 한 후 결정한다.

- **분쟁 해결방안(적용법률)** : 협약을 맺을 경우 목적지법을 적용할 것인지 혹은 보험사 자국의 법을 적용할 것인지에 대해 결정해야 한다.

- **지급방법** : 외국인환자에 대한 진료수익을 어느 시점에, 어떤 방법으로 지급할지 결정한다.

❸ **글로벌보험사와 의료기관 간의 진료비청구업무 과정**

글로벌보험사를 통해 유입된 환자인 경우, 의료기관은 보험회사로부터 발급된 지불보증서를 확인해야한다. 지불보증서(GOP: Guarantee of payment)란 글로벌보험사가 피보험자 또는 의사, 병원 등에 환자의 진료비 지불을 보증하는 서류이다. 이는 의료기관이 글로벌보험사에 환자 보험청구금 상환의 근거서류이다.

글로벌 보험사	① 보험이 가입된 환자가 질병치료를 위해 의료기관을 이용할 경우 의료기관은 먼저 보험사에 연락하여 환자가 보장된 서비스를 받을 것을 통보한다.	의료기관
	② 보험회사는 환자 관련 정보를 의료기관에 보낸다.	
	③ 보험회사는 지불보증에 대한 내부 사전승인을 하고 의료기관에 공식적인 치료 관련 견적서나 보험회사의 문서서식 작성을 요청한다.	
	④ 의료기관은 사전승인을 받은 단계에서 협약된 보험회사가 아니라면 반드시 신뢰할 수 있는 보험회사인지 확인해야 한다.	
	⑤ 의료기관이 요청받은 서류들을 보험회사에 보내면, 보험회사는 그 서류를 검토하고 자체의 정책을 통해 승인 후 의료기관에 지불 보증서를 보낸다.	
	⑥ 지불보증서에는 보장에 대한 내용을 상세히 포함한다.	
	⑦ 의료기관이 지불보증서를 받으면 환자의 진료를 진행한다.	

글로벌보험사에 진료비 청구 시 필요서류

- 지불요구서
- 영문진단서
- 세부 진료비 명세서
- 지불보증서 사본
- 환자의 보험증서사본

4. 의사배상책임보험제도

의사(피보험자)가 환자(피해자)에 대하여 일정한 경제적 배상을 해야 할 법률상의 손해배상책임을 지게 되는 경우에 대처하기 위한 것이다. 의사는 법률의 규정 또는 계약에 의거하여 환자 등의 제3자에게 일정한 급부를 하여야 하는 상황에서 그 손해를 회복하거나 복구 할 수 있다. 미래의 불확실한 거액의 비용지출을 현재의 확정적인 소액비용의 납부로 대체함으로써 환자에 대한 보상을 원활히 하는 동시에 의사의 과대한 경제적 부담을 완화시켜주는 기능을 한다. 이는 환자의 권리의식 향상과 의료보험제도의 확대에 의한 의료분쟁 및 손해배상청구소송의 급격한 증가, 그리고 환자 측의 손해배상청구 등의 변화에 따라서 의료인의 입장에서 가질 수 있는 의료위축현상을 방지하기 위한 대책이다.

❶ 의료사고 배상책임보험과 의료배상공제 조합 가입

외국인환자를 유치하려는 의료기관은 보건복지부령으로 정하는 의료사고배상책임보험 또는 의료사고 피해구제 및 의료분쟁 조정 등에 관한 법률에 따른 의료배상공제조합에 반드시 가입하여야한다.

3장 보건의료정보관리

1. 보건의료정보

❶ 병원 업무 전산화의 분석 및 개발

정보화 관리 시스템에 관한 지원업무 및 연구, 전산기기 관리, 네트워크 장비 관리 및 인터넷 장비 관리, 의료정보 업무용 프로그램 유지 및 관리 데이터베이스 등을 관리하고 운영한다.

- **처방전달시스템 OCS**(Order Communication System)
  일반진료, 진료지원업무, 원무업무를 전산화하여, 병원 전체를 네트워킹(Networking)하여, 종이서류가 없는 진료 환경을 구축한다.

- **의료영상저장전달시스템 PACS**(Picture Archiving & Communication System)
  X-ray, CT, MRI 등 영상기기장치를 통해 촬영한 의료영상을 디지털의 상태로 획득 후 고속의 전산망을 통해 전송·저장·조회·검색하는 영상 관리 및 전송 시스템이다.

- **전자의무기록 EMR**(Electronic medical record)
  개인용 컴퓨터 PC가 보편화된 1990년대 중반 이후 기존의 종이에 기재하는 환자 차트를 전산화하여 입력·관리하는 시스템이다. 환자의 인적 사항, 병력, 진찰 결과, 치료 결과, 수술 기록, 입·퇴원 기록, 외래 진료 사항, 건강검진 기록 등을 기재한다.

- **EDI**
  건강보험과 관련한 업무를 표준화된 통신 표준에 따라 전산으로 정보전달하는 방식이다. 의료기관의 건강보험 관련 업무는 EDI 시스템으로 처리된다.

2. 병원통계

의료기사 등에 관한 법률에 근거하여 보건의료인인 보건의료정보관리사가 주로 하는 업무이다. 병원에서 발생한 의무기록에 관한 기록 및 정보를 유지, 관리하고 이를 확인하는 업무를 수행한다. 의무기록은 추후 의료 사고에 대처할 수 있는 중요한 법적 근거가 되기도 하기 때문에, 전문성을 갖춘 인원들, 즉 보건의료정보관리사 국가고시 면허증을 소지한 자에 한해서만 행정통계, 진료통계, 병원통계의 작성, 분석 업무를 수행한다.

❶ 의무기록부서에서 작성하는 통계

(1) 일일 퇴원분석

(2) 각종 비율의 계산

- **사망률** : 조사사망률, 마취 사망률, 모성 사망률, 병원 신생아 사망률
- **감염률** : 병원 감염률
- **재원일수 계산** : 재원일수, 총 재원일수, 평균 재원일수, 병상 회전수
- **이환율**(Morbidity rate) : 어떤 일정한 기간 내에 발생한 환자의 수를 인구당 비율로 나타내는 것으로, 사망률과 같은 집단 건강의 지표이다.

3. 원무관리 지표

원무관리 지표들은 병원 관리자의 병원경영 의사결정에 필요한 정보를 제공한다. 환자진료실적, 입원환자분석 진료수익분석, 병상이용도 분석 등을 이용해 효율적 병원 경영을 할 수 있다.

> **의료원가비율 및 조정환자1인당 원가**(Operating Expenses to Patient Revenue & per Adjusted Inpatient Day)
>
> - **산출식** : 의료원가비율=(원가구성항목÷의료수익합계)×100
> - **조정환자 1인당 원가**=(원가구성항목÷조정환자수)×100
>
> **조정환자 수** : 입원환자와 외래환자의 개념을 혼합시킨 개념으로 이 지표는 환자 1인당 일정기간동안의 부가가치를 계산하는데 쓰이며, 이 지표가 높을수록 병원의 경영효율이 높다는 것을 의미한다.

- ▶ **병원이용률**(Hospital Utilization) : 입원과 외래를 동시에 평가할 수 있는 병상이용도 지표이다. 조정환자수를 적용하여 측정한다.
  - 산출식 : <[총재원일수+{연외래환자수×(외래환자1인1일당진료비÷입원환자1인1일당진료비)}]÷{연병상수(병상수×입원진료일수)>×100

- ▶ **병상이용율** : 일정기간 중 환자를 수용할 수 있는 상태로 가동한 병상이 실제 환자에 의해 점유된 비율
  - 산출식 : (총재원일수/연가동병상수)×100

- ▶ **병상회전율** : 일정기간 중 1병상이 평균 몇 명의 입원환자를 수용하였는가를 나타내는 지표
  - 산출식(회) : (퇴원실인원수/평균가동병상수)

- ▶ **병상회전기간** : 연간 1병상당 다음 환자를 수용하는데 평균적으로 걸리는 시간
  - 산출식 : (연가동병상수-퇴원환자총재원일수)/퇴원실인원수

4. 진료비관리

(1) **진료수익** : 입원 및 외래서비스에 대한 환자와 보험자로부터의 수입이다.

(2) **진료수익의 회계처리 방법**

① **현금주의** : 수납이 완료되었을 때 수입으로 인식한다.

② **발생주의** : 진료행위가 진행되었을 때 수입으로 인식하는 방법이다. 진료비는 '환자에 대한 진료행위를 한 시점'에서 진료행위의 대가를 신뢰성 있게 측정 가능하고, 진료비를 회수할 가능성이 매우 높다. 발생주의에 입각해 회계처리를 하면, 진료수입에 대한 착오가 발생할 가능성이 감소하고, 퇴원환자 진료비 정산을 신속하게 처리할 수 있다.

③ **미수금 관리**

- **대손** : 채무자의 파산, 행방불명, 사망 등의 사유로 인하여 진료미수금을 회수하는 것이 불가능할 경우 나타나는 회수불능의 미수채권이다.

- **대손처리** : 회수불능의 불량채권을 그대로 둘 경우 부실자산만 남게 되어 매 결산기마다 소정의 절차를 거쳐서 회수할 수 없는 것으로 확정된 미수채권을 수취채권에서 제거하는 과정이다.

제3부 리스크관리

1장 리스크

1. 리스크

리스크(Risk)란 일반적으로 '우연한 사고 발생의 불확실성(Uncertainty) 또는 그 가능성'이라는 뜻으로, 발생여부가 불확실하지만 실제로 발생할 경우 경영활동의 성공에 이롭게 혹은 해롭게 영향을 줄 수 있는 사건 혹은 상황을 말한다.

리스크 상황은 위태롭거나 위험스러운 것이 아니고, 불확실한 상황을 말한다. 불확실한 상황은 인간의 예측능력에 한계가 있기 때문에 발생하며, 개인의 주관에 따라 심리적·주관적인 불확실성과 객관적으로 측정가능한 불확실성으로 구분할 수 있다. 리스크는 객관적 불확실성이다. 이는 어떤 상황에 있어서 예측 또는 기대되는 결과와 실제로 나타나는 결과의 분산을 의미한다.

과거 전통적 관점에서 리스크란 부정적이고 통제되어야 하며, 특정부서가 관리하는 것으로 취급되었다. 그리고 리스크 측정은 주관적이고 정성적(定性)인 성질이었다. 하지만 최근의 관점으로 리스크란 기회이며, 적극적으로 관리할 필요가 있는 것이다. 리스크는 전사적(全社)적으로 통합적인 관점에서 관리되어야 하는 것이며, 리스크 관리 활동은 경영 시스템에 통합되어있어야 한다.

예를 들어 재무적 리스크는 2009년 리먼브라더스 파산, 2021년 중국 부동산 개발 기업 헝다그룹의 파산위기, 2022년 암호화폐 Luna가치 폭락 등이 있다. 오너 리스크의 예로는 대한항공 땅콩회항사건이 있다. 2019년 코로나로 인한 경영환경의 불확실성이 급증하여, 이에 세계 각국·기업은 리스크 기준을 강화하고, 전통적인 리스크 관리에 대한 관점의 변화가 요구 되었다.

❶ 리스크 상황시의 일반적 현상

- 긴장감 증폭
- 언론, 정부기관, 환자, 보호자 등의 주목과 문의쇄도
- 언론에 대한 일원적 대응이 쉽지 않음
- 정상적인 업무 장애 또는 마비
- 당황, 우왕좌왕, 두려움 팽배

- 위기 상황 대처에 대한 행동요령이 생각나지 않음
- 즉각적이고 체계적인 대응이 안됨
- 위기상황을 객관적이고 명확하게 분석하지 못함

❷ 리스크 상황 방치시의 현상

- 지속적인 언론보도로 조직 내부 문제가 사회문제로 비화됨
- 조직의 명예, 이미지, 신뢰가 추락
- 언론 접촉 창구가 일원화 되지 못함으로 인해 통제 불가능
- 사태파악 및 해결이 어려워짐
- 재정적 손실 발생
- 최고경영자에 대한 불신
- 조직 존폐 위기

2. 의료기관 리스크

❶ 의료기관 리스크 유형(Caroll [2009])

- **자산 관련 리스크** : 화재 및 자연 재해 등으로 인한 자산 손실
- **비즈니스(재정적) 리스크** : 투자손실, 치료비 미수, 구매관련 손실
- **임상적 리스크** : 환자의 임상정보 비밀 누출, 다른 환자·보호자·직원으로부터의 학대나 폭력, 종교, 국적 등에 준한 차별, 환자 개인 물건의 도난이나 손실, 환자 위급 시 대처 부실
- **의료진 관련 리스크** : 의료진과 병원에 대한 소송
- **직원 관련 리스크** : 직업병이나 직업 관련 재해, 직원에 대한 차별, 성희롱, 해고 관련 소송

3. 리스크관리

❶ 리스크관리

개인이나 조직에 위기를 가져다주거나 줄 수 있는 경우가 발생 할 때 이에 적절하고 효율적으로 대처하여, 바람직하지 못한 결과나 피해를 최소화시키기 위해 신속한 조치를 하는 활동을 말한다. 리스크 관리는 금전적 피해의 최소화를 목적으로 하는 협의의 관리를 넘어, 조직을 둘러싼 모든 위기상황을 사전 대응방안을 마련함으로써 보다 종합적, 효율적인 안전대책을 구축하는 광의의 관리를 의미한다.

❷ 리스크관리 기대효과

- **합리적·체계적 대응 :** 조직 내에서 리스크 발생가능성이나 영향을 줄이기 위한 각종활동에 대한 적절성을 판단함으로써, 이를 바탕으로 제한된 자원을 효과적으로 분배한다. 리스크 발생시 체계적으로 대응이 가능하다.

- **손실비용 축소 :** 재무적 손실 비용과 무형재산 손실을 축소시킬 수 있다.

- **조직성과에 기여 :** 고객관점, 프로세스 관점, 재무적 관점, 학습과 성장관점 등 기존 경영관리체계를 리스크 항목에 도입함으로써 체계적 관리가 가능하다.

❸ 전사적 리스크관리 (ERM: Enterprise risk management)

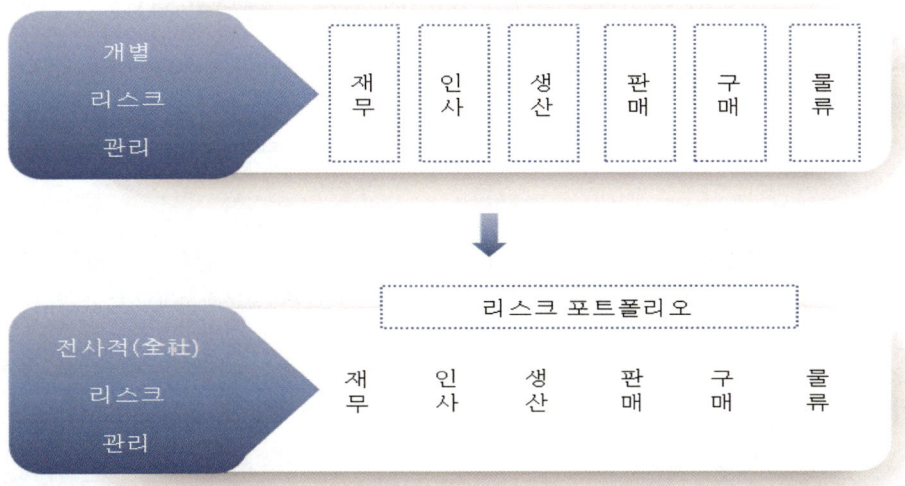

전사적 리스크관리란 COSO(미국 기업 회계·내부통제구조 연구기관)이 발표한 새로운 리스크관리 모델과 방법론이다. ERM은 기업의 전체적인 시각에서 기업에 영향을 미칠 수 있는 잠재적인 위험 및 사건 등을 파악하고, 일정한 수준 내에서 위험을 적절하게 관리하며, 기업의 목적을 달성하기 위해 합리적인 대응 방안을 강구하는 프로세스이다.

기업이 직면하는 여러 가지 경영 위험들을 전사적인 시각에서 통합적으로 인식하고 관리하는 새로운 위험관리 방식인데, 기존의 리스크 관리 방식은 각각의 기능 및 부서단위로 리스크를 인식하고 관리하는 것이었으나, ERM 방식은 전사적 리스크 관리의 책임 주체를 중심으로 각 부문의 리스크 관리를 통합하는 것이 차이점이다.

이러한 환경 속에서 기업의 전사적인 수준에서 잠재해 있는 리스크를 찾아내고 이를 보다

체계적으로 관리해야 할 필요성이 고조되는데, 과거 환율, 금리 등 재무적인 영역에 국한되었던 리스크 관리를 기업 전반적 수준에서 체계적으로 관리하고자 하는 요구가 반영되었다. 각국의 정부 및 관련 기관들은 기업의 리스크 관리에 대한 기준을 점차 강화하고 있어 기업이 전사적인 시각에서 리스크 수준을 측정하고 체계화된 위험관리 활동을 수행하는 것이 의무화 되는 추세이다. 미국 증권거리위원회에서는 기업들의 리스크 수준과 이에 대한 관리 활동을 문서화해 사업보고서에 수록하도록 의무화했다.

❹ 리스크 관리 범위

- **재무리스크** : 기업 존속에 가장 큰 영향을 미칠 수 있는 가격, 유동성, 신용 등에 관련한 사항

- **부정리스크** : 임직원의 부정, 위법행위, 권한남용, 회사에 대한 외부 평판, 도덕적 해이 등에 대한 사항이다. 리스크가 발생하기 전에 사전에 알 수 있도록 끊임없이 모니터링하여 예방해야 한다.

- **운영리스크** : 고객만족도 저하로 인한 고객이탈, 상품 개발 지연에 따른 현금 흐름이나 비즈니스 상의 차질, 생산성 저하로 인한 원가구조 악화, 파업으로 인한 생산활동 차질, 직원 건강과 안전문제, 핵심인재의 이탈 등에 대한 사항이다. 전반적인 운영리스크는 직원의 만족도를 상승시켜서 리스크 관리를 관리한다.

- **권한위임리스크** : 부적절한 리더의 선임, 권한 위임 정도, 성과에 대한 책임 문제, 아웃소싱 업체와 문제 등 다양한 영역에 대한 사항이다. 업무와 책임의 적절한 배분, 성과측정이 가능한 관리제도의 시행으로 리스크를 관리한다.

- **의사결정리스크** : 비즈니스 운영, 재무나 전략에 대한 잘못된 의사결정으로 나타나는 리스크이다.

❺ 리스크 관리 단계(Caroll/금융감독원)

1단계	리스크 확인 및 분석	리스크 확인	· 리스크 유형 파악 · 리스크 확인 방법 파악
		리스크 분석	· 리스크 심각성 분석 · 리스크 가능성 평가 · 조직목표설정

2단계	리스크 대안분석	리스크 통제	· 위기노출회피 · 손실예방 · 손실감소 · 손실격리 · 비보험적 전가(리스,lease)
		리스크 자금조달	· 리스크 보존 · 리스크 전가
3단계	리스크 관리 방안 선정	리스크 기준 선정	
		리스크 기준 적용	
4단계	리스크 관리 방안 실시		
5단계	리스크 관리 방안 모니터링 및 개선		

(1) 리스크 확인 및 분석

리스크 확인	· 리스크는 법정 소송이나 법정 외의 화해를 통한 손실, 자산손실, 사고나 사망, 기관의 이미지 손실 등을 의미한다. · 리스크 확인은 의료기관에 손실을 야기할 환경 등의 리스크를 밝히는 것이다. · 리스크 확인을 위해 환자불만조사, 고객만족도조사, 과거의 의료사고분석, 비공식적 면담 등의 방법이 있다.
리스크 분석	· 리스크 분석은 리스크와 연관된 손실의 심각성과 그러한 손실이 발생할 가능성을 판단하는 과정이다. · 리스크 분석을 통해서 발생 확률은 낮아도 재정적 손실이 클 수 있는 리스크에 초점을 맞춰, 적절한 리스크 관리 전략을 취한다.

(2) 리스크 관리 대안 분석

성공적인 리스크 관리를 위해서는 가능한 종류의 모든 관리 방법 중 리스크의 특성과 의료기관의 상황에 맞는 가장 적합한 방법을 선택하여야 한다. 리스크 관리의 기본적인 방법으로 리스크 통제와 리스크 재무(자금조달)방법이 있으며, 두 방법은 상호 보완적으로 활용된다.

① 리스크 통제

위기노출 회피 (Exposure Avoidance)	• 손실의 가능성을 제로로 만드는 것이다. • 리스크의 위협은 큰데 효과적으로 통제되기가 힘들다면 해당 리스크를 제거해버린다.
손실 예방 (Loss Prevention)	• 스탭 교육, 정책 변화, 절차 리뷰와 개선활동 등을 통해서 리스크로 인한 손실을 예방하는 방법이다.
손실 감소 (Loss Reduction)	• 의료사고 시 환자나 가족에 대한 사후관리와 진심어린 위로를 통해 사고의 파장을 최소화하거나, 즉각적 후속조치를 취함으로써 손실을 최소화 하는 방법이다.
손실 격리 (Segregation of Loss Exposure)	• 조직의 업무와 자원을 적절히 배정하여 손실 발생 시 조직 전체가 충격을 받지 않도록 하는 방법이다. • 손실의 크기를 감소시키기 위해 위험노출을 시간적 혹은 공간적으로 나누는 방법으로 재산·시설 등을 여러 장소로 나누어 격리함으로 손실의 규모가 재난의 크기로 발전하지 않도록 하는 방법이다. • 리스크 대응팀만 외부와 접촉하도록 하는 것 등이 있다.
비보험적 전가 (Non-insurance Transfer)	• 구매 대신에 리스를 통해 장비를 이용하거나 계약서상의 손실에 대한 책임면제 조항을 포함해 놓고 사고발생 시 손실을 줄이는 것이다.

② 리스크 재무(자금조달)

리스크 보존	• 리스크를 피하거나 줄이기 힘든 상황, 손실의 가능성이나 크기가 적은 상황, 손실이 예측 가능한 상황, 혹은 보험료보다 예상되는 손실이 적은 경우 리스크 보존의 방법을 취하는 것이 적절한 전략이 된다. • 리스크로 인한 손실을 받아들이고, 이를 복구할 계획을 짜는 행위이다. 이를 위해 예비비를 전환하거나, 외부 펀드를 빌려 손실을 보전(補塡)한다.
리스크 전가	• 손실에 대한 재정적 책임을 계약으로 제3자, 즉 보험자에게 이전하는 것이다. 의료기관이 배상책임보험에 가입하는 것이 있다.

(3) 리스크관리 방안 선정

리스크 관리 대안 중 어떤 것이 최선의 방안인지 선정하는 단계이다. 각각의 대안이 조직의 목적을 달성하는 데 얼마나 효과적인지 평가하는 기준을 마련하고, 대안을 평가하여 최선의 방안을 선정한다.

(4) 리스크관리 방안 실행

선정된 리스크 관리방안을 효과적으로 실행하기 위해서, 리스크 관리 담당자가 조직 내의 여러 책임자들과 상호교류를 하며, 구성원들의 적극적인 동참을 이끌어 내야한다.

(5) 리스크관리 방안 모니터 및 개선

리스크관리의 마지막 단계는 실행되고 있는 리스크관리 방안을 모니터하고 평가하는 것이다. 다양한 부서의 책임자가 공동으로 참여하는 것이 바람직하다. 리스크관리 담당자는 매년 리스크관리 보고서를 작성하고 의료사고나 불만접수건수, 새로운 프로그램 개발, 보험계약상의 변화 등을 구성원들에게 공지한다.

4. 의료기관 리스크관리

환자, 의료종사자, 의료진, 방문객에게 손상을 줄 수 있는 영역을 발견하고, 이러한 손상의 발생을 극소화하며, 재정적 및 운영적 측면에서 손상으로 인해 발생할 수 있는 위험과 손실을 줄이려는 노력이다. 의료기관의 리스크관리 범위로는 의료사고 및 의료과실, 의료분쟁 조정, 배상청구 관리, 병원의 자산 손실 또는 안전관리 부분 등이 있다.

❶ 리스크 관리 체계 구축(RMS: Risk management system)

의료기관에서 모든 리스크 상황을 철저하게 관리하기 어렵다. 따라서 개별 의료기관 현황에 따라 관리 체계를 정비하여 실행하는 것이 가장 중요하다. 보다 효율적인 관리를 위해 다음 사항은 기본적으로 정비할 필요가 있다

(1) 리스크관리 개념 및 관리 범위

의료기관에서는 환자 유형별로 어떤 상황에 놓였을 때 리스크 상황이라고 할 것이며, 관리 목표는 어디까지 할 것인가를 내부 협의를 통해 정의한다. 의료기관 내부적으로 사용하는 용어는 통일해서 사용한다.

(2) 리스크 관리 정책 수립

용어정의 및 관리 범위를 수립하였다면 어떻게 실행할 것인지 단계별 전략을 수립한다. 리스크 예방을 위해서 의료기관이 관리해야 할 리스크 관리 정책, 각 프로세스별 체크리스트(필요양식 구축 포함), 각 부서별 원활한 협조체계(교육 및 훈련 포함)를 구축한다.

(3) 각 부서별 리스크관리 시스템 확립

의사 (의료전달체계 확립)	의료법상 이행내용을 증명할 수 있도록 환자진료시스템(OCS), 서면 증명자료(양식)을 정비하고, 응급상황시 전달체계를 확립한다. 환자 특이사항을 간호사·진료지원·행정실과 사전에 공유한다.
간호사 (환자관리체계 확립)	환자 사고 예방을 위해 환자관리체크리스트를 마련한다. 체크 리스트에 따라 업무를 점검하고 업무내용을 간호차트에 상세히 기록해두며, 응급상황 발생시 간호부 내 보고체계를 확립해 둔다. 간호차트의 기록내용은 분쟁 발생시 서면증명으로 용이하다.
진료지원 (진료지원체계 확립)	응급상황 발생시 진료지원부는 비상연락을 받고 신속히 본인의 자리에 복귀한다. 환자의 상태를 정확하게 검토할 수 있도록 의사의 오더에 따라 검진을 신속히 하고 결과를 피드백한다.
행정실 (행정지원체계 확립)	응급상황 발생시 의사, 간호사, 진료지원부에서 각자 역할에 충실히 할 수 있도록 행정지원의 역할이 매우 중요하다. 응급상황 접수 후 환자 보호자에게 연락하는 문제, 환자 이송 문제, 보호자 대응 문제, 경찰, 보건소, 언론인 등 조사 요구 등 행정실이 가장 먼저 대응한 후 상황에 따라 의사, 간호사 등 관련자 인터뷰를 할 수 있도록 연결해야 하며, 원무, 행정, 보험심사 등 각 팀별 업무혼란이 발생하지 않도록 책임범위와 역할을 분장한다.

(4) 리스크 특성별 보고 체계 정비

정책 수립 후, 실행한다. 아무리 경영 전략을 잘 수립했더라도 문제상황은 발생하기 마련이다. 만일 문제상황이 발생할 경우 어떻게 대처할 것인지, 보고는 어떻게 하고, 어떤 부서에서 어떻게 대처할 것인지 사례별 대책요령에 대한 체계정비가 필요하다.

(5) 의료리스크 관리 과정

- **리스크 식별·규명·확인**(Identification) : 의료기관에 손실을 야기할 리스크가 어떤 것들이 있는지 확

인한다.
- **리스크 분석**(Risk analysis) : 확인된 리스크에 대하여 분석한다.
- **리스크 측정**(Risk measurement) : 리스크 발생시의 '손실의 심각성'과 '손실발생 가능성'을 판단한다.
- **리스크 통제**(Risk control) : 위기노출 회피, 손실예방, 손실감소, 손실의 격리, 비보험적 전가와 같은 리스크 통제 과정을 거친다.
- **리스크 관리**(Risk management) : 리스크 관리 방안을 실행한 후 관리방안의 모니터 및 개선과정을 평가한다.

(6) 의료리스크 관리 목적
- 리스크 관리 매뉴얼 작성으로 의료분쟁을 사전 예방
- 재정적 손실 최소화
- 국가 및 의료기관의 이미지 하락 예방
- 의료의 질 향상으로 국제신뢰도 향상

❷ 의료기관의 임상 리스크관리

(1) 리스크 분류

- 의료사고 : 의료 행위가 개시되어 그 종류에 이르기까지의 과정에서 예기하지 아니한 결과가 발생한 경우이다. 가치중립적인 용어이다. 보건의료인이 환자에 대하여 실시하는 진단·검사·치료·의약품의 처방 및 조제 등의 의료행위로 인하여 사람의 생명·신체 및 재산에 대하여 피해가 발생된 경우를 말한다. 즉 병원·의원·보건소 등 의료에 관련되는 장소에서 주로 의료행위의 수급자인 환자를 피해자로 하고 진단, 검사, 치료 등의 의료의 전 과정에서 발생하는 인신(人身)사고 일체를 의미한다.

- 의료분쟁 : 의료사고를 주원인으로 한 환자측과 의료인측 간의 다툼 또는 의사의 진료로 인한 의료사고와 의료관계자 행위로 인한 의료사고를 출발점으로 한 의료진과 환자 측의 다툼이다.

- 의료과오 : 의사가 환자를 진료하면서 당연히 기울여야할 주의 의무를 게을리 해 사망, 상해, 치료 지연 등의 환자의 생명에 영향을 끼친 경우이다. 의료인이 의료행위를 수행함에 있어서 당시의 의학지식 또는 의료기술의 원칙에 준하는 업무상 필요로 하는 주의의무를 게을리하

여 환자에게 적절치 못한 결과를 초래한 것이다.

- **의료과실** : 의료과오가 있었다는 것이 법적으로 입증되었을 때 의료과실로 명한다. 보건의료인이 환자를 진료·조산·간호 등을 하면서 당연히 기울여야 할 업무상 요구되는 주의의무를 소홀히 하여 사망, 상해, 치료지연 등 환자의 생명·신체의 완전성을 침해한 결과를 일으키게 한 경우로서 의료인의 주의의무 위반에 대한 비난 가능성을 의미한다.

- **의료사고와 의료과실의 차이**

대법원 판례에 의하면, "제왕절개수술을 받고 아기를 분만 한 후 사지운동장애, 언어장애, 의식불투명 등 뇌증후군이 발생된 것은 의료사고이지만, 그 원인이 의사가 시행한 의료행위 상의 고의·과실에 기인한 것이 아니라 현대의학으로는 사전예견이나 치료가 어려운 양수색전증에 의한 것으로 보이고, 환자 본인의 특이한 체질에 의한 것이라면 의료과실은 아니다 [대법원 1975.5.13. 74.다1006]"고 한다.

(2) 의료기관의 의료분쟁 예방

- **환자와의 원만한 관계 유지**

의료분쟁은 일반적으로 환자 측에서 의료인의 진료 상 과실을 주장하면서 이에 대한 손해배상, 처벌 등을 요구하는 형태이다. 환자는 진료를 받는 전 과정동안에 의료진과의 대화를 통해 진료 목표를 세우고 이행하는 주체이므로, 진료과정동안 의료진과 신뢰관계 여부에 따라 진료 후 좋지 않은 결과가 나왔다고 해서 무조건 의료분쟁으로 이어지지 않는다.

- **의료인의 주의·설명의무 강화**

의료행위 전 과정에 의료인은 환자에게 진료에 대한 충분한 설명을 해야한다. 의료행위에 대한 결과 및 예후에 대해서 있는 그대로 충분히 쉽게 설명을 하고 그 행위에 대한 서면상의 동의를 받아두어야 한다.

- **의무 기록 및 문서의 성실기재**

의무기록이란 의료인이 환자의 질병에 관계되는 모든 사항과 병원이 환자에게 제공해준 검사, 치료 및 결과에 관한 사항을 기록한 문서이다. 의무기록의 일차적인 목적은 진료의 정확성과 진료의 질향상을 위한 진료에 참여한 구성원 간의 의전달도구이다. 추가적으로 환자에게 일관성 있는 치료를 제공할 수 있는 근거가 되며, 의사들 간 커뮤니케이션을 위한 자료, 연구 및 교육의 실증적 자료, 의료의 질 평가 근거, 진료비 산정 근거, 분쟁 시 의사 및 병원에 대한 법적 보호 자료 등의 용도이다.

의무 기록의 성실 기재를 통해 위험발생 대비 및 리스크관리 체계를 확립할 수 있다. 의무기록지 외 기타 문서(진료계약서, 수술동의서)등에는 분쟁의 해결방법·절차 등을 명시한다.

❸ 임상적 리스크와 사전 예방

(1) 의료적 측면

① 의료인의 설명의무 강화

의료분쟁이 발생하였을 때 의사에게 그 손해에 대한 배상책임이 있는지를 묻기 위해서는 의사의 과실유무를 따져본다. 이러한 의사의 과실유무를 판단하는 첫 번째 판단기준이 바로 의사의 주의의무와 설명의무이다.

▶ 주의의무

- **결과예견 의무** : 의료행위시 환자의 생명, 신체에 대한 침해행위가 발생할 수 있음을 인식하고 예견할 의무이다.
- **결과회피 의무** : 어떤 행위를 함으로 인해 위험한 결과가 발생할 수 있다는 인식이 있는 경우 이를 방지하기 위하여 이것을 회피할 수단을 강구할 의무이다. 의료행위 시 위험성을 인식한 의료인은 최선을 다하여 회피 조치를 강구할 의무를 지게 된다.

▶ 설명의무

의료행위에 있어 환자에게 환자의 질환, 증상, 치료방법 및 내용, 부작용, 위험성 등에 대해 사전에 설명하여 환자가 그 필요성이나 위험성을 충분히 비교하여 그 의료행위를 받을 것인지 아닌지를 선택할 수 있도록 한다.

(2) 행정적 측면

외국인 환자에 대한 설명의무를 보완하기 위한 방안을 강구한다. 환자의 상태에 대한 정확한 이해와 시술 행위에 대한 충분한 설명을 의학용어로 설명할 수 있는 자격을 취득한 자들을 의료코디네이터나 통역사로 외국인 진료에 참가시킨다. 가능하다면 환자 본인의 동의를 구하고, 의료인이 진료 및 시술 등과 관련한 설명을 할 때에 그 과정을 음성녹음으로 남겨둔다. 각종 동의서를 해당국가 언어로 마련하고, 진료계약서에 분쟁해결의 절차와 방법들에 대하여 명시하는 것이 좋다. 국내 환자에 비해 외국인 환자는 입국 절차부터 진료 후 사후관리까지 세심한 점검 및 관리가 필요하다. 외국인 환자와의 의료분쟁 발생 시 국가 간 신뢰문제와 직결됨으로 진료 시 발생할 수 있는 분쟁요소를 사전에 예방할 수 있는 방안이 필요하다. 국제진료센터의 경쟁력 확보를 위한 필수 관리 사항으로서 사전 예방 및 사후대책 리스크관리(매뉴얼)을 통해 국내 신뢰도 및 국가 경쟁력을 함께 확보해야한다.

(3) 의료사고(분쟁)예방을 위한 의료진과 행정실의 역할

① 교육 및 모의훈련 지속적 실시

리스크관리 범위 및 보고체계를 구축하였다면 의사, 간호부, 진료지원, 행정실 등 의료기관 임직원 모두 숙지 할 수 있도록 공유하고, 위기 상황별 모의훈련 시나리오를 마련하여 지속적인 교육훈련을 실시한다.

② 의료분쟁 예방을 위한 의료진의 노력

- **의료과실을 줄이기 위한 노력**
  - 법률적 의무 이해, 정확한 판단과 처치, 최신지식 습득 등 의학적 자질 함양 한다.
  - 의료전달체계, 환자관리체계, 행정실의 협조로 의료장비 등의 정비한다.

- **평상시 환자와 신뢰관계 형성**
  - 환자에게 충분한 설명, 시술동의에 대한 법률적 의무를 이행한다.
  - 의료기관 임직원은 서비스 정신을 함양한다.

- **의무기록의 정확한 기재와 보존**
  - 기재되지 않은 것은 시행하지 아니한 것이다. 의료분쟁이 발생하였다 하더라도, 의무기록은 의료기관의 입증을 용이하게 한다.

- **행정실과 원만한 커뮤니케이션**
  - 신속한 현황공유 및 원만한 협조체계를 위해 노력한다.

제4부 보건의료관광과 법률

1장 보건의료관련법규

1. 보건의료관련 법규

❶ 의료법

(1) 의료인(제2조)

① 이 법에서 "**의료인**"이란 보건복지부장관의 면허를 받은 **의사·치과의사·한의사·조산사 및 간호사**를 말한다.

(2) 개설 등(제33조 제2항)

① 의료인은 이 법에 따른 의료기관을 개설하지 아니하고는 의료업을 할 수 없으며, 다음 각 호의 어느 하나에 해당하는 경우 외에는 그 의료기관 내에서 의료업을 하여야 한다.

1. 「응급의료에 관한 법률」 제2조제1호에 따른 응급환자를 진료하는 경우
2. 환자나 환자 보호자의 요청에 따라 진료하는 경우
3. 국가나 지방자치단체의 장이 공익상 필요하다고 인정하여 요청하는 경우
4. 보건복지부령으로 정하는 바에 따라 가정간호를 하는 경우
5. 그 밖에 이 법 또는 다른 법령으로 특별히 정한 경우나 환자가 있는 현장에서 진료를 하여야 하는 부득이한 사유가 있는 경우

② 다음 각 호의 어느 하나에 해당하는 자가 아니면 의료기관을 개설할 수 없다. 이 경우 의사는 종합병원·병원·요양병원·정신병원 또는 의원을, 치과의사는 치과병원 또는 치과의원을, 한의사는 한방병원·요양병원 또는 한의원을, 조산사는 조산원만을 개설할 수 있다.

1. 의사, 치과의사, 한의사 또는 조산사

2. 국가나 지방자치단체
3. 의료업을 목적으로 설립된 법인
4. 「민법」이나 특별법에 따라 설립된 비영리법인
5. 「공공기관의 운영에 관한 법률」에 따른 준정부기관, 「지방의료원의 설립 및 운영에 관한 법률」에 따른 지방의료원, 「한국보훈복지의료공단법」에 따른 한국보훈복지의료공단

④ 제2항에 따라 의원·치과의원·한의원 또는 조산원을 개설하려는 자는 보건복지부령으로 정하는 바에 따라 **시장·군수·구청장**에게 신고하여야 한다.

④ 제2항에 따라 **종합병원**·병원·치과병원·한방병원·요양병원 또는 정신병원을 개설하려면 시·도 의료기관개설위원회의 심의를 거쳐 보건복지부령으로 정하는 바에 따라 **시·도지사의 허가**를 받아야 한다. 이 경우 시·도지사는 개설하려는 의료기관이 다음 각 호의 어느 하나에 해당하는 경우에는 개설허가를 할 수 없다.

⑦ 다음 각 호의 어느 하나에 해당하는 경우에는 의료기관을 개설할 수 없다.

1. 약국 시설 안이나 구내인 경우
2. **약국의 시설이나 부지 일부를 분할·변경 또는 개수하여 의료기관을 개설하는 경우**
3. 약국과 전용 복도·계단·승강기 또는 구름다리 등의 통로가 설치되어 있거나 이런 것들을 설치하여 의료기관을 개설하는 경우
4. 「건축법」 등 관계 법령에 따라 허가를 받지 아니하거나 신고를 하지 아니하고 건축 또는 증축·개축한 건축물에 의료기관을 개설하는 경우

⑧ **의료인은 어떠한 명목으로도 둘 이상의 의료기관을 개설·운영할 수 없다.** 다만, 2 이상의 의료인 면허를 소지한 자가 의원급 의료기관을 개설하려는 경우에는 하나의 장소에 한하여 면허 종별에 따른 의료기관을 함께 개설할 수 있다.

⑩ 의료기관을 개설·운영하는 의료법인등은 다른 자에게 그 법인의 명의를 빌려주어서는 아니 된다.

(3) 원격의료(제34조)

① 의료인(의료업에 종사하는 의사·치과의사·한의사만 해당한다)은 제33조제1항에도 불구하고 컴퓨터·화상통신 등 정보통신기술을 활용하여 먼 곳에 있는 의료인에게 의료지식이나 기술을 지원하는 원격의료를 할 수 있다.

(4) 의료기관 인증기준 및 방법 등(제58조의3)

① 의료기관 인증기준은 다음 각 호의 사항을 포함하여야 한다.

  1. 환자의 권리와 안전
  2. 의료기관의 의료서비스 질 향상 활동
  3. 의료서비스의 제공과정 및 성과
  4. 의료기관의 조직·인력관리 및 운영
  5. 환자 만족도

② 인증등급은 인증, 조건부인증 및 불인증으로 구분한다.

③ 인증의 유효기간은 **4년**으로 한다. 다만, 조건부인증의 경우에는 유효기간을 1년으로 한다.

④ 조건부인증을 받은 의료기관의 장은 유효기간 내에 보건복지부령으로 정하는 바에 따라 재인증을 받아야 한다.

⑤ 제1항에 따른 인증기준의 세부 내용은 보건복지부장관이 정한다.

(5) 태아 성 감별 행위 등 금지(제20조)

① 의료인은 태아 성 감별을 목적으로 임부를 진찰하거나 검사하여서는 아니 되며, 같은 목적을 위한 다른 사람의 행위를 도와서도 아니 된다.

② 의료인은 임신 **32주** 이전에 태아나 임부를 진찰하거나 검사하면서 알게 된 태아의 성(性)을 임부, 임부의 가족, 그 밖의 다른 사람이 알게 하여서는 아니 된다

(6) 급식관리 기준(의료법 시행규칙[별표 6])

1. 환자의 영양관리에 관한 사항을 심의하기 위하여 병원장이나 부원장을 위원장으로 하는 영양관리위원회를 둔다.

2. 환자의 식사는 일반식과 치료식으로 구분하여 제공한다.

3. 환자급식을 위한 식단은 영양사가 작성하고 환자의 필요 영양량을 충족시킬 수 있어야 한다.

4. 환자음식은 뚜껑이 있는 식기나 밀폐된 배식차에 넣어 적당한 온도를 유지한 상태에서 공급하여야 한다.

5. 영양사는 완성된 식사를 평가하기 위하여 매 끼 검식(檢食)을 실시하며, 이에 대한 평가 결과를 검식부(檢食簿)에 기록하여야 한다.

6. 영양사는 의사가 영양지도를 의뢰한 환자에 대하여 영양 상태를 평가하고, 영양 상담 및 지도를 하며, 그 내용을 기록하여야 한다.

7. 식기와 급식용구는 매 식사 후 깨끗이 세척·소독하여야 하며, 전염성 환자의 식기는 일반 환자의 식기와 구분하여 취급하고, 매 식사 후 완전 멸균소독하여야 한다.

8. 수인성 전염병환자가 남긴 음식은 소독 후 폐기하여야 한다.

9. 병원장은 급식 관련 종사자에 대하여 연 1회 이상 정기건강진단을 실시하여야 하며, 종사자가 전염성 질병에 감염되었을 경우에는 필요한 조치를 취하여야 한다.

10. 병원장은 급식 관련 종사자에게 위생교육을 실시하여야 한다.

❷ 의료해외진출법

(1) 외국인환자 유치에 대한 등록(제6조)

① 외국인환자를 유치하려는 의료기관은 다음 각 호의 요건을 갖추어 특별시장·광역시장·특별자치시장·도지사 또는 특별자치도지사에게 등록하여야 한다.

1. **외국인환자를 유치하려는 진료과목별로 「의료법」 제77조에 따른 전문의를 1명 이상 둘 것. 다만, 진료과목이 대통령령으로 정하는 전문과목이 아닌 경우는 제외한다.**
2. 보건복지부령으로 정하는 의료사고배상책임보험 또는 「의료사고 피해구제 및 의료분쟁 조정 등에 관한 법률」에 따른 의료배상공제조합에 가입하였을 것

② 제1항의 의료기관을 제외하고 외국인환자를 유치하려는 자는 다음 각 호의 요건을 갖추어 시·도지사에게 등록하여야 한다.

1. 보건복지부령으로 정하는 보증보험에 가입하였을 것
2. 보건복지부령으로 정하는 규모 이상의 자본금을 보유할 것
3. 국내에 사무소를 설치하였을 것

③ 제1항 및 제2항에도 불구하고 다음 각 호의 어느 하나에 해당하는 사람은 외국인환자 유치에 대한 등록을 할 수 없다. 다음 각 호의 어느 하나에 해당하는 사람이 대표자로 있는 법인의 경우도 또한 같다.

1. 이 법을 위반하여 징역 이상의 실형을 선고받고 그 집행이 끝나거나(집행이 끝난 것으로 보는 경우를 포함한다) 집행을 받지 아니하기로 확정된 날부터 2년이 지나지 아니한 사람
2. 이 법을 위반하여 징역 이상의 형의 집행유예를 선고받고 그 유예기간 중에 있는 사람
3. 이 법을 위반하여 징역 이상의 형의 선고유예를 받고 그 유예기간 중에 있는 사람
4. 이 법을 위반하여 벌금형을 선고받고 그 형이 확정된 후 1년이 지나지 아니한 사람

④ 제1항 또는 제2항에 따른 등록자가 제3항 각 호의 어느 하나에 해당하게 되면 그 등록은 효력을 잃는다.

⑤ 시·도지사는 제1항에 따라 등록한 의료기관 및 제2항에 따라 등록한 자에게 등록증을 발급하여야 한다.

⑥ 제1항 및 제2항에 따른 등록의 유효기간은 등록일부터 3년으로 한다.

⑦ 제6항에 따른 유효기간이 만료된 후 계속하여 외국인환자를 유치하려는 자는 유효

기간이 만료되기 전에 그 등록을 갱신하여야 한다.

⑧ 제1항, 제2항에 따른 등록 및 제7항에 따른 갱신의 절차 등에 필요한 사항은 보건복지부령으로 정한다.

(2) 외국인환자 유치에 대한 등록요건(의료해외진출법 시행규칙 제4조)

① 외국인환자를 유치하려는 의료기관이 가입해야 하는 의료사고배상책임보험 또는 「의료사고 피해구제 및 의료분쟁 조정 등에 관한 법률」에 따른 의료배상공제조합은 다음 각 호의 기준을 모두 충족해야 한다.

1. 「의료사고 피해구제 및 의료분쟁 조정 등에 관한 법률」따른 의료사고로 인한 손해배상을 내용으로 할 것

2. 연간 **배상한도액**은 다음 각 목의 구분에 따른 금액 이상일 것
   가. **의원급 의료기관 또는 조산원: 1억원**
   나. **병원급 의료기관: 1억원**
   다. **종합병원: 2억원**

3. **외국인환자 유치에 대한 등록 유효기간 동안 계속 유지할 것**

② "보건복지부령으로 정하는 보증보험"이란 다음 각 호의 기준을 모두 충족하는 보증보험을 말한다.

1. 외국인환자를 유치하는 과정에서 **고의 또는 과실로 외국인환자에게 입힌 손해에 대한 배상책임을 보장하는 보증보험일 것**

2. 「보험업법」에 따라 금융위원회의 허가를 받은 보험회사의 보증보험일 것

3. **보험금액이 1억원 이상일 것**

③ "보건복지부령으로 정하는 규모 이상의 자본금"이란 1억원 이상의 자본금을 말한다. 다만, 「관광진흥법」 제4조 및 같은 법 시행령 제2조제1항제1호가목에 따라 종합여행업 등록을 한 경우에는 5천만원 이상으로 한다.

(3) 보고의무(제11조)

① 외국인환자 유치의료기관과 외국인환자 유치사업자는 보건복지부령으로 정하는 바에 따라 매년 2월 말까지 전년도 사업실적을 **시·도지사**에게 보고하여야 한다.

② 시·도지사는 제1항에 따라 보고받은 전년도 사업실적을 매년 3월 10일까지 보건복지부장관에게 통보하여야 한다.

(4) 사업실적 보고(의료해외진출법 시행규칙 제9조)

① 외국인환자 유치기관은 전년도 사업실적을 다음 각 호의 구분에 따라 시·도지사에게 보고해야 한다.

1. 외국인환자 유치의료기관의 경우
    가. 외국인환자의 국적, 성별 및 출생연도
    나. 외국인환자의 진료과목, 입원기간, 주 질병·부상명 및 외래 방문일수

2. 외국인환자 유치사업자의 경우
    가. 외국인환자의 국적, 성별 및 출생연도
    나. 외국인환자의 방문 의료기관, 진료과목, 입원기간 및 외래 방문일수
    다. 외국인환자의 입국일 및 출국일

(5) 종합병원의 외국인 환자 유치 제한 병상수(의료해외진출법 제10조, 시행규칙 제8조)

외국인환자 유치의료기관 중 「의료법」에 따른 종합병원은 보건복지부령으로 정하는 병상 수를 초과하여 외국인환자를 유치하여서는 아니 된다. "보건복지부령으로 정하는 병상 수"란 다음 구분에 따른 병상 수를 말한다. 다만, 환자 1명만을 수용하는 입원실의 병상 수는 제외한다.

1. 상급종합병원으로 지정된 종합병원의 경우: 병상 수의 100분의 5

2. 종합병원의 경우: 병상 수의 100분의 8

(6) 등록의 취소(의료해외진출법 제24조 제1항)

보건복지부장관은 외국인환자 유치의료기관 또는 외국인환자 유치업자가 다음 각 호의 어느 하나에 해당하는 경우 등록을 취소할 수 있다. 다만, 제1호에 해당하는 경우에는 그 등록을 취소하여야 한다.

1. 거짓이나 그 밖의 부정한 방법으로 등록을 한 경우

2. **외국인환자가 아닌 자를 유치한 경우**

3. 외국인환자 유치업자가 외국인환자 유치의료기관이 아닌 의료기관에 외국인환자와의 진료계약을 소개·알선한 경우

4. **외국인환자 유치의료기관이 외국인환자 유치업자가 아닌 자에게 외국인환자와의 진료계약 소개·알선을 받은 경우**

5. **성명·상호 또는 등록증을 양도하거나 대여한 경우**

6. 중대한 시장질서 위반행위를 한 경우

7. 제15조에서 정한 기준을 위반하여 의료광고를 한 경우

8. 제16조에서 정한 방법과 절차 등을 위반하여 외국인환자 사전·사후 관리를 한 경우

9. 제22조의 **시정명령을 이행하지 아니하거나** 해당 등록기간 중 2회 이상의 시정명령을 받고 새로 시정명령에 해당하는 사유가 발생한 경우

(7) 인증유치기관의 표시 (제6조제1항 의료 해외진출 및 외국인환자 유치 지원에 관한 법률 시행령)

표시도형　　　　　　**제도법**

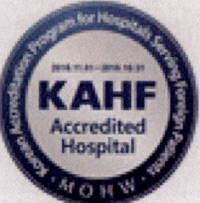
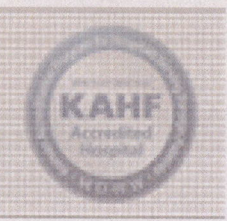

1. 인증유치기관의 표시(이하 "인증마크"라 한다)는 이미지의 변질이나 왜곡이 없도록 정확하게 재생하여 사용해야 한다.

2. 인증마크를 재생할 때에는 원칙적으로 사진제판 방식, 투사복제 방식 또는 컴퓨터를 이용한 원고 출력방식에 따라야 하며, 특별히 크게 확대하여 사용하는 경우에는 그리드 스케일 비례규정에 맞게 재생해야 한다.

3. 인증마크의 색상은 지정된 전용색상을 기본으로 하되, **적용매체의 특성에 따라** 다른 색상으로 표현할 수 있다.

4. 그 밖에 인증마크의 재생·사용·크기·색상 등에 관하여 필요한 세부사항은 보건복지부장관이 정하여 고시한다.

❸ 재외동포법

(1) 출입국과 체류(제10조)

① 재외동포체류자격에 따른 체류기간은 최장 3년까지로 한다.

② 법무부장관은 제1항에 따른 체류기간을 초과하여 국내에 계속 체류하려는 외국국적동포에게는 대통령령으로 정하는 바에 따라 체류기간 연장허가를 할 수 있다. 다만, 제5조제2항 각 호의 어느 하나에 해당하는 사유가 있는 경우에는 그러하지 아니하다.

③ 국내거소신고를 한 외국국적동포가 체류기간 내에 출국하였다가 재입국하는 경우에는 「출입국관리법」 제30조에 따른 재입국허가가 필요하지 아니하다.

④ 대한민국 안의 거소를 신고하거나 그 이전신고(移轉申告)를 한 외국국적동포에 대하여는 「출입국관리법」 제31조에 따른 외국인등록과 같은 법 제36조에 따른 체류지변경신고를 한 것으로 본다.

⑤ 재외동포체류자격을 부여받은 외국국적동포의 취업이나 그 밖의 경제활동은 사회질서 또는 경제안정을 해치지 아니하는 범위에서 자유롭게 허용된다.

(2) 정부의 책무(제4조)

정부는 재외동포가 대한민국 안에서 부당한 규제와 대우를 받지 아니하도록 필요한 지원을 하여야 한다.

(3) 재외동포체류자격의 부여(제5조)

① 법무부장관은 대한민국 안에서 활동하려는 외국국적동포에게 신청에 의하여 재외동포체류자격을 부여할 수 있다.

② 법무부장관은 외국국적동포에게 다음 각 호의 어느 하나에 해당하는 사유가 있으면 제1항에 따른 재외동포체류자격을 부여하지 아니한다. 다만, 법무부장관이 필요하다고 인정하는 경우에는 제1호에 해당하는 외국국적동포가 41세가 되는 해 1월 1일부터 부여할 수 있다.

1. 다음 각 목의 어느 하나에 해당하지 아니한 상태에서 대한민국 국적을 이탈하거나 상실하여 외국인이 된 남성의 경우

    가. 현역·상근예비역·보충역 또는 대체역으로 복무를 마치거나 마친 것으로 보게 되는 경우

    나. 전시근로역에 편입된 경우

    다. 병역면제처분을 받은 경우

2. 대한민국의 안전보장, 질서유지, 공공복리, 외교관계 등 대한민국의 이익을 해칠 우려가 있는 경우

③ 법무부장관은 제1항과 제2항에 따라 재외동포체류자격을 부여할 때에는 대통령령으로 정하는 바에 따라 외교부장관과 협의하여야 한다.

④ 재외동포체류자격의 취득 요건과 재외동포체류자격을 취득한 자의 활동 범위는 대통령령으로 정한다.

(4) 국내거소신고(제6조)

① 재외동포체류자격으로 입국한 외국국적동포는 이 법을 적용받기 위하여 필요하면 대한민국 안에 거소(居所)를 정하여 그 거소를 관할하는 지방출입국·외국인관서의 장에게 국내거소신고를 할 수 있다.

② 신고한 국내거소를 이전한 때에는 14일 이내에 그 사실을 신거소(新居所)가 소재한 시·군·구 또는 읍·면·동의 장이나 신거소를 관할하는 지방출입국·외국인관서의 장에게 신고하여야 한다.

(5) 국내거소신고증의 반납(제8조)

외국국적동포가 국내거소신고증을 지닐 필요가 없게 된 때에는 대통령령으로 정하는 바에 따라 지방출입국·외국인관서의 장에게 국내거소신고증을 반납하여야 한다.

❹ 응급의료법

(1) 정의(제2조)

1. "응급환자"란 질병, 분만, 각종 사고 및 재해로 인한 부상이나 그 밖의 위급한 상태로 인하여 즉시 필요한 응급처치를 받지 아니하면 생명을 보존할 수 없거나 심신에 중대한 위해(危害)가 발생할 가능성이 있는 환자 또는 이에 준하는 사람으로서 보건복지부령으로 정하는 사람을 말한다.

2. "응급의료"란 응급환자가 발생한 때부터 생명의 위험에서 회복되거나 심신상의 중대한 위해가 제거되기까지의 과정에서 응급환자를 위하여 하는 상담·구조(救助)·이송·응급처치 및 진료 등의 조치를 말한다.

(2) 응급환자에 대한 우선 응급의료 등(제8조)

① 응급의료종사자는 응급환자에 대하여는 다른 환자보다 우선하여 상담·구조 및 응급처치를 하고 진료를 위하여 필요한 최선의 조치를 하여야 한다.

② 응급의료종사자는 **응급환자가 2명 이상이면 의학적 판단에 따라 더 위급한 환자부터 응급의료를 실시**하여야 한다.

❺ 출입국관리법

(1) 외국인의 입국(제7조)

① 외국인이 입국할 때에는 유효한 여권과 법무부장관이 발급한 사증(査證)을 가지고 있어야 한다.

② 다음 각 호의 어느 하나에 해당하는 외국인은 제1항에도 불구하고 사증 없이 입국할 수 있다.

1. 재입국허가를 받은 사람 또는 재입국허가가 면제된 사람으로서 그 허가 또는 면제받은 기간이 끝나기 전에 입국하는 사람

2. 대한민국과 사증면제협정을 체결한 국가의 국민으로서 그 협정에 따라 면제대상이 되는 사람

3. 국제친선, 관광 또는 대한민국의 이익 등을 위하여 입국하는 사람으로서 대통령령으로 정하는 바에 따라 따로 입국허가를 받은 사람

4. 난민여행증명서를 발급받고 출국한 후 그 유효기간이 끝나기 전에 입국하는 사람

(2) 체류기간 연장허가(제25조)

① 외국인이 체류기간을 초과하여 계속 체류하려면 대통령령으로 정하는 바에 따라 체류기간이 끝나기 전에 **법무부장관**의 체류기간 연장허가를 받아야 한다.

❻ 의료급여법

(1) 의료급여기관(제9조)

① 의료급여는 다음 각 호의 의료급여기관에서 실시한다. 이 경우 보건복지부장관은 공익상 또는 국가시책상 의료급여기관으로 적합하지 아니하다고 인정할 때에는 대통령으로 정하는 바에 따라 의료급여기관에서 제외할 수 있다.

1. 「의료법」에 따라 개설된 의료기관
2. 「지역보건법」에 따라 설치된 보건소·보건의료원 및 보건지소
3. 「농어촌 등 보건의료를 위한 특별조치법」에 따라 설치된 보건진료소
4. 「약사법」에 따라 개설등록된 약국 및 같은 법 제91조에 따라 설립된 한국희귀·필수의약품센터

❼ 건강검진기본법

(1) 정의(제3조)

1. "건강검진"이란 건강상태 확인과 질병의 예방 및 조기발견을 목적으로 제2호에 따른 건강검진기관을 통하여 진찰 및 상담, 이학적 검사, 진단검사, 병리검사, 영상의학 검사 등 의학적 검진을 시행하는 것을 말한다.

❽ 국민건강보험법

(1) 건강검진(제52조)

① 공단은 가입자와 피부양자에 대하여 질병의 조기 발견과 그에 따른 요양급여를 하기 위하여 건강검진을 실시한다.

② 건강검진의 종류 및 대상은 다음 각 호와 같다.

1. 일반건강검진 : 직장가입자, 세대주인 지역가입자, 20세 이상인 지역가입자 및

20세 이상인 피부양자

2. 암검진 : 「암관리법」 제11조제2항에 따른 암의 종류별 검진주기와 연령 기준 등에 해당하는 사람

3. 영유아건강검진 : 6세 미만의 가입자 및 피부양자

❾ 공공보건의료법

(1) 정의(제2조)

1. "공공보건의료"란 국가, 지방자치단체 및 보건의료기관이 지역 · 계층 · 분야에 관계없이 국민의 보편적인 의료 이용을 보장하고 건강을 보호 · 증진하는 모든 활동을 말한다.

❿ 의료분쟁조정법

(1) 정의(제2조)

1. "의료사고"란 보건의료인이 환자에 대하여 실시하는 진단 · 검사 · 치료 · 의약품의 처방 및 조제 등의 행위로 인하여 사람의 생명 · 신체 및 재산에 대하여 피해가 발생한 경우를 말한다.

2. "의료분쟁"이란 의료사고로 인한 다툼을 말한다.

3. "보건의료인"이란 「의료법」에 따른 의료인 · 간호조무사, 「의료기사 등에 관한 법률」에 따른 의료기사, 「응급의료에 관한 법률」에 따른 응급구조사 및 「약사법」에 따른 약사 · 한약사로서 보건의료기관에 종사하는 사람을 말한다.

4. "보건의료기관"이란 의료기관, 약국, 한국희귀 · 필수의약품센터, 보건소 · 보건의료원 · 보건지소 및 설치된 보건진료소를 말한다.

5. "보건의료기관개설자"란 의료기관 개설자, 약국개설자 · 한국희귀 · 필수의약품센터의 장, 보건소 · 보건의료원 · 보건지소 및 보건진료소를 운영하는 시장 · 군수 · 구청

장을 말한다.

6. "보건의료인단체 및 보건의료기관단체"란 의료인 단체 및 의료기관 단체와 대한약사회 및 대한한약사회를 말한다.

(2) 업무(제8조)

조정중재원의 업무는 다음 각 호와 같다.

1. 의료분쟁의 조정·중재 및 상담
2. 의료사고 감정
3. 손해배상금 대불
4. 의료분쟁과 관련된 제도와 정책의 연구, 통계 작성, 교육 및 홍보
5. 그 밖에 의료분쟁과 관련하여 대통령령으로 정하는 업무
   - 의료사고 예방에 관한 업무
   - **불가항력 의료사고 보상 재원(財源) 등 자산의 관리·운영**
   - **의료분쟁에 관한 국제협력**
   - 이 법 또는 다른 법령에 따라 위임받거나 위탁받은 업무
   - 그 밖에 보건복지부장관이 조정중재원에서 수행하는 것이 적절하다고 인정하는 업무

⑪ 민법

(1) 3년의 단기소멸시효(제163조)

다음 각호의 채권은 3년간 행사하지 아니하면 소멸시효가 완성한다.

2. 의사, 조산사, 간호사 및 약사의 치료, 근로 및 조제에 관한 채권

⓬ 약사법

(1) 정의(제2조)

1. "약사(藥事)"란 의약품·의약외품의 제조·조제·감정(鑑定)·보관·수입·판매[수여(授與)를 포함한다. 이하 같다]와 그 밖의 약학 기술에 관련된 사항을 말한다.

2. "약사(藥師)"란 한약에 관한 사항 외의 약사(藥事)에 관한 업무(한약제제에 관한 사항을 포함한다)를 담당하는 자로서, "한약사"란 한약과 한약제제에 관한 약사(藥事) 업무를 담당하는 자로서 각각 보건복지부장관의 면허를 받은 자를 말한다.

2. 의료분쟁

❶ 의료분쟁 개념

- **의료사고** : 환자가 의료인에게 의료서비스를 제공받는 과정에서 발생하는 예상하지 못한 악결과를 뜻하며 누구의 잘못이라는 평가가 전혀 내포하지 않은 가치중립적 용어이다.
- **의료과오** : 의료행위가 당시의 의학지식 또는 의료기술의 원칙에 따라 의료인에게 요구되는 주의의무를 게을리함으로써 환자에게 적합한 결과가 발생하지 못하게 된 경우로 법적 비난 가능성이 없는 경우도 포함한다.
- **의료과실** : 의료과오 중 의료진의 주의의무 위반에 대한 법적인 비난 가능성이 있는 경우이다.
- **의료분쟁** : 협의의 의료사고로써, 의료행위와 관련하여 의료진의 과실에 의한 의료과오가 발생한 경우뿐만 아니라 당사자 간의 견해차이로 합의가 이루어지지 않고 다툼이 발생한 상황을 말한다.

❷ 의료분쟁 해결방법

(1) 소송(사법적 해결방법)

① 민사소송

- **채무불이행 책임** : 민법 제 390조(채무불이행과 손해배상)
- **불법행위 책임** : 민법 제 750조(불법행위의 내용)
- **민법 제 751조(재산 이외의 손해의 배상)**
- **민법 제 752조(생명침해로 인한 위자료)**
- **민법 제 756조(사용자의 배상책임)**

② 형사소송
- **업무상 과실치사상** : 형법 제 268조(업무상과실,중과실 치사상)

(2) 비사법적 해결방법

① 법원의 중재제도

중재법(제3조)에 따른 중재란 당사자간의 합의로 재산권상 분쟁 및 당사자가 화해에 의해 해결할 수 있는 비재산권상의 분쟁을 법원의 재판에 의하지 아니하고 중재인의 판정에 의하여 해결하는 절차이다.

✓ **한국의료분쟁조정중재원**
의료사고 피해구제 및 의료분쟁 조정 등에 관한 법률에 의거하여 의료사고 피해자에 대한 신속하고 공정한 피해구제와 보건의료인의 안정적인 진료환경 조성을 목적으로 설립된 기관이다.

장점	• 단심제 : 법원의 재판에 비해 신속한 해결과 비용이 저렴하다. • 관계분야의 전문가를 중재인으로 선정하여, 실정에 맞는 분쟁 해결이 가능하다. • 비공개 심리이므로 업무상 비밀유지에 적합하다. • 외국중재판정의 승인: 체약국 간에 외국중재판정의 승인 및 집행을 보장한다. • 해외의료관광 법학전문가들은 중재 제도가 효과적이라고 공감한다.
단점	• 단심제이기 때문에 삼심제인 소송에 비해 상대적으로 판정의 적정성이 문제될 가능성이 있다. • 형평과 선에 의한 해결도 가능하므로 법에 의한 분쟁해결을 선호하는 입장에서는 단점이다. • 강제집행을 해야 할 때에는 법원에 의뢰해야하는 번거로움이 있다.

- **의료분쟁조정중재원 기능**
    - **대불제도** : 중재원이 피해자에게 먼저 지급할 수 있다.
    - **구상권** : 중재원은 대불제도에 의해 선지급 후 의료기관에 청구할 수 있다.
    - **소송전치주의** : 소송 전의 경우만 가능. 소송으로 확정판결이 나온 경우는 중재할 수 없다.

② 화해

재판 외 화해(합의): 민법상의 '화해계약'을 뜻하는 것으로 당사자가 상호 양보하여 분쟁을 끝낼 것을 약정하는 것. 계약 자유의 원칙상 내용과 방식에 어떠한 제한도 없으며 국가기관이 전혀 관여하지 않는 분쟁해결방식으로 가장 바람직하다.

③ 조정(제3자의 개입에 의한 합의도출)

법관이나 조정위원회가 분쟁관계인 사이에 개입하여 화해로 이끄는 절차이다. 조정이 성립되어 조정조서가 작성되면 재판상화해와 동일한 효력을 가진다. 제3자의 중개가 필수적이라는 점에서 반드시 중개를 요하지 않는 화해와 차이점이 있다. 민사에 관한 분쟁을 법관 또는 법원에 설치되어 있는 조정위원회가 분쟁의 당사자로부터 각각의 주장을 듣고 관계 자료를 검토한 후, 여러 사정을 참작한 후, 당사자들의 양보와 타협을 통해 합의를 하도록 주선, 권고함으로써 화해에 이르게 하는 간소화된 법적 절차이다.

◎ 의료심사조정위원회에 의한 조정

장점	• 소송제도보다 비용이 적게 들고 간이, 신속하게 처리될 수 있다. • 분쟁의 평화적이면서도 완전한 해결을 가능하게 한다. • 법관이 반드시 소송으로 재판해야 할 가치가 있는 것을 선별하는 선별기능을 가진다. • 전문가들을 조정위원회에 배석하게 함으로써 사법 절차의 합리성을 증진한다. • 전문가의 의견을 통해 구체적이면서도 타당성 있는 분쟁해결을 가능하게 한다. • 합의를 유도함으로 사법적 자치의 법적 이념을 구현한다. • 소송에 비해 전통적인 분쟁해결 방식이라는 측면에서 의미가 있다.
단점	• 합의에 이르지 못하면 다시 소송으로 갈 수 있기 때문에 절차가 지연되고 시간적 경제적 낭비로 느껴지고, 조정에 대한 신뢰감이 하락된다.

(3) 의사배상책임보험

피보험자인 의사가 환자 등 제3자에 대하여 일정한 재산적 급부를 하여야 할 법률상의 배상책임을 부담하는 경우 그로 인해 입게 될 부분을 보장하는 손해보험이다.

(4) 대한의사협회 의사배상공제조합

의사를 조합원으로 하여 의료사고의 보상에 대한 지원을 목적으로 한다. 1982년 치료과정에서 발생하는 위험부담의 분산을 위해 발족하였다.

(5) 한국소비자원의 소비자 분쟁조정위원회

소비자기본법에서 의료분쟁 절차는 분쟁의 해결을 위한 합의권고 절차와 '소비자분쟁조정위원회'의 심의를 통한 분쟁조정 절차 두 개의 절차로 구성한다. 한국소비자원은 소비자로부터 피해구제의 청구를 받거나 국가, 지방자치단체, 소비자단체 또는 소비자로부터 피해구제의 처리를 의뢰 받은 때에 소비자기본법에 피해구제 절차에 의거하여 소비자원장에 의한 합의권고와 소비자분쟁조정위원회에 의한 분쟁 조정 업무를 수행한다.

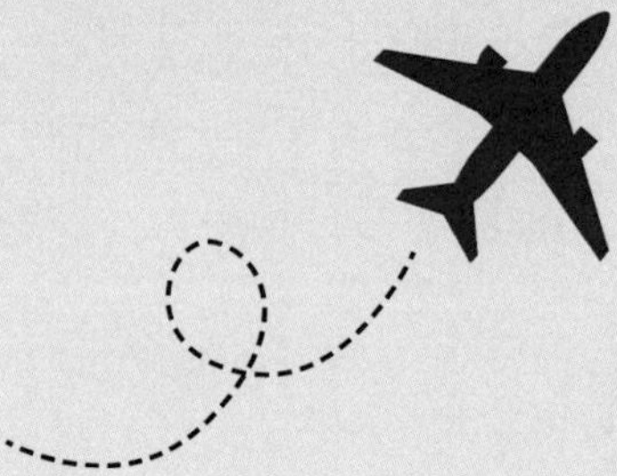

02

Lecture

보건의료서비스 지원관리

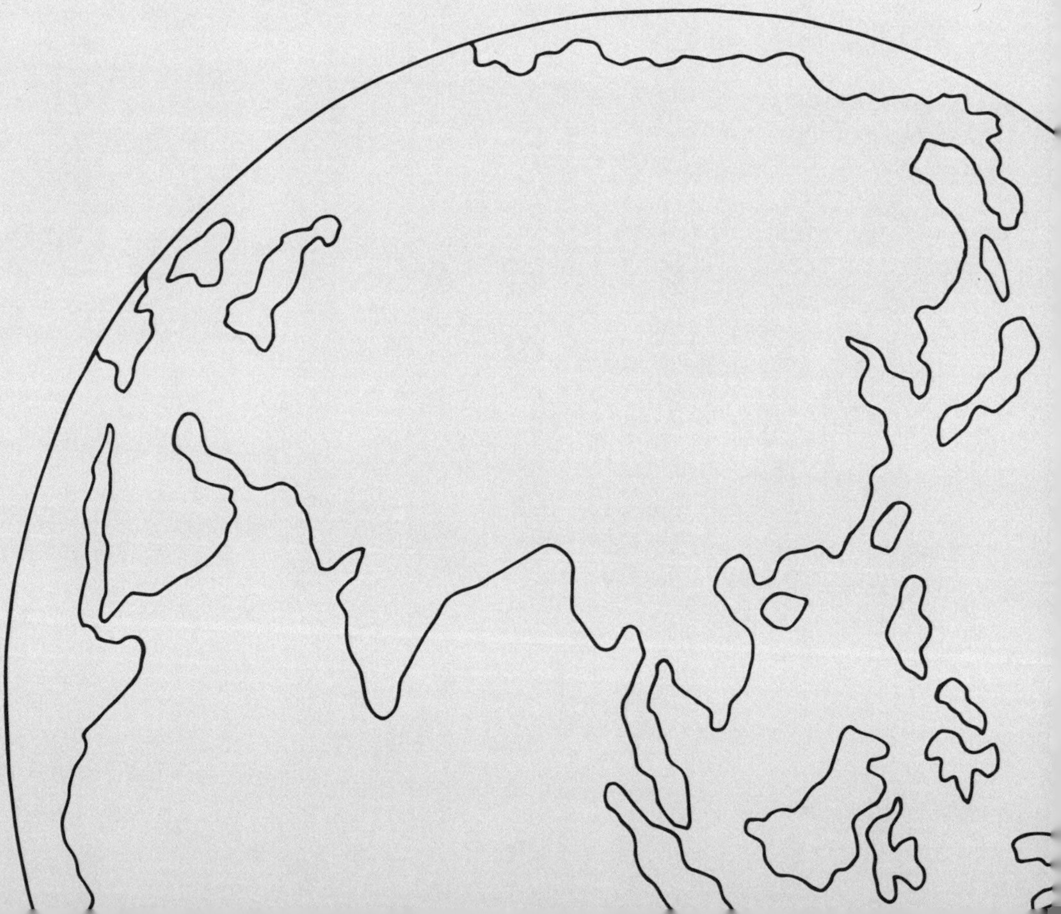

제1부 공중보건의료 … 96
    1장 건강과 질병관리 … 96
    2장 건강증진 … 102
    3장 전염병 및 만성질환 … 104
    4장 보건의료체계와 의료전달체계 … 106

제2부 의료기관과 의료서비스 … 113
    1장 의료기관 … 113
    2장 환자관리 … 117

제3부 국제보건의료서비스 … 124
    1장 국제보건의료서비스 … 124

제4부 보건의료 커뮤니케이션 … 130
    1장 보건의료커뮤니케이션 … 130

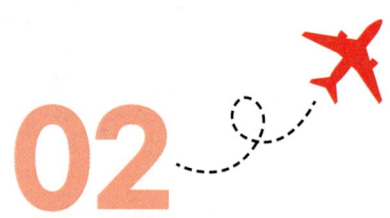

02 Lecture
보건의료서비스 지원관리

제1부 공중보건의료

1장 건강과 질병관리

1. 공중보건

❶ 공중보건 정의

지역사회의 조직적인 노력에 의하여 환경위생 관리, 감염병 관리, 개인위생에 관한 보건교육, 질병의 조기발견과 예방적 치료를 할 수 있는 의료 및 간호서비스의 체계화를 공중보건이라 한다. 모든 사람이 건강을 유지하는데 적합한 생활수준을 보장받도록 사회제도를 발전시킴으로써 병을 예방하고, 수명을 연장하며, 신체적 정신적 사회적 효율을 높이는 것을 목적으로 한다.

❷ 공중보건학 역사

(1) 공중보건학 정의(Winslow 1920)

조직된 지역사회의 노력을 통해 질병을 예방하고 수명을 연장하며 건강과 효율을 증진시키는 기술이며 과학이다. 공중보건학의 대상은 개인이 아닌, 지역주민(지역사회)를 단위로 한다. 공중보건학의 목적은 질병예방, 수명연장, 신체적 정신적 건강 및 효율 증진이다. 이러한 목적을 달성하기 위한 접근방법은 개인이나 일부 전문가의 노력에 의해서 달성하는 것이 아니라, 조직화된 지역사회의 노력으로 달성할 수 있다는 것이다. 조직적인 지역사회의 공동노력을 통해 질병을 예방하고 수명을 연장시키며 신체적·정신적 효율을 증진시킨다.

(2) 조직된 지역사회가 노력해야할 다섯 분야

- 환경위생
- 전염병(감염병)의 관리
- 개인위생의 개별 보건교육
- 질병의 조기진단과 예방을 위한 의료서비스를 제공해주는 조직
- 건강을 적절하게 유지하는데 필요하고 삶의 표준을 보장하기 위한 사회적 제도 발전

(3) 공중보건학의 발전과정

고대기	중세기	여명기	확립기	발전기
기원전 ~ 500년	500년~1500년	1500년~1850년	1850년~1900년	20세기 이후

이 시기는 인간의 질병은 죄의 결과라 간주하며 질병을 예방하고 병고에서 해방되려면 여러 신들을 잘 섬겨야 하며 죄를 고백하고 주문을 바쳐야 한다고 하였다.

히포크라테스(Hippocrates)의 장기설(miasma theory)

히포크라테스는(459~377B.C.)의 전염병 발생을 환경에서 기인한다고 주장했다. 오염된 공기를 미아스마(miasma)라고 하는데, 지진·홍수·화산의 분화 등이 일어난 후에 많은 전염병이 급격히 발생하는 것은 축축하고 더운 땅에서 생긴 심하게 오염된 공기가 인체를 구성하는 4체액의 균형을 깨뜨려 질병에 이른다는 학설이다. 비위생적인 환경 개선을 통해 외래병의 전파를 막는데 중점을 두었다. 그는 "질병의 원인은 환경이며 병을 낫게하는 것은 자연이다."라고 하였다. 이를 히포크라테스(Hippocrates)의 장기설(miasma theory)이라 한다.

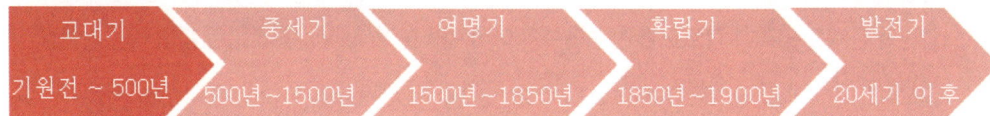

시대적 배경은 징키스칸의 유럽정벌이 행해지던 시기이다.

중세는 공중보건학의 암흑기라 표현하는데, 이는 신 중심의 종교관이 지배적인 시대로써, 비전문가들 소위 말해 돌팔이들이 넘쳐났기 때문이다. 질병과 죄의 연관성을 주장하며, 질병은 끊임없이 창궐했다. 특히 감염된 쥐벼룩에 물려 발생하는 페스트(흑사병)으로 유럽인구의 ¼(2천5백만명)이 사망했다. 이후 접촉에 의한 감염설이 대두되었고, 고대기보다는 발전된 검역법이 시행되었다. 1383년 프랑스 마르세유에서 최초로 검역법에 의한 검역소가 설치되어, 격리가 실시되었다.

고대기	중세기	여명기	확립기	발전기
기원전~500년	500년~1500년	1500년~1850년	1850년~1900년	20세기 이후

중세의 공중보건학 암흑기가 붕괴되고, 신 중심의 중세시대를 지나 근대 과학기술의 발전으로 공중보건학이 체계를 갖추기 시작했다. 이를 르네상스(Renaissance)시기라 부른다. 프랑스의 시민혁명, 영국의 산업혁명으로 공중보건 사상과 더불어 공중위생이 강조되었다. 영국의 산업혁명은 도시화, 물류의 발달, 노동자 계층의 등장을 의미한다.

- **라마니찌**(Ramanizzi) : 산업보건학의 기초가 되는「일하는 사람들의 질병」을 발간하여 직업과 직업병의 관계를 명확히 함으로써 산업의학의 아버지라 불린다. 직업병에 관한 과학적인 체계를 확립하였다.
- **베살리우스**(Andreas Vesalius) : 해부학의 기초가 되는 「인체의 구조에 대해서」출간하였다.
- **레벤 후크**(Leeuwenhoek) : 현미경을 개발하여 미생물에 대한 연구가 시작되었다.
- **채드윅**(Chadwick) : 노동인구의 작업 및 생활환경을 조사하여「열보고서(fever report)」를 발표하였다. 1848년「공중보건법」을 제정하는데 기여했다.
- **존 그라운트**(John Graunt) : 근대 통계학의 기초가 되는「사망표에 관한 자연적 및 정치적 관찰」을 통해 사망통계를 기술하여 공중보건학의 주요 분야인 인구보건과 보건통우두종두법계를 작성하였다.
- **스웨덴** : 1749년에 세계최초로 국세조사를 실시했다.
- **제너**(Jenner) : 1798년에 우두종두법(牛痘種痘法)을 발견했다. 당시에는 이용되지 않았지만, 우두접종법의 발견은 지구상에서 천연두가 근절되는 계기가 되었다.
- **영국** : 1948년에 세계에서 최초로 공중보건법을 제정하고 중앙 및 지방에 보건국을 설치하였다.

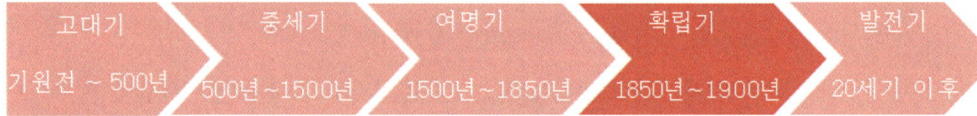

근대기인 이 시기에 공중보건학(public health)은 제도적·내용적인 면에서 확립의 기초를 다지게 되었다. 질병발생에 대한 예방의학적 개념이 확립되고, 질병에 대한 근본적인 치료가 중심이 되는 시기로써, 미생물학·역학·면역학이 발전하였으며, 광견병의 백신이 만들어 지는 등 미생물병인론의 확립·예방의학의 발전 등을 이루었다.

- **존 스노우**(Snow) : 1855년에 발표한 '콜레라 발생의 전파양식에 대하여'는 역학의 성서로 불리고 있다. 1854년 영국 런던에서 창궐한 콜레라에 대해 인간집단을 대상으로 콜레라 환자의 발생분포를 추적 관찰하였다. 일정한 식수원이 콜레라 환자 사이에 관련이 있을 것이라는 본인의 가설을 입증했다.
- **페텐코프**(Pettenkofer) : 1866년 세계 최초로 위생학 강좌를 개설하여 영양·의복·환기 등 위생학 전 분야를 실험실에서 연구하는 실험 위생학의 기초를 확립했다.
- **비스마르크**(Bismark) : 독일에서 1883년 세계 최초의 근로자 질병보호법을 제정하여 사회보험 제도의 기틀을 마련하였다. 세계 최초로 근로자 의료보험이 실시되었다.
- **코호**(Koch) : 1876년 세균을 분리 배양하는데 성공하여, 파상풍균(C.tetani), 결핵균(M.tuberroculosis), 콜레라균(V.cholera), 탄저균(B.anthracis)을 발견하였다.
- **루이 파스퇴르**(L. Pasteur) : 1880년에 닭 콜레라백신, 1883년에 돼지단독 백진, 1884년에 광견병 백신을 발견하였다.

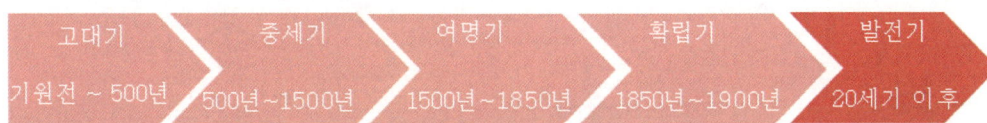

19세기 후반의 위생개혁과 세균학의 비약적인 진보로 20세기 초기에 이르러 유럽과 미국의 보통사망률은 현저히 감소했다. 이후에는 주기적인 불황과 실업, 대도시의 빈민촌, 빈곤과 지병, 노동자계급, 특히 미숙련공이 속한 저임금층에서의 영유아 및 모성 사망이 사회문제로 떠올랐다.

- 1919년 영국에서 최초로 보건부(Ministry of Health)가 설립되었다. 제2차 세계대전 이후 사회보장제도를 최초로 채택하여 '요람에서 무덤까지'라는 표어와 같이 거의 완벽한 사회보장제도인 국민보건서비스(NHS)제도를 1948년에 실시하였다.
- 1935년 최초의 사회보장법이 미국에서 제정되었으며, 1965년 사회보장법의 개정으로 노인 의료보험과 저소득층에 대한 의료부조 제도가 실시되었다.
- 1946년 우리나라 최초의 보건소가 설립되었다.
- 1956년 우리나라에서 「보건소법」이 제정, 1995년 「지역보건법」으로 개정되었다.
- 1948년 세계보건기구(WHO)의 헌장이 26개국의 비준에 의해 정식 채택되어 UN의 전문기관으로서 세계보건기구(WHO)가 설립되었다.

세계보건기구(WHO)의 사업중에서 가장 잘 알려진 것은 1978년 알마아타(Alma-Ata)에서 선언한 '2000년까지 모든 인류에게 건강'을 성취하기 위해 추진된 1차 보건의료사업으로 건강증진이 강조되었다.

인구의 폭발적인 증가와 산업의 급격한 성장으로 인구의 양적·질적 관리의 중요성에 따라 모자보건 및 가족계획사업이 발전하였으며, 환경오염으로부터 지구를 지키기 위한 노력이 세계적인 관심사가 되었다. 1970년대부터 공해 문제가 심화되었고, 환경오염문제에 대한 국제적 관심이 고양되었다. 1972년 6월 스웨덴의 스톡홀름에서 '제1회 UN 인간환경회의'를 개최하여 공해의 심각성을 논의하고 '지구는 하나'라는 슬로건을 채택하였다. 1992년 6월에는 브라질의 리우데자네이루에서 180여 개국의 정부대표단과 83개국 정상들이 모여 환경정상회담을 개최하여 '리우환경선언'을 선포하였다.

우리나라는 2002년 '국민건강증진종합계획 2010'을 수립하여 금연·절주·운동 및 영양개선 사업을 추진하고 있고, 2007년에는 '국가비전 2030' 사업의 일환으로 건강투자전략을 수립하여 임신부터 출생·성장기에 대한 종합적인 건강투자, 청·장년기 건강투자 및 노년기 건강투자로 구분하여 사업을 추진하고 있다.

2. 건강

건강은 오랫동안 신체에 국한되어 인식되어 왔다. 그러나 19세기 중엽부터 신체개념에서 심신개념으로 변화되기 시작하였다. 1946년 7월 국제연합 산하에 조직된 세계보건기구(WHO, World health organization)는 건강이란 단순히 질병이 없거나 허약하지 않을 뿐만 아니라 신체, 정신 및 사회적 안녕이 완전한 상태라고 정의하면서 심신의 개념에서 생활의 개념으로까지 확대되었다. 1957년 세계보건기구는 건강에 대한 실용적 정의로써 건강이란 유전적으로나 환경적으로 주어진 적절한 생체기능을 나타내고 있는 상태로 재규정하였다.

3. 사고 및 질병관리

❶ 사고관리

국제노동기구(ILO)와 세계보건기구(WHO)는 사고관리에 대해 모든 직업의 근로자들이 신체적·정신적·사회적으로 최상의 안녕 상태를 유지·증진하기 위하여 작업조건으로 인한 질병을 예방하고, 건강에 유해한 작업조건으로부터 근로자들을 보호하며, 그들을 정서적·생리적으로 알맞은 작업조건에서 일하도록 배치하는 것이라 정의한다.

❷ 산업보건의 중요성

노동집약적 산업사회에서 기술집약적 산업사회로 변천되어감에 따라 시설·장비를 중시했던 관심이 인적자원인 인간관리로 옮겨가게 되었다. 산업장의 운영방향은 최소의 근로시간과 최소의 노력으로 최대의 생산을 올릴 수 있도록 하는데 있기 때문에 인간관리를 통한 기업의 합리화를 추구한다. 이에 산업보건의 중요성이 매우 커지게 되었다.

❸ 산업보건 관리 요인

- **작업환경에서의 위생관리** : 작업 환경에서 작업자가 직면하는 위험과 잠재적인 위험은 단순한 기계에 의한 것, 화재나 폭발의 원인이 되는 것, 호흡기나 소화기를 통해 흡수되어 건강장애를 일으키는 것, 피부 또는 눈에 접촉하여 자극을 주는 물질에 의한 것, 기타 소음, 진동, 복사선, 열 등의 에너지의 형태인 것이 있다.
- **근로자의 건강관리** : 건강한 근로자가 건강을 증진하는 것. 영양섭취, 단련, 적정근로, 휴식, 수면, 피로회복, 환경관리 등이 있다.
- **개인위생관리** : 개인위생 보호구의 사용 등이 있다.
- **보건교육** : 근로자들이 건강에 대한 중요성을 인식하고, 질병 또는 직업병으로부터 스스로를 예방하고 해결해나갈 수 있는 능력을 향상시킨다.

4. 질병관리

질병발생의 3대 요소 (병원체 요인, 숙주요인, 환경적요인 , John Gordon)

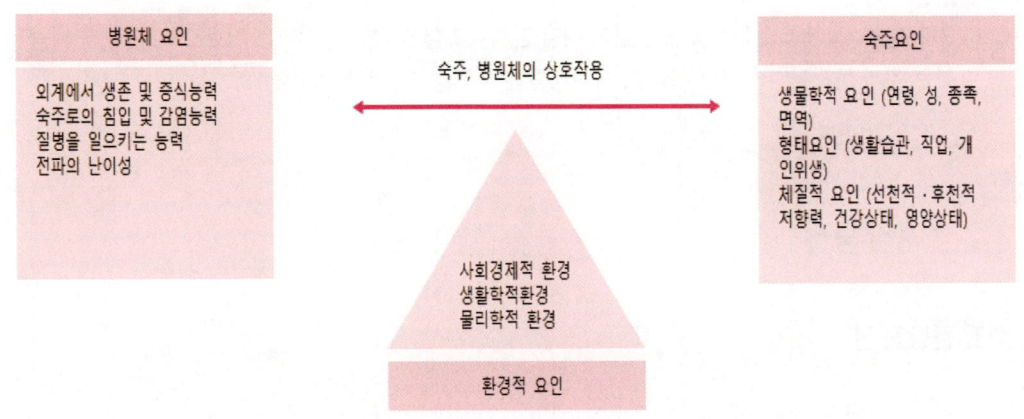

질병이란 우리 몸에 정신적·신체적으로 이상이 생겨 정상적인 기능이 불가능하게 된 것이다. 주로 병원체(病原體)의 감염이나 약물의 오·남용과 같은 물리·화학적 요인, 또는 정신질환을 일으키는 각종 사회·경제적 요인 등이 있다.

❶ 질병의 자연사(Leavell&Clark): 인간이 질병으로부터 회복하는 과정

1차 예방 건강문제 발생 이전의 활동	• 자연사1단계(비병원성기) : 병에 걸리지 않은 시기, 건강증진 • 자연사2단계(초기 병원성기) : 질병에 걸리게 되는 초기의 시기, 건강보호
2차 예방 건강문제 발생 후 활동	• 자연사3단계(불현성감염기) : 이미 감염은 되었으나, 증상이 나타나지 않는 시기, 조기발견, 조기치료 • 자연사4단계(현성감염기) : 질병의 증상이 나타나는 시기, 장애 국소화
3차 예방 회복기 환자 재활	• 자연사5단계(회복기) : 질병에 이환(罹患)되어 회복되거나 불구 또는 사망에 이르게 되는 시기, 불구 최소화, 사망방지

❷ 예방조치(Leavell&Clark)

- **1차 예방 :** 질병이 발생하기 전단계이다. 사전예방하거나, 만일 발생하더라도 그 정도를 약하게 함을 목표로 한다. 예방의 수준은 적극적 예방과 소극적 예방이 있다(거리두기, 재택근무).
- **2차 예방 :** 질병의 잠복기이거나, 질병 감염기이다. 조기발견·조기치료함으로써 질병의 중증화를 예방하거나, 병의 악화를 지연시킴을 목표로 한다. 중증화의 예방과 적은 비용으로 효율적인 치료가 진행된다.
- **3차 예방 :** 질병의 발현기이다. 질병에 대한 잔재효과를 최대한 예방하는 치료로써, 불구를 예방하는 것과 불구된 기능을 재활시켜 사회생활에 적응할 수 있도록 노력한다.

2장 건강증진

1. 건강증진

WHO는 '2000년대에는 인류 모두의 건강(Health for all)'을 목적으로 하고, 사업수단으로 일차보건의료를 채택하였으며, 치료 중심의 의료에서 예방을 강조하는 접근전략을 제시하였다. 당시 병인(病因)의 역학적 규명, 시민운동과 인권운동의 전개 등에 주민 참여가 확대되면서 '건강증진 운동은 보건의료관계자뿐만 아니라, 다수의 사람들이 유기적으로 참여해야한다.'는 새로운 요구를 표현하였다. 1984년 건강증진의 개념과 원칙에 관한 전문가의 의견을 제시하고, 건강증진에 대한 국제회의를 개최하였다. 건강증진은 개인이나 집단이 최고의 건강수준을 유지하면서 장수할 수 있도록 돕는 모든 교육적·정책적·행정적·환경적 조치를 포함한다.

2. 국제 건강증진 회의

1차(1986) 오타와, 캐나다	**건강증진의 3대원칙** • 옹호: 건강에 대한 관심을 불러일으키고, 보건의료수요충족을 위한 건강한 보건정책을 수립한다. • 역량: 건강형평성 보장을 위해 개인의 자가 관리 능력 향상이 필요하다. • 연합: 건강을 위한 발전을 계속하도록 모든 관련분야 전문가의 연합이 필요하다. **건강증진 5대 전략** • 건강한 공공정책을 수립한다. • 수립된 정책의 실천을 가능하게 하는 사회환경을 조성한다. • 지역사회 조직활동을 강화한다. • 개인의 건강을 향상시킬 수 있는 방법과 기술에 대한 교육을 실시한다. • 기존의 보건의료 서비스의 방향을 재설정한다.
2차(1988) 아델레이드, 호주	• **의제** : 건강증진을 위한 정부 정책의 중요성 강조
3차(1991) 선즈볼, 스웨덴	• **의제** : 보건지원을 위한 환경 구축의 중요성 강조
4차(1997) 자카르타, 인도네시아	• **의제** : 건강증진은 가치있는 투자임을 강조
5차(2000) 멕시코시티, 멕시코	• **의제** : 건강에 대한 사회적 형평성 제고, 건강증진을 위한 과학적 근거확보 및 파트너십 구축을 강조
6차(2005) 방콕, 태국	• **의제** : 건강증진정책과 건강결정요인(불평등과 새로운 소비와 커뮤니케이션 패턴, 사업회, 환경위기, 도시화 등)강조

7차(2009) 나이로비, 케냐	• **의제** : 수행역량격차 해소를 통한 건강증진과 개발, 지역사회 권능부여, 건강지식 및 건강행동, 보건시스템 강화, 파트너십 및 부문간 활동, 건강증진역량 구축 강조
제8차(2009) 헬싱키, 핀란드	• **의제** : 국가수준에서 건강을 위한 다부문적 활동과 모든 정책에서의 건강 접근방법의 시행을 강조
제9차(2016) 상하이, 중국	• **의제** : 지역사회와 도시가 건강을 위해 구조화되는 것이 지속가능한 사회 건설의 가장 효과적인 지표이며, 건강문해력은 건강증진을 위한 역량강화와 형평성을 가능하게 함을 강조

3장 전염병 및 만성질환

1. 전염병

❶ 전염병 생성과정

전염병은 병인·환경·숙주 간의 균형이 상실된 상태이다. 설명요인으로는 독력, 면역성, 감염력 등이 있는데, 독력(毒力)이란 임상적으로 증상을 발현한 사람에게 매우 심각한 임상증상이나, 장애를 초래하게 하는 미생물의 능력을 말한다. 면역성(免疫性)이란 생체(生體)가 자기와 객체를 식별하여 객체를 배제하기 위해 나타나는 반응이다. 감염력(感染力)이란 병원체(病原體)가 숙주에 침입하여 알맞은 기관에 자리 잡고 증식하는 능력이다. 병원력(病原力)이란, 병원체가 감염된 숙주에게 질병을 발생시키는 능력을 말한다.

❷ 전염병 종류

(1) **법정 감염병(감염병의 예방 및 관리에 관한 법률)**

법정 감염병 분류체계는 급별 분류체계로 심각도, 전파력, 격리수준을 고려하여 4가지로 분류된다.

- **제1급 감염병(17종)** : 가장 위험도가 높은 급으로, 집단 발생 우려와 치명률이 높아 발생 즉시 신고하고 음압격리가 필요한 감염병

- **제2급 감염병(20종)** : 전파 및 감염가능성을 고려하여 발생 시 24시간 이내에 신고하고 격리가 필요한 감염병
- **제3급 감염병(26종)** : 발생 시 24시간 이내에 신고하고 계속 감시할 필요가 있는 감염병
- **제4급 감염병(23종)** : 제1~3급 감염병 외 유행 여부를 조사하기 위해 표본감시 활동이 필요한 감염병

(2) 주요 법정감염병

❶ **페스트** : 1급 감염병으로, 흑사병이라고도 한다. 감염된 쥐벼룩에 물려 발생한다. 페스트균(Yersinia pestis)에 의해 발생하는 급성 열성 감염병이다.

❷ **발진티푸스** : 3급 감염병으로, 발진티푸스 레케치아에 감염되어 발생하는 급성열성질환이다. 발열과 발진이 나타난다.

❸ **신증후군출혈열** : 3급 감염병으로, 병원체는 한타바이러스(Hantaan Virus)이다. 발열, 출혈경향, 요통, 신부전 등의 증상이 나타나는 대표적인 가을철 급성 감염병이다.

❹ **중증급성호흡기증후군** : 제1급감염병으로, 호흡기질환이다. 사스-코로나 바이러스에 의해 발병하며, 발열, 기침, 호흡 곤란 등이 발생한다.

2. 만성질환관리

❶ 만성질환 정의

만성질환은 원인이 불명확하고 여러 위험요인이 복합적으로 작용하여 발병하는 비전염성의 퇴행성질환을 의미한다. 보통 6개월 또는 1년 이상 장기간 지속되며, 호전과 악화를 반복하지만 점차 악화된다. 대부분 질환이 발생하는 기간보다 훨씬 경과하여 발생하며, 장기간의 의료 처치 또는 보호를 요하는 상태나 질병이다.

❷ 만성질환 특징

일단 발생하면 3개월 이상 오랜 기간의 경과를 취한다. 호전과 악화를 반복하면서 결국 나빠지는 방향으로 진행된다. 악화가 거듭될 때마다 병리적 변화는 커지고, 생리적 상태로의 복귀 가능성은 적어진다. 연령의 증가와 비례하여 유병률이 증가한다. 영속성·불구상태·회복 불가능한 병리적 병변을 띄고, 재활을 위한 특별한 훈련이 필요하며, 장기간의 보호·감시 및 치료가 필요하다.

❸ 만성질환의 예방

만성질환의 예방은 감염병의 예방에 비해 어렵다. 그 방법을 안다고 하여도 이를 실천하기가 매우 어렵다. 비감염성 예방은 당장의 질병에 대하여 예방하는 것이 아니고, 몇 년 후 또는 몇 십년 후의 일을 위해 익숙해져 있는 자신의 일상생활 중의 일부를 의도적으로 바꾸어야 하는 어려움이 있다.

- **1차예방**(Primary prevention) : 질병의 원인이 되는 요소들을 찾아내서 미리 제거하여 질병 발생을 사전에 방지하는 적극적인 예방이다. 인구전체가 영향을 받는 거대환경과 미세환경요인(개인적환경), 식습관, 금연, 지방질 섭취의 감소, 대기오염, 흡연을 금하는 입법의 추진 등이 있다.
- **2차예방**(Secondary prevention) : 질병을 조기발견하여 치료함으로써 그 질병을 완전히 치유하거나, 경과를 늦추거나, 질병에 의한 사망·불구를 최소화하는 것이다.

4장 보건의료체계와 의료전달체계

1. 보건의료체계

❶ 보건의료체계 정의

보건의료체계(National health systems)이란 국민의 건강을 보호·증진하기 위하여 국가·지방자치단체·보건의료기관 또는 보건의료인 등이 행하는 모든 활동을 말한다. 한 국가가 국민의 건강권확보를 위해서 자국의 사회·역사적 특성에 맞게 제도화한 보건의료사업에 관한 제반 사회 제도와 구조이다. WHO에 의하면 보건의료체계는 국민의 건강을 회복·유지·증진시키는 일차적인 목적을 달성하기 위해 행하는 모든 활동이다. 모든 국가의 국가보건의료체계는 각국의 역사·경제발전 수준·정치적 이데올로기를 반영하고 있다.

(1) **국가보건체계의 구성요인**(WHO)

보건의료자원의 개발(Development of health resources), 자원의 조직적 배치(Organized arrangement of resource), 보건의료서비스 제공(Delivery of health resources), 경제적 지원(Economic support), 관리(Management)를 구성요인으로 건강증진·질병예방·질환치료· 재활사업을 수행한다. 즉, '의료서비스를 제공'하기 위해 '보건의료 자원의 개발과 배치'를 필요로 한다.

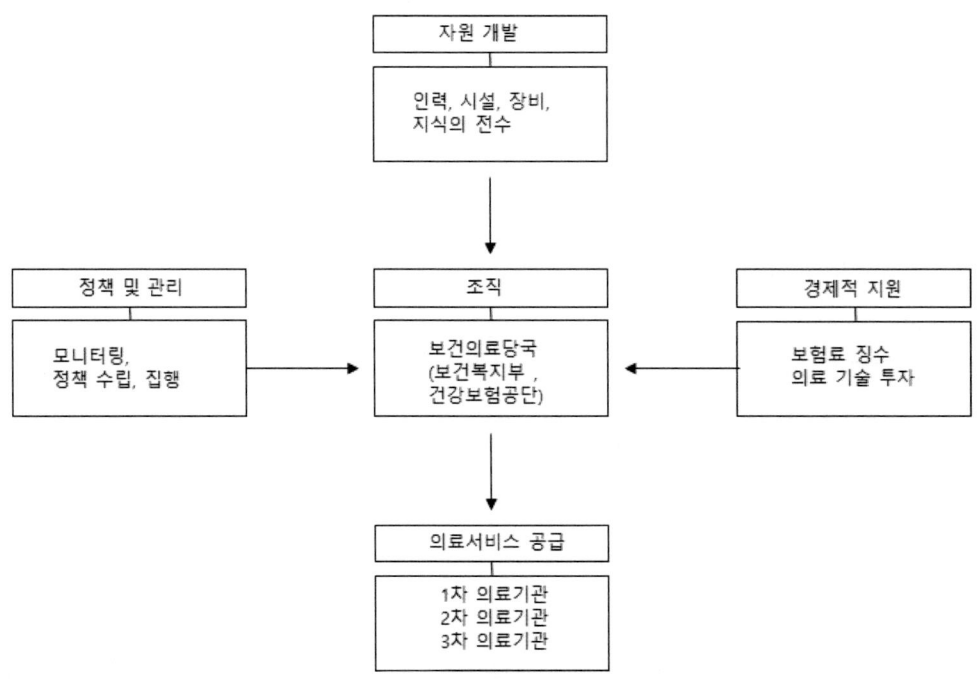

보건의료자원	• 보건의료공급에 필수불가결한 기본 요소이다. • 보건의료인을 포함한다.
보건의료조직	• 보건의료자원을 제반 보건의료활동에 투입하여 바람직하게 기능하게 하기 위해서는 적절한 유형의 사회적 조직이 필요하다.
보건의료서비스 공급	• 다양한 형태로 국민에게 전달한다. • 1,2,3차 진료로 나눈 진료체계를 보건의료전달체계라 한다.
재원조달	• 보건의료자원, 보건의료조직, 보건의료서비스 전달 등의 각 하위체계는 이를 뒷받침 할 수 있는 재원을 필요로 한다.
정책 및 관리	• 보건의료관리 체계의 기능은 리더쉽, 의사결정, 규제 등이 있다.

2. 보건의료체계 유형

❶ 자유기업형 보건의료체계(Entrepreneurial health system) : 미국

국가는 보건의료체계에 대한 경쟁성과 효율성을 중시하는 입장을 취한다. 미국의 경우 국가의료보장제도인 Medicare의 의료보장범위는 제한적이다. 하지만 최근에는 공공성과 같은 국가책임 강화방향으로 접근하고 있다. 코로나(2019)의 발병 시에는 국가비상체제를 선포하고, 국가가 치료비를 지원하였다. 이 체제는 보건의료서비스 공급의 수렴화 현상을 보이는데, 이는 보건의료체계가 공공성·형평성·경쟁성·효율성의 조화로 수렴되고 있는 현상을 말한다.

❷ 복지국가형 보건의료체계(Welfare-oriented health system) : 독일, 캐나다, 일본, 한국, 호주

독일은 1993년 모든 국민들에게 의료서비스를 제공하기 위해 저소득 근로자를 대상으로 사회보험을 의무화하였다. 이후 점진적으로 사회보험 적용대상 근로자와 의료서비스의 범위를 확대해 왔다. 사회보험은 수백 개의 소규모 질병금고(Sickness funds)로 구성되어있다. 이들의 비용·급여·관리체계는 법에 의해 규율된다. 중앙정부의 노동복지부(Ministry of labor and social affairs)와 각 주정부가 사회보험제도 운영의 일차적인 책임을 지고 있다. 청소년가족보건부(Ministry of Youth, family Affairs, and Health)는 예방서비스의 제공을 책임지고 있다.

호주와 캐나다의 의료체계는 독일에 비해 정부가 더 많은 책임을 지고 있다. 의료비는 고용주·피고용자의 보험료보다는 일반 조세를 재원으로 한다. 외래의료서비스는 행위별수가에 근거한 민간부문의 의사들에 의해 제공되며, 병원들은 선불총액예산(Prospective global budget)에 의해 운영된다.

❸ 포괄적 보건의료체계(Comprehensive health system) : 영국, 스페인, 중동

조세를 재원으로 모든 국민들에게 의료서비스를 제공하는 체계이다. 이러한 체계하에서는 대부분의 의료시설은 정부의 통제하에 있으며 의사를 포함한 대부분의 의료 인력들은 정부에 고용되어 월급을 받고 있다. 대표적인 국가로는 영국, 스페인, 이태리가 있다. 영국의 NHS(National Health Service)체제는 1946년 1차 진료서비스와 투약에 대한 급여가 전 국민에게 확대되었다. 1차 진료의사들은 인두제 방식으로 보상받고, 병원에 근무하는 전문의들은 지역병원위원회에 고용되어 월급을 받는다. 1974년 영국은 NHS체계를 통합적 체계로 재편하였다. 모든 의료서비스의 대해 지역보건의료당국의 책임으로 전환되었으나, 보건의료서비스는 필요도(needs)에 일치시킨다는 이념은 변함없다. 포괄적 보건의료체계의 재원조달은 조세에 의해 이루어지며, 무상의료· 보건의료 자원의 국유화 등을 특징으로 한다.

❹ 보건체계 분류(M. Roemer [1976])

자유기업형	· 의료업의 산업화를 허용하는 자본주의 국가를 의미한다. · 의료비는 개인 책임이며, 민간보험을 통해 해결한다. 정부는 최소로 개입한다.
복지국가형	· 사회보험이나 높은 세율, 또는 보험료율이 적용되는 국가로 의료서비스는 보편적 수혜의 기본권이 된다. 진료비는 제3자가 지불한다.
저개발국형	· 보건의료비 지불능력을 갖추지 못한 나라들이 해당한다. · 전문 보건의료인이 부족하며 의료시설 부족 및 지역적 편중이 심하다.
개발도상국형	· 경제개발이 성공적으로 이루어져, 저발전 상태를 벗어나고 있는 과도기적 국가들에서 볼 수 있는 유형이다.
사회주의형	· 보건의료와 서비스를 국가가 모든 책임을 지고 제공하는 유형이다.

❺ 보건체계 분류(M. Terris [1980])

공적부조형	빈곤한 환경의 사람들에게 일차보건의료 중심의 서비스를 국가나 지방자치단체가 비용을 부담하여 제공하는 제도이다.
의료보험형	기본적으로 국민들이 스스로 각종 의료비용을 조달하는 제도이다. 단, 국가가 운영과 관리하도록 마련한 제도이다.
국가보건사업형	재원조달이 조세에 의해 이루어지며, 무상으로 의료를 제공한다. 보건의료 자원이 국유화 되어 있다.

3. 보건의료전달체계

❶ 보건의료전달체계 정의

보건의료전달이란, 적절한 시간·장소에서 적절한 의료인에 의해 적정 진료를 받도록 하는 것이다. 보건의료전달체계란 보건서비스의 전달과 관련되어 배분되는 모든 사회조직과 그것의 배분을 의미하는데, 대상인구의 보건의료복지를 증진하기 위해 의료서비스를 생산·분배·소비하는 사회구조와 기능을 총칭한다. 즉 한 국가나 사회가 그 구성원의 건강수준을 향상시키기 위하여 마련한 보건의료사업에 관한 제반 법률과 제도이다.

보건의료전달체계는 적정의료를 개발하고, 생산하는 측면과 의료소비자에게 의료를 제공하는 접근성과 관련된 4가지 측면으로 구성한다. 의료의 접근도를 높이기 위해 재원조달, 인력과 시설의 고른 분포, 기능과 역할에 따른 의료자원의 체계적인 분포, 체계적인 배치에 따른 의료기관 간의 유기적인 상호관계를 필요로 한다.

❷ 보건의료전달체계 목표

접근용이성 (Accessibility)	경제적·지리적·사회·문화적인 이유로 보건의료서비스를 제공받는 데 장애가 있어서는 안된다.
질 (Quality)	보건의료의 의학적 적정성과 사회적 적정성이 동시에 달성되어야 한다.
계속성 (Continuity)	각 개인에게 제공되는 보건의료서비스는 시간적·지리적으로 상관성을 갖고 적절히 연결되어야 한다.
효율성 (Efficiency)	보건의료의 목적 달성을 위해 투입되는 자원의 양을 최소화하거나, 일정한 자원의 투입으로 최대의 목적을 달성할 수 있어야 한다.

❸ 우리나라 보건의료 서비스 전달체계

1차 진료 (Primary medical care)	보건소·의원급 의료기관에서 받는 예방진료·의료서비스·보건 교육 등을 말한다.
2차 진료 (Secondary medical care)	1차 진료를 담당하는 일반의로부터 이송 또는 의뢰받은 경우, 해당분야의 전문의가 병원급 의료기관에서 제공하는 보다 전문화된 의료 서비스를 말한다.
3차 진료 (Tertiary medical care)	전문적인 집단이 집중적인 치료를 제공하는 종합병원이나, 특수치료병원에서 제공하는 의료서비스를 말한다.

(1) 의료전달체계를 실시하는 목적

경증질환의 환자는 1·2차 의료기관에서 진료를 받도록 하기 위함이다. 의료전달체계 관리의 혁신을 통해 의료시스템의 비용을 감소시킨다. 그리고 의료의 수요와 공급 수준을 적절한 선에서 이루어지게 하여, 불필요한 낭비요소를 제거함으로써 의료시스템의 효율을 극대화하고자 한다.

(2) 건강보험 의료전달체계상 1단계 요양급여기관(1·2차 의료기관)에서 2단계요양급여기관(3차의료기관)에 이송 시 진료의뢰서 없이 진료를 받을 수 있는 경우

- 응급의료에 관한 법률 제2조 제1호에 해당하는 응급환자인 경우
- 분만의 경우
- 치과진료인 경우
- 장애인 또는 재활치료를 받을 경우
- 가정의학과에서 진료를 받을 경우
- 당해 요양기관에서 근무하는 가입자가 요양급여를 받는 경우
- 혈우병환자의 경우

4. 진료비 지불제도

❶ 행위별수가제도 (Fee for service)

수가(酬價)는 '보수의 가치'라는 뜻으로 점수제를 근간으로 한다. 행위별수가제는 진료에 소요되는 약제 또는 재료비를 별도로 산정하고, 의료인이 제공한 진료행위 하나하나 마다 항목별로 가격을 책정하여 진료비를 지급하도록 하는 제도이다. 가장 보편적이고 시장접근적인 방법으로서 대부분의 자본주의 경제체제를 가진 국가에서는 행위별수가제를 채택한다. 의료인이 제공한 시술내용에 따라 값을 정하여 의료비를 지급하는 것으로서 전문의의 치료방식에 적합하다. 위중하거나 진료에 시간이 오래 걸리며 특별한 기술을 요하는 질병이나 진료재료가 많이 소요되는 질병에 대하여는 정확히 그만큼 많은 진료비를 의료인에게 지급하게 되는 제도이며, 일반 상행위의 원칙이 가장 많이 적용되는 방식으로서 의료인이 가장 선호하는 방식이기도 하다. 이는 신의료 기술 및 신약개발 등을 통해 의학 발전을 촉진시키고, 양질의 의료공급을 위해 최선을 다하며, 의료의 다양성이 반영될 수 있다. 단, 적은 횟수의 더 철저한 검사보다는, 짧고 빈도가 많은 진료를 유도하게 되는 단점이 있다. 또한 진료비의 산출구조가 복잡하여 부당청구의 우려가 크며, 치료가 끝날 때까지는 정확한 진료비 산출이 불가능하고, 환자에게 과잉진료를 초래하여 의료비 증가와 부당청구, 예산수립이 곤란하다.

❷ 포괄수가제도 (Case payment: DRG)

한 가지 치료행위가 기준이 아니고, 환자가 어떤 질병의 진료를 위하여 입원했는가에 따라 질병군(또는 환자군)별로 미리 책정된 일정액의 진료비를 지급하는 제도이다. 미국에서 의료비의 급격한 상승을 억제하기 위하여 1983년부터 DRG(Diagnosis Related Groups 진단명 연관된 그룹)에 기초

를 둔 선불상환제도로 개발하였고 연방정부가 운영하는 메디케어 환자의 진료비지급방식으로 사용했다. 이 제도는 의료비용의 사전예측이 가능하기 때문에 장기입원에 대한 인센티브를 제거할 수 있다. DRG지불제도하에서는 현재와 같은 행위별 심사는 약화되는 대신에 의료기관들의 진단명조작이나 의료의 질 저하를 방지하기 위한 활동(모니터)을 담당하는 기능이 필요해지며 이를 심사기구가 수행한다. DRG코드의 조작에 대한 감시와 조정은 포괄수가제의 안정적인 정착을 위해 꼭 필요한 조치이다. Upcoding 등의 방지를 위하여 각 의료기관의 입원율·재원일수·입원건수·중증도지표 등을 통한 지속적인 모니터링을 통해 문제의 소지가 있는 의료기관이 포착되면 보험심사기구에서 이에 대한 정밀심사를 하는 방안 등 종합적인 감시방안이 병행된다.

❸ 총액계약제(Global budget)

진료비 지불과 진료자측이 진료보수 총액의 계약을 사전에 체결하는 방식이다. 독일 등 유럽 일부국가에서 상위 의료단체와 정부 간에 1년 의료비를 지급하는 방식에서 적용한다.

❹ 인두제(Captitation)

의사가 맡고 있는 환자 수, 즉 자기의 환자가 될 가능성이 있는 일정 지역의 주민수에 일정 금액을 곱하여 이에 상응하는 보수를 지급 받는 방식이다. 주민(환자)이 의사를 선택하고 등록을 마치면, 등록된 주민이 환자로서 해당 의사의 의료서비스를 받든지 안 받든지 간에 보험자 또는 국가로부터 각 등록된 환자수에 따라 일정수입을 지급받게 된다.

인두제는 기본적이고 비교적 단순한 1차 보건 의료에 적용되며, 의료전달체계의 확립이 선행되어야 한다. 주치의사 또는 가정의의 1차 진료 후에 후송의뢰가 필요한 경우에만 전문의의 진료를 받을 수 있다. 영국의 일반가정의에게 적용되는 방식이다.

❺ 봉급제(Salary)

의료서비스의 양이나 사람 수에 관계없이 일정한 기간에 따라 보상하는 방식으로 사회주의 국가, 또는 포괄적 보건의료체계에서 2차의료기관 등에서 주로 채택한다.

제2부 의료기관과 의료서비스

1장 의료기관

1. 의료기관

의료기관이란 지역사회 주민들의 질병, 불의의 사고, 분만, 사망 등에 대하여 진료와 예방의 의료서비스를 제공하기 위한 인력·시설 및 의료기기와 장비들의 집합체이다. WHO는 의료기관을 사회 및 의료조직에 있어서 필수불가결한 역할을 수행하는 기관으로서, 지역사회 주민들에게 치료와 예방을 총괄하는 완전한 보건의료를 제공하고, 외래진료활동에 있어서는 가족의 건강증진은 물론 가정환경 개선의 노력까지 포함한다. 또한 보건 의료관련종사자에 대한 훈련과 생물학·사회학적 연구의 중심 기관이다.

2. 의료기관 분류

❶ 의료법에 의한 분류

의료기관의 종류는 종합병원, 병원, 치과병원, 한방병원, 요양병원, 의원, 치과의원, 한의원 및 조산원으로 구분한다.

구분		내용
병원급 의료기관	종합병원	• 의사 및 치과의사가 의료를 행하는 장소로서, 주로 입원 환자에게 의료를 행할 목적으로 개설하는 의료기관이다. 1. 100개 이상의 병상을 갖출 것 2. 100병상 이상 300병상 이하인 경우 : 내과·외과·소아청소년과·산부인과 중 3개 진료과목, 영상의학과, 마취통증의학과와 진단검사의학과 또는 병리과를 포함한 7개 이상의 진료과목을 갖추고 각 진료과목마다 전속하는 전문의를 둘 것. 3. 300병상을 초과하는 경우 : 내과, 외과, 소아청소년과, 산부인과, 영상의학과, 마취통증의학과, 진단검사의학과 또는 병리과, 정신과 및 치과를 포함한 9개 이상의 진료과목을 갖추고 각 진료과목마다 전속하는 전문의를 둘 것.
	병원 치과병원 한방병원	• 의사, 치과의사 또는 한의사가 주로 입원환자를 대상으로 의료행위를 하는 의료기관으로서 30개 이상의 병상을 갖추어야 한다.
	요양병원	• 노인전문병원, 정신병원, 의료재활시설 등으로 요양병상(장기 입원이 필요한 환자를 대상으로 의료행위를 하기 위하여 설치한 병상을 말한다) 을 갖추어야 한다.
의원급 의료기관	의원 치과의원 한의원	• 의사, 치과의사 또는 한의사가 주로 외래환자를 대상으로 각각 그 의료행위를 하는 의료기관이다.
조산원		• 조산사가 조산과 임부·해산부·산욕부 및 신생아를 대상으로 보건활동과 교육·상담을 하는 의료기관이다.

❷ 설립운영 주체에 따른 분류

국공립 병원 (Public hospital)	• 국가, 지방자치단체 또는 공공단체에서 설립·운영하는 병원 • 국립의료원, 경찰병원 등 국립병원 • 시·도립병원 지방공사의료원 보건의료원인 공립병원 • 서울대학교 병원 등 특수법인병원
사립병원 (Private hospital)	• 민간법인 또는 개인이 설립·운영하는 병원 • 학교법인병원, 재단법인병원, 사단법인병원, 사회복지병원, 회사법인병원, 의료법인병원, 개인병원

❸ 진료내용에 따른 분류

일반병원과 특수병원으로 구분할 수 있는데 특수병원에는 특정 질환을 대상으로 하는 병원(정신병원, 결핵병원 등), 특정 장기를 대상으로 하는 병원(안과 병원 등), 특정집단을 대상으로 하는 병원(어린이병원, 여성병원 등)이 있다. 적십자 병원은 공공의료기관으로 민간의료기관이 기피하는 재해 의료를 실시한다. 다만, 우리나라에서 건강보험이 시행되며 적십자단체의 특색을 잃었다.

3. 병원조직의 기능과 역할

❶ 병원 기능(WHO)

- **의료센터** : 진단과 치료, 예방과 재활 등 다양한 활동을 종합적으로 하며, 재가(在家)진료, 호스피스 케어, 장기진료, 요양 낮병원, 통원수술 등의 다기능을 갖는다.
- **교육** : 학생교육, 전공의수련을 포함하여 보건종사자들의 훈련과 의사의 평생교육 또는 연수교육 등을 담당한다.
- **연구** : 임상의학적 연구, 새로 개발 중인 의약품의 임상시험 등을 포함한 생물·사회학적 연구들을 시행한다.
- **지역사회봉사** : 병원의 여러 기능 중에서 지역사회 봉사의 공익성이 강조된다. 병원이 지역사회의 건강증진 활동의 중심이 되어야한다.

❷ 환자 치료

- **외래진료** : 응급을 요하지 않는 통원환자들을 입원하지 않고, 진료하는 것이다.
- **입원진료** : 의학적 관찰·간호·진단·치료·수술 등을 목적으로 병원에 환자를 수용시켜 진료한다.
- **응급진료** : 즉각 진료를 받아야하는 예기치 못한 환자들을 위해 24시간 응급의료센터에서 응급을 요하는 환자에게 제공되는 의료서비스이다.
- **재활치료** : 장애를 가진 사람이 가질 수 있는 최적의 신체적·감각적·지능적·심리적·사회적 수준을 성취하고 유지하려는 노력으로 수행하는 모든 치료를 말한다.

❸ 교육

정부 배당 교육사업, 정부기관 혹은 기업들과의 산학협력, 대학 연구, 의료진 양성 등의 다양한 주체들과 협력하여 교육의 기능을 한다.

4. 병원조직의 업무특징

❶ 기능적 특징

- **항상성을 가진다.** 하루 한시도 쉬지 않고 진료를 해야 하며, 연휴가 있어도 입원환자와 응급환자를 위한 기능은 유지되어야 한다.
- **응급을 요한다.** 신속한 판단과 처리를 해야 하며, 결정 시점이 지연되면 환자의 생명에 지장을 줄 수 있으므로 이에 대한 대응이 필수적이다.
- **병원의 업무는 매우 세분화·전문화 되어있다.** 이에 시설, 장비, 진료재료와 기기, 의약품과 소모품을 항상 구비해 두어야 하며, 전문인력도 항상 배치되어 있어야 한다.
- 제공되는 의료서비스는 환자에 대한 개별적인 서비스이므로, 기계화·자동화하기 어렵고, **대량생산 또는 주문생산이 불가능하다.**
- 제공된 서비스는 생명과 직결되므로, 사소한 부주의나 실수는 큰문제로 이어지므로, 항상 긴장하여야 한다. 환자·의료인·직원 보호자·방문자 등은 감염과 방사능 등에 노출되지 않도록 **감염관리와 안전관리 등이 필요하다.**

❷ 조직적 특징

- **조직목표의 상충성 :** 사회봉사기관으로서 공익성을 추구하는 반면, 사업체로서 이윤추구를 해야 하므로 경영상 목적이 상충되는 측면이 있다.
- **구성인력의 다양성 :** 면허나 자격을 보유한 다양한 전문인력으로 구성된다.
- 다양한 전문직의 구성으로 자율성에 대한 요구가 크고, 각각의 조직들의 통제와 조정이 어렵다.
- **이원적 지배구조 :** 조직체계와 의사결정이 행정관리체계와 진료체계로 이원화되어있어, 갈등의 소지가 있다.
- **과업의 복잡성 :** 업무의 긴급성과 낮은 대체성으로 업무수행에 따른 스트레스 강도가 높다.
- 역할갈등이란 한 개인이 가지는 지위에 따라 역할기대가 다양할 때, 역할기대들 간 발생하는 긴장과 갈등을 의미한다. 예를 들어 의사는 병원의 입장에서 수익창출을 해야 하는 역할기대와 환자에게 최상의 의료서비스를 제공해야 하는 역할기대가 동시에 발생하게 된다.
- 의료서비스의 질을 평가하기가 용이하지 않아, 조직 구성원의 업적을 평가하기 어렵다.
- 높은 자본집약적이고, 노동집약적이다.
- 진료·교육·연구 등 다양한 운영 목적을 가지고 있다.

❸ 마케팅 도입시 고려하여야 할 의료기관의 조직적 특징

- **비영리 공공성** : 사회적인 관심과 규제의 대상임으로 마케팅 도입시 영리 목적의 이윤추구적 민간성을 지양해야하는 한계가 있다.
- **노동집약적** : 다양한 전문 인력으로 구성되어 있어, 고객 중심의 의료서비스를 제공하기 위한 통합이나 조정이 어렵다.
- **조직목표의 상충성** : 의료기관은 진료·교육·연구 등의 사업목적을 위해 양질의 의료서비스와 의료서비스의 효율적인 제공 간 상충성을 띄므로, 마케팅 활동에 제한이 된다.
- **대인서비스** : 대량생산이나 저장 또는 기계화가 어려워 마케팅 개념을 도입하기 어렵다.

2장 환자관리

1. 외래환자 의료서비스

❶ 외래환자 구분

- 진료를 받는 형태에 따라 입원환자, 외래환자로 구분한다.
- 내원경험에 따라 신환, 구환으로 구분한다.
- 질병양상(상병명)에 따라 초진, 재진으로 구분한다.
- 내원양태에 따라 응급환자, 의뢰환자, 일반환자로 구분한다.
- 급여기준에 따라 일반, 건강보험, 의료급여, 산업재해, 자동차보험으로 구분한다.

❷ 외래 의료서비스

(1) 원무 서비스
- 의료수급절차 및 환자등록, 접수 안내
- 병원 내 진료 및 편의시설 안내
- 환자의 고충상담 및 불편 민원접수 처리

(2) 접수 수납 서비스
- 초·재진 접수, 접수증 발급
- 환자의 인적사항, 진료과목, 보험정보 입력 및 관리
- 보험수급자격 확인, 전료전달체계 관련 구비서류 확인
- 외래진료비 수납, 영수증 발급

- 외래진찰료, 진료비 환불
- 자동접수기 운영 및 관리
- 각종 통계 및 보고서 관리

진찰료에는 기본진찰료와 외래진찰료가 별도도 산정된다.

동일 상병에 대하여 2인 이상의 의사가 동일 한 날에 진찰한 경우 진찰료는 1회 산정한다. 하나의 상병에 대한 진료를 계속 하던 중 다른 상병이 발생하여 동일 의사가 동시에 진찰한 경우 진찰료는 1회 산정한다.

해당상병 치료가 종결된 후 동일 상병이 재발하여 진료를 받기 위해서 내원한 경우에는 초진환자로 보고 초진 진찰료를 산정한다. 다만 치료종결 후 30일 이내 내원한 경우는 재진환자로 본다. (단, 만성질환 상병으로 환자를 진료 중 타 상병 발생시 90일이 경과되지 않으면 초진료를 산정할 수 없다).

(3) **예약 서비스**
- 초진, 재진 전화, Fax, 인터넷 예약 접수
- 예약확인 및 변경관리

(4) **진료접수**
- 의무기록실로부터 환자 의무기록지를 송부 받아 진료 준비
- 의료진 진료일정 변경 시 환자 및 원무과에 통부
- 예약환자 관리 및 진료일 변경 시 통보

(5) **의무기록지**
- 당일 접수 즉시 환자의 의무기록지 해당과로 송부
- 예약환자의 외래차트는 진료일 하루 전 해당과로 송부
- 외래 차트 보관 및 관리

❸ **진료예약제도**

진료대기 시간을 단축시키고자 시행하는 제도이다. 의료보장제도의 확대·인구고령화 등으로 의료수요는 증가하고 있다. 이에 의료기관에 환자들이 집중되는 것을 피할 수 없다. 그러므로 환자가 장시간 대기하는 일의 방지를 위해 진료예약제도를 시행한다.

(1) 효과

- **업무능률의 향상** : 환자 수용능력(의료인력, 공간, 시설장비)의 적정 활용으로 업무능률을 향상시키고, 혼잡함을 완화시켜 안정적인 분위기를 유지한다.
- **인력관리의 효율화** : 업무가 폭증되는 시간이 분산되어, 인력관리에 영향을 미치게 된다.
- **병원관리의 용이성** : 시설물의 관리비가 감소되고, 병원내의 혼잡함이 줄어들게 된다.
- **이용자의 만족도 증대** : 요일과 시간대별로 환자가 폭증하는 현상을 예방하여, 환자의 진료대기시간이 감축되고, 병원이용만족도가 올라간다.
- **환자 증가** : 의료기관이 사전 진료준비, 진료시간 조정 등으로 의료서비스의 질적 향상과 더불어 진료 가능한 환자수를 늘인다.
- 진료대기시간을 방지하여, 의료진에게는 적정 진료를 제공할 환경을 구축하고, 환자에게는 적정 진료를 받을 환경을 만들어주어, 의사와 환자 간 신뢰감(Rapport)이 조성 된다.

2. 입원환자 의료서비스

❶ 입원수속

외래진료 또는 응급진료 중 담당 의료진이 입원진료가 필요하다고 판단하면, 입원진료를 권유한 후 입원결정서를 발부한다. 이후 환자는 원무과에 가서 입원수속을 받는다. 원무팀의 안내를 받고 입원동의서를 작성한다. 입원진료는 환자를 병실에 수용하여 투약, 식이, 간호 등의 집중적인 치료와 특수검사, 또는 수술처치 등을 시행하여 병인(病因)을 제거하고 건강을 회복하도록 치료하는 것이다. 입원약정서에는 진료비 납부 책임, 병실등급, 입원생활 중 귀중품 소지 금지 및 분실 시의 책임소재, 진료진의 의학적 판단에 따른 정당한 지시에 협조, 의료분쟁 시, 우선적으로 의료심사조정위원회에 조정신청 협조 등의 의무사항을 기재한다. 입원수속 시 환자종별로 해당 보험증을 제출받아 수급자격을 철저히 확인한다. 병상의 배정은 환자의 상병상태, 경증정도, 격리여부, 진료과별, 남녀노소 등을 고려하여 배정한다.

❷ 병상관리

병상은 각 병원의 진료과목 수, 입원환자 수, 병실규모, 병상가동률을 고려하여 운영방법을 결정한다. 병상 운영방법은 통합운영과 진료과별 분리운영으로 구분한다.

통합운영(중앙관리방식)은 모든 병상의 관리가 한 곳에서 이루어진다. 진료과목이나 질병의 종류에 관계없이 모든 병상에 대하여 어떠한 환자라도 입원할 수 있는 방법이다. 빈 병상의 효율적 이용이 가능하다. 분산관리보다 적은 행정인력을 필요로 한다. 이 방법은 병상을 최대한으로 이용하여 가동률을 높일 수 있으나, 의사가 진료하기 위한 동선이 길어지거나, 간호사의 전문적인 서비스가 어렵다.

진료과별 분리운영(분산관리방식)은 총 병상 수 중에서 진료과목별 환자의 분포, 외래환자 수, 진료수입, 병상가동률 등의 각종 통계를 분석하여, 진료과별로 병상 수를 정해 병실을 가급적 같은 층에 배정하는 것이다. 의료진 입장에서 회진 등 진료의 효율성을 높이고, 전문 간호사 및 필요한 설비 등을 갖추어 전문적인 의료서비스를 제공한다. 그러나 진료과별로 대기환자수의 균형이 이루지 못할 때는 병상가동률이 저하될 수 있다. 이러한 경우 잔여병상이 생길 때를 대비하여 별도의 내규를 정하고 원무부서의 역할을 증대시켜 다른 진료과의 환자도 입원시킬 있는 체계를 갖추어야한다.

진료과별 병상의 배치는 환자유형(소아, 산모, 장기, 단기, 귀빈용), 외래진료실, 수술실, 중환자실, 각 검사실 등과의 연계성, 건물구조 등을 고려하여 몇 층에 어떠한 진료과가 있어야하는지 충분히 검토한 후에 결정해야 진료의 효율을 높일 수 있다. 또한 격리병실 등 특수병실을 확보하고, 다인용 병실의 남녀를 구분하며, 소아병실 등을 갖춘다.

❸ 재원기간의 단축효과

- 병상회전율의 상승으로 병원의 진료수익을 증대한다.
- 이용고객 본인의 부담과 사회간접비용을 감소시킨다.
- 장기간 입원대기로 인한 환자의 불만을 감소시킨다.
- 기존 의료자원의 효율적인 이용이 가능하다.
- 환자를 고통으로부터 조기에 호전시킨다.

3. 응급환자 의료서비스

❶ 응급환자 분류

- **신경학적 증상**
    - 갑자기 의식의 기능이 떨어지거나 소실되는 등의 의식장애, 시야의 흐릿함, 근력저하 등
    - 급성적 이상, 구토, 의식장애 증상이 있는 경우

- **외과적 증상**
    - 개복술이 필요한 급성 복증(장폐색증, 복막염, 췌장염)
    - 화상(신체 표면적의 18% 이상)

- 관통상
- 다발설 골장 또는 대퇴부나 척추 골절, 혈관 손상, 전신 마취 수준의 응급 수술을 요하는 증상이나 다발성 외상이 발생한 경우

- **심혈관계 증상**
  - 심폐소생술이 필요한 증상이나 급성 호흡곤란, 심장질환으로 인한 급성 흉통, 빈맥, 심방 조기 박동(또는 심방조기수축) 등 불규칙하거나 빠른 심장 박동이 비정상적으로 느껴지는 심계 항진 증상이나 심장 박동 이상 및 쇼크 증상이 나타난 경우

4. 진료지원 의료서비스

❶ 약무관리업무

(1) 조제 및 투약업무

환자의 치료, 예방, 진단 처치에 사용되는 약물에 대하여 전문적인 약사가 과학적으로 타당하고, 윤리적으로 건전한 책임의식과 사명감을 가지고 약을 가장 안전하고 효과적으로 투여하기 위한 제반 업무이다.

(2) 의약품 정보관리

약사위원회에서 사용되는 자료를 작성한다. 의과대학 학생, 약학대학 학생, 인턴 등에 대학교육과 정보를 제공한다. 의사 및 의료관계자의 질문에 대한 정보를 제공한다. 의약품의 유효성과 안전성, 보관, 보존상의 문제점, 제형의 다양성 등을 고려하여 환자들에게는 훌륭한 약물치료를 함과 동시에, 약품들은 병원의 자산이므로 경제적이고 효율적으로 관리되어야 하는 양면성을 가지고 있다.

(3) 의약품 재고관리

- **입고업무** : 약사위원회에서 약물에 대한 모든 정보를 자문받고 진료부서의 의견을 수렴하여 약품에 대한 기본정책을 수립·관리한다.
- **출고업무** : 현품의 자산이므로 출고 시 2~3회의 확인절차를 거친다.
- **재고관리** : 항상 적정 재고수준을 유지하여 재고부족 현상을 방지한다.
- **사무관리** : 입·출고서류, 기관의 내부규정에 적합한 제반 행정사무의 처리 등 관련부서와 긴밀하게 협조한다.

❷ 방사선 업무

임상병리사는 의사의 지시에 따라 질병의 예방이나 진단·치료를 돕기 위해 병원에서 환자들의 혈액, 소변, 체액, 조직 등을 이용하여 각종 의학적 검사를 수행하고 분석한다.

(1) 분류

- **진단방사선과** : 엑스선만을 이용하던 초기에는 엑스선실이라 불리었으며, 현재는 방사선과, 진단방사선과, 영상의학과라 부른다. 인체 내부의 정보를 엑스선이나 초음파, 자기공명, 적외선, 레이저 등을 이용하여 영상화하고 판독한 뒤 각 진료부서에 제공함으로 질병의 원일을 규명한다.

- **치료방사선과** : 치료방사선과, 방사선종양학과 등으로 불린다. 방사선 치료부문의 업무는 병소 부위에 방사선을 조사(照射)하여 종양을 소실시키고, 종양으로 인한 환자의 고통을 경감시킨다. 질병의 상태와 진행정도 등에 따라 수술, 항암치료 등과 함께 시행한다.

- **핵의학과** : 병원급 이상의 의료기관에 치료방사선과 및 핵의학과가 포함되어있다. 방사선 의약품 또는 방사성 동위원소를 사용하여 질병의 진단, 치료 및 그 질환의 병태, 생리, 생화학적인 연구 등을 행한다.

❸ 재활업무

인간의 제한된 주변 환경과 인체의 해부학적 손상이 있는 상태에서 개인의 신체적, 심리적, 사회적, 직업적인 재활잠재력을 최대한으로 개발시켜 주는 것이다. 예방·진단·치료·합병증 방지 등에 힘쓰며, 타인의 도움을 최소화하고 환자 스스로 일상생활의 독립적으로 할 수 있도록 의학적인 치료와 교육·직업훈련·사회재적응 훈련이 연계성을 갖고 병행된다.

❹ 영양관리업무

환자에게 치료 목적에 따라 영양필요량이 충족되도록 식사를 공급하여 질병으로부터 빠르게 회복시킨다. 인구고령화와 식생활의 서구화로 당뇨, 비만, 고혈압, 심장질환 등 만성 퇴행성 질환의 발생률이 증가하고 있다. 환자의 사망률과 이환율의 원인 중 80프로 이상이 직접 또는 간접적으로 영양과 깊은 관계있다.

❺ 진단검사의학과

진단검사의학과에서는 혈액, 골수, 혈장, 혈청, 소변, 대변, 흉수, 심낭액, 복수, 관절액, 뇌척수액, 양수, 정액 및 조직 등 각종 인체에서 유래하는 각종 검체에 대하여 적절한 검사를 시행함으로써 질병의 선별 및 조기 발견, 진단 및 경과 관찰, 치료 효과 및 예후 판정 등의 의료 서비스를 제공한다. 또한 감염병 진단을 위해서 세균, 바이러스, 진균 등의 미생물을 인체로부터 분리, 동정(同定)하기도 하며, 암 진단을 위해 암세포의 성상(性狀)을 밝히기도 한다.

진단검사의학과에는 진단 혈액(Diagnostic Hematology), 임상 화학(Clinical Chemistry), 진단 면역(Diagnostic Immunology), 임상 미생물(Clinical Microbiology), 수혈 의학(Transfusion Medicine), 분자 유전학(Molecular Genetics), 세포 유전학(Cytogenetics), 검사 정보학(Laboratory Informatics)의 전문 분과가 있다. 수혈의학 분과에서는 검사뿐만 아니라 치료 과정 중 수혈이 필요한 환자에게 혈액을 공급하고, 헌혈 업무를 담당하거나, 혈장 교환술, 조혈모세포 이식을 위한 조혈모세포 채집 등의 시술을 통해 혈액질환, 면역질환, 신경계질환 등 다양한 질환에 대한 치료 서비스를 제공한다.

제3부 국제보건의료서비스

제1장 국제보건의료서비스

1. 의료서비스

❶ 의료서비스 특징

- **무형성** : 의료서비스를 가시적(可視的)인 형태로 제시할 수 없다.
- **동시성·비분리성** : 의료서비스의 생산과 동시에 환자에게 소비된다.
- **이질성·다양성** : 의료서비스는 의료종사자의 인적요소에 의존하여 생산되므로, 품질을 일정하게 유지하기 어렵고, 의료서비스가 제공되는 시간·장소·상황에 따라 결과가 달라질 수 있다.
- **소멸성** : 소비되지 않은 의료서비스는 재고로 보관이나 저장을 할 수 없다.

❷ 의료비 증가

(1) 수요 측면 요인

- **고령화** : OECD조사에 의하면, 65세 이상 노인의 평균의료비는 65세 미만 평균의료비의 4배 이상이다.
- **소득의 증가** : 소득이 높을수록, 건강에 대한 관심도 높아진다.
- **의료보험의 실시 및 확대** : 의료접근성을 높이기 위해 도입된 의료보험은 의료의 수요자나 공급자를 모두 비용에 대한 인식을 약하게 함으로써, 의료서비스의 남용 및 과잉공급이 초래되었다.

(2) 공급자 측면요인

- 의료기술의 발달
- 의료서비스 생산비용의 상승
- **진료비지불방식** : 행위별수가제는 의료비 상승의 원인이 되고, 공급자로 하여금 과잉서비스를 제공하는 요인이 된다.

2. 국제보건의료서비스

❶ 첨단의학과 전통치료법의 조화

서구의 의학뿐 아니라 전통적인 대체의학, 즉 웰빙요법이 인기를 끌고 있다. 이러한 웰빙요법들을 보유한 국가들은 글로벌헬스케어 산업에서 이점을 지니게 되어 최첨단 의학과 이러한 웰빙치료 요법들을 혼합하여, 시장의 수요를 끌어들이고 있다.

❷ 유헬스서비스(U-health service)

정보통신 기술을 이용하여 원거리에서 보건의료정보 및 의료서비스를 전달하는 모든 활동을 의미한다.

(1) 유형

- **원격지원**(Tele-assistance) : 고립된 지역에서 환자와 의사 간의 상호작용
- **원격모니터**(Tele-monitoring) : 혈압이나 심전도 등의 의학정보가 의사에게 전자적으로 전달되는 것
- **원격상담**(Tele-consultation) : 환자가 인터넷을 통해 의사로부터 직접 의료 정보를 얻는 것
- **원격자문**(Tele-advisory) : 원거리에 있는 의사 간의 상호작용

(2) 유헬스서비스 장점

환자 측	의사 측
전문 의사와 신속한 접촉	의료인의 효율적인 시간 활용
시간 절약	진료 영역의 확대
지속적인 진료	지속적인 진료
진료자문의 용이	영상 자료 데이터베이스 구축
조기 진단	신속, 편리한 진료 의뢰 및 자문
의료비 절감	자료의 공유

❸ 의료관광 에이전시와 의료기관의 협약과정

의료관광 에이전시	① 의료관광 에이전시가 의료기관에 협약을 제의한다. ② 의료기관은 에이전시를 평가하는데 필요한 자료를 요청한다. (유치업자등록증, 최근 유치실적, 유치가능 환자 수, 수수료, 에이전시 소개서 등을 제시한다.) ③ 협의단계에서 의료기관의 의료서비스를 에이전시에게 제공하고, 의료서비스의 내용이나 가격 등에 대해서 협의한다. ④ 최종적으로 의료서비스 개발 시 에이전시와 의료기관간의 역할분담, 해외마케팅의 양자 참여방식, 비용수납 방식 등과 같은 세부적인 사항이 논의된다.	외국인 환자유치 의료기관

❹ 의료관광 에이전시와 의료기관의 업무과정

의료관광 에이전시	① 의료관광 에이전시에서 환자 관련 정보를 여러 나라의 의료기관에 보낸다. ② 의료기관은 치료 관련 견적서를 의료관광 에이전시에 회신한다. ③ 에이전시는 가장 적절한 의료기관을 선정하여 통보한다. ④ 의료기관은 환자의 진료계획을 수립하고 의료기관 내 수술실·검사실·입원실 등의 수배업무를 한다. ⑤ 환자의 내원 및 치료가 진행된다. ⑥ 의료기관은 에이전시에 환자유치 수수료를 지급한다.	의료기관

3. 의료서비스 품질

❶ 의료서비스 품질 구성요인(B.A. Myers [1969])

- **지속성**(Continuity) : 시간적·지리적으로 상관성을 갖고, 적절히 연결되어야 한다.
- **효과성**(Effectiveness) : 보건의료의 목적을 달성하기 위하여 투입되는 자원의 양을 최소화하거나, 일정한 자원의 투입으로 최대의 효과를 거두어야 한다.
- **접근성**(Accessibility) : 환자가 편리하게 이용하기 위해 지리적·경제적 접근성이 필요하다.
- **질적 적정성**(Quality) : 의사는 의료서비스와 환자의 질병에 대한 지식과 기술을 충분히 지니고 있어

야 하며, 환자를 대하는 데 있어서 윤리와 도덕에 기반해야한다.
- **포괄성**(Comprehensiveness) : 예방·치료·재활 및 건강증진 등 다양한 의료서비스가 잘 조정되어 포함되어 있어야한다.

❷ 의료서비스 품질 구성요인(WHO)

- **효과성**(Effectiveness) : 개인과 지역사회의 욕구에 맞는 향상된 결과를 야기하는 것
- **효율성**(Efficiency) : 낭비없이 의료자원을 활용하는 것
- **접근성**(Accessibility) : 적절한 시간과 거리 내에 있는 적합한 의료기관에서 제공하는 것
- **공평성**(Equity) : 성별·사회계층에 관계없이 모든 환자에게 적절한 질의 의료서비스를 제공하는 것
- **환자중심**(Patient centered) : 환자 개개인의 문화와 선호도 등을 고려하여 적정한 서비스를 제공하는 것
- **안정성**(Safety) : 환자에 대한 위협과 리스크를 최소한으로 줄인 의료서비스를 제공 하는 것

❸ 도나베디안의 의료 질 평가(Donabedian [1966])

의료기관에서 환자에게 제공되는 의료서비스 질을 구조, 과정, 결과를 기반으로 평가한다.

구조	진료의 수단과 여건을 의미한다. 선행 조건이 좋을수록 좋은 진료와 좋은 결과를 가져올 가능성이 크다는 이론적 근거로, 의료가 제공되는 시설, 환경, 자원 등을 관리한다. • **물적 자원** : 시설, 장비 • **인적 자원** : 진료 종사자의 수와 자질 • **조직 구조** : 진료비 심사제도, 진료비 보상방법
과정	의료진의 진료활동을 대상으로 치료 과정이나 수술 결정의 의사결정과정을 평가한다. 즉 의료인이 환자를 진료하는 과정에서 일어나는 행위를 평가한다. 이 평가에서 의료제공자는 환자 또는 이들 내부에서 일어나는 행위의 주체로서 의료 질 평가의 주된 관심영역이며, 직접적인 대상이라 할 수 있다. 과정평가 요인으로는 의료이용도 조사, 임상진료지침, 보수교육, 동료의사에 의한 검토, 진료비 청구심사 등이 있다.
결과	의료행위에서 기인한 환자의 태도, 건강상태, 만족도 등의 변화를 평가한다. 결과평가 요인으로는 사망률, 합병증률, 감염률, 만족도 등이 있다.

4. 국가별 의료문화

❶ 일본

일본의 피보험자는 의무교육 취학 전이면 20%, 의무교육 취학 후부터 70세 미만은 30%, 70세 미만은 20%, 75세 이상은 후기 고령자의료제도로 의료비의 10%를 부담한다. 일본의 사회보험 피보험자는 해외 체류 중에 상해를 입고, 치료를 받았을 경우 발생한 의료비를 귀국 후에 신청하여 해외요양비로 환급받을 수 있으나, 치료 목적으로 도항한 경우는 제외한다. 일본은 일찍 초고령화 사회로 진입하여 국민의료비가 매년 증가하고 있어, 의료보험제도의 근본적인 개혁이 대두되었다. 이에 의료비의 자기부담률을 높였으나, 재정악화는 계속되고 있다. 1973년 노인 의료의 무료화, 1974년 진료 보수의 인상을 계기로 의료비가 급등하며 의료비의 자기부담률은 지속적으로 높아지고 있다.

❷ 중국

중국은 1999년부터 의료보험제도를 설립했으며, 기업, 국가행정기관, 사업기관과 기타 기관의 직원은 반드시 의료보험에 가입해야한다. 의료보험 납부 비율은 고용업체에서 직원급여의 6% 이내, 직원은 급여의 2%를 납부 한다. 중국의 국영의료보험제도는 보장 범위가 좁다. 지정된 병원, 약국, 그리고 지정된 약품에만 적용한다. 해외치료 시에는 국영보험적용 이 불가하다. 의료자원이 부족하고, 의료자원 중 80%는 도시에 분포하며 20%는 농촌에 분포한다. 의료보장이 완벽하지 못해 의료위험에 노출되어 있다.

❸ 미국

미국은 국영보험으로는 연방정부가 노인과 신체장애자 등을 대상으로 운영하는 메디케어(Medicare)와 주정부가 운영하는 소득이 빈곤선의 75% 이하인 극빈층에게 의료비 전액을 지원하는 메디케이드(Medicaid)가 있다. 이 대상에 속하지 않는 사람들은 사보험에 가입하여 의료서비스를 이용한다.

❹ 러시아

2010년 러시아 연방 의무 의료보험법에 따라 중앙집권적 의료제도에서 탈피하여 시장지향적 의료제도를 도입하였다. 조세가 아닌 사회보험방식에 의한 재원조달, 정부 예산책정 방식이 아닌 진료 실적에 기초한 재정배분을 골자로 의료개혁을 단행했다. 의무 의료보험은 국민의

90% 가입되었고, 전 국민 혜택을 받는다. 보험급여는 기본적으로 의료에 한정되며 보험급여의 종류 및 수준은 매년 보건부장관, 연방건강보험기금, 지방보건당국이 합의 후 결정한다. 기본적으로 무상 의료체계가 유지되고 있으나 의료 부문에 대한 투자 및 정부의 재정지원 부족으로 공공의료서비스 질 저하 문제가 심각하다. 의료관광회사가 많이 생기는 추세이다. 주로 남미, 유럽(프랑스, 독일) 아시아(인도, 싱가폴) 미국 등으로 의료관광을 간다.

제4부 보건의료 커뮤니케이션

제1장 보건의료커뮤니케이션

1. 일반 커뮤니케이션

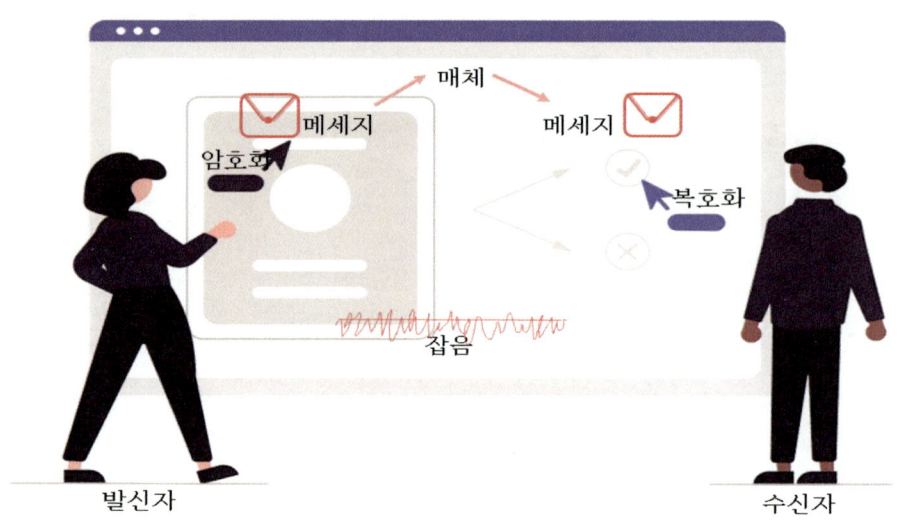

사람들이 자신의 생각을 언어와 비언어적인 수단을 통해서 전달·공유하는 과정을 커뮤니케이션이라 한다. 커뮤니케이션의 구성요인으로는 발신자, 부호화, 메시지, 해독화, 수신자, 잡음, 반응, 피드백이 있다.

송신자와 수신자 간 전달되는 메시지는 상대방을 이해시키는 의도에서 만들어 내는 신호로 언어적·비언어적 메시지가 있다. 채널(매체)란 메시지가 여행하는 통로로 대면적 상황에서는 음성과 시각이 주요채널이며, 대중적 매스커뮤니케이션은 라디오, 신문, TV 등이 채널이 된다. 피드백은 송·수신자가 서로에게 반응하는 것으로 커뮤니케이션의 활력소이다.

잡음이란 물리적 잡음과 심리적 잡음으로 구분된다. 물리적 잡음은 실제 외부환경에서 물리적으로 발생하는 잡음으로 화면의 수신불량 등 시스템적 문제를 말한다. 심리적 잡음은 수신자의 피로에 따른 휴식요구 등이 있고, 의미적 잡음으로는 수신자가 송신자의 메시지 의미를 전혀 모르는 경우로써, 수신자의 전문용어의 남발, 경험적 차이 등이 있다. 세팅은 커뮤니케이션이 이루어지는 공간이다

❶ 일반커뮤니케이션 모형

관념화	의사소통이나 감정이입 또는 정보교환을 시도하려는 중요한 문제에 대해서 목적을 명확하게 하기 위해 생각을 조직화 하는 단계이다. 이때 발신자는 아이디어·사실·의미 등에 메시지의 발안과 구성을 준비한다.
기호화	수신자에게 전달할 내용을 기호 또는 부호로 바꾸는 단계이다. 이때의 방법은 말, 손짓, 몸짓, 그림, 암호 등을 이용한다.
전달	수신자에게 기호화된 내용이나 메시지를 전하는 과정이다. 면담, 전화, 메모, 게시판, 또는 언어, 서면, 행동, 제스처 등을 사용한다.
수신	발신자가 수신자에게 보낸 메시지를 받는 단계이다. 상호 간 메시지 수신에 정확성이 요구되지만, 전달과정에 잡음과 같은 장애요인이 수신을 방해 할 수 있으므로 세심한 주의가 필요하다.
해독 또는 해석	발신자가 수신자에게 보낸 기호나 부호를 수신자가 해독하는 단계이다. 수신자가 메시지를 받을 때 그 내용을 해석해서 메시지의 내용과 뜻을 파악하는 과정이다.
이해	수신자가 전달받은 메시지를 오류나 과오 없이 정확하게 수신내용을 이해하는 단계이다. 이 과정에서 자신의 주관적 사고방향으로 이해하기보다는 전달내용의 사실 자체를 과장 없이 수용하는 태도가 필요하다.
송신자의 의도대로 수신자가 행동 (피드백)	이 단계에서의 행동은 과업수행의 행동, 정보수집의 행동, 감정이나 의사전달의 행동 및 메시지를 파악하지 못한 행동으로 분류된다.

❷ 일반 커뮤니케이션 요소(맥과이어McGuire's [1989])

- **정보원** : 정보출처의 신뢰성과 호감성
- **메시지** : 정보의 정확성과 흥미
- **통로** : 정보 전달 매체의 적합성
- **수신자** : 정보 수신자의 관심과 특성
- **최종목표** : 기대하는 결과

2. 의료커뮤니케이션

❶ 컨설테이션(Medical consultation)

❷ 카운셀링(Medical counseling)

	컨설테이션(Medical consultation)	카운셀링(Medical counseling)
사전적 의미	의사의 전문 상담	심리 상담
상담 내용	논리와 지식에 기반	감성요소에 기반
방향성	일방향	쌍방향
의사결정권	상담자에게 있다.	상담자는 정보제공을 하지만 최종 의사결정은 피상담자가 하도록 선택권을 부여한다.

(1) 카운셀링 순서

- **상황파악** : 상담자의 통찰력으로 환자가 처해 있는 일반적인 상황을 파악하는 단계이다.
- **문제파악** : 상담자는 환자의 상황을 파악한 다음 환자가 가진 문제·비용·치료기간 등을 파악한다.
- **문제인식** : 환자는 본인의 상황과 비용에 맞는 의료관광을 함이 적정함을 인식하는 단계이다.
- **대안제시** : 상담자는 환자의 상태를 고려하여 우리나라의 의료수준과 경제성을 고려한 진료와 치료를 제시한다.
- **치료시작** : 환자의 요구사항과 치료과정을 다시 한번 확인·설명한다. 사전에 발생가능한 모든 문제점을 확인·설명 후 치료를 시작한다.

❸ 상담기법

① **'공감'** 은 상담할 때, 상대방에게 (공감)을 표명할 때, 이야기를 계속 할 의욕이 생기고, 상담자가 신체적, 심리적으로 상담을 할 수 있게 된다.

② **'경청'** 은 상담자의 언어적 메시지, 비언어적 메시지, 상담자가 처한 상황과 어려움을 잘 들어주어야 하며, 상대방의 입장에서 이해하고 듣는 기법이다.

③ **'명료화'** 는 상담과정에서 진행되고 있는 이야기에 대해 분명하게 알 수 없을 때, 이를 분명하게 하기 위한 기법으로 상담자가 보다 정확한 설명을 해주는 상담기법이다.

ⓓ 상담기법에서 가장 기본적인 기법인 **'요약'**은 내담자가 그들의 감정, 태도, 가치관, 행동 등을 탐색할 필요가 있을 때 활용하는 상담기법이고, 상담자의 신중하고 깊은 수용을 내담자와 의사소통 하는 것이다.

ⓔ **'자기개방'**은 상담과정에서 내담자가 이해하고 받아들여지고 있다고 느껴, 상담에 대한 불안감을 해소시키기 위한 목적이고, 상담자와 내담자간의 신뢰감, 친밀감을 높이려는 상담기법이다. 자신에 대한 정보(생각, 가치, 느낌, 태도 등)를 드러내 보이는 것을 의미한다.

3. 의료커뮤니케이션 이론

❶ Parson[1951]

파슨스는 '환자역할 이론'을 제시했다. 환자의 병을 사회적 역할에서 제외되는 '이상(deviance) 상태'로 규정하고, 사회의 정상적 역할로 다시 복귀하는 전환과정을 '환자의 역할', 이런 전환과정을 통제하고 유도하는 것을 '의사의 역할'이라 규정했다.

효율적인 질병의 치료를 위해 의사-환자간의 의사소통에는 환자역할이 있다는 이론을 제시했다. 환자역할의 주요 기능은 아픈 사람이 빠른 시일내에 회복됨으로써 질병이 사회에 미치는 영향력을 통제하는 데 있다. 환자역할에서 환자는 의사에게 협조할 것을 요구하고 있는데 이는 질병이라는 일탈적 하위문화가 형성되어 사회안정을 해치는 것을 방지하기 위함이다. 이러한 점에서 의사나 의료전문직의 사회통제기능은 건강과 질병을 공식적으로 판독하는 데서부터 시작되며, 기본적으로 순기능적이라고 본다. 파슨스의 환자역할은 사회안정과 사회적 기능을 중시한다.

> **환자역할 이론(Parson 1951)**
> - **지원** : 의사는 환자의 지원 요청을 받아 도움을 제공하는 역할을 한다.
> - **관용** : 환자가 질병기간 동안 자신의 고통을 표현하고 일상적이지 않은 행동이 허락된다.
> - **보상조작** : 의사는 환자에게 치료기간의 단축이나 고통의 감소와 같은 보상혜택을 거론하여 의사의 지시사항을 환자가 순응하게 한다.
> - **상호관계 불균등성(정보의 비대칭성)** : 의료정보는 고도의 전문성을 요구하는 정보이기 때문에 의사와 같은 소수자만이 독점할 수 있는 정보이다. 의사는 우월한 상황적인 조건과 지식에 의해 권력의 차이가 존재한다.

❷ Szasz&Hollander(1956)

임상의들에게 더 잘 알려져 있다. 파슨스의 기본개념은 인정하면서 환자가 나아지려는 노력을 하는데 있어서 환자와 의사의 역할분담 모델의 변형을 제시하였다.

- **능동&수동적 관계** : 환자가 의사에게 절대적으로 의존하는 관계, 환자는 의사에게 치료의 모든 것을 믿고 맡기는 관계이다. 예를 들면 마취상태, 혼수상태이다.
- **지도&협조적 관계** : 의사는 환자에게 해(害)가 되는 일을 하지 않으며, 이익이 되는 결정을 혼자 내릴 수 있으며, 환자는 열심히 의사에게 협조하는 것이다. 의사가 환자에게 지시·지도·안내하며 환자는 이에 협조하고 따르는 경우이다. 주로 급성, 중증 질환인 경우이다.
- **상호 참여적 관계** : 의사와 환자가 공동적으로 참여하는 것으로 당뇨, 고혈압, 만성신부전 등과 같은 경우를 말한다. 환자의 능동적 태도가 더 중요하다.

❸ Pendelton(1990)

의사와 환자 사이의 교류를 연구하는 6가지 방식을 묘사하고 논하였다.

'의학적, 사회학적, 문화인류학적, 상호교류적, 사회심리학적, 정신분석학적' 인 측면으로 구성한다. 의사와 환자의 담화분석이나, 정신분석학적인 해석, 그리고 비언어적 행동연구 등의 다양한 초점과 이에 따른 연구를 통해서 환자와 보다 원활한 이해를 가질 수 있게 된다고 보았다.

❹ Stephen&adams(1998)

고객의 니즈에 초점을 맞춘 '고객중심의 세일즈(Customer-focused selling)'란 개념을 제시했다.

4. 효과적인 의료커뮤니케이션

- 환자가 이해할 수 있는 언어를 사용한다. 전문용어나 약어를 사용하면 환자는 이해할 수 없다. 환자가 이해할 수 있는 쉬운 용어와 함축적인 의미보다 풀어서 설명해야 의사소통을 할 수 있다.
- 상담 중간에 적절하게 질문이나 이야기에 반응하면서 환자의 문제에 관심을 보이고 공감을 표현한다.
- 명확하고 간결하게 설명한다(추상적인 개념으로 설명하면 안된다).
- 정보를 일정한 순서에 맞춰 설명한다(정보를 일정한 순서없이 설명하면 안된다).
- 중요한 정보는 맨 처음 또는 마지막에 설명한다(중요한 정보를 중간에 설명하면 안된다).
- **초두효과** : 앞에 제시된 정보가 뒷부분에 들어온 정보보다 강력한 인상을 남긴다.
- **최신효과** : 나중에 제시된 정보가 인상형성에 더 큰 영향을 미친다.

- **후광효과** : 어떤 사람에 대한 부분적인 긍정적 인상을 통해 그 사람의 전체적인 면을 높이 평가하는 것이다.

❶ 의료커뮤니케이션 유형

(1) 의료진과 환자의 커뮤니케이션 유형

개방형 질문	• 개방형 질문은 환자가 "예" 또는 "아니요"로 대답하지 않고, 자유롭게 자신의 모든 의견을 진술하도록 묻는 질문이다. 예를 들면 "환자분 어디가 불편하세요?" 라는 질문은 "팔이 아프신가요?" 라는 질문보다 개방형 질문에 해당한다. • 다양한 생각을 환자에게 유도하여 환자의 상태에 대한 다양한 정보를 수집할 수 있고, 환자와의 좋은 유대관계를 형성한다.
폐쇄형 질문	• 시간적으로 제한된 상황에서 효과적으로 환자와의 상담을 통제하는 질문법이다. 제한된 시간 내에 다양한 주제에 대하여 빠르고 명확하게 대화를 이끌어 갈 수 있다. 예를 들면 "식욕이 없나요?" 라고 질문하는 것은 "요즘 식욕이 어떤가요?" 라는 질문보다 폐쇄형 질문이다. • 환자가 경험한 다양한 증상을 이끌어 내는 데 실패할 수 있고, 환자의 능동적 참여에 대한 여지를 축소시킬 수 있다.
초점맞춤식 질문	• 환자가 제공한 정보에 초점을 맞추어 구체적으로 질문을 하는 것이다. • 환자에 대한 더 많은 정보를 얻기 위해 "팔이 아프다고 하셨는데, 팔의 어떤 부위가 아프며 언제부터 아프신가요?"처럼 구체적으로 질문하는 법을 말한다.
바꾸어 말하기	• 상대방의 이야기를 상대방이 말한 용어와 같은 뜻을 가진 다른 말을 사용함으로써 간단하게 상대방의 말을 확인하는 것이다. "속이 울렁되요.라고 하셨는데, 속이 미슥거리시고 구역질이 나올 것 같다는 말씀이시죠."처럼 사투리, 형용사 등을 명사 등으로 바꾸어 확인하는 것이다.

❷ 의료커뮤니케이션 방해요인(Northous&Northouse [1998])

- **역할 불확실** : 환자들은 익숙하지 않은 의료 환경에서 새롭게 주어지는 환자라는 역할과 환자로서 상대하는 의사, 간호사, 의료기사 등 다른 대상과의 관계에서 혼란을 경험한다. 이러한 모호한 상황은 환자가 의료진과 효과적인 대화를 나누는 것을 어렵게 한다.
- **책임소재 갈등** : 환자와 의사의 역할에 대한 명확한 기준이 없기 때문에 책임 소재에 대해 논하는 것은 질병 상황에 따라 달라질 수 있다. 예를 들어 비만의 경우 문제나 치료의 핵심이 의료진 보다는 환자 자신에게 더 있을 가능성이 있다. 반면 암의 경우 치료의 핵심이 상대적으로 의료진에게

더 있을 수 있다.

- **의사와 환자간의 권력차이** : 의사와 환자의 관계를 의학 지식과 축적된 경험 등에 기반을 둔 권력관계로 설명한다. 그렇게 형성된 불균등한 관계가 커뮤니케이션을 방해하므로 환자에게 충분한 정보를 제공하여 치료의 선택 과정에서 환자가 적극적으로 참여 할 수 있게 해 좀 더 평등한 관계에서 치료 과정이 전개 되는 것이 바람직하다.
- **의료진과 환자간의 용어와 시각차이** : 의료진이 사용하는 전문적인 의학용어로 인해 환자가 잘못 해석할 수도 있다.

❸ **의료진과 보호자와의 커뮤니케이션(Nothous&Nothouse [1998])** : 보호자는 의료진과 환자사이에서 정보를 양측으로 전달하는 입장이다.

- **특권적 대화**(Privileged communication) : 의료진이 환자의 상태에 대하여 환자 가족과 직접 상담하거나, 환자에게 보다 가족에게 더 상세한 정보를 제공한다. 예를 들면 영유아기 환자의 경우, 자신의 상태를 설명할 수 없어 보호자가 환자상태를 본 증상을 설명하는 경우, 또는 환자의 나이가 많아 인지 능력이 떨어지는 경우, 환자 상태가 중하거나 의식이 없을 경우가 있다. 그리고 보호자는 의료진의 설명을 환자에게 전달하는 역할을 수행하게 된다.
- **여과된 대화**(Filtered communication) : 가족은 의료진으로부터 직접 설명을 듣지 못하고, 환자로부터 이차적인 정보를 얻는다. 환자의 나이가 많거나, 언어 인지능력이 떨어질 경우, 환자는 정확하지 못한 정보를 가족에게 정확하지 못한 정보가 전달될 수 있다.

❹ **의료진간의 커뮤니케이션 방해요소(Northous&Northouse [1998])**

의료조직의 특성상 환자의 치료과정에는 다양한 전문 직종 간의 협업이 필요하다. 직종간의 전문지식의 차이, 근무조건의 차이, 권력의 차이 등으로 조직이 쉽게 융화되기 어려운 이질성이 있다.

- **상호 이해부족** : 의사·간호사·의료기사는 다른 교육과 훈련을 받았으므로, 서로 이해할 수 있는 기회가 적다.
- **역할 스트레스** : 의사의 역할 자체가 생명을 다루는 직업으로 의료인은 항상 긴장된 상태에서 스트레스에 노출되어 있다.
- **자율성 확보를 위한 갈등** : 의료종사자들은 다양한 전문직으로 구성되어 있으며 자기분야에 대한 주장이 강한 특성이 있어 역할에 충실하려다 갈등이 생긴다.

5. 세일즈 커뮤니케이션

아이스 브레이킹	옷차림, 날씨 등의 주제로 긴장된 분위기를 환기 시킨다.
신뢰형성	상담의 목적, 관심있는 상품 등 기본적인 사항을 확인한다.
전략적 질문하기	환자의 마음속 숨겨진 궁금함을 꺼내기 위한 질문을 한다. 환자의 니즈를 정확하게 파악한다.
해결책 모색	본원의 의료서비스로 환자의 니즈를 충족시켜준다.
설득하기	비슷한 의료서비스들과 비교·설명을 함으로써, 본원의 의료서비스의 특징을 명확히 제시한다.
결정하기	고객에게 충분한 고민의 시간을 주며 마음의 결정을 내릴 수 있도록 돕는다.

6. 이문화 간 커뮤니케이션

WTO체재 하에서 모든 산업분야 시장환경은 글로벌 체제로 재구축되었다. 다른 문화권의 사람들과 커뮤니케이션을 통하여 비즈니스를 성공시키기 위해서는 다른 문화·다른 언어를 가진 사람들과 커뮤니케이션을 잘하는 기술을 습득해야한다. 외국인과 커뮤니케이션을 잘하기 위해서는 상대방에 대한 가치관의 이해가 중요하다. 상대 문화에 대한 이해가 없다면 상호간에 오해가 생길 수 있고, 정확한 의사소통을 하는데 장애 요인이 될 수 있다.

가치체계나 문화적 배경이 서로 다른 상황에서 의료인들이 환자나 그 가족들과 상호작용하기가 쉽지 않다. 병원과 환자와의 관계에 있어서 사회적 거리감은 상호 간에 신뢰를 형성하는데 부정적으로 작용한다. 이와 같은 장애요인에 봉착할 때 진료의 위험도는 높아진다고 할 수 있다.

❶ 이문화 역량(Intercultural competence)

이문화 역량이란, 다른 문화권의 사람을 이해하고 효과적으로 대화할 수 있는 능력을 말한다.

(1) **이문화 역량의 구성요인(Neuliep [2000])**

- **지식**(Knowledge) : 타문화를 알고 이해하는 수준이다. 타문화의 종교·문화·관습 등을 이해하는 것을 말한다.
- **감성**(Affection) : 타문화 사람을 만나는 것에 대한 두려움이나 기피하는 정도를 의미한다.
- **심리운동성**(Psychomotor features) : 지식과 감성을 언어와 비언어적으로 구사하고 역할 수행하는 능력이다.
- **상황지속성**(Situational features) : 상호작용이 실제로 이루어지는 맥락으로 예를 들면 환경적 맥락, 과거의 접촉경험에서 행동하는 수준을 말한다.

03
Lecture
보건의료관광 마케팅

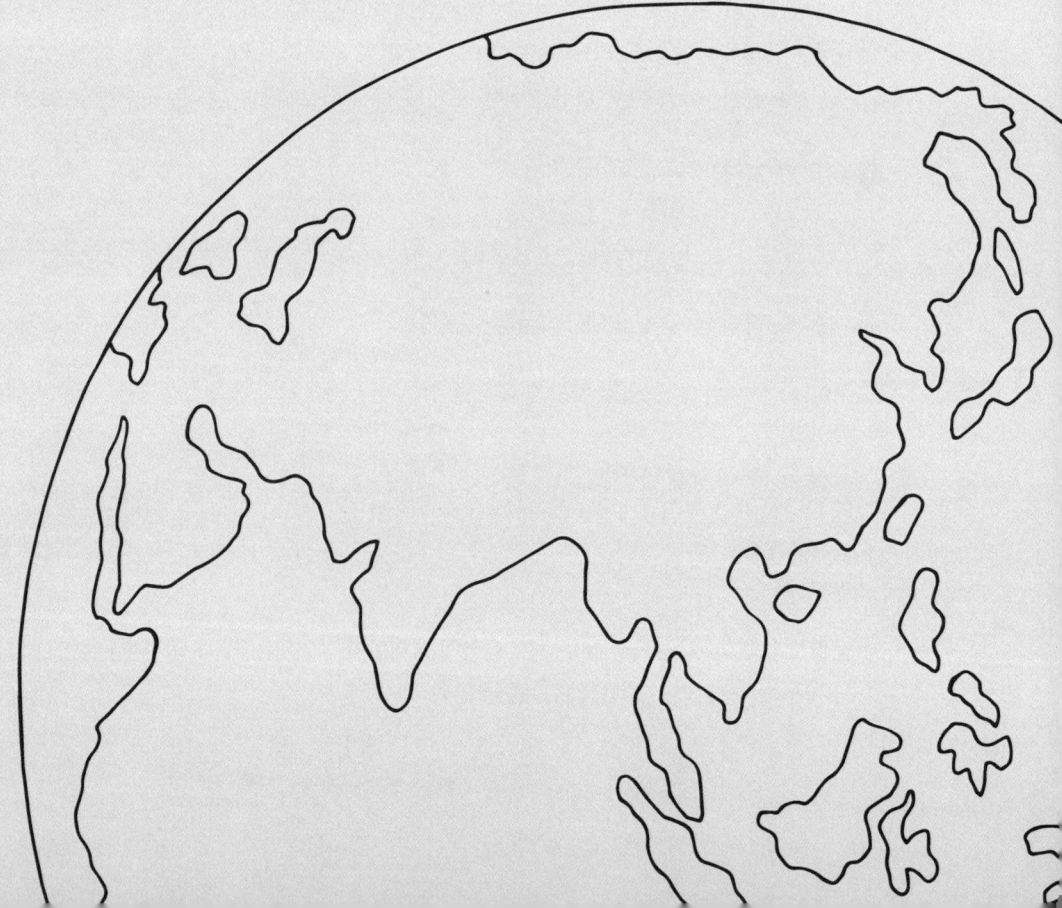

제1부 마케팅 … 140
- 1장 의료관광 마케팅 … 140
- 2장 의료관광산업 환경분석 … 146
- 3장 고객분석 … 154
- 4장 STP … 159

제2부 상품개발 … 163
- 1장 상품 … 163
- 2장 상품 콘셉트 개발 및 평가 … 170
- 3장 수요예측 … 171

제3부 가격 및 유통관리 … 175
- 1장 가격 … 175
- 2장 유통경로와 공급망 … 181

제4부 마케팅 커뮤니케이션 … 188
- 1장 광고와 홍보 … 188
- 2장 통합적 마케팅 커뮤니케이션 … 193

제5부 고객만족도 … 199
- 1장 고객만족도 조사 … 199
- 2장 고객경영 … 203

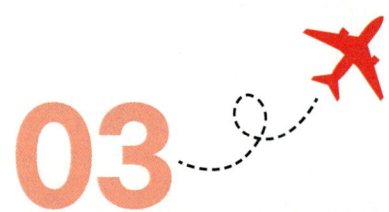

03 Lecture
보건의료관광 마케팅

제1부 마케팅

1장 의료관광 마케팅

1. 기업마케팅

❶ 기업마케팅 정의

마케팅이란, '조직이나 개인이 자신의 목적을 달성시키는 교환을 창출하고 유지할 수 있도록 시장을 정의하고 관리하는 과정'이다. 필립코틀러(Philp Kotler,1980)는 '마케팅이란, 교환이라는 과정을 통하여 인간의 필요와 욕구를 만족시키는 활동이다'라고 정의하였다. 두 정의에서 모두 사용되는 '교환'이란, 사회에서 매매(賣買)활동이라 하는데, 예시는 아래와 같다.

판매자	교환가치(Product↔Price)	구매자
여행사	관광 일정, 수배↔여행비용	관광객
의사	치료↔진료비	환자

(1) 교환가치창출 원천

시대 배경	교환가치	힘의 원천
농경 사회	수확된 농작물	나라

산업 사회	대량 생산·소비에 필요한 자원과 에너지	기업, 생산자
정보화 사회	정보, 지식	개인

농경사회는 주로 식량을 교환하는 시대이다. 그래서 식량을 농작할 수 있는 땅을 가진자가 힘을 가진다. 즉 국가가 힘을 가지고 있었던 시대이다. 산업사회는 기계를 이용하여 대량생산과 대량소비가 가능하므로, 기계·기술을 이용해 대량생산을 하는 기업의 힘이 국가의 힘보다 커졌다. 이 시기는 가치를 생산하는 데 있어 자원과 에너지가 필요하다. 정보화 사회는 컴퓨터, IT기술을 활용해 개인들이 정보와 지식을 효율적으로 창조·응용·배포할 수 있는 사회이다. 이 시기는 지식 산업이 주요 산업으로, 사회생활에서 많은 혁신적인 변화가 이루어져 개인들이 여가와 풍요로운 생활을 누릴 수 있게 되었다. 예를 들어, 상위층만 누리던 문화는 일반대중도 접근가능하게 되어, 문화의 대중화가 되었다. 그리고 일반인의 문화 지향적 성격이 강해진다. 아울러 개인주의적 경향이 심해지고, 가치관의 다양화 현상 등이 뚜렷해진다. 이에 정보화 사회는 개인이 절대적으로 힘을 가진 시대라 할 수 있다.

❷ 마케팅 패러다 변천과정

(1) 생산 중심의 마케팅

생산 중심의 마케팅이란 불특정다수를 하나의 시장으로 간주하여, 규격화된 상품과 서비스를 공급한다. 이를 대중 마케팅(Mass Marketing)시대라 한다. 공급보다 수요가 절대적으로 많은 경우 단품종 대량 생산과 대량 유통에 따른 규모의 경제를 달성함으로써 기업 이윤을 극대화하는 방법이다.

(2) 상품 중심 마케팅

생산 중심의 마케팅은 남과 다르게 보이고 싶어하는 인간의 심리를 반영하지 못한 한계를 지니고 있다. 이에 기업은 우수하고 다양한 상품으로 고객에게 접근하려는 시도를 한다. 즉 기업이 고객에게 공급하는 상품의 수를 늘이는 전략으로 이를 상품 중심 마케팅이라 한다. 산업화 시대에 모든 기업은 대량 생산 가능한 기술을 바탕으로 상품 중심 마케팅을 시행한다.

(3) 판매 중심 마케팅

상품 중심의 마케팅은 기업이 시장의 수요보다 더 많은 상품을 시장에 공급하여 공급초과현상이 발생한다. 고객은 많은 상품들 중 어떤 상품을 구매해야하는지에 대한 고민을 하게 되고, 이에 기업들은 우수하고 다양한 상품에 더 공격적인 판매와 대규모 홍보 정책을 펼치는 판매조직을 갖춘다. 이를 판매 중심 마케팅이라 한다. 인구통계학적으로 구매력을 갖춘 인구가 감소하고, 아울러 수많은 기업이 시장에 등장함에 따라 기업의 판매경쟁은 더욱 치열해진다.

(4) 세분화·그룹 중심 마케팅

기업은 판매 중심의 마케팅에서 한걸음 나아가 어떻게 하면 더 잘 팔 수 있을지 고객에 대해 연구하기 시작한다. 오늘 날 CS(Customer Satisfaction), 즉 '고객만족'이라는 개념이 등장하였다. 기업의 과거 마케팅 패러다임이 기업 내부에 초점이 맞추어져 있었다면, 세분화 그룹 중심의 마케팅에서는 기업 외부, 즉 고객 중심의 마케팅을 시행한다는 것이다.

(5) 개인 중심 마케팅

정보화 사회에서 기술의 눈부신 발전은 고객 중심 마케팅을 한층 더 업그레이드 해주었다. 세분화·그룹 중심의 마케팅에서는 고객을 인구통계학적, 행동학적 요인에 따라 그룹화하여 고객만족을 실현했다면, 개인중심의 마케팅은 각각의 개인을 분석하여 만족시킬 수 있도록 한다. 즉, 정보통신 기술(ICT: Information&Communication Technology)의 발달은 기업들이 고객을 하나하나의 개인으로 보고 개인 중심의 마케팅을 전개한다. 이는 기업이 CRM(Customer Relationship Management)를 통한 고객 관리를 수행할 수 있게 되었다. 앞으로도 경영에 있어 IT의 비중과 활용은 더욱 활발해 질 것이다.

❸ 마케팅 믹스의 구성요인

📖 맥카시(McCarthy 1960)

상품 Product	유형의 자원으로 생산된 유형의 상품이다. 기능, 성능, 품질, 디자인, 제품명, 브랜드, 포장
가격 Price	손익분기점을 이용해 도출된 가격으로 고객에게 제시되는 가격은 일정한 편이다. 정가, 실제 판매가격, 소매가격, 가격할인

유통경로 Place	생산→유통→소비의 순차적인 과정이다. 판매지역, 전매점 유통망, 물류배송, 새벽배송
촉진 Promotion	상품의 특성과 편익을 강조한다. 광고, PR, 인적판매, 홍보, 판매촉진

▶ 코웰(Cowell,1984)

사람 People	종사자, 투자자, 고객응대서비스, 조직문화
물리적 증거 Physical evidence	고객후기(User stories), 고객추천(Recommendation)
과정 Process	서비스전달(Service delivery), 고객응대 소요시간, 컴플레인

2. 관광서비스 마케팅

❶ 관광서비스 마케팅 정의

관광서비스 마케팅이란 '교환을 통하여 관광조직의 목표를 달성하기 위해 상품 및 서비스 아이디어를 이용하여 상품화(Product), 가격(Price), 유통(Place), 촉진(Promotion)을 계획·운영하는 전략적 조직활동'이다. 이 정의에서 관광조직은 국가 지방자치단체, 지역단체, 사기업, 개인기업 등 모든 사회 집단을 의미한다. 관광 마케팅에서 '교환'이라는 의미는 관광 상품과 같은 무형적인 서비스 상품·유형적 상품 모두를 포함한다.

❷ 관광서비스 마케팅 믹스의 구성요인과 특징

구성요인	특징
상품 Product	무형의 가치재(BTS 공연, 파리의 에펠탑, 스위스여행)이다.
가격 Price	성수기·비수기 및 주중·주말에 따른 변동 폭이 있다.
유통경로 Place	관광종사자에 의한 생산과 관광객에 의한 소비가 동시에 발생한다.
촉진 Promotion	관광서비스 상품의 무형적 특징을 유형화 하는 노력이 필요하다.
사람 People	문화관광해설사, 관광통역안내사의 역량에 따라 고객의 만족도가 달라진다.

물리적 환경 Physical evidence	관광지의 사진·영상자료, 고객후기 등을 적극 활용한 마케팅을 한다.
과정 Process	관광상품은 항공수배, 호텔수배, 관광지 레스토랑수배, 관광지 체험활동수배 등의 업무가 연속적으로 진행된다.

3. 의료서비스 마케팅

❶ 의료서비스 마케팅

과학기술의 발전으로 의료서비스는 급속한 성장을 이루었으며, 고령인구의 증가 등 사회·경제적인 변화로 의료수요 또한 증가하였다. 그리고 의료기관의 공급 증가와 고객이 요구하는 서비스의 수준 또한 복잡·다양하다. 최근 고객들은 다양한 정보 원천을 통해 의료서비스 정보를 수집·선택하며 그들의 이용경험에 따른 만족·불만족에 대해 적극적으로 의견을 공유한다. 이로 인해 의료기관은 생존과 발전을 위해 합리적인 의료서비스의 제공, 고객만족 및 우호적 관계 유지는 필수요소이다. 특히 의료는 고도의 전문적 서비스와 인적의존도가 매우 높은 서비스임에도 불구하고, 고객들의 권리의식은 점차적으로 증가하므로, 의료기관 경영에 있어 의료서비스마케팅은 필수이다. 이에 의료서비스 패러다임 또한 직원중심에서 고객중심으로 변화해야한다.

일반적인 유형의 상품마케팅과는 달리 서비스는 무형성, 이질성, 비분리성, 소멸성의 특징이 있다. 이는 마케팅 전략에도 차이를 보인다. 서비스마케팅 연구에서는 일반적으로 SERVQUAL척도, SERVPERF척도를 활용해 서비스의 품질을 측정한다. 그리고 고객이 서비스를 사용 후 느끼는 다양한 측면을 측정·수집하기 위해 고객만족도, 충성도 등을 조사한다.

의료서비스에 대한 연구는 1990년대부터 활발히 진행되었다. 일반 서비스 마케팅 분야 연구에 기반하여 의료서비스 연구가 진행되었고, 의료서비스를 이용한 고객의 고객만족과 서비스품질측정에 대해 조사·연구한다. 나아가 최근에는 의료기관 경영을 위한 의료외적 서비스, 내부마케팅(내부 고객 만족도 등), 의료관광 및 의료기관의 해외진출, CRM 시스템 개발, 고객접점관리, 소비자권리 등 다양한 주제를 다루고 있다.

❷ 의료서비스 마케팅 믹스의 구성요인과 특징

구성요인	특징
상품 Product	의료행위, 의료의 질, 의료장비
가격 Price	의료수가, 비급여수가, 진료수가, 진료비, 진료비 지급 조건 등
유통경로 Place	진료체계, 체인경영, 진료연계, 개업형태
촉진 Promotion	의료광고, 홍보, 건강증진활동, 지역봉사, 재택케어 프로그램 등
사람 People	의료 종사자의 지식, 기술, 태도
물리적 환경 Physical evidence	고객의 전·후 사진 자료, 의료진의 TV출연 영상, 의료기관 인테리어, 의료기관 분위기 등
과정 Process	MOT 매뉴얼, VOC

🗇 의료서비스 매뉴얼의 효과

의료종사자가 의료기관에서 근무함에 있어 필요한 정보들은 의료기관 곳곳에 산재되어 있다. 그러므로 직무 범위에 따른 의료서비스매뉴얼을 통해 의료종사자의 정보사용을 최대화하여, 환자에게 제공되는 가치창출을 극대화해야한다. 이는 의료기관을 이용하는 고객에게 신뢰 있는 의료기관의 이미지를 형성한다. 매뉴얼을 지속인 병원 운영 개선을 위한 도구로 활용할 수 있다. 그리고 매뉴얼은 의료서비스 상품의 개발 등 의료기관 경영에 활용가능하다.

특히 의료서비스는 다양한 의료종사자들을 통해 제공되므로, 의료리스크·의료분쟁의 가능성이 많다. 그러므로 의료서비스 매뉴얼을 통해, 의료분쟁·의료리스크 등을 사전에 줄여나가야 한다. 즉 의료서비스 매뉴얼은 병원 내부의 인력의 직무향상에 기여하며 낭비자원 여부를 확인할 수 있으므로, 업무 처리가 향상·혁신된다.

2장 의료관광산업 환경분석

1. 거시환경 분석

기업이 제한된 자원으로 어떠한 산업에 진출하여 수익을 내기 위해서는 선제적으로 환경분석을 해야한다. 기업의 마케팅활동에 환경분석이 중요한 이유는 환경의 변화가 기업 활동의 위협요인으로 작용하여 기업의 목표달성에 지대한 영향을 미치기 때문이다. 거시환경 분석의 구성요인으로는 경제적 환경요인, 정치·법률적 환경요인, 사회·문화적 환경요인, 기술적요인, 인구통계학적 요인, 자연적요인이있다.

의료서비스와 관광이 융합된 의료관광 산업은 차세대 성장동력 산업으로, 시장 선점을 위한 국가 간 경쟁이 치열하다. 의료관광은 진료비용이 저렴하고 의료서비스 및 휴양시설이 잘 갖추어진 아시아 지역의 관광지에서 활발히 진행되고 있으며 태국, 싱가포르, 인도 등이 선두 그룹을 형성하고 있다.

태국은 의료서비스와 스파(Spa)·마사지 등 건강관리서비스와 관광자원 등이 결합된 상품으로 의료관광의 대표 선두 국가이다. 싱가포르는 정부주도의 의료관광사업으로 '싱가포르 메디슨(Singagore Medicin)'을 통해 원스톱 서비스를 제공하고 있다.

최근에는 신흥국을 선호하는 새로운 의료관광 패턴 변화로 인해 특히 아시아에서 의료관광 유치 경쟁이 치열하게 전개되고 있다. 자국에서의 긴 대기시간 문제, 선진국의 무의료보험자들의 해외원정 치료 증가, 신흥국의 값싼 의료비와 의료기술 수준향상 등이 그 배경으로 작용하였다. Mckinsey&Company은 의료관광 송출지에서 아시아로의 의료관광객 집중현상을 주목한다. 과거 의료관광의 중심지 역할을 한 유럽의 비중이 상당 부분 감소한 반면, 의료관광객의 목적지는 아시아가 압도적으로 많은 비중을 차지하고 있다. 아시아는 고액 중증 환자가 많은 중동 및 미국의 의료관광 목적지로 부상했다.

우리나라도 이러한 경제환경 변화에 대응하기 위해 의료관광산업을 '17대 신성장동력산업'으로 지정함으로써 외국인환자 유치 행위가 허용(2009.5) 되었다. 그 이후 정부는 의료관광산업의 본격적 육성을 위해 관련 정책을 추진해 왔다. 그 결과 메디컬 비자제도 도입 및 유치기관 등록제, 메디텔 등의 정책이 추진되어 아시아의 주요 의료관광국으로 부상하고 있다. 국가와 국가 고유의 경제적 환경은 의료서비스 마케터들이 어느 시장에 어떻게 들어가야 하는 것에 관한 결정에 영향을 미친다. 예를 들어 중국의 급격한 경제력 상승은 신흥 백만장자들과 두터운 중산층을 만들어 내고 있다. 중국 특유의 과시적인 소비자로 구성된 의료쇼핑 시장을 만들어냈다. 문화적 환경요인은 각 국가의 고유 풍속, 규범, 금기사항 등을 고려해야하는 것이다. 의료기관은 의료관광 서비스마케팅 프로그램 기획 시 각 국가의 문화가 환자의 반응에 어떻게 영향을 미치는지 검토 해야한다. 의료기관의 의료서비스 제공 형태 등이 현지 문화에 어떻게 영향을 미치는지도 알아야 한다. 의료기관은 국제적으로 의료관광 상품을 포지셔닝할 때 특히 문화적 차이를 고려해야한다. 문화적 전통, 선호도, 의료소비행동 등을 이해함으로써 의료기관은 외국인 환자에게 황당한 실수를 피할 수 있다. 기술적 요인으로는 새로운 기술이 새로운 시장 기회를 제공하는 것을 의미한다. 특히 최근의 기술개발로 인해 U-Healthcare의 상용화가 진행되었으며, 이는 새로운 시장이 개척되었다는 것을 의미한다.

2. 산업분석

❶ 경쟁자분석

마이클포터(Michael Porter,1947~)는 산업에 참여하는 주체들을 기존기업, 잠재적 진입자, 대체제, 공급자, 구매자로 나누고, 이들 간의 경쟁관계에서의 우위에 따라 각 기업과 산업의 수익률이 결정되는 5Force 산업 구조 분석 모델을 제시하였다.

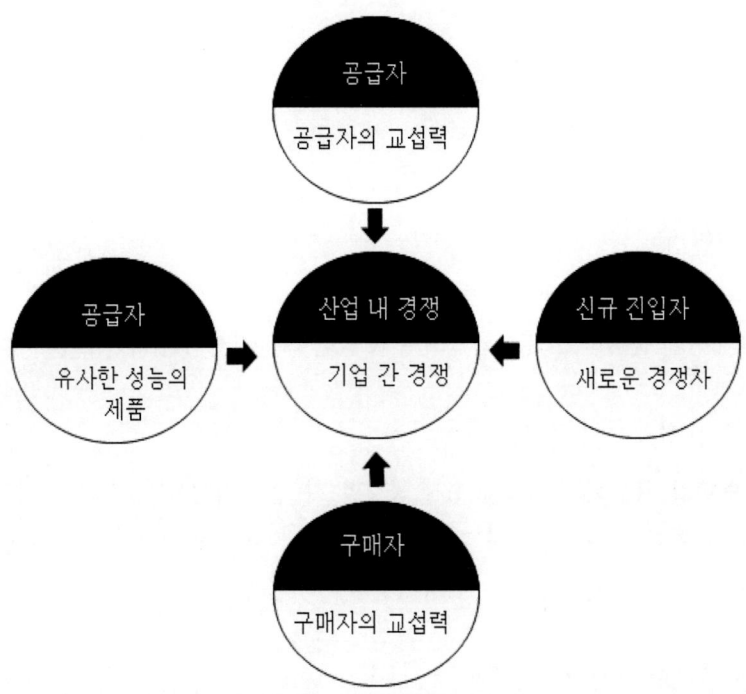

5Force 산업 구조 분석 모델은 산업 내 경쟁, 잠재적 경쟁기업, 공급자의 교섭력(협상력), 구매자의 교섭력(협상력), 대체품의 위협에 대해서 분석한다.

- **산업 내 경쟁** : 산업의 수익률이 기존 기업들 간 경쟁에 의해 영향을 받는 것으로, 산업 내 경쟁을 결정짓는 변수로는 산업 내 경쟁업체의 수, 산업의 성장률이 있다.
- **공급자 교섭력** : 산업의 수익률은 원자재 공급자의 교섭력 정도에 의해서도 영향을 받는다.
- **구매자의 교섭력** : 산업 내 기존 기업들로 하여금 서로 경쟁하여 구매자에게 공급하는 가격을 내리거나 보다 높은 품질의 제품 및 서비스를 구매자에게 제공하도록 하는 구매자의 능력을 의미한다.
- **잠재적 진입자(잠재적 경쟁업체의 위협)** : 잠재적 진입자의 시장진출 위협정도는 산업의 수익률에 영향을 미친다.
- **대체품의 위협** : 대체재의 유무에 의해 영향을 받는다.

포터(Poter)의 5Force 산업 구조 분석 모델 모형에 의료산업의 국가 경쟁력을 강화하기 위한 방안을 적용할 경우 생산요인, 내수시장의 크기와 질, 관련·지원 산업, 기업 전략, 구조 및 경쟁양상의 변수(요인)이 의료산업의 국가 경쟁력을 결정한다. 생산요인으로는 의료자본 투자의 유도, 내수시장의 크기와 질은 내국인의 의료수준에 대한 높은 기대가 있다. 기업 전략, 구조 및 경쟁양상으로는 국내 의료기관 간의 경쟁이 있다. 관련·지원 산업으로는 정부의 비자제도, 메디텔 설립의 법령 등이 있다.

❷ 경쟁강도

(1) 경쟁기업의 수

일반적으로 시장에서 경쟁하고 있는 경쟁자의 수는 경쟁의 강도를 가장 분명히 나타내주는 지표이다. 즉 시장에 참여하고 있는 기업의 수가 많을수록 경쟁이 심하다고 볼 수 있다.

(2) 경쟁기업의 상대적인 크기

시장에 참여하고 있는 경쟁기업이 수가 동일할 지라도, 경쟁사의 상대적인 크기가 경쟁의 강도에 영향을 미친다. 소수일지라도 거대기업에 의해 지배되는 시장이라면, 경쟁강도는 달라진다.

(3) 상품 및 전략의 유사성 정도

경쟁 기업 간 상품 또는 전략의 유사성은 경쟁의 강도에 영향을 미친다. 구체적으로 경쟁기업들이 제공하는 상품이 서로 유사하다면 상품 차별화가 뚜렷한 시장에 비해 경쟁의 강도가 높아진다.

(4) 시장의 성장여부

시장의 성장률이 낮거나 정체 혹은 축소되고 있는 경우, 시장에 참여하고 있는 기업들이 성장할 수 있는 방법은 다른 경쟁자의 매출을 잠식해야 한다. 소아를 대상으로 진료하는 의료기관입장에서는 인구통계적으로 출생률이 낮아지고 있으므로, 시장 자체가 성장하고 보고 있다고 보기는 어렵다.

(5) 높은 고정비용

항공운송 등과 같이 총원가 중 고정비가 차지하는 비중이 높고 과잉설비가 존재하는 경우에는 변동비의 회수만 가능하다면 설비를 가동하는 것이 더 유리하기 때문에 경쟁자들 간에 치열한 가격전쟁이 발생할 가능성이 높다.

(6) 시장으로부터의 철수 용이성 정도(철수장벽)

기업이 사업을 포기하고 시장에서 철수하기 어렵게 만드는 요인이 다양하게 존재하는데, 장기계약관계에 묶여 있다거나, 기업 내 다른 사업부와의 관계 때문에 사업을 포기할 수 없다거나, 각종 시설 및 자산에 대한 투자가 많았고 그 용도를 변경하기 어려울 경우, 사업철수에 대한 정부규제 등은 모두 산업의 철수장벽으로 작용한다. 이때 기업들은 수익성이 악화되더라도 지속적으로 시장에 참여하게 되며 따라서 산업의 전반적 경쟁강도는 높아진다.

❸ 진입장벽

경쟁자의 수가 많아질수록 시장에서의 수익성은 낮아지기 때문에 새로운 경쟁자들이 진입할 시장은 매력도가 낮다. 따라서 시장에 진출해 있는 기존기업은 새로운 경쟁자들이 쉽게 들어오지 못하도록 여러 가지 장벽을 쌓기도 하는데, 이것을 진입장벽이라고 한다.

(1) 정부의 진입규제

어떤 특정 산업에 진입하기 위해서는 정부의 허가를 받아야 하는 경우가 있는데, 이 경우에는 새로운 경쟁자의 진입이 어려워진다. 예를 들어 담배산업의 경우 공기업인 KT&G사가 독점하고 있고, 민간 기업들의 시장참여는 불가능하다.

(2) 높은 투자금액

시장에 새로 진입하려는 경쟁자가 생산설비를 짓거나, 매장을 열거나, 광고나 판매촉진을 하는데 많은 액수를 투자해야만 한다면 이 시장에 진입할 수 있는 경쟁자의 수는 줄어든다.

(3) 원가차이

규모의 경제효과로 인해 기존 경쟁자들이 낮은 원가를 실현하고 있다면 이는 강력한 진입장벽으로 작용할 수 있다. 이 경우 새로이 진입하고자 하는 기업은 상당한 기간 동안 기존 경쟁자보다 높은 원가로 생산할 수밖에 없다. 그럼에도 불구하고 이후의 성공여부도 불확실하다.

(4) 강력한 브랜드

고객들에게 높은 인지도와 좋은 이미지를 갖고 있는 브랜드를 구축하는 데에는 오랜 시간과 비용이 든다. 따라서 강력한 브랜드는 훌륭한 진입장벽이 될 수 있다.

(5) 중요 투입요소 확보의 어려움

사업을 진행함에 있어 공장 또는 매장의 입지, 재료나 기술, 유통경로 등과 같이 꼭 필요한 요소들이 있다. 이러한 요소들을 확보하고 있는 유무에 따라 중요한 진입장벽으로 작용한다.

(6) 전환비용(Switching cost)

고객이 공급선을 바꾸는데 들어가는 비용을 말하는데, 금전적 비용 뿐만 아니라 사회적·심리적 부담 등을 모두 포함한다. 예를 들어 쿠팡당일배송 서비스를 이용하는 고객이 이마트새벽배송 서비스로 쉽게 전환되는 경우는 전환비용이 낮다고 할 수 있다.

3. 내부 환경분석

❶ 마이클포터(Michael porter)의 가치사슬(Value Chain)

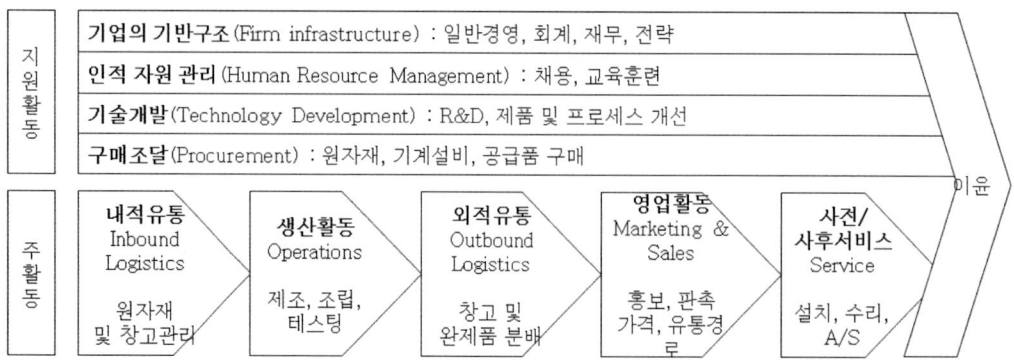

기업경영에 있어 지속적인 경쟁우위를 확보하고 성장하기 위해 신속한 시장대응 능력이 중요하다. 이에 기업의 내부 가치 활동 간의 효율적 연계만으로는 더 이상 시장에서 경쟁우위를

가지기 어렵다. 개별 기업의 경쟁력만으로는 성장에 한계가 있기 때문에 개별 기업들의 핵심역량을 결합하는 가치사슬을 형성하고, 개별 기업의 관점이 아닌 전체 가치 사슬의 관점에서 기업과 관련된 복잡한 관계의 통합 및 최적화를 지향해야만 기업이 생존하고 성장할 수 있다.

가치사슬분석에서 유의할 점은 단순히 해당 기업의 역량만을 평가해서는 안된다. 시장에는 항상 경쟁자가 있기 때문에, 경쟁기업에 따라 우리가 가진 자원이 강점이 될 수도 있고 약점이 될 수도 있다. 올바른 전략을 수립하려면 경쟁기업들의 역량까지 파악하고 분석되어야 한다. 분석의 범위를 확장하는 것도 필요하다. 기업 내부에서 이루어지는 활동뿐만 아니라 공급자 또는 물류업자까지 고려되어야 한다. 중요한 활동들을 외부업체에게 아웃소싱하는 기업의 경우에는 자신 뿐만 아니라 외부업체도 가치사슬 분석에 포함시켜야 한다. 원재료를 획득하는 시점부터 이를 가공하고 생산해서 상품을 최종적으로 고객에게 전달하는 시점까지의 전 과정을 분석함으로써 가치창출 과정 전체를 한 눈에 볼 수 있다. 뿐만 아니라, 기업이 실제로 어느 부분에서 얼마만큼의 가치를 창출하는지 알 수 있고, 따라서 핵심역량 부분에 자원을 집중할 수 있다.

❷ SWOT분석

미국의 경영컨설턴트인 알버트 험프리(Albert S. Humphrey)에 의해 고안되었다. 기업의 내부환경과 외부환경을 분석하여 강점(Strength), 약점(Weakness), 기회(Opportunity), 위협(Threat)요인을 규정하고 이를 토대로 경영전략을 수립하는 기법이다. SWOT 분석은 외부로부터의 기회는 최대한 살리고 위협은 회피하는 방향으로 자신의 강점은 최대한 활용하고 약점은 보완한다는 논리에 기초를 두고 있다.

- **강점**(Strength) : 내부환경(자사 경영자원)의 강점
- **약점**(Weakness) : 내부환경(자사 경영자원)의 약점
- **기회**(Opportunity) : 외부환경(경쟁사·고객·거시적 환경)에서 비롯된 기회
- **위협**(Threat) : 외부환경(경쟁사·고객·거시적 환경)에서 비롯된 위협

(1) SWOT 분석 후 경영전략

내부요인 / 외부요인	강점(Strength)	약점(Weakness)
기회(Opportunity)	SO전략(강점-기회전략) 강점을 살려 기회를 포착한다. 공격적 전략을 취한다.	WO전략(약점-기회전략) 약점을 보완하여 기회를 포착한다. 전략적 제휴 또는 우회전략을 취한다.

내부요인 외부요인	강점(Strength)	약점(Weakness)
위협 (Threat)	ST전략(강점-위협전략) 강점을 살려 위협을 회피한다. 다각화 전략을 취한다.	WT전략(약점-위협전략) 약점을 보완하여 위협을 회피한다. 방어적 전략을 취한다.

❸ 매트릭스 분석

	기존 제품	신제품
신 시장	시장 개발	다각화
기존 시장	시장 침투	제품 개발

미국의 수학자이자 비즈니스 관리자인 엔소프(Ansoff)박사가 1950년대 발표한 기업성장을 위한 의사결정을 위한 도구이다. 기업의 제품과 시장 상황에 따른 기업의 성장방향과 위험도를 예측하여, 성장 기회를 확인하고 기업의 성장방향에 대한 의사결정을 한다. 제품-시장 매트릭스라고도 한다.

시장침투전략 (Market Penetration)	현재의 제품으로 현재의 시장에 깊게 침투하는 전략이다. 어떤 형태로든 제품을 변경시키지 않고, 현재의 제품을 기존고객들에게 보다 많이 판매하도록 한다. 예를 들면, 버거킹이 매출액을 증가시키기 위해 가격인하·광고확대·점포증설 등으로 기존고객들의 이용 빈도를 증가시키거나 경쟁업체들의 고객을 유인하는 방법이다.
제품개발전략 (Product Development)	현재시장의 소비자에게 새로운 제품 개발을 통해 지속적인 수요를 이끌어내는 전략이다. 현재의 시장에 대하여 잠재된 이익을 가지는 신제품 또는 수정된 제품을 공급한다. 예를 들면 도미노피자는 신메뉴 멜론 치즈엣지 피자 등 신제품을 끊임없이 개발한다.
시장개발전략 (Market Development)	현재의 제품을 기존과는 다른 시장에 출시하여 공략하는 전략이다. 현재 제품에 대한 새로운 시장의 발견 또는 개척할 수 있는가를 개발한다. 예를 들면 맥도날드, 스타벅스는 드라이브쓰루 매장을 만들어, 현재 제품을 다른 세부 시장군을 개척하여 제공하였다.

다각화 전략 (Diversification)	새로운 제품으로 새로운 시장을 공략하는 전략이다. 기존의 제품이나 시장과는 완전히 다른 새로운 사업을 시작하거나 인수한다. 예를 들면 매일유업에서 폴바셋 브랜드를 만들어 카페 사업에 진출하였다.

4. 한국 의료관광 환경분석

기업의 마케팅 목표 달성에 영향을 미치는 내·외부 요인들의 집합을 마케팅 환경이라 한다. 의료관광 산업에 진출하는 의료기관 또한 내·외부 환경으로 구분하여 분석된다. 외부환경요인은 의료시장의 개방, 한류의 영향이 있다. 많은 나라에서 K-Pop, K-Beauty 등으로 한국 문화콘텐츠의 총칭인 'K-Culture'에 열광하고 있으며, 음악, 드라마, 영화, 패션 등 K-문화가 전 세계에 빠르게 확산되고 있다. 한류 열풍으로 국내로의 외국인 여행객이 늘고 음악, 영화 등 한류 문화상품 수출이 증가하고 있다. 이에 관광수입도 매우 가파른 증가세를 나타낸다. 외국인 관광객 중 방문자가 가장 많은 나라는 일본과 중국이다. 우리나라 의료관광산업에서 중국 및 일본의 관광객이 상당 부분 차지하고 있기 때문에, 안정된 관광객을 가진 이들 나라를 대상으로 'K-컬처'에서 'K-메디슨'으로의 전환이 매우 용이하다고 볼 수 있다. 이러한 사실은 문화체육관광부(2012)가 실시한 설문조사 결과, 한국 드라마를 시청한 사람들을 대상으로 한국과 관련된 것 중 향후 체험하고 싶은 물음에 대해 '미용·의료'분야를 응답한 비율이 15.3%로 나타났다는 점으로 뒷받침 된다.

내부환경 요인으로는 의료기술의 경쟁력 확보, 의료서비스의 가격경쟁력, 적극적 마케팅이 있다. 국제성형의학회(ISAPS)에 따르면, 우리나라는 인구당 성형수술건수에서 세계1위를 기록하고 있으며, 우리나라 성형시장규모는 세계 전체의 약 25%를 점하고 있다. 중국인의 경우 중국보다 질 높은 의료서비스와 시술 후 안락한 휴양, 쇼핑을 즐길 수 있다. 일본인을 대상으로 한 의료관광상품은 일본에 비해 가격 측면에서 저렴하다. 이에 일본인의 검진센터, 미용 및 성형외과, 피부과 등의 이용이 늘고 있는 추세이다. 우리나라의 높은 의료기술과 타국에 비해 적정한 비용으로 우리나라를 찾는 의료관광객은 더욱 늘어날 것으로 예상된다. 한국관광공사가 2012년 중 우리나라를 찾은 의료관광객을 대상으로 설문조사를 한 결과, 우리나라를 선택한 이유는 우수한 의료기술 수준이라는 응답이 가장 많았다. 그 뒤를 이어 한국 의료기관·의료진 인지도, 최첨단 의료장비 및 시설의 순으로 나타났다. 한 국가의 의료기술 수준을 측정 할 때는 암환자의 '5년 상대생존율' 지표가 많이 사용되고 있으며, 우리나라의 동 지표는 매년 증가하는 추세를 보이고 있다. 국가 암 정보센터(1993)에 따르면, 1993~1995년간 암 환자 생존율은 41.2%에 불과했으나 2001~2005년간에는 53.7%로 10%포인트 이상 증가했으며, 2005년~2010년간도 64.1%로 지속적인 증가추세를 나타내고 있다. 특히 우리나라의 위암 생존율을 67.0%인데 비해 미국은 26.9%로 큰 차이를 보였으며 미국이 60%대를 보인 자궁 경부암 및 대장암의 우리나라 생존율은 각각 80.2%, 72.7%를 기록하였다. 이는 우리나라 의료기술의 높은 수준을 뒷받침 하고 있다. 각 국가의 의료가격을 비교·분석하기 위해서는 환자가 의사 등의 의료서비스 제공자에게 지불하는 항목별 의료수가를 사용하여 분석 할 수 있다. CT나 MRI 등의 의료기기를 이용한 경우의 검진비용을 비교한 결과, 한국의 비용이 가장 낮은 것으로 나타났다(이해종, 2012).

CT검사의 경우 한국은 54달러로 8개국 중 가장 싼 반면, 미국의 경우는 510달러로 한국보다 약 10배 높은 것을 확인할 수 있다. MRI 검사의 경우에도 한국은 197달러로 8개국 중 가장 저렴한 데 비해, 미국의 경우는 1080달러로 우리나라보다 5배 이상 높은 것으로 나타났다.

3장 고객분석

1. 고객행동 영향요인

기업의 마케팅 활동은 결국 고객의 행동에 접목시키기 위함이다. 고객행동에 영향을 끼치는 요인을 분석하여 기업의 마케팅 활동이 더욱 용이해지도록 한다.

개인적 요인	개성	개인이 외부 환경에 대해 일관되고 지속적인 반응을 가지는 심리적 특성이다. 심리분석학자 프로이드(Freud)는 개성의 구성요인을 Id, Ego, Superego로 분류했다. 개성을 구성하는 세 요인들이 상호작용하면서 무의식적인 동기를 유발하고, 유발된 동기가 인간행동으로 구체화됨으로써 개성으로 발현된다.
	라이프 스타일	저마다 삶을 살아가는 방식이다. 개성과 달리 쉽게 변하기도 하는 특징이 있다. 이와 같은 삶의 기록은 개인이 향후 구매형태나 구매욕구에 영향을 미친다. 이에 미국 스탠포드 연구소(Stanford Center)는 The Value and Lifestyle Program을 개발하여 라이프스타일이 소비문화가치에 미치는 영향을 연구한다.

사회적 요인		
	문화	사회구성원들이 공유하는 관습·가치관 등의 복합체를 말한다. 사회구성원들이 오랜 세월에 거쳐 이룩한 사회적 유산 또는 생활방식이다. 문화는 각 세대간의 학습에 의해 전달되는 특성을 가지고 있어, 사회의 규범과 기준을 포함하고 있으며, 고정되지 않고 끊임없이 변화한다. 문화의 구성요소로는 언어, 가치와 신념, 관습, 의례 등이 있다.
	사회계층	한 사회 내에서 같은 지위에 있는 사람들로 구성된 집단이다. 한 사회 내에서 비교적 영속적이고 동질적인 집단 구분으로 직업, 소득, 교육수준 등에 의해 나누어진다. 해당되는 각 사회계층에 속하는 사람들은 계층에 따라 공유하는 태도나 행동 등에서 차이를 보이고 각 사회계층을 구성하는 구성원들은 일종의 동질감을 갖는다.
	준거집단	개인에게 어떠한 대상과 관련된 소비자의 태도 형성이나 행동에 어떠한 기준점(준거기준)을 제공하는 집단이다. 준거집단이 구매행동에 미치는 영향은 크게 규범적, 정보적, 가치표현적 차원 등이 있다. 예를 들면 BTS의 팬은 army에 소속되어 있고, 함께 기부 활동을 하는 것이 있다.
	가족	혈연, 입양 등으로 구성된 집단 또는 구성원이다. 가족은 경제적, 사회적, 정서적 기능을 가지고 있으며, 동일한 공간에서 동일한 생활을 하고 있으므로 상호 밀접한 관계를 맺고 있다.

2. 고객의 정보처리과정

마케팅의 주된 과업은 마케팅믹스를 소비자 행동과 부합시키거나, 소비자들의 행동을 기업에게 가장 유리하게 유도하고 유지하는 일이다. 이에 소비자 행동은 곧 마케팅, 더 나아가서는 기업 활동 전체의 한 통제요인으로 작용한다. 고객 행동분석은 정보처리 과정과 구매의사결정과정으로 살펴볼 수 있다. 고객의 정보처리 과정은 마케팅 자극에 대해 고객이 태도를 형성하는 일련의 과정을 분석한다. 고객의 구매의사결정과정은 고객의 구매와 관련된 결정과정을 분석한다.

❶ 고객의 정보처리과정 모델

AIDMA 모형	경제학자 롤렌드 홀(Rolland Hall)이 만든 고객의 심리 단계 법칙이다. 광고나 판매에 있어, 고객의 심리적 단계 법칙을 AIDMA 모형으로 만들었다. 2000년대 이전까지의 패러다임이다. 광고에 노출된 사람이 행동하기까지 주의(Attention), 흥미(Interest), 욕망(Desire), 기억(Memory), 행동(Action)의 순서를 거친다. - **주의**(Attention) : TV, 잡지 등을 보다가 어떤 광고를 보게 된다. - **흥미**(Interest) : 특정 제품에 대해 흥미(관심)가 생기게 된다. - **욕망·열망**(Desire) : 갖고 싶은 생각이 점점 커진다. - **기억**(Memory) : '이건 꼭 사야겠어'라고 기억을 한다. - **행동**(Action) : 매장으로 가서 구매 한다.
AISAS 모형	인터넷과 스마트폰 등의 정보통신기술이 발달하면서 고객은 더이상 기업이 일방적으로 전하는 메시지에만 의존하지 않는다. 이에 일본의 광고대행사 덴츠는 2005년 AISAS라는 새로운 구매행동모델을 만들었다. 고객은 주의(Attention)→흥미(Interest)→검색(Search)→행동(Action)→공유(Share)의 단계를 거친다. 주목과 흥미까지의 단계는 이전 모델과 동일하나, 현대인은 흥미를 느끼면 검색을 해보는 형태로 바뀌었다. 어떤 상품에 흥미를 갖게 되면, 그 상품에 대한 포털 사이트의 후기, 가격정보 등을 검색한다. 또, 구매해서 상품을 써보고 난 후 그에 대해 블로그나 SNS에 후기나 인증샷을 찍어 올린다. 이렇게 공유한 정보는 다른 누군가가 검색(Search)하는 단계에 있을 때 노출이 되고 그 사람에게 영향을 미치게 된다. 이와 같은 순환 단계가 반복된다. 현대의 고객은 시간과 장소의 제약을 받지 않는 검색과 공유 덕분에 능동적인 고객으로 변화한 것이다. 또한 AIDMA모형이 1인의 소비를 설명하고 있다면, AISAS 모형은 검색과 공유를 통한 고객 간 관계의 확장을 설명한다. 결국 새로운 시대의 새로운 고객은 검색(Search)과 공유(Share)라는 문화를 가지고 있으므로, 기업은 고객의 검색(Search)과 공유(Share)활동을 고려한 마케팅을 해야 한다.

3. 고객의 구매의사 결정과정

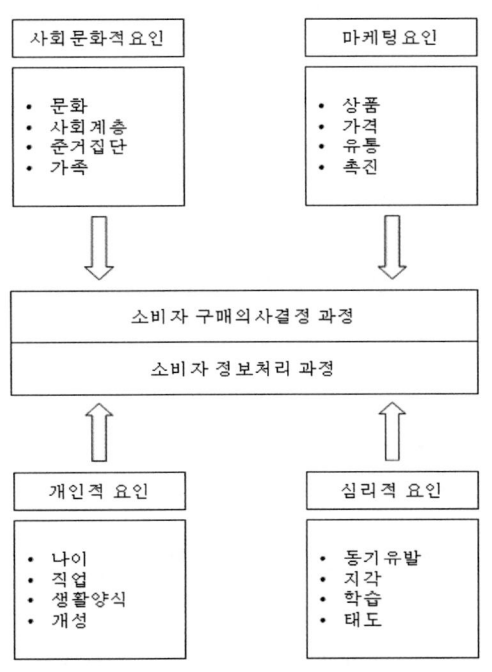

고객은 매일 여러 가지 상품이나 서비스를 구매한다. 출근 할 때 '버스를 탈지? 지하철을 탈지? 택시를 탈지?'에 대한 의사결정을 시작으로 어떤 음료를 마시고 무슨 음식을 먹을지 다양한 상품과 서비스의 구매의사결정 과정을 거친다. 기업은 소비자들이 상품을 구매하는 과정을 이해하기 위해 지속적으로 노력한다.

❶ 고객의 구매의사결정과정

고객은 구매의사결정을 위해 욕구(문제)의 인식, 정보의 탐색, 대안의 평가, 구매의사결정, 구매 후 평가의 단계를 거친다.

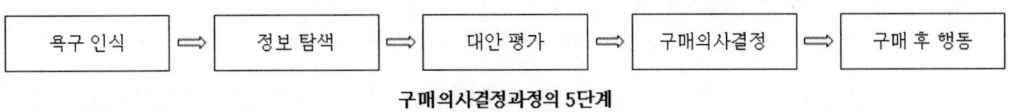

구매의사결정과정의 5단계

(1) 욕구(문제) 인식

의사결정 과정의 첫 번째 단계는 고객이 문제나 욕구를 인식한다. 실제 상태와 바라는 상태 간의 괴리로 인해 문제가 발생하고 이로 인해 욕구가 유발된다. 예를 들면, 고객이 외모에 대한 관심을 가지고 특히 눈이 컸으면 하는 마음이 생겨, 쌍꺼풀 수술을 하려는 욕구가 발생하는 것이다.

(2) 정보 탐색

고객은 문제나 욕구를 해결하기 위해 탐색의 과정을 거친다. 탐색에는 내적 탐색과 외적 탐색이 있다. 내적탐색은 고객 본인의 기억에 있는 관련 정보를 탐색하고 이끌어내는 과정이다. 눈 성형을 하고 싶은 고객은 본인이 평소 기억에 있는 병원 브랜드를 떠올리며 검색하는 과정을 거친다. 외적탐색은 고객 본인의 기억 외의 원천으로부터 정보를 탐색하는 과정으로써 지인과 인터넷을 통해 쌍꺼풀 수술 병원에 대한 정보를 수집하는 과정이다.

(3) 대안 평가

고객은 정보 탐색과정을 거친 뒤 많은 상품 중 어떤 상품을 선택할지에 직면하는데 이 단계가 바로 대안 평가 단계이다. 이때 고객은 상품 선택을 위해 대안에 관한 정보를 처리하고, 탐색된 정보를 기초로 욕구를 충족시킬 여러 대체안을 평가한다. 여기서는 평가기준 속성에 따라 일정한 방식으로 평가하는데 보완적 방식과 비보완적 방식으로 구분된다.

① 보완적 방식

한 속성에서 긍정적인 평가가 다른 속성에서 부정적인 평가를 상계(相計)하는 방식이다. 예를 들어 경유차를 선호하는 소비자는 소음·매연 등에서는 부정적인 평가를 하나 연료비 절감이라는 측면에서는 긍정적으로 평가한다. 즉 보완적인 평가방식에서는 평가기준에 따라 나쁜 점과 좋은 점을 보완하며 평가한다.

② 비보완적 방식

한 속성에서 긍정적인 평가가 다른 속성에서 부정적인 평가를 상계(相計)하지 않는 방식이다. 소비자가 운동화를 구입하려는 경우 머릿속에 떠오른 상표들과 평가기준인 충격흡수성, 가격, 디자인, 내구성으로 분류해 점수로 평가하여 수용 가능한 최소 수준을 만족하지 못하면 고려대상에서 제외하는 방식이다.

평가기준	가중치	A브랜드	B브랜드
가격	7	6	3
디자인	6	3	6
내구성	5	6	2

(4) 구매행동

고객은 대안 평가단계를 거쳐 구매의사결정, 즉 구매행동을 한다. 쌍꺼풀 수술을 하고 싶은 고객은 판단근거(후기, 비용)에 따라 가장 만족도가 높은 병원을 선정하고, 선택한 의료기관을 방문하여 상담·수술일정을 결정한다.

(5) 구매 후 행동

고객의 구매 후 행동은 기업이 상품을 평가하는데 매우 중요한 단서이다. 왜냐하면 고객이 반복구매로 이어질지를 결정짓고, 특히 의료서비스는 고객이 서비스 품질을 판단하기 어려워 구매 후에도 만족·불만족을 인지하지 못하는 상황에 처할 수 있기 때문에, 의료기관은 고객의 구매 후 부조화를 세심하게 관리해야한다.

> **구매 후 부조화**(Post-purchase dissonance)

고객이 상품을 구매한 후에 자신의 의사결정에 대해 불안감을 느끼는 것이다. 고객은 자신이 구매한 상품이 의사결정 과정에서 고려한 다른 상품보다 과연 더 나은지에 대한 심리적인 갈등이 있을 수 있다. 이를 구매 후 부조화라 한다. 구매 후 부조화가 커지는 상황은 상품을 반품할 수 없을 때, 상품의 가격이 높을 때, 고객이 선택한 상품이 갖지 못한 장점이 다른 상품에 있을 때, 상품 관여도가 높을 때(고관여상품일 때), 모든 의사결정을 전적으로 자신이 스스로 선택했을 때 등이 있다. 고객은 구매 후 부조화가 긍정적으로 작용하면 만족을 느끼고, 그렇지 못하면 만족을 느끼지 못한다.

4장 STP

1. STP

❶ 시장세분화(Segmentation)

의료시장 내의 고객들의 니즈(Needs)를 파악한다. 동일한 니즈(Needs)를 가진 고객별로 세분시장을 구분한다. 구분된 세분시장별 특성을 분석하여 정리한다.

(1) 시장세분화 변수(방법)

- **인구통계학적 변수** : 연령, 성별, 소득수준
- **지리적 변수** : 국가, 서비스지역, 도시규모, 인구밀도, 기후
- **고객의 행동변수** : 서비스 이용계기, 서비스 애호도, 추구편익, 상표충성도, 고객의 생애가치, 반응단계, 사용상황
- **심리적 변수** : 개성, 라이프스타일

(2) 시장세분화 조건

- **접근성** : 시장 접근성이 확보되기 위해서는 물리적 정보 교환 채널과 의사소통 채널이 존재해야한다. 글로벌 의료서비스 마케터는 각 세분시장에 대한 적절한 접근 채널과 의사소통 채널이 확보되도록 시장세분화를 해야한다.
- **측정성** : 시장세분화 결과를 토대로 표적시장을 선정할 수 있으려면 각 세분시장의 매력도를 판단·측정할 수 있어야 한다. 세분화된 시장의 매력도는 규모, 성장속도, 서비스 선호 강도 등의 지표로 측정한다.
- **실질성** : 세분시장 규모에 관한 조건으로, 세분시장은 심각한 무리가 발생하지 않는 한 크게 분류하는 것이 바람직하다.
- **차별성** : 세분시장 이질성에 관한 조건으로, 각각의 세분시장은 기업의 마케팅 믹스에 대해 각기 다르게 반응해야 한다.
- **유지성** : 규모가 크고 수익성이 커서 별도의 시장으로 개척할 가치가 있는 정도를 말한다. 하나의 시장부분을 가능한 동질적 욕구를 지닌 다수의 소비자로 구성되어 이익을 거둘 수 있는 규모가 되어야 한다.

❷ **표적시장 선정**(Targeting)

각 세분시장의 매력도를 분석한다. 본원이 보유한 자원을 이용하여 가장 효과적으로 공략할 수 있는 세분시장을 표적시장으로 선정한다.

(1) 표적시장 마케팅 전략

비차별화 마케팅 전략	모든 시장을 동질적인 것으로 보고 시장 세분화를 하지 않고, 하나의 표준화된 마케팅 믹스로 공략하는 것이다. 소비자의 니즈가 동일하고 대량생산·판매 시에 원가절감 효과가 큰 경우에 사용한다. 의료기관의 예시로는 대량생산·판매와 의미는 다르지만, 교육의 목적·의료진 양성기관으로 모든 진료과를 다루는 대학병원이 있다.
차별화 마케팅 전략	하나의 세분화된 시장에 각각 다른 마케팅 믹스를 개발하여 공략하는 것으로 소비자의 취향이 이질적이고, 의료기관의 자원능력이 우수한 경우 사용한다. 예를 들면 우리들병원이 중동에는 병원시스템을 수출하였다. 그리고 외국인 환자를 타겟으로 제주도에 우리들병원을 개원하는 것이다.
집중화 마케팅 전략	가장 매력적인 시장 하나만 선택하여 최적의 마케팅 믹스를 개발하고 모든 노력을 집중하여 공략하는 것이다. 예를 들면 화상치료만 전문으로 하는 베스티안 화상전문병원, 탈모 치료만 취급하는 탈모 치료 및 모발이식 병원 등이 있다.

(2) 표적시장을 선정할 때 고려해야 할 요인

세분시장의 매력성과 의료기관의 경영목표 및 보유하고 있는 자원·능력이다.

규모는 매력성의 판단지표 중 하나로, 규모가 무조건 클수록 유리한 것이 아니라, 하나의 세분시장에 독자적인 마케팅 프로그램을 시도할 만한 크기가 되는 것이 중요하다.

세분시장의 매력성은 세분시장의 규모, 성장성, 수익성, 경쟁정도, 위험도, 규모경제 등의 다각도로 분석한다.

❸ 포지셔닝(Positioning)

고객의 마음속에 인식시키고자 하는 본원의 이미지를 정한다. 본 의료기관이 지향하는 의료기관의 이미지를 고객의 마음속에 가장 효과적인 마케팅 믹스 전략을 사용해서 각인시킨다. 고객의 마음속에 각인된 의료기관의 이미지를 지속적으로 축적하고 관리한다.

(1) 포지셔닝 전략

고객이 상품을 선택할 때 가장 먼저 떠오르는 상품이 되도록 상품의 차별화된 특성 및 이미지를 효과적으로 전달하는 가치제안(Value proposition)을 결정한 후 이에 근거한 마케팅 활동이다.

- **상품사용자에 따른 포지셔닝**: 표적시장 내의 타켓 고객을 겨냥해 자사상품이 그들에게 적절한 제품임을 제시하는 방법이다. 상품의 구매나 사용이 소비자들의 사회적 관계에서의 상징적 의미가

있음을 강조한다. 예를들면 성형외과의 거상 리프팅은 주로 40~50대가 하는 수술이므로, 본원의 거상 리프팅 모델을 40~50대로 선정하는 것이 있다.
- **경쟁상품에 기반한 포지셔닝** : 고객의 마음속에 강하게 인식되어 있는 경쟁상품에 대비해 자사 상품의 차별점을 제시하는 방법이다. 예를 들면 상담실장이 인적판매를 하며 고객과 소통 할 때 국산필러와 수입산 필러제품을 비교설명하는 것 또는 국산필러상품군을 나열하여 비교설명하며 상담하는 것을 말한다.
- **사용상황에 따른 포지셔닝** : 상품이 사용될 수 있는 적절한 상황과 용도를 자사상품과 연계시키는 방법이다. 예를 들면 가히 멀티밤 화장품의 광고는 30대의 바쁜 엄마가 자녀를 데리러 가기 직전, 쉽게 예쁜 얼굴로 만들 수 있는 화장품임을 강조하는 내용이다.

(2) 재포지셔닝을 해야 하는 상황

- 소비자의 필요와 욕구가 변했을 때
- 시장에서의 경쟁상황 등의 변화로 전략의 수정이 필요할 때
- 경쟁자의 진입으로 표적시장 내 차별적 우위 유지가 어려울 때
- 판매 침체로 기존 상품의 매출이 감소되었을 때
- 매력적인 신시장이나 기회를 발견했을 때

제2부 상품개발

1장 상품

1. 상품

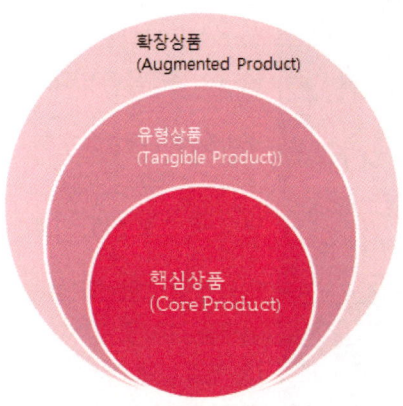

▶ **핵심상품**(Core Product)
- 고객이 특정 상품에서 원하는 또는 얻고 싶은 편익이다.
- 발뮤다 브랜드의 전기포트를 예를 들면, 핵심상품은 전기포트의 물을 끓이는 기능이다.

▶ **유형상품**(Tangible Product)
- 상품의 구체적인 물리적 속성들을 의미한다.
- 가시적인 특징들의 집합을 의미한다.
- 발뮤다 브랜드의 전기포트의 유형상품으로는 독특한 디자인으로 핸드드립 커피 내리는 기능도 한다.

확장상품(Augmented Product)
- 상품의 편익·가시적 속성들을 제외한 부가적인 서비스를 의미한다.
- 발뮤다 브랜드의 전기포트의 확장상품으로는 발뮤다 전자제품의 행복 A/S 센터가 있다.

❶ 상품 구매 시 의사결정 방법에 따른 상품 분류

고관여 상품	고객이 상품을 구매 할 때 많은 고민을 거치는 성격의 상품이다. 객단가가 높은 상품으로 구매리스크가 높다. 소비자의 구매결정 시 의사결정·정보처리 등이 복잡한 의사결정(Complex decision making)을 한다. 복잡한 의사결정이란 상품 대안들을 자세히 비교·평가 후 가장 선호하는 상품을 구매하는 것을 말한다. 예를 들면 자동차, 노트북구매, 성형시술, 해외유학 등이 있다.
저관여 상품	고민을 크게 하지 않고 구매를 결정하는 성격의 상품이다. 객단가가 낮은 상품, 구매리스크가 낮은 상품이다. 예를 들면 휴대폰악세사리, 생필품(샴푸) 등이 있다.

❷ 소비자들의 구매습관에 따른 상품 분류

편의품	제품을 구매할 때 시간·노력을 많이 들이지 않는 상품으로 편리하게 구입한다. 고객입장에서는 원하는 편의품이 없는 경우, 다른 편의품으로 구입한다. 즉, 대체품으로 언제든지 대체 가능하다. 기업은 편의품 유통 시, 폭 넓은 유통망 체계를 구축하고 있다. 습관적 구매 제품이라고도 한다. 예를 들면 초콜릿, 생수 등이 있다.
선매품	구매하기 전 제품에 대해 비교·선택하여 구매하는 제품이다. 편의품보다 가격이 높고 구매빈도수가 낮다. 평소 상품에 대한 지식이 낮고, 본인의 취향에 맞는 것을 선택하려는 경향이 있다. 예를 들면 가전제품이 있다.
전문품	소비자가 구매결정을 하기 전에 특별히 더 노력을 가하는 상품이다. 고품질의 상품이며, 소비자의 브랜드 애호도가 높고, 품절이 되면 기다렸다가 사려는 경향이 있다. 예를 들면 명품, 스포츠카, 의료관광 등이 있다.
비탐색품	있으면 좋고 없어도 상관없는 상품이다. 신제품 같이 존재자체를 알지 못하는 상품으로, 상품의 욕구를 환기시키는 것이 중요하다. 예를 들면 히말라야 핑크솔트를 담은 치약 등이 있다.

❸ 상품 수명 주기(Product life cycle)

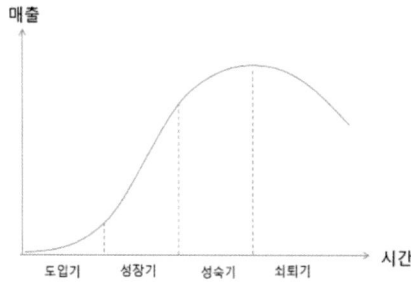

상품 수명주기란 상품 출시부터 상품 단종까지의 모든 단계를 의미한다. 일반적으로 상품 수명 주기는 최초 출시 이후 단종까지 도입→성장→성숙→쇠퇴의 단계를 거친다. 각 수명주기별로 마케팅의 주의사항이 다르다. 도입기란 상품이 처음 시장에 나오는 시기로 광고 및 홍보 등의 비용 지출이 높은 시기이다.

성장기에는 상품 매출이 급등하는 시기로써, 시장 점유율이 급상승하는 시기이다. 성숙기는 시장에서 상품의 수요 및 공급이 포화된 상태이며, 상품의 판매량이 최대 수준에 도달한다. 성숙기는 판매량과 이익의 정점을 찍는 단계이므로 많은 경쟁사들로 인해 시장이 포화상태에 이르는 단계이다. 따라서 성숙기에는 다양한 상품을 공급하는 경쟁자가 많기 때문에 오히려 제품 차별화가 어려워진다. 쇠퇴기는 상품의 판매 및 매출이 쇠퇴하는 시기이다.

(1) 상품 수명 주기별 특징

도입기	• 상품이 시장에 도입되는 단계이다. • 시장에서 상품의 인지도·매출은 낮고 저조하다. • 경쟁자가 없거나 있어도 극소수이다. • 가격을 통한 촉진활동전략으로 시장에 빨리 침투하고자 하는 저가격의 '침투전략'이나 고가의 '스키밍' 전략을 취한다.
성장기	• 소비자의 인지도가 증가하여 매출이 급성장하는 단계이다. • 경쟁자의 증가하고, 경쟁이 매우 치열해지기 시작한다. • 생산량 급증에 따른 상품원가의 하락으로 이익이 증가한다. • 유통경로는 시장점유율 확대를 목표로 집중적 유통전략을 취한다. • 시장 점유율 및 거래의 활성화를 목표로 시장침투가격전략을 사용한다.
성숙기	• 상품의 판매량이 감소하기 시작하며 시장 성장률이 둔화되기 시작하는 단계이다. • 시장점유율을 유지하며, 상표의 재활성화 전략을 취한다. • 성숙기는 판매량과 이익의 정점을 찍는 단계이므로 많은 경쟁사들로 인해 시장이 포화상태에 이르는 단계이다. 이 시기는 다양한 상품을 공급하는 경쟁자가 많기 때문에 오히려 상품차별화가 어려워진다. • 시장확대전략, 상품수정전략, 상표의 재포지셔닝전략을 취한다. • 가격전략은 경쟁자와 경쟁을 위한 가격을 취한다.
쇠퇴기	• 상품이 점차 쇠퇴하게 되는 단계이다. • 선택적 유통전략으로 매출실적이 저조하거나 취약한 중간상을 제거하여 적정수의 유통점만을 유지한다. • 최소한의 광고을 한다. • 수익성 유지목적의 가격인하, 저가가격을 제시한다.

❹ 상품 믹스

기업이 생산하여 판매하는 모든 제품의 계열과 품목의 총칭이다. 상품믹스에 대한 고찰이 필요한 이유는 기업에서 생산하는 상품은 단독적으로 존재하지 않는다. 경쟁기업 상품들과 종합적으로 고려하여 조화로운 마케팅 믹스 결정을 내려야하기 때문이다. 한 상품에 대한 결정은 다른 상품에도 파급효과를 미치기 때문에 의사결정의 복잡성이 증대되었다. 기업이 단일상품만을 공급한다면 원가우위는 확보할 수 있지만, 다수 상품들로 상품라인을 구성한다면 고객의 욕구를 충족할 수 있다.

상품 믹스의 폭(Wide)	상품 계열의 수
상품 믹스의 길이(Length)	각 상품 계열 내 품목의 수
상품 믹스의 깊이(Depth)	각 상품 계열 내 품목에서 버전이나 다양성의 수 (충치 치료: 레진, 세라믹, 눈성형: 매몰법, 절개법)

2. 의료관광 상품

의료관광객이 자국의 의료기관 대신 대상 국가의 의료·문화·사회·관광상품을 체험하도록 제공하는 일체의 유·무형의 서비스를 말한다.

❶ 의료관광서비스 상품 분류

▶ **Henderson**(2004)

Medical Tourism 의료·치료 관광	암 수술, 관절 치환수술
Cosmetic Tourism 미용·시술 관광	유방확대수술, 지방흡입수술
Spa and Alternative Therapies 온천·대체요법	마사지, 요가

Cormany(2008)

수술치료 의료관광	치료목적의 수술: 암수술, 관절치환수술, 백내장 수술, 디스크수술
미용성형 의료관광	미용목적의 성형·피부미용 시술: 성형, 지방흡입, 쌍꺼플수술, 항노화 레이저리프팅 시술
대체·보완 의료관광	전통의학 체험: 인도 요가, 아유르베다
건강증진 의료관광	건강검진

(1) 의료관광서비스의 핵심서비스와 보조서비스

핵심상품 (주요서비스)	소비자가 상품으로부터 원하는 근본적인 편익이다. 예를 들면 의료관광객의 욕구충족을 위한 미용 시술, 문제해결과 직접연관이 되는 질병치료 등의 의료서비스가 있다.
보조상품 (보조서비스)	핵심 상품을 소비하기 위한 보조적인 서비스를 의미한다. 예를 들면 의료서비스 이용을 편리하게 해주는 비자발급 서비스 등이 있다.

3. 신상품개발

❶ 신상품 개발모형(이훈영 [2016])

단계	개발 과정	주요 내용
1	전략적 분석과 계획	• 서비스의 특징이 무형이며, 구매 리스크가 높은 상품일수록 기업의 이미지와 명성 및 브랜드 인지도가 중요하다. • 자사와 상표에 대해 고객들이 가지고 있는 이미지와 인지도를 파악한다.
2	시장조사와 기회파악	• 공략하고자 하는 시장의 크기와 잠재 성장력을 파악한다. • 시장 규모와 시장 성장성이 신상품 성공 여부를 좌우 한다.
3	아이디어 창출	• 신상품 아이디어와 함께 기존 상품을 개선하기 위한 아이디어도 수집한다. • 브레인스토밍이나 고객 면접 등을 통해 수집한다. • 고객 접점에 있는 종업원의 의견을 통해 수집한다.

4	상품 컨셉트의 개발과 평가	• 상품 컨셉트는 신상품이 가지는 요소와 특성에 관한 자세한 설명이다. • 아이디어를 상품 콘셉트로 전환시키는 과정에서 고객의 필요와 욕구에 대한 만족 여부를 평가하여야 한다. • 상품의 콘셉트는 기업(목적·강점·재원), 상품(편익·독창성·우수성), 표적시장(크기·성장성·경쟁 정도)를 기준으로 평가하여야 한다.
5	신상품 개발과 테스트	• 신상품에 대한 적극적인 투자를 감행하기 전에 상품 성과에 대한 엄격한 기준과 정책을 수립하여 신상품을 테스트 한다. • 전반적인 마케팅 요소에 대한 반응까지 분석하는 실험시장기법을 포함하는 것이 이상적이다. 실험시장기법은 실제 시장조건에서 신상품의 광고·판촉·유통 및 서비스에 대한 소비자의 반응을 분석하여 신상품의 성과를 예측하고 평가하는 방법이다.
6	상품화와 사후평가	• 도입 시에는 일관성 있는 상품화 전략이 필요하다. • 신상품의 고객수용 및 확산분석 등을 포함한 사후평가가 필요하다. • 판매에 대한 예측 뿐 아니라 잠식화에 관한 분석도 필요하다.

❷ 신상품 개발모형(필립코틀러Philip Kotler [1931])

1	아이디어 생성 (Idea generation)	• 신상품 아이디어의 원천은 기업의 연구개발 부서·고객·경쟁기업·유통업자·공급업자 등 다양한 외부 원천을 활용하여 아이디어를 검토한다.
2	아이디어 선별 (Idea screening)	• 시장규모·상품원가·개발 소요시간·비용·수익률 등을 고려하여 아이디어를 선별한다.
3	콘셉트(Concept) 개발과 테스팅	• 기업의 역량을 고려하여 시장에 출시할 수 있다고 판단된 상품의 아이디어를 고객용어로 설명한 더 자세한 상품 아이디어를 상품 콘셉트라고 한다. • 콘셉트 테스팅은 목표 고객 그룹을 대상으로 신상품 콘셉트를 시험해 보는 것으로 고객에게 실물 또는 설문형으로 제시된다.
4	마케팅 전략 개발 (Marketing strategy development)	• 초기 마케팅 전략을 설계하는 단계로 목표 시장 선정·예상되는 상품 포지셔닝·매출·시장 점유율·이익 목표·예정가격·유통·마케팅 예산·장기 매출계획·수익목표·마케팅 믹스 전략 등을 수립한다.

5	사업성 분석 (Business analysis)	• 신상품에 예상되는 비용·판매량·순이익이 기업의 목적에 부합되는지 검토한다.
6	상품 개발 (Product development)	• 상품개발 이전 단계까지는 말로 기술되거나, 개략적인 실물모형, 그림 등으로 제시되었다면, 상품 개발단계에서는 상품 콘셉트를 물리적 상품(Physical product)으로 실현시킨다.
7	테스트 마케팅 (Test marketing)	• 실제로 시장에 상품을 시험 출시하고 마케팅전략을 실현해보는 단계로 실험시장기법이라고도 한다. • 기업은 포지셔닝 전략·광고·유통·가격·브랜드·포장·예산 등을 포함한 상품의 마케팅 전략을 시장에 직접 테스트 해본다. 이 단계는 경영진이 신상품출시에 대한 최종 결정을 내리는데 필요한 정보를 제공한다.
8	상품화 (Commercialization)	• 본격적으로 상품을 시장에 출시하는 단계로써, 기업에서는 많은 비용이 발생한다. • 신상품 도입시기(Timing)과 장소(Where)을 결정하고 마케팅전략을 실시한다.

❸ 의료관광상품 사례

아이디 병원의 국제진료센터	• 영어권, 중국, 일본, 러시아 등 국가별 의료관광객을 대상으로 의료관광서비스를 제공한다.
차병원의 건강검진 패키지	• 항공사와 연계하여, 미국 시민권자들을 목표고객군으로 타켓팅하여 건강검진상품을 개발하여 제공한다.

2장 상품 콘셉트 개발 및 평가

1. 신상품 콘셉트 개발

❶ 신상품 콘셉트

서비스 무형성의 특징에 의해 기업은 새로운 서비스상품의 콘셉트는 완벽한 합의에 도달해야한다. 서비스 콘셉트에 대한 분명한 정의가 내려진 후에는 서비스 특성에 대한 정확한 설명이 있어야 한다. 그 콘셉트에 반응할 목표 고객이 누구인지에 대한 확인이 필요하다. 서비스 특징에 대한 설명에는 본 서비스가 다루는 문제가 무엇인지, 새로운 서비스가 필요한 이유, 구체적인 서비스 전달 프로세스와 고객이 느끼는 편익·혜택 등이 명확히 설명되어야 한다.

❷ 신상품 콘셉트 구성요소

- **상품 형태** : 상품의 물리적인 속성이다. 무형서비스인 경우 서비스 매뉴얼 또는 서비스 실행 절차를 의미한다.
- **기술** : 상품 혁신성·창의성의 원천 기술을 의미한다.
- **고객이 취하는 이익** : 고객이 상품을 통해 얻고자 하는 편익이다.

❸ 신상품 콘셉트 조건

- **창의성** : 기업이 이미 출시 중인 상품과 본질적으로 다른 서비스를 제공하는지의 여부
- **이익** : 고객에게 실질적으로 전달되는 편익
- **대중성** : 세분화된 시장 중 목표고객군 모두에게 필요한지의 여부
- **차별화** : 기존 시장에 출시되어 있는 경쟁 상품과의 차별성이 있는지의 여부

2. 신상품 콘셉트 평가

상품 콘셉트는 기업의 목적, 강점 및 재원, 상품의 목표, 독창성, 우수성, 표적시장의 크기, 시장 성장가능성, 경쟁 정도 등과 같은 기준에 의해서 평가된다. 신상품의 콘셉트가 시장의 필요에 부응하지 못하거나, 기업의 이미지와 강점에 부적합한 경우는 기각된다. 신상품 콘셉트 평가를 통해 기업은 고객이 원하는 이익에 대해 명확한 정의를 내린다. 신상품 콘셉트 평가를 통해 기업은 지속적으로 경영활동을 함에 있어 시간과 비용을 절약할 수 있다.

3. 신상품 테스트, 상품화 및 사후평가

❶ 신상품 테스트

신상품에 대한 적극적인 투자를 감행하기 전에 상품 출시 후 기대 되는 성과에 대한 엄격한 기준과 정책을 수립하여 신상품을 테스트 한다. 이 과정에서 기업은 상품 자체 뿐 아니라 실무적 측면(서비스의 전달과정)까지 고려한다. 신상품 개발팀, 실무진, 서비스담당자, 그리고 고객들로부터 신상품에 관한 피드백을 받는다.

> **실험시장기법** : 신상품을 목표 고객군에게 제공하여 고객군의 반응·광고·판촉·가격 등 전반적인 마케팅요소에 대한 반응을 분석하는 방법으로써, 상품의 판매·시장점유율·이윤 등을 예측하고 평가한다.

❷ 신상품 상품화 및 사후평가

상품화 과정에는 광고, 판촉, 실무자 교육, 정보기술의 사용에 대한 일관성이 있어야 한다. 상품의 출시 후 사후평가에는 판매예측과 잠식화(Cannibalization)에 대한 분석을 한다. 그 이후 신상품이 자사의 다른 상품을 대체하였는지 또는 새로운 수요를 창출하였는지에 대해 분석하여, 수익성을 평가하고, 이를 마케팅 믹스에 효과적으로 반영한다.

3장 수요예측

1. 신상품 수요분석

❶ 신상품 수요분석 정의

기업의 상품이나 서비스에 대해 미래에 기대되는 시장 수요를 추정하는 과정을 신상품 수요예측이라 한다. 불확실성하에서 미래 지향적인 결정에 있어 위험(Risk)를 최소화하기 위해 수행한다. 이로써, 합리적인 투자 유도로 경제적인 생산활동을 추구하기 위함이다. 기업의 과잉생산·재고고갈 등을 방지할 수 있다.

❷ 신상품 수요의 영향요인

- **상품** : 성능, 기능, 가격, 용도, 상표, 상품이미지, 디자인, 포장 등
- **공급요인** : 생산량, 공급량, 공급지역, 판매경로, 유통점유율 등

- **정보요인** : 광고, 영업력, 홍보, 구전효과 등
- **경쟁요인** : 경쟁상품, 대체품 등
- **소비자요인** : 소득, 직업, 생활시간, 연령, 라이프스타일 등
- **기타** : 사회환경, 유행 등

❸ 수요예측 분석방법

▶ **정성적 예측법**(定性, Qualitative method) : 연구 대상에 대한 심층적이고, 상세한 정보를 얻고자 연구자의 풍부한 경험과 직관적인 통찰을 이용한 연구 방법이다.

델파이법	여러 전문가들을 대상으로 반복적인 질문을 통해 답변 내용을 발전시켜 문제를 해결하려는 미래 예측 기법이다. 델파이 방법은 원리적으로 '두 사람의 의견이 한 사람의 의견보다 정확하다'라는 계량적 객관의 원리와 '다수의 판단이 소수의 판단보다 정확하다'라는 의사결정 원리에 논리적 근거를 두고 있다. 데이터가 전혀 없거나 먼 미래의 장기적 변화를 예측할 때 효과적인 방법이다. 델파이 기법은 반복적인 과정을 거치며, 전문가들이 같은 문제에 대해 2회 이상에 걸쳐 의견을 제시해야 한다. 이 과정에서 여러 전문가들의 문제에 대한 정보를 피드백 받게 되며 수정·보완할 기회를 가지며, 의견의 수렴에 이르게 된다.
시장조사법	정성적 기법 중 가장 계량적이고 객관적인 방법으로 소비자로부터 직접 수요에 관한 정보를 얻으려는 방법이다. 시간과 비용이 많이 들지않음에도 단기 예측시 비교적 정확한 예측이 가능한 방법이다. 예를 들면 설문지, 직접인터뷰, 전화설문조사 등이 있다.
전문가패널법	전문가들이 모여서 집단적으로 행하는 예측기법이다. 보통 장기계획이나 기업의 신제품 개발을 위해서 사용한다. 이 방법은 단독적인 사용보다 다른 예측기법과 병행 사용이 필요하다.
패널동의법	여러사람들의 의견을 사용하므로, 한사람 의견보다는 더 낫다고 가정 하에 전문가·담당자 및 소비자 등으로 위원회를 구성하여 자유롭게 의견을 개진(開陳)하게 함으로써 결론을 유도하는 방법이다. 델파이법은 비공개적으로 진행하나, 패널조사법은 공개적으로 진행된다.

▶ **정량적 예측법**(定量, Quantitative method) : 자료에서 산출된 수치에 어떤 의미를 부여하여 일정한 통계적 방법을 사용하여 철저한 객관적인 틀 속에서 결론을 도출하는 연구 방법이다.

시계열분석	시간의 흐름에 따라 일정한 간격마다 기록한 통계계열을 시계열 데이터라고 하며, 이 계열의 시간적 변화에는 여러 원인에 기인한 변동이 있다. 예를 들면, 돌연적인 사건을 원인으로 하는 것(우연변동 또는 불규칙변동), 해마다 똑같이 되풀이되는 계절변동, 또한 오랜 세월에 걸쳐 추세적(趨勢的)으로 나타나는 구조변동, 1년 이상의 장기간에 걸쳐 규칙적으로 반복되는 순환변동 등이 있는데, 이들 변동이 복잡하게 혼합되어 하나의 시계열 데이터를 이룬다. 이를 시간의 흐름에 따라 기록된 자료를 분석하고, 여러 변수들 간의 인과관계를 분석하는 방법이다.

2. 판매예측

❶ 매출액 예측

- **거시경제적 예측** : 인플레이션, 실업, 이자율, 소비자 소비, 기업의 투자, 정부지출 및 순 수출 기타 변수에 대한 예측을 한다.
- **업계 예측** : 거시경제적 예측과 다른 환경적 예측 지수와 함께 업계 매출액을 예측한다.
- **자사 판매액 예측** : 기업은 일정 수준의 시장점유율을 달성한다는 가정 하에 자사판매액을 예측한다.

❷ 매출액 예측에 이용되는 정보

판매원·외부전문가·구매자 등의 의견을 직접 조사하여 매출액을 예측할 수 있다. 예를 들어, 구매의도조사, 판매원 의견통합법, 전문가 의견 조사법 등이 있다. 그리고 상품을 직접 시장에 투입하여 구매자의 반응을 측정하는 실험시장(Test market) 예측법이 있다. 고객의 과거 구매행동 기록으로 구매행동분석, 시계열분석, 통계적 수요분석을 통해서 매출액을 예측하기도 한다.

3. 기존상품 잠식 가능성 분석

❶ 잠식(Cannibalization)

성능이나 외양이 우수한 후속 상품에 의해 먼저 출시된 본사의 유사 상품 시장이 잠식되는 것을 말한다.

- **자기 잠식 사례** : 애플이 아이패드미니를 출시하여 아이패드의 판매량이 감소되었다.
- **인접한 유사 매장** : 스타벅스가 있는 곳에 이디야 커피숍 또는 투썸플레이스가 들어서는 경우, 기존 스타벅스 매출 일부가 이디야 또는 투썸으로 옮겨졌다.
- **자기잠식 분석 실패 사례** : 코닥 필름 회사는 디지털 카메라 및 인화기술에 가장 앞서 있었음에도 불구하고, 디지털 카메라 시장이 주도권을 잡지 못했다. 디지털 기술의 도입으로 캐쉬카우 사업인 필름과 인화지 시장이 잠식당할 것을 우려하여 디지털 카메라 출시를 지연했다(자발적 자기 잠식이 필요한 사례이다).

❷ BCG 매트릭스

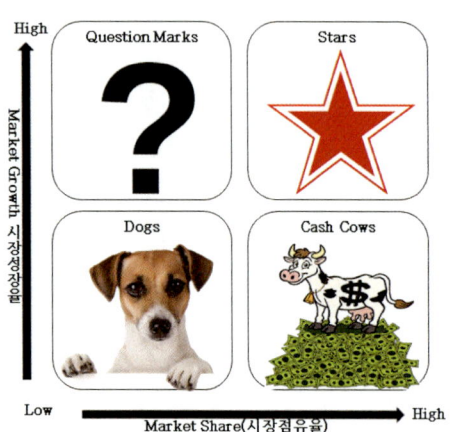

보스턴컨설팅그룹(BCG)에서 1970년대 초반 개발한 사업포트폴리오 분석 기법으로, 자금의 투입과 산출 측면에서 사업이 현재 처해있는 상황을 파악하고, 이에 맞는 처방을 내리기 위한 분석도구이다.

스타(Star) 사업	기업의 성공적인 사업으로, 성장률 및 시장점유율이 높아 계속 투자하게 되는 유망한 사업이다.
캐시카우 (Cash Cow) 사업	기존의 투자에 의해 수익이 계속적으로 실현되므로 기업 자금의 원천이 되는 사업이다. 그러나 시장성장률이 낮으므로 투자금액이 유지·보수 차원에서 머물게 되어 자금 투입보다 자금 산출이 더 많다.
물음표 (Question Mark) 사업	기업의 신규사업이다. 상대적으로 낮은 시장 점유율과 높은 시장성장률을 가진 사업으로 기업의 마케팅 결과에 따라 차후 스타(Star)사업이 되거나, 도그(Dog)사업으로 전락할 수 있는 위치에 있다. 일단 투자하기로 결정한다면 상대적 시장점유율을 높이기 위해 많은 투자금액이 필요하다. 예를 들면 곤충을 이용한 미래 식량 개발사업 등이 있다.
도그(Dog) 사업	시장성장성과 수익성이 없는 사업으로 철수해야 한다. 더 이상 성장이 어렵고 이윤과 현금흐름이 좋지 못하여 좋지 않은 상황이다.

제3부 가격 및 유통관리

1장 가격

1. 가격

❶ 가격 정의

기업이 제공하는 상품이나 서비스를 고객이 소유·사용하는 대가로 지불하는 화폐액이다. 기업이 상품이나 서비스의 최초 가격을 결정하는 가격전략에서 특히 어려운 문제는 신상품의 가격결정방법이다. 신상품의 가격전략은 크게 초기고가가격전략(Market-skimming pricing)과 시장침투가격전략(Market-penetration pricing)으로 구분된다. 가격조절이란 이미 출시된 상품의 판매촉진을 위해 또는 단기적인 시장 상황변화에 대한 대응으로 가격을 변화시키는 것을 의미한다.

2. 가격전략

❶ 가격설정 전략

(1) 원가 중심의 가격결정

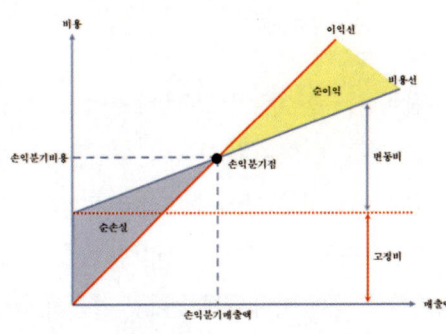

단위당 원가에 일정률의 마진을 더해 판매가를 결정하는 방법이다. 손익분기점(Break-even point)이란 일정기간 수익과 비용이 같아서 이익도 손해도 생기지 않는 경우의 매출액이다. 상품에 투입된 비용을 완전히 회수할 수 있는 매출액이 얼마인가를 나타내는 분기점이다. 매출액이 손익분기점 이하인 경우에는 기업에게 손실을, 그 이상인 경우에는 이익을 나타낸다.

또한 손익분기점이 낮을수록 수익성이 높다. 판매가격의 인상 또는 비용의 절감으로 손익분기점을 낮출 수 있다. 이윤 극대화를 목적으로 하는 기업은 경기침체나 경쟁회사 등장 등 어떠한 경영환경 변화에도 손익분기점 이상의 매출액을 달성해야 장기적으로 유지될 수 있다. 손익분기점을 구하기 위해서는 모든 비용을 고정비와 변동비로 분류할 수 있어야 한다. 고정비는 임대료·감가상각비·채권이자 등 매출액에 상관없이 일정한 비용이며, 변동비는 원자재비용 등 매출액 변화에 비례하여 증감하는 비용을 말한다. 매출액에서 변동비를 공제한 차액을 한계이익이라고 하고 한계이익을 매출액으로 나누면 한계이익률이 된다. 고정비를 한계이익률로 나누면 손익분기점 매출액이 된다. 손익분기점에 영향을 주는 요인으로는 판매가·원가요소의 가격·원가구성·생산방법 등이 있다.

(2) 수요 중심의 가격결정

가격은 수요량과 공급량이 일치하는 곳에서 결정된다. 수요량과 공급량이 일치하는 곳은 수요곡선과 공급곡선의 교차점이다. 이 점에서 형성되는 가격은 팔려는 양과 사려는 양이 균형을 이루었다고 해서 이를 '시장균형가격'이라고 한다. 시장의 수요와 공급이 만나서 결정된 가격은 소비자나 생산자에게 합리적 경제활동을 위한 신호역할을 한다.

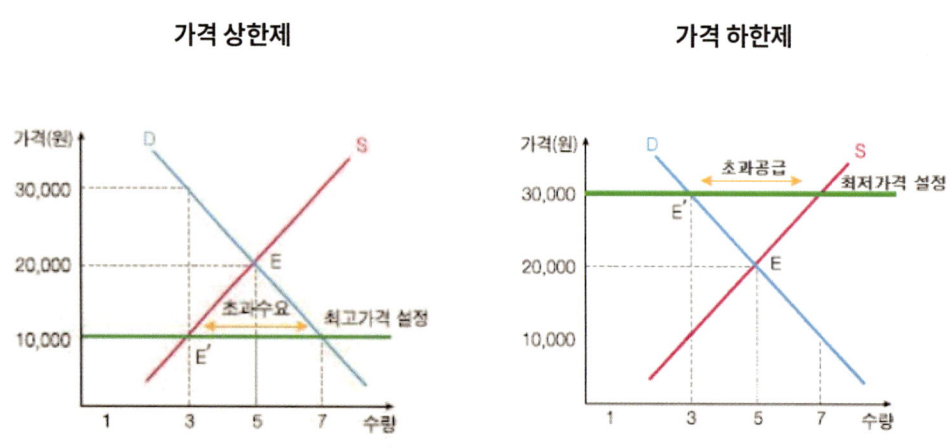

수요측면에서 가격은 재화를 가장 필요로 하는 사람이 사용할 수 있도록 만들어주고, 공급측면에서 가격은 생산자가 얼마나 생산할 것인가를 결정해준다. 이처럼 가격이 자유롭게 신호역할을 충실히 할 때 시장의 자원은 효율적으로 배분된다. 그러나 시장에서 형성된 균형가격이지만, 정부의 입장에서 시장가격이 생산자나 소비자에게 공평하지 못하다고 생각할 수도 있다. 서민들은 전세나 월세 등 부동산 임대료가 너무 비싸거나 임금이 지나치게 낮아서 열심히 일했지만 최저생계가 보장되지 않을 수도 있고, 필요한 돈을 대출받으려 하지만 대부업체의 이자가 너무 높아서 고민하기도 한다. 농민들은 농산물의 가격이 폭락하여 걱정하기도 한다. 정부는 이런 문제에 대응하기 위해 종종 시장가격을 인위적으로 변화시키기도 한다. 가격에 대한 정부의 규제는 가격이 일정한 수준 이상으로 올라가는 것을 막는 가격상한제(Price ceiling)와, 가격이 일정한 수준 이하로 내려가는 것을 막는 가격하한제(Price floor)의 두 가지 형태로 실시되고 있다.

(3) 시장유형에 따른 가격결정

❶ 경쟁 정도에 따른 시장의 분류

ⓐ 완전경쟁시장

경제학에서 말하는 가장 이론적인 시장 모형으로, 모든 기업이 동질적인 재화를 생산하는 시장을 말한다. 재화의 품질뿐만 아니라 판매조건, 기타 서비스 등 모든 것이 동일하다. 따라서 소비자가 특정 생산자를 특별히 선호하지 않는다. 그리고 다수의 소비자와 생산자가 시장 내에 존재하여 소비자와 생산자 모두 가격에 영향력을 행사할 수 없는 가격수용자(Price taker)이다. 경제주체들이 가격 등 시장에 관한 완전한 정보를 보유하고 있으며 진입과 퇴출이 자유롭다. 어떠한 경제 주체도 시장의 가격결정에 영향력을 행사할 수 없는 시장구조이므로, 시장 내에 기업들은 가격수용자로 행동하여 장기적으로 이윤을 확보하지 못하는 시장을 의미한다. 완전경쟁시장에서 판매하는 상품은 동일하며 시장 내 거래자 수가 많다. 완전경쟁시장의 조건으로는 수요자와 공급자가 자유롭게 시장에 진입하거나 시장에서 나올 수 있어야 한다. 다수의 수요자와 공급자가 존재해야 한다. 시장에서 거래되는 모든 재화 및 서비스는 완전히 동질적이어서 어떠한 차이도 존재하지 않아야한다. 시장에 참가하는 모든 사람들은 필요한 모든 정보를 즉시 이용 가능해야 한다.

ⓑ 불완전 경쟁시장 : 독점, 과점, 독점적 경쟁

완전 경쟁과 독점의 중간적 시장형태이다. 독점적 경쟁 시장에서 단기적으로는 기업들이 독점과 같이 행동할 수 있지만, 장기적으로는 다른 기업들이 시장에 진입해오기 때문에 점점 완전 경쟁의 형태에 가까워져 독점적인 지위를 누릴 수 없게 된다.

완전경쟁은 상품이 동질적이라는 가정을 하는 데 반해, 독점적 경쟁은 시장 상품이 차별화되었다는 것에 차이가 있다. 이 모형은 비교적 현실적이다. 대도시의 음식점, 숙박업소, 주유소 등과 같은 서비스 산업이나 의류, 신발, 대학교, 휴대용 MP3 플레이어 등의 예로 들 수 있다. 불완전 경쟁시장의 특징은 시장 진입이 어렵다. 생산자가 오직 한곳에만 있는 경우 생산자가 가격결정자가 되어, 초기고가가격전략을 선택한다.

❷ 가격결정 영향요인

- **내부적 영향요인** : 마케팅 목표, 마케팅 믹스 전략과의 조화, 비용
- **외부적 영향요인** : 시장의 성격, 경쟁사의 가격과 제공조건, 기타 외부요인(인플레이션, 호경기나 불경기, 이자율, 상품의 가격과 가치)

3. 신상품 가격 책정전략

- **초기고가전략**(Skimming Price) : 신제품을 처음 출시할 때 진출 가격을 고가로 책정하였다가 점차적으로 가격을 내리는 전략을 말한다. 이 전략은 시장이 가격에 민감하지 않을 경우 유효한 전략이다. 경쟁사가 모방이 어려울 정도로 해당 상품의 기술력이나 차별성이 뛰어날 경우, 혹은 브랜드 충성도가 있을 경우, 수요의 탄력성이 높지 않을 경우에 적합하다.
- **시장침투전략**(Penetration Price) : 시장에 들어가는 것을 목표로 저가격으로 상품을 판매하는 것이다. 예를 들면 박리다매 등이 있다.
- **경쟁상품기준 가격전략**(Competitive Pricing) : 자사상품의 원가나 수요보다는 경쟁상품의 가격을 근거로 가격을 결정하는 전략이다.

	결정 요인	의료관광상품
초기고가전략 (Skimming Price)	• 특화된 의료기술로 경쟁대상이 없는 경우 • 의료수가와 의료서비스 질에 대한 연계성이 강한 경우 • 진입장벽이 높은 경우 (상품 개발에 시간이 오래 걸리거나, 자본이 많이 필요한 경우) • 신상품의 가치가 대체상품에 비해 높은 경우	• 태국 범룽랏병원 성전환 수술 • 고가의 건강검진 프로그램 • 줄기세포시술, 장기이식수술 • 유전자 분석 서비스

시장침투 가격전략 (Penetration Price)	• 대량판매를 통한 이익확보가 가능한 경우 • 시장의 성장률이 높아 장기적으로 이익을 확보할 수 있는 경우 • 상품에 대해 가격 민감군 고객이 많은 경우 • 해당 의료기관이 규모의 경제를 가지고 있는 경우 • 저수가 전략으로 경쟁우위를 확보할 수 있는 경우	• 단체 건강검진 상품 • 암수술 및 치료, 심장질환 수술 • 성형·미용 수술(20대 고객군) • 전문 검진센터, 전문 요양병원 • 보톡스, 쌍꺼풀수술

4. 가격조정 전략

결정된 가격은 그대로 최종 소비자가격이 될 수 있지만, 경우에 따라 여러 가지 요인을 고려한 가격조정을 거쳐 최종적인 소비자가격이 확정되기도 한다. 이때 소비자심리와 유통경로를 고려하거나, 혹은 판매촉진을 위한 가격할인을 함으로써 최종적인 소비자가격을 조정한다.

❶ 소비자 심리에 기반한 가격조정

(1) **단수가격**(Odd-pricing)

상품의 가격이 10만원, 100만원, 1000만원 등으로 설정되었을 때, 소비자 심리를 고려하여, 그보다 조금 낮춘 9만원·99만원·999만원으로 책정하는 것이다. 단수가격정책의 목적은 고객들에게 상품의 가격이 정확한 계산에 의해 최대한 낮게 책정되었다는 인식을 심어주기 위함이다.

(2) **관습가격**(Customary pricing)

실제 상품의 원가가 상승되었음에도 불구하고 고객들이 오랜 기간동안 일정 금액으로 구매하였기 때문에 기업들이 동일한 가격대를 유지하는 정책이다.

(3) **준거가격**(Reference price)

소비자의 마음속에 있는 가격으로 특정제품에 대한 마음 속 참고가격이다.

❷ 유통 경로요인에 의한 가격조정

급증하는 물류비에 의해 지역별 수송비가 많이 차이가 나는 상황에 이 수송비를 누가 많이 부담할지 고려하는 것이다.

❸ 판매촉진수단으로서의 가격조정

(1) 유인가격(Loss-leader)

치과 개원시 턱 보톡스 1만원 이벤트를 하는 것은 개원한 치과의 신규고객확보 전략이다. 유인가격전략을 시행하는 상품은 그 상품자체로는 손실을 초래할 수 있으나, 다른 상품들에 대한 추가적인 판매를 유도하는 미끼상품으로서의 역할을 한다.

(2) 세일(Bargen sale)

백화점 등에서 일정한 기간 동안 취급품목의 대부분을 할인가로 판매하는 것으로서 단기적인 매출증대와 높은 상품회전을 통한 재고감소 효과를 거둘 수 있다. 빈번한 세일은 소비자들로 하여금 정상가격에서의 구매를 연기하거나 상품 품질을 의심하도록 만듦으로서 장기적인 매출에 부정적 영향을 미친다.

(3) 계절할인(Seasonal discount)

상품 판매에 있어 계절성이 있는 경우 비수기에 상품을 구매하는 할인혜택을 주는 것을 의미한다. 예를 들면 피부과의 레이저 제모상품 등이 있다.

5. 의료서비스 수가전략

❶ 수가

수가란 의료기관에서 의료서비스를 제공하고 환자에게 받는 비용이다. 우리나라의 의료보장방법의 특성상 의료수가는 보건복지부에서 고시해 둔 것을 의료기관이 따르는 형태이다. 그 외에 비급여 수가는 의료기관이 단독적으로 결정하는 비용이므로, 의료기관의 경영방침에 따라 마케팅적으로 활용할 수 있다. 우리나라는 폭넓은 의료보장제도로 인해 의료수가를 정해 놓았기 때문에 급여 진료에 대한 의료수가는 마케팅을 할 수 없다. 그러나 비급여 항목에 대해서는 의료기관이 마케팅을 할 수 있다. 일반적으로 비급여 항목의 고가정책은 의료기관이 수익 제고를 위해 의료서비스의 고급화 전략이나 차별화된 마케팅 능력이 가능한 경우에 사용한다. 할인가정책은 의료기관이 시장점유율의 확대 등을 추진하는 경우에 사용한다. 중용가정책은 전체의료시장을 대상으로 시장 공략을 목표로 하는데 적합한 방법이다.

2장 유통경로와 공급망

1. 유통경로 설계

❶ 유통경로 정의

상품과 서비스가 생산자로부터 최종 소비자에게 전달되는 구조의 총체적인 과정이다. 의료서비스를 고객들에게 제공하는 것은 언제·어디서·어떻게 고객에게 전달할 것인가의 문제로써 전달방법과 유통경로가 모두 포함된다. 전달방법은 의료서비스의 특성에 따라 대부분 물리적인 공간 혹은 코로나 등의 요인으로 인터넷 공간상에서 이루어지는 전자적 경로가 있다. 의료서비스 전달과정의 속도와 편리성에 대한 중요성이 갈수록 높아지므로, 의료서비스 공급의 주요 변수이다.

❷ 유통경로 설계과정

(1) 유통경로에 대한 고객요구분석

유통경로는 고객이 상품을 구매할 때 소비자의 욕구와 흥미를 만족시킬 수 있도록 설계한다. 유통경로 설계 시 고려 요인으로는 편리성, 다양성, 정보서비스 등이 있다.

(2) 유통경로 목표설정

- 장기목표 : 투자수익률, 시장점유율, 매출액, 성장률
- 소비자의 기대 수준의 충족

(3) 유통경로 전략구축

- 유통경로 커버리지 전략

개방적 유통	상품의 판매를 증대시키기 위한 유통 경로이다. 가능한 많은 소매상들이 상품을 취급하도록 하는 전략으로 소비자는 상품의 구입 빈도가 높고, 비교적 값이 저렴하며, 그다지 구매하러 돌아다니지 않는 편의품의 유통전략이다.
선택적 유통	개방적 유통과 전속적 유통의 중간형태이다. 중간상·중간업체 중 자격을 갖춘 소수의 중간상들에게 판매를 허용하는 전략이다.
전속적 유통 (exclusive distribution)	일정지역 내에서 자사의 제품을 독점적으로 판매하는 권한을 부여함으로써 그 판매점에서 적극적으로 판매활동을 하는 형태이다. 지역별로 하나 혹은 극소수의 중간상에게 자사제품의 유통에 대한 독점권을 부여하는 전략이다. 자동차·고급의류 등과 같은 고가의 전문품과 선매품의 판매에 주로 이용된다. 제조업체는 중간상의 가격·서비스제공 측면의 판매활동을 통제함으로써, 상품의 이미지 또는 명성을 높이려는 유통경로 정책이다. 기업이 짧은 유통경로·직접유통경로를 선호하는 경우이다. 제조업체는 자사상품에 맞는 중간상을 선택할 수 있어 브랜드를 강화할 수 있다.

(4) 경로 구조의 선택

어떤 유형의 중간상을 경로구성원으로 포함 시켜야 할지를 결정한다.

▣ 유통경로 전략 선택시 고려사항

고객 구매행동·특정 지역 내 점포의 포화도·경로구성원이 수행할 마케팅 기능에 대한 생산자의 통제수준 등을 고려한다.

▣ 유통경로 전략 필요성

- 생산자가 소비자에게 판매하기 위해서는 막대한 자본이 소요된다.
- 중간상의 경험·전문성·소비자 정보를 이용해 마케팅의 효율성을 증대한다.
- 거래과정에서 도·소매 중간상의 다양한 개입에 따라 거래 수(비용)을 감소시킨다.
- 마케팅정보 역할을 담당한다.
- 유통경로 정형화로 인한 유통비용을 최소화 할 수 있다.

(5) 유통경로 대안의 식별 및 평가

▣ 경로 구성원 평가 기준: 취급 상품 종류, 명성, 수익성, 성장잠재성, 신용력

경로구성원 선택 절차

- 각 중간상의 필수 항목에 대한 목록을 작성한다.
- 시장이 요구하는 마케팅 기능을 수행할 수 있는 경로구성원 후보를 수집한다.
- 각 경로 구성원들이 갖추어야할 필수 항목으로 경로구성원 후보를 평가한다.
- 최종적으로 경로구성원을 선택한다.

2. 유통경로 시스템

❶ 유통경로 시스템 의의

유통경로는 상품이 생산자에서 소비자에게로 유통되는 사회·경제적 메커니즘이다. 개별 경제적 관점에서 유통 경로는 기업이 마케팅 활동을 실시함에 있어 자사 상품에 가장 적합한 유통경로를 선정하고, 효율적인 이용 및 강화를 위한 정책을 실시하는 것이다.

즉 기업이 상품을 고객에게 공급하기까지의 과정에 중간상을 둠으로써 기업은 고객과 상품을 쉽게 교환하여 결과적으로는 생산과 소비의 시간을 절약한다.

유통경로가 필요한 이유는 생산자가 소비자에게 직접 판매하기 위해서는 막대한 자본이 소요된다. 그러므로 생산자는 중간상의 경험·전문성·소비자 정보·마케팅정보를 빌어 마케팅 활동에 효율성을 증대시킬 수 있다. 또한 기업과 소비자의 거래과정에서 도·소매 중간상의 존재는 결과적으로 기업과 고객 간 단독적으로 거래를 하는 경우보다 훨씬 더 거래의 수를 감소시켜준다. 즉 유통경로의 정형화로 유통비용을 최소화 한다.

❷ 유통경로 시스템 기능

(1) 마케팅 로지스틱스(Marketing Logistics)

로지스틱스란 시장 동향에 대한 정보시스템과 물류시스템의 결합을 의미한다. 즉 전략과 전술을 병행하여 적당한 양을 적당한 때와 장소에 보급한다는 뜻이다. 물적 유통은 적절한 제품을 적절한 양만큼 수요가 존재하는 곳에 도달시킴으로써 판매가 원만히 이루어지도록 하는 활동이다. 물적 유통 활동 자체가 마케팅 로지스틱스가 되기 위해서는 수송·보관·재고관리·고객서비스·주문처리·포장·운반 등 일체의 활동이 전문 관리자의 책임과 감독하에 유기적으로 진행되어야 한다.

3. 유통경로 간 갈등

❶ 유통경로 간 갈등

다른 경로 구성원들이 각각의 목적달성 과정에 순응할 수 없는 상태이다. 제한된 자원을 통해 경로 구성원 간 추구하는 목표가 불일치할 때 발생한다. 동일한 목표를 위한 각각의 역할과 행동에 대한 정보인식의 차이에 기인한다.

❷ 유통경로 간 갈등 관리방안

유통 경로 갈등을 통해 경로 내 문제를 발견하고 이를 해결함으로써 유통경로의 성과를 향상한다. 경로구성원간의 의사소통 기회를 늘림으로써, 정보 교환을 활발하게 한다. 각 경로 구성원간의 목표와 현실을 인식하고 각 경로 구성원의 행위·활동을 이해한다. 유통 경로 시스템 내의 자원을 효율적으로 배분하여 유통경로의 성과를 이룬다. 유통 경로 믹스로 향후 발생 가능한 갈등을 해결할 수 있는 표준화된 방법을 개발한다.

4. 유통경로 결정

❶ 유통경로 정책

(1) **수직적 마케팅 시스템**(Vertical Marketing System)

마케팅 경로상의 갈등의 원인은 경로를 이루는 구성원들이 시스템 전체의 이익을 희생해서라도 각자만의 이익만을 극대화하려고 하는데 있다. 이 문제를 근본적으로 해결하기 위하여 나타난 것이 수직적 마케팅 시스템이다. 수직적 마케팅 시스템이란 유통경로 구성원인 제조업자·도매상·소매상·소비자를 각각 개별적으로 파악하여 운영하는 전통적인 유통관리 시스템이 아니라 구성원 전체를 소비자의 필요와 욕구를 만족시키는 유기적인 전체 시스템(Organic total system)으로 운영하는 유통경로이다. 이 시스템에서는 구성원들의 행동이 시스템 전체의 이익을 극대화하는 방향으로 조정된다.

전통적인 유통경로는 전체 시스템의 성과에 대해서는 거의 관심을 보이지 않고, 독자적인 기업이나 개인 등으로 구성된 경로 구성원들의 집합체인 것이 특징이다. 이러한 전통적 유통경로는 강력한 지도력을 가지고 있는 경로 구성원이 존재하지 않았고, 갈등의 발생으로 분쟁이 자주 일어나며 그 결과 성과도 불량한 경우가 많았다.

이에 비해 수직적 마케팅 시스템에서는 생산자·도매상·소매상들이 하나의 통일적인 체제로 구성되어 있다. 수직적 마케팅 시스템에서는 규모의 경제를 달성할 수 있고, 권한행사를 놓고 협상하며, 중복되는 서비스를 제거하는 등의 장점이 있다. 이러한 체제에서는 생산자와 도매상·소매상 등 누구든지 지배적인 위치에 있을 수가 있다.

이러한 수직적 마케팅 시스템은 어느 한 경로 구성원이 다른 구성원들을 소유하고 있기도 하며, 계약 관계를 맺고 있는 경우도 있고, 많은 권한을 행사함으로써 경로 구성원들이 모두 협동체제를 갖추는 형태를 띠기도 한다.

① 소유에 의한 수직적 마케팅 시스템(기업형 VSM: Corporate vertical marketing system)

생산에서부터 유통에 이르기까지 전 과정을 하나의 기업이 소유하고 있는 형태이다. 백화점(기업)이 제품을 제조하여 납품하는 제조회사를 소유하는 경우는 후방통합이라한다. 제조업자가 도매상이나 소매상을 소유하고 경영하는 경우를 전방통합이라 한다. 기업은 소유에 의한 수직적 마케팅 시스템을 통해 유통 경로 상 최대한의 통제를 행사할 수 있다. 또한 제품의 유통과 생산 시 규모의 경제를 가능하게 하며, 독립적인 경로구성원에게 의존할 때보다 생산과 유통수준에서 보다 효율적인 운영이 가능하다. 다만 소유에 의한 VSM는 거대해지고 소유의 규모가 커질수록 환경변화에 긴민한 대응이 어렵다는 단점이 있다.

② 계약에 의한 수직적 마케팅 시스템(계약형 VSM)

생산에서 유통에 이르기까지 각 부문에 종사하는 독립된 기업들이 단독으로는 달성할 수 없는 규모의 경제를 달성하고 판매를 증가시킬 목적으로 상호간의 계획을 통합하여 계약을 체결하는 것을 말한다.

도매상 후원에 의한 자유체인점	도매상들이 거대한 체인점을 거느리고 있는 회사에 대항하여 독립된 소매점들을 지원하고 이들과의 거래 관계를 확보하기 위해 설립되었다. 도매상은 소매상들이 그와 같은 거대한 체인점에 대항할 수 있도록 거래관습을 통일하거나 대량구매를 통해 규모의 경제를 달성하는 프로그램을 개발한다.
소매상 협동조합	소매상들이 거대한 체인점에 대항하기 위해 자발적으로 하나의 조직을 형성하여 도매상의 기능을 수행하고 생산까지 겸하는 것을 말한다. 조합원인 각 소매상들은 합동으로 집중구매를 하며 공동으로 광고할 것을 권한다. 이렇게 해서 발생하는 조합의 이익은 장려금의 형태로 분배하게 되며, 비조합원도 공동구매에 참여할 수 있으나, 이익금은 분배되지 않는다.

독점판매기관 (Franchise organization)	모기업((母企業)이 다른 개인이나 조직체에 일정기간 동안 일정한 장소에서 미리 정해진 방법에 따라 사업을 할 수 있는 권리를 부여함으로써 성립되는 시스템이다. 이는 최근에 가장 빨리 성장하고 있는 시스템인데, 그 이유는 이 시스템이 모회사와 가맹점이 가지고 있는 고민을 동시에 해결해주기 때문이다. 모회사는 사업을 빨리 확장하기 위해 필요한 자본과 인적자원이 부족하고, 반면 가맹점이 되고 싶어 하는 쪽은 영업 시스템을 갖추고 있지 못하고 시장에서 아무런 이미지도 없다. 이런 상황에서 가맹점은 모회사에게 자본과 경영진을 대주고 모회사는 가맹점들에게 자사의 영업시스템을 쓸 수 있도록 해주고 그들을 위해서 판매촉진·교육훈련 등의 서비스를 제공하는 프랜차이즈 시스템은 양쪽 모두 만족할 만한 체계이다.

❸ 통합적 관리 방식에 의한 수직적 마케팅 시스템(관리형 VSM)

각 유통경로 구성원들이 동일 경로상에서 가장 영향력이 큰 구성원에 의하여 협조가 이루어지는 형태를 말한다. 시장을 지배하고 있는 생산자의 경우 도매상이나, 소매상으로부터 자사 제품의 진열·가격·촉진활동의 결정 등에 관해 협조와 지지를 확보할 수 있다. 이러한 체제에서 소매업은 수직적 마케팅 시스템에 포함되는 소매상과 독자적으로 전문점을 경영하게 되는 소매점으로 양분되는 현상이 나타난다.

오늘날에는 소매상들의 경쟁이 상호간에 발생하는 것이 아니라 수직적 마케팅 시스템과 대결하는 경향이 높아지고 있는 특징이 있다. 관리 방식에 의한 VSM는 독립적인 경로 구성원간의 상호 이해와 협력에 의존하고 있고, 협력을 해야만 한다는 면에서 전통적 경로와 크게 차이가 있는 것은 아니지만, 시스템의 매커니즘은 특정한 목적을 달성할 수 있도록 구성원 상호간의 긴밀한 협력을 요구하고 있다.

❷ 의료서비스 유통경로

의료서비스 유통경로는 의료서비스를 받고자 하는 고객들에게 의료서비스가 가장 효과적으로 전달될 수 있도록 이와 관련된 흐름을 원활하게 하는 활동이다. 의료서비스 유통경로에는 병원의 위치·교통의 접근성·고객이 자신의 조건에 적합한 진료의 선택 용이성·진료시간 등이 있다.

개방적 유통	상품을 누구나 취급할 수 있도록 최대한 취급 점포를 늘리는 유통경로전략이다. 예를 들면 다수의 소매상을 통한 유통으로써, 일반 건강검진 상품이 있다.
선택적 유통	소수의 중간상을 통한 유통경로전략이다. 개방적유통과 전속적유통의 중간 형태이다. 예를 들면 여행사·유치업체 등이 미용·성형의료관광상품을 유통하고 있는 것이다.

전속적 유통	단일 도매상 또는 단일 소매상만을 통한 유통경로전략이다. 독점권을 부여한 유치업체를 통한 유통으로써 부유층을 위한 VIP 건강검진 상품 등이 있다. 예를 들어 아주 고가의 화장품 상품이고, 화면을 통해서 비춰지는 피부 표현이 장점인 상품이다. 이 상품은 유통경로를 연예인들이 다니는 샵에만 유통하는 전략을 취한다.

(1) 의료기관 유통경로의 종류

- **의원가** : 서로 다른 전문 과목의 의사들이 같은 건물에 모여 각각의 의료기관을 운영한다. 각각의 의료기관은 독립적으로 운영된다. 의료 서비스 이용자들은 종합병원과 같은 효과를 저렴하게 얻을 수 있다.

- **병원합동관리체계** : 둘 이상의 의료기관이 경영활동과 재원관리 과정을 연계·공유·통합하는 의료기관 유통경로이다. 자본과 정보를 결합하여 비용절감과 높은 의료서비스 제공이 가능하다.

- **집단개원체계** : 3명 이상의 의료인이 법적으로 구성된 조직을 통해 시설과 인력을 공동으로 이용하지만, 진료활동은 독자적으로 하는 의료서비스 유통경로이다. 의료인들의 공동 투자로 투자비용을 축소할 수 있으며, 관리효율을 증대하여 단독개원의 위험부담을 줄일 수 있다. 또한 단독개원보다 진료수준의 향상이 가능하다.

- **프랜차이즈 시스템** : 의료서비스 시스템의 창안자 및 생산자가 프랜차이즈를 사는 사람에게 의료기관의 브랜드 및 영업 노하우를 제공하고 브랜드 이용 권리를 부여하여 일정 대가를 받는 의료기관 유통경로이다. 의료기관들이 단독으로 개원할 때보다 신규투자비용을 줄일 수 있고 경영상의 노하우 전수의 브랜드 이미지 효과를 얻을 수 있다.

❸ 의료관광 유통경로

의료관광에 참여하는 주체로는 정부·기관·보험사·여행사·마케팅업체·의료기관·개인 등이 있다. 의료관광 상품기획의 주체에 따라 유통경로가 다양하고, 각 국가의 의료보장체계에 따라 유통경로가 다르다. 중동국가는 정부간 G2G 계약에 의해 환자를 의료관광 목적지 국가로 이동시킨다. 사보험이 발달한 미국은 해외보험사가 주도해 의료관광컨벤션을 통해 의료기관과 계약을 하고 환자를 의뢰한다. 이미 관광산업에 진출해 있는 항공사·여행사는 목표고객군을 대상으로 한국의료기관의 건강검진 상품을 판매하기도 한다. 중국·일본 등의 의료관광객은 개인의 신분으로 의료기관에 방문·쇼핑을 하며 의료관광상품을 구매한다. 의료관광에이전시가 개발한 의료관광상품을 홍보·마케팅하여 그 상품에 노출된 고객들이 의료관광상품을 의료관광에이전시를 통해 소비한다.

제4부 마케팅 커뮤니케이션

1장 광고와 홍보

1. 의료광고

광고란 상품의 판매가 이루어지는 것을 목표로 기업의 타겟시장과 매체를 선택하여 상품을 노출시키는 행위이다. 광고는 기업의 상품을 촉진하기 위해 비용을 지불하는 비개인적 형태의 커뮤니케이션으로 방송을 통한 광고, 인쇄물 광고 등이 있다.

❶ 의료광고의 금지(의료법 제56조)

① 의료기관 개설자, 의료기관의 장 또는 의료인(이하 "의료인등"이라 한다)이 아닌 자는 의료에 관한 광고(의료인등이 신문·잡지·음성·음향·영상·인터넷·인쇄물·간판, 그 밖의 방법에 의하여 의료행위, 의료기관 및 의료인등에 대한 정보를 소비자에게 나타내거나 알리는 행위를 말한다. (이하 "의료광고"라 한다)를 하지 못한다.

② 의료인등은 다음 각 호의 어느 하나에 해당하는 의료광고를 하지 못한다.

1. **평가를 받지 아니한 신의료기술에 관한 광고**
2. 환자에 관한 치료경험담 등 소비자로 하여금 치료 효과를 오인하게 할 우려가 있는 내용의 광고
3. 거짓된 내용을 표시하는 광고
4. 다른 의료인등의 기능 또는 진료 방법과 비교하는 내용의 광고
5. 다른 의료인등을 비방하는 내용의 광고
6. 수술 장면 등 직접적인 시술행위를 노출하는 내용의 광고
7. 의료인등의 기능, 진료 방법과 관련하여 심각한 부작용 등 중요한 정보를 누락하는 광고
8. 객관적인 사실을 과장하는 내용의 광고
9. 법적 근거가 없는 자격이나 명칭을 표방하는 내용의 광고
10. **신문, 방송, 잡지 등을 이용하여 기사(記事) 또는 전문가의 의견 형태로 표현되는 광고**
11. 심의를 받지 아니하거나 심의받은 내용과 다른 내용의 광고

12. 외국인환자를 유치하기 위한 국내광고

13. 소비자를 속이거나 소비자로 하여금 잘못 알게 할 우려가 있는 방법으로 제45조에 따른 비급여 진료비용을 할인하거나 면제하는 내용의 광고

14. 각종 상장·감사장 등을 이용하는 광고 또는 인증·보증·추천을 받았다는 내용을 사용하거나 이와 유사한 내용을 표현하는 광고. 다만, 다음 각 목의 어느 하나에 해당하는 경우는 제외한다.

   ㄱ. 제58조에 따른 의료기관 인증을 표시한 광고

   ㄴ. 「정부조직법」 제2조부터 제4조까지의 규정에 따른 중앙행정기관·특별지방행정기관 및 그 부속기관, 「지방자치법」 제2조에 따른 지방자치단체 또는 「공공기관의 운영에 관한 법률」 제4조에 따른 공공기관으로부터 받은 인증·보증을 표시한 광고

   ㄷ. 다른 법령에 따라 받은 인증·보증을 표시한 광고

   ㄹ. 세계보건기구와 협력을 맺은 국제평가기구로부터 받은 인증을 표시한 광고 등 대통령령으로 정하는 광고

15. 그 밖에 의료광고의 방법 또는 내용이 국민의 보건과 건전한 의료경쟁의 질서를 해치거나 소비자에게 피해를 줄 우려가 있는 것으로서 대통령령으로 정하는 내용의 광고

③ 의료광고는 다음 각 호의 방법으로는 하지 못한다.

1. 「방송법」 제2조제1호의 방송

2. 그 밖에 국민의 보건과 건전한 의료경쟁의 질서를 유지하기 위하여 제한할 필요가 있는 경우로서 대통령령으로 정하는 방법

④ 제2항에 따라 금지되는 의료광고의 구체적인 내용 등 의료광고에 관하여 필요한 사항은 대통령령으로 정한다.

⑤ 보건복지부장관, 시장·군수·구청장은 제2항제2호부터 제5호까지 및 제7호부터 제9호까지를 위반한 의료인등에 대하여 제63조, 제64조 및 제67조에 따른 처분을 하려는 경우에는 지체 없이 그 내용을 공정거래위원회에 통보하여야 한다.

❷ 의료광고의 심의 (의료법 제57조)

① 의료인 등이 다음 각 호의 어느 하나에 해당하는 매체를 이용하여 의료광고를 하려는 경우 미리 의료광고가 제56조제1항부터 제3항까지의 규정에 위반되는지 여부에 관하여 제2항에 따른 기관 또는 단체의 심의를 받아야 한다.

1. 「신문 등의 진흥에 관한 법률」 제2조에 따른 신문·인터넷신문 또는 「잡지 등 정기간행물의 진흥에 관한 법률」 제2조에 따른 정기간행물

2. **「옥외광고물 등의 관리와 옥외광고산업 진흥에 관한 법률」 제2조제1호에 따른 옥외광고물 중 현수막(懸垂幕), 벽보, 전단(傳單) 및 교통시설·교통수단에 표시(교통수단 내부에 표시되거나 영상·음성·음향 및 이들의 조합으로 이루어지는 광고를 포함한다)되는 것**

3. 전광판

4. 대통령령으로 정하는 인터넷 매체[이동통신단말장치에서 사용되는 애플리케이션(Application)을 포함한다]

5. 그 밖에 매체의 성질, 영향력 등을 고려하여 대통령령으로 정하는 광고매체

② 다음 각 호의 기관 또는 단체는 대통령령으로 정하는 바에 따라 자율심의를 위한 조직 등을 갖추어 보건복지부장관에게 신고한 후 의료광고 심의 업무를 수행할 수 있다.

1. 제28조제1항에 따른 의사회·치과의사회·한의사회

2. 「소비자기본법」 제29조에 따라 등록한 소비자단체로서 대통령령으로 정하는 기준을 충족하는 단체

③ 의료인등은 제1항에도 불구하고 다음 각 호의 사항으로만 구성된 의료광고에 대해서는 제2항에 따라 보건복지부장관에게 신고한 기관 또는 단체(이하 "자율심의기구"라 한다)의 심의를 받지 아니할 수 있다.

1. 의료기관의 명칭·소재지·전화번호

2. 의료기관이 설치·운영하는 진료과목(제43조제5항에 따른 진료과목을 말한다)

3. 의료기관에 소속된 의료인의 성명·성별 및 면허의 종류

4. 그 밖에 대통령령으로 정하는 사항

④ 자율심의기구는 제1항에 따른 심의를 할 때 적용하는 심의 기준을 상호 협의하여 마련하여야 한다.

⑤ **의료광고 심의를 받으려는 자는 자율심의기구가 정하는 수수료를 내야 한다.**

⑥ 제2항제1호에 따른 자율심의기구가 수행하는 의료광고 심의 업무 및 이와 관련된 업무의 수행에 관하여는 제29조제3항, 제30조제1항, 제32조, 제83조제1항 및 「민법」 제37조를 적용하지 아니하며, 제2항제2호에 따른 자율심의기구가 수행하는 의료광고 심의 업무

및 이와 관련된 업무의 수행에 관하여는 「민법」 제37조를 적용하지 아니한다.

⑦ 자율심의기구는 의료광고 제도 및 법령의 개선에 관하여 보건복지부장관에게 의견을 제시할 수 있다.

⑧ 제1항에 따른 심의의 유효기간은 심의를 신청하여 승인을 받은 날부터 3년으로 한다.

⑨ 의료인등이 제8항에 따른 유효기간의 만료 후 계속하여 의료광고를 하려는 경우에는 유효기간 만료 6개월 전에 자율심의기구에 의료광고 심의를 신청하여야 한다.

⑩ 제1항부터 제9항까지의 규정에서 정한 것 외에 자율심의기구의 구성·운영 및 심의에 필요한 사항은 자율심의기구가 정한다.

⑪ 자율심의기구는 제1항 및 제4항에 따른 심의 관련 업무를 수행할 때에는 제56조제1항부터 제3항까지의 규정에 따라 공정하고 투명하게 하여야 한다.

❸ 의료광고에 관한 심의위원회(의료법 제57조의2)

① 자율심의기구는 의료광고를 심의하기 위하여 제2항 각 호의 구분에 따른 심의위원회(이하 이 조에서 "심의위원회"라 한다)를 설치·운영하여야 한다.

② 심의위원회의 종류와 심의 대상은 다음 각 호와 같다.

1. **의료광고심의위원회** : 의사, 의원, 의원의 개설자, 병원, 병원의 개설자, 요양병원(한의사가 개설한 경우는 제외한다), 요양병원의 개설자, 정신병원, 정신병원의 개설자, 종합병원(치과는 제외한다. 이하 이 호에서 같다), 종합병원의 개설자, 조산사, 조산원, 조산원의 개설자가 하는 의료광고의 심의

2. **치과의료광고심의위원회** : 치과의사, 치과의원, 치과의원의 개설자, 치과병원, 치과병원의 개설자, 종합병원(치과만 해당한다. 이하 이 호에서 같다), 종합병원의 개설자가 하는 의료광고의 심의

3. **한방의료광고심의위원회** : 한의사, 한의원, 한의원의 개설자, 한방병원, 한방병원의 개설자, 요양병원(한의사가 개설한 경우만 해당한다. 이하 이 호에서 같다), 요양병원의 개설자가 하는 의료광고의 심의

③ 제57조제2항제1호에 따른 자율심의기구 중 의사회는 제2항제1호에 따른 심의위원회만, 치과의사회는 같은 항 제2호에 따른 심의위원회만, 한의사회는 같은 항 제3호에 따른 심의위원회만 설치·운영하고, 제57조제2항제2호에 따른 자율심의기구는 제2항 각 호의

어느 하나에 해당하는 심의위원회만 설치·운영할 수 있다.

④ 심의위원회는 위원장 1명과 부위원장 1명을 포함하여 15명 이상 25명 이하의 위원으로 구성한다. 이 경우 제2항 각 호의 심의위원회 종류별로 다음 각 호의 구분에 따라 구성하여야 한다.

1. **의료광고심의위원회** : 제5항제2호부터 제9호까지의 사람을 각각 1명 이상 포함하되, 같은 항 제4호부터 제9호까지의 사람이 전체 위원의 3분의 1 이상이 되도록 구성하여야 한다.

2. **치과의료광고심의위원회** : 제5항제1호 및 제3호부터 제9호까지의 사람을 각각 1명 이상 포함하되, 같은 항 제4호부터 제9호까지의 사람이 전체 위원의 3분의 1 이상이 되도록 구성하여야 한다.

3. **한방의료광고심의위원회** : 제5항제1호·제2호 및 제4호부터 제9호까지의 사람을 각각 1명 이상 포함하되, 같은 항 제4호부터 제9호까지의 사람이 전체 위원의 3분의 1 이상이 되도록 구성하여야 한다.

⑤ 심의위원회 위원은 다음 각 호의 어느 하나에 해당하는 사람 중에서 자율심의기구의 장이 위촉한다.

1. 의사
2. 치과의사
3. 한의사
4. 「약사법」 제2조제2호에 따른 약사
5. 「소비자기본법」 제2조제3호에 따른 소비자단체의 장이 추천하는 사람
6. 「변호사법」 제7조제1항에 따라 같은 법 제78조에 따른 대한변호사협회에 등록한 변호사로서 대한변호사협회의 장이 추천하는 사람
7. 「민법」 제32조에 따라 설립된 법인 중 여성의 사회참여 확대 및 복지 증진을 주된 목적으로 설립된 법인의 장이 추천하는 사람
8. 「비영리민간단체 지원법」 제4조에 따라 등록된 단체로서 환자의 권익 보호를 주된 목적으로 하는 단체의 장이 추천하는 사람
9. 그 밖에 보건의료 또는 의료광고에 관한 학식과 경험이 풍부한 사람

⑥ 제1항부터 제5항까지의 규정에서 정한 것 외에 심의위원회의 구성 및 운영에 필요한 사항은 자율심의기구가 정한다.

제57조의3(<u>**의료광고 모니터링**</u>) 자율심의기구는 의료광고가 제56조제1항부터 제3항까지의 규

정을 준수하는지 여부에 관하여 모니터링하고, 보건복지부령으로 정하는 바에 따라 모니터링 결과를 보건복지부장관에게 제출하여야 한다.
의료법 시행령 제25조(의료광고 심의절차)가 2018년 9월 28일에 삭제되었다.

2. 홍보(PR)

홍보(Public Relation)란 기업의 이미지를 긍정적으로 만드는 것을 목표로 홍보 매체를 활용하여 자사를 소개하는 행위이다. 조직과 대중이 장기적으로 우호관계를 형성·유지·발전시키기 위하여 이행하는 광범위한 커뮤니케이션이다. 기업 이미지를 제고하거나 자사에 대한 호의적인 평판을 얻거나 비호의적인 평판을 제거 또는 완화시키려는 커뮤니케이션 활동이다. 이를 통해 기업과 직간접적으로 관련된 여러 유형의 집단과 좋은 관계를 유지하는 것을 말한다.

❶ 의료기관의 홍보 사례 : 의료기관의 이름으로 후원, 봉사활동 등

2장 통합적 마케팅 커뮤니케이션(Integrated marketing communication)

1. 통합적 마케팅 커뮤니케이션(IMC) 등장배경

정보통신의 발달로 인해 미디어환경은 케이블 TV, 인터액티브 TV, 인터넷 등 새로운 매체들을 등장시켰다. 광고매체는 더욱 세분화되었고, 이에 기업의 마케팅 커뮤니케이션 활동은 효율성 측면에서 광고, 판촉, PR 등을 서로 조화를 이뤄 집행되어져야 했다. 일방적 커뮤니케이션인 광고 이외의 촉진활동의 중요성이 점차 증대되었다.

시장은 이미 고객의 세분화로 개인 마케팅의 시대가 되었고, 데이터베이스를 기반으로 여러 가지 커뮤니케이션 요소를 접목한 마케팅이 필요하게 되었다.

2. 통합적 마케팅 커뮤니케이션 믹스

마케팅의 패러다임에서 생산·상품·판매 마케팅 전략 시, 기업은 고객과 일방적인 커뮤니케이션을 해왔다. 정보기술의 발달로 인해 기업은 기업위주의 마케팅에서 고객위주의 마케팅으

로 패러다임이 변화했고, 세분화·그룹 마케팅, 개인마케팅이 시행되고 있다. 이는 기업과 고객이 통합적 커뮤니케이션을 하는 것이다. 통합적 커뮤니케이션에서 촉진믹스 요소로는 광고, 판매촉진, 홍보, 인적판매, DM 등이 있다. 즉 광고, 판매촉진, 인적 판매, 홍보 등의 다양한 촉진 수단을 전략적으로 기업이 소비자에게 설득력 있는 메시지를 전달하며, 최선의 커뮤니케이션 효과를 내는 것이 통합적 마케팅 커뮤니케이션 믹스이다. IMC의 핵심요소로는 기업의 상품이나 가격 중심 커뮤니케이션이 아닌 고객 중심 커뮤니케이션이다. 고객 또한 표적 집단이 아닌 개별적인 고객으로 인지한다. 기업은 고객과 기업간의 접점을 통합적으로 파악하여, 커뮤니케이션을 한다. 이때 IT·데이터베이스 등의 정보통신기술을 최대한 활용하게 되는데, 기업이 현재 집행하고 있는 광고, SNS에 노출시키고 있는 이벤트, 블로그 포스팅을 통해 접한 정보지식 수준, 각 고객의 구매시점, 구매주기, 구매금액 등으로 고객과 기업간의 접점을 파악할 수 있다. 이는 기업과 고객간의 모든 접점을 관통하는 통합된 전략으로 가치를 창출하는 것이다. 기업의 일방적인 커뮤니케이션을 통한 단순 인지도 제고 전략이 아닌, 고객과 기업 간 상호작용하는 접점을 전략으로 기업의 브랜드를 관리한다.

3. 인적판매(Personal selling)

기업 구성원이 고객에게 상품의 단순 판매를 넘어 고객관계 구축을 목적으로 하는 대면적 커뮤니케이션을 인적판매라 한다. 전통적인 인적판매는 기존 또는 잠재 고객을 대상으로 상품·서비스의 판매를 목적으로 판매 프레젠테이션·상담 등의 대인적 커뮤니케이션을 한다. 박람회, 업종별 전시회 등의 행사 등도 인적판매에 해당한다.

❶ 인적판매 특징

인적판매의 장점은 고객과 대면하고 있기 때문에, 고객의 욕구를 직접 알아내어 즉각적인 대응이 가능하다. 고객과의 상황별 맞춤 커뮤니케이션을 제공한다. 일대일 쌍방향으로 소통하므로, 일방적인 광고에 비해 고객이 기업의 메시지에 더 많은 주의를 기울이고 반응한다.

다른 촉진(Promotion) 믹스에 비해 고객의 구매 행동 단계에 가장 높은 효과성을 보인다. 단점은 판매조직의 크기를 변화시키는 등의 중대한 변화가 어렵다. 인적판매의 형태로는 한번에 대응할 수 있는 고객의 수가 한정되므로, 촉진의 속도가 느리고, 고객 1인당 촉진비용이 높다. 상대적으로 많은 고정비용이 든다.

❷ 인적판매 과정

가망고객선별	잠재고객발굴과 가망고객선별을 한다. 잠재고객발굴을 위해서는 기존고객·공급업체·사내정보시스템 등의 기업내부 정보데이터를 활용한다. 그 중 구매가능성이 있는 가망고객을 재선별한다. 잠재고객의 재무상태·욕구유형 및 강도 등의 기준으로 가망고객을 선별한다.
사전접근	가망고객의 주요 특성을 파악·분석 한 후 효과적인 커뮤니케이션 방안을 위한 시사점을 도출한다.
접촉	가망고객과 최초로 만나서 대화를 통해 관계를 형성하고 상대의 욕구를 이해하는 커뮤니케이션을 한다.
상품소개와 시연	가망고객에게 상품을 소개하며 인지와 지식을 전달한다. 상품의 차별적 장점이 가망고객의 문제와 욕구를 어떻게 해소해 줄 수 있는지 전달함으로써 호감과 선호를 형성한다.
이의처리	가망고객이 상품에 대한 선호단계에서 확신단계로 이전하는데 걸림돌이 되는 의문이나 반대의견을 해소해 나가는 커뮤니케이션을 한다. 효과적인 커뮤니케이션을 위해서는 격렬한 논쟁은 피하고, 사실적인 정보를 토대로 하는 차분한 설득이 필요하다.
계약체결	가망고객의 확신이 어느 정도 형성된 상태에서 구매의사를 물어보고 나아가 구매권유를 함으로써 구매행동이 이루어지도록 유도한다. 이때 구매권유의 타이밍과 어조가 적절하게 선택되어야 하며 이를 위해서는 적절한 훈련이 요구된다.
사후관리 (follow-up)	비용지불·서비스경험·서비스 전 안내·사용 중 문제 대응 등 일련의 구매 후 관리과정은 고객의 만족도와 충성도 제고에 중요한 영향을 미친다. 사후관리는 해당 고객의 추가구매와 새로운 고객 추천으로 이어진다.

4. 판매촉진

상품·서비스의 구매를 촉진하기 위한 단기적인 동기부여의 수단을 의미한다. 예를 들면 쿠폰제공, 가격할인, 경품행사, 샘플제공 등이 있다. 의료서비스 마케터가 표적고객의 행동을 촉발할 목적으로 전개하는 인센티브 위주의 커뮤니케이션 활동이다.

❶ 판매촉진 도구

혜택을 덤으로 얹어주는 방법을 Positive type incentive라 한다. 샘플·사은품의 제공, 마일리지적립, 추첨행사, 해피콜서비스 등이 있다. 비용부담을 덜어주는 방법을 Negative type incentive라 한다. 쿠폰이벤트, 할인혜택 등이 있다.

❷ 판매촉진 전략

- **풀 전략**(Pull strategy) : 고객이 자사의 상품을 적극적으로 찾게 함으로써 중간유통경로업체들이 자발적으로 자사의 상품을 취급하게 만드는 전략이다. 기업은 고객의 욕구를 정확히 파악하고, 고객을 대상으로 한 마케팅전략을 활용하여 고객이 매장·중간업체·소매상 등을 움직여 상품을 구입하게 된다.

- **푸시 전략**(Push strategy) : 기업이 중간상을 대상으로 적극적인 촉진전략을 펼친다. 이는 도·소매상들이 자사의 상품을 고객에게 적극적으로 판매하도록 유도하게 된다.

❸ 판매촉진 유형

- **교차판매**(Cross selling) : 고객에 동시에 구매할 가능성이 높은 상품을 찾아, 두 상품을 함께 판매하도록 유도하는 것이다. 예를 들어 미용 목적으로 보톡스를 주사하러 온 고객에게 필러를 함께 추천하는 것이 있다.

- **순차적판매**(Sequential selling) : 순차적으로 구매가능성이 높은 상품군을 찾아 그 순서에 입각하여 상품을 출시하고 판매하는 것이다. 예를 들어 미용 목적의 지방흡입 수술을 한 고객에게 다이어트 관련 상품을 소개하는 것이 있다.

- **상향판매**(Up selling) : 어떤 상품을 구입한 고객에게 보다 고급의 상품을 제시·판매하는 전략이다. 예를 들어 미용 목적의 항노화 레이저 시술을 고민하는 고객에게 효과를 강조하여 거상수술을 추천하는 것이 있다.

❹ 판매촉진 특징

판매촉진의 장점은 일정 기간 내에 대량의 공급과 수요를 조절할 수 있다. 즉 단기간에 대량의 구매를 유도할 수 있다. 이는 광고보다 판매촉진활동이 소비자로부터 즉각적인 구매를 유도하므로, 단기간 내 매출증대에 효과적이다.

단점은 과열된 판매촉진 경쟁으로 인해 의료기관의 수익구조의 악화를 초래할 수 있다. 경쟁 의료기관들의 모방이 용이하여, 장기적인 경쟁우위 전략으로는 부적절하다. 브랜드 충성도가 강한 소비자일수록 판매촉진활동으로 구매유도가 어렵다.

5. 다이렉트 마케팅(Direct marketing)

❶ 다이렉트 메시지(Direct message Marketing) 마케팅

기업의 고객관리방법 중 하나로 짧은 메시지, 신상품소개, 카탈로그, 룩북(Lookbook)등을 메일로 발송하는 것을 의미한다. 마케터는 신중하게 선택된 우편발송 명단을 이용하여 메일 또는 선물을 발송한다.

❷ 텔레 마케팅(Telemarketing)

고객에게 상품의 판매를 위해 전화·PC·인터넷을 이용하여 합리적인 비용으로 고객과 일대일 커뮤니케이션을 하는 것을 의미한다. 이를 통해 고객을 유지하고 고객만족도를 향상시키며, 신규고객 확보를 수행하는 마케팅이다. 텔레 마케팅의 특징은 기업의 시간을 절약하고, 기업과 고객간의 공간·거리의 장벽을 극복할 수 있다. 고객은 유용한 정보를 효과적으로 수집할 수 있다. 기업의 데이터베이스를 기반으로 쌍방향 커뮤니케이션을 통해 고객만족도 향상에 기여한다. 텔레마케팅을 하며 동시에 광고나 판촉 등 다른 마케팅매체를 보완하여 반응률을 높일 수 있다. 일대일 대면커뮤니케이션인 인적판매보다 비용을 절감할 수 있다. 서비스전달과정에 텔레마케팅을 도입함으로써 기업 이미지 제고 효과가 있다.

6. 다양한 마케팅 기법

❶ 데이터베이스(Database Marketing) 마케팅

정보통신기술을 활용하여 기업은 고객의 정보를 효과적으로 획득하고 분석하여 이를 마케팅에 활용한다. 고객정보·상품·판매에 관한 데이터베이스를 활용하여 고객을 세분화하고, 세분화된 고객별로 선호하는 상품·서비스를 선정하여 이를 효과적으로 제공함으로써 판매 촉진한다.

❷ 바이럴(Viral Marketing) 마케팅 · 구전(Word-of-Mouth Marketing) 마케팅

고객들의 구전효과를 이용한 마케팅기법으로 고객 사이의 확산효과를 목표로 한다. 의료서비스의 특성상 고객들은 지인추천을 가장 신뢰하므로 의료마케팅에서 효과가 큰 기법이다. 인터넷·페이스북·트위터 등의 SNS 등을 주로 이용하고 적은 비용으로 큰 효과를 볼 수 있다.

❸ CRM(Customer Relationship Management)마케팅

고객과 기업이 접촉하는 모든 과정, 상품 판매 전·중·후에도 고객과의 지속적인 유대관계를 형성하여 고객의 신뢰를 얻음으로써 고객만족을 실현하는 마케팅이다. 고객관계를 통해 형성된 마케팅은 한 번의 거래로 끝나는 거래 마케팅과는 구분된다. 고객관계관리 마케팅의 효과는 신규고객의 창출보다는 기존고객 관리를 통해 고객이탈을 방지하여 장기적인 수익성을 확보를 하고, 이를 통해 기업의 이익 증가를 목표로 한다. 이는 기업의 운영비 절감, 충성고객의 구전 마케팅 등으로 기업운영이 선순환 할 수 있다.

❹ CEM(Customer Experience Management)마케팅

기존의 CRM은 고객과의 거래 내역에만 중점을 두어 소비 패턴을 기계적으로 수치화 하는 것에 집중했다면 CEM은 고객의 경험을 관리하는 것이다. 고객이 기업의 서비스를 이용하는 전 경험의 여정을 관리한다. 경험을 구성하는 하위요소로는 감각(Sense), 감성(Feel), 인지(Think), 행동(Act), 관계(Relate)이다. 그러므로 고객경험관리는 매우 광범위하다. 하지만 고객경험관리의 최종목표는 기존 고객유지를 위한 고객만족 경영이므로, 기업의 입장에서는 신규고객의 창출보다 이윤창출이 용이하다고 보는 마케팅활동이다.

❺ VIP 마케팅

고품격 서비스를 원하는 고객을 대상으로 고객의 욕구를 최대한 충족시키기 위해 고부가가치의 상품을 만들어 브랜드 가치를 높이는 마케팅이다.

제5부 고객만족도

1장 고객만족도 조사

1. 조사계획 수립

고객만족도 조사는 고객을 이해하고 고객 욕구 변화의 추이를 분석해, 병원 운영에 필요한 의사 결정력 제고 및 제한된 자원을 효율적으로 활용하기 위한 활동이다.

❶ 고객만족도 조사 원칙

- 계속성의 원칙: 고객 만족도를 과거, 현재, 미래와 비교할 수 있어야 한다. 그러므로 1회성이 아닌 지속적으로 시행되어야 한다.
- 정량성의 원칙: 항목간에 비교가 가능하도록 정량적인 조사여야 한다. 기능은 좋은데, 디자인이 아쉽다. 등의 데이터는 항목간 비교가 불가능하다. 고객의 의견을 항목화 시킬수 있도록 수량적인 데이터를 받아야 한다.
- 정확성의 원칙: 정확한 실사(實査), 통계분석, 해석을 해야한다.

❷ 설문지 작성 시 배열 순서

- 흥미를 유발 할 수 있는 질문을 앞부분에 배열한다.
- 쉬운질문에서 어려운 질문으로 진행한다.
- 일반적인 내용에서 세부적인 내용으로 진행한다.
- 전체적인 질문에서 지엽적인 질문으로 진행한다.
- 논리적인 순서에 의해 질문을 배열한다.
- 인지→경험→태도 순으로 배치한다.
- 개인적 질문, 인구통계학적 질문, 민감한 질문은 마지막에 배치한다.

❸ 설문지 작성 시 고려사항

- 응답 항목들 간 그 내용이 중복되지 않도록 한다(이중질문을 하지 않는다).
- 대상자의 수준에 맞는 언어를 사용한다.
- 간결, 명료한 문장을 사용한다.
- 다지선다형 응답에서는 가능한 문답을 모두 제시한다.

- 질문은 구체적이어야 한다.
- 질문이 너무 길거나 복잡해서는 안된다.

2. 자료수집

❶ 1차 자료수집

관찰조사 (탐색적 조사)	적절한 사람·행동·상황을 관찰하여 1차 자료를 수집하는 것이다. 예비조사라고도 하며 특정조사의 설계를 확정하기 전에 주로 문제를 규명하기 위해서 예비적으로 실시되는 조사이다.
설문조사 (기술적 조사)	기업이 지식·태도·선호도·구매동기·구매행동을 파악하기 원하는 대상자에게 직접 질문을 하는 방법이다.
실험조사 (설명적 조사)	가장 과학적이고 확실한 조사이다. 원인과 결과의 인과관계를 설명하는 조사이다.
표적집단조사	특정 집단을 관찰하는 조사이다. 기업이 신제품 아이디어 도출이나 소비자들이 제품구매 및 사용실태에 대한 전반적인 이해를 위해 시행한다. 면접 진행자가 소수의 응답자들을 한자리에 모이게 한 후, 자연스러운 분위기 속에서 대화하며 진행한다.

❷ 2차 자료수집

과거에 다른 목적으로 조사되어 작성된 자료로서, 수행 중인 조사목적에 도움을 줄 수 있는 기존의 모든 자료를 말한다. 조사자는 2차자료의 수집을 시작으로 조사를 진행한다. 예를 들면 문헌조사 등이 있다.

❸ 표본추출방법

모집단의 의료서비스(치료·미용·건강증진)를 이용한 외국인을 대상으로 만족도 조사를 한다.

(1) **확률표본추출** : 표본이 될 확률이 정해진 추출이다. 시간과 비용이 많이 소요된다.

예를 들면 각 의료기관에 인력을 배치하여 설문조사를 한다. 예를 들어 삼성서울병원의 성형외과, 가톨릭병원의 암센터, 차병원의 건강검진, 아이디병원, 자생한방병원, 광동한방병원등의 의료기관에 1000개의 설문조사지를 배포한다.

단순무작위 추출	모집단에서 목표로 하는 표본 수 만큼의 간격으로 조사한다. (출구조사)
층화 표본 추출	모집단을 동질성 있는 하위 모집단으로 나눈 뒤 각 집단 비율별로 무작위 추출한다. (치료 100명, 미용100명, 건강증진100명으로 분류하고 뽑기)
군집(지역) 표본추출	개인이 아닌 집단을 대상으로 무작위 추출하는 방법이다. (A군집「치료 30개 +미용 30개+건강증진 30개」만들어 놓고 뽑기)
계통 표본 추출	대상영역에서 동일한 간격으로 표본을 추출하는 것으로 전체 영역에서 균일하게 표본을 추출하기가 용이하다. N개의 표본추출 단위가 있는 모집단에서 크기가 n인 표본을 뽑을 때 일정한 표본추출 간격을 두고 표본을 추출하는 방법이다. (데이터를 줄세워놓고, 동일한 가격으로 뽑기)

(2) **비확률표본추출** : 표본의 확률이 정해지지 않은 표본추출로 일반적인 조사에 많이 이용된다. 예를 들면 공항에 가서 설문조사를 한다. 관광객, 비즈니스 출장 고객들 중에 의료서비스를 경험한 대상도 있고, 의료서비스를 경험하지 않은 대상도 있다.

편의 표본 추출	조사자가 가장 쉽게 정보를 얻을 수 있는 대상자를 상대로 선정한다. 예를 들면 조사자가 가지고 있는 데이터를 이용하는 것이다. 3차 의료기관의 근무자가 3차 의료기관을 이용한 모든 외국인들에게 설문조사를 하고 추출한다.
할당 표본추출	조사자가 표본의 특성을 잘 알고 있고, 미리 정해진 분류 기준에 의해 전체 표본을 몇 개의 집단으로 나누고 각 집단별로 필요한 대상을 추출한다. 즉, 미리 정해진 분류기준에 의해 전체 집단을 여러 소집단으로 구분하고 각 집단별로 필요한 대상을 추출하는 방법으로 가장 일반적인 방법이다. 예를 들면 내가 가지고 있는 데이터에서 성형외과 이용고객, 암센터 이용고객, 건강검진 이용고객으로 기준을 나누어 설문조사를 하고 추출한다.
판단 표본 추출	조사자는 자신의 판단에 따라 정확한 정보를 줄 수 있는 모집단 요원을 선정한다. 조사문제를 잘 알고 있거나 모집단의 의견을 반영할 수 있을 것으로 판단되는 특정한 집단을 표본으로 선정하는 방법으로 전문적인 지식을 가진 집단이 표본이 된다. 예를 들면 공항에서 붕대를 감고 있는 모습 등을 보고 ,의료서비스를 이용한 확신이 있는 사람에게 설문조사를 한다. 또는 건강검진 제휴 상품이 있는 항공사의 공항 라운지에서 설문조사를 한다.

3. 자료분석

❶ 척도 종류

명목척도	분류만 할 수 있는 개념이다. 통계에서는 퍼센트, 최빈값 등을 사용한다. 서열의 의미는 없다. 데이터를 분류만 해놓은 것이다. 예를 들면 성별, 종교, 결혼유무, 직업 등을 조사한다. 또는 우리나라에서 의료서비스를 받은 관광객의 국적과 수를 조사한다.
서열척도	분류 뿐 아니라 순위까지 나타내는 척도이다. 서열과 선호도를 나타낸다. 예를 들면 제품의 선호도, 석차, 소득수준 등을 조사한다. 또는 우리나라에서 의료서비스를 받은 관광객의 국적과 수를 조사하고 의료서비스 비용에 대해 ①비쌈 ②적당함 ③저렴함 이라는 응답범주를 주어 조사한다.
등간척도	서열척도에 거리 개념이 더해진 것으로, 측정값들은 동일한 간격을 가지고 그 차이를 비교할 수 있다. 평균 또는 표준편차의 의미를 가진다. 예를 들면 온도, 학력, 시험점수, 물가지수 등이 있다. 우리나라에서 의료서비스를 받은 관광객의 국적과 수를 조사하고, 의료서비스 비용에 대해 ①비쌈 ②적당함 ③저렴함 이라는 응답범주를 준다. 그리고 10만원이상, 100만원이상, 1000만원 이상의 일정한 크기와 일정한 간격 제시한다. 단, 숫자의 크기에 절대 0이 없다.
비율척도	절대 "0"이 존재 한다. 명목, 서열, 등간 척도 개념을 모두 포함하면서 0의 개념이 들어간다. 그러므로, -율, (사망률, 이혼율)의 의미를 가진다.

4. 결과해석 및 보고서 작성

자료수집 계획을 수립한 후, 자료를 분석하고, 분석된 자료를 기업의 운영자원으로 활용한다.

2장 고객경영

1. 고객 데이터베이스

의료서비스를 이용한 고객의 정보를 각 의료기관별 데이터베이스로 구축한다. 고객 데이터베이스를 이용하여 의료기관은 정기적으로 의료·건강 및 의료관광관련 뉴스를 e-매거진 형태로 발송한다. 고객들의 재구매 욕구를 가지도록 관리한다.

❶ 고객관계관리 CRM (Customer Relationship Management)

고객과 관련된 자료를 통합·분석하여 고객 특성에 기초한 마케팅 활동을 계획·지원·평가하는 과정이다. CRM은 고객의 선호도 및 라이프 스타일 등과 같은 의미있는 고객정보를 추출하는 등의 고객별 욕구분석을 통해, 고객이 원하는 바를 쉽게 파악하고 고객의 욕구에 부응 하는 상품을 제시한다. 그리고 고객의 특성에 맞는 적합한 가격을 제시하고, 고객이 자주 이용하는 채널을 통해 커뮤니케이션을 함으로써 고객 만족을 실현하는 마케팅 활동이다.

❷ 고객경험관리 CEM (Customer Experience Management)

고객이 경험한 의료기관과의 모든 접점·모든 경험을 관리하는 것이다. 예를 들어 어떻게 의료기관을 알게 되었는지, 어떤 광고에 노출되었는지, 의료기관에서는 어떤 상품을 소비했는지, 상담실장과는 어떤 대화를 했고, 고객의 성향, 주 관심 시술, 욕구 등이 무엇인지 등 고객에게 의료기관이 노출된 모든 정보를 관리하며, 고객이 의료서비스를 이용하는 전 여정을 통합적으로 관리하는 마케팅 활동이다.

2. 고객 분석

❶ RFM 기법

일정기간 동안 높은 매출을 달성한 고객이 가장 가치있다는 점에 착안한 고객분석 방법으로, 일반적으로 가장 구현하기 쉬운 고객 분석 방법에 속한다.

- **R-Recently** : 구매의 최근성(얼마나 최근 시점에 구매했는지)
- **F-Frequency** : 구매의 빈도성(얼마나 자주 구매하는지)
- **M-Monetary** : 구매금액(일정기간 평균 구매금액이 얼마인지)에 대한 정보를 만들어 고객 상태를 세분화하는 모델이다.

❷ 고객평생가치LTV(Life time value)분석

한명의 소비자가 기업의 소비자로 존재하는 기간 즉, 이 기간을 평생으로 보고, 고객이 평생 동안 기업에 제공할 것으로 추정되는 재무적 공헌도를 분석하는 것이다.

📄 LTV 방정식: 연간거래액×수익률×거래계속 연수

- LTV를 높이기 위해서는 LTV 방정식에 따라 연간 거래액, 수익률, 거래 계속 연수를 높이는 것이 중요하다. 그러기 위해서는 고객 단가와 재방문율을 높여야 한다. 이는 고객과의 신뢰를 유지해야 한다.

3. 서비스 품질 측정

❶ SERVQUAL Model

페러슈라만(Parasuraman,1988)등의 학자가 공동 연구해서 만든 서비스 품질 측정을 위한 도구이다. Service Quality의 합성어로 서비스에 대한 고객의 기대와 지각(경험)의 일치 정도와 방향을 측정하는 분석기법이다. 서비스는 무형성, 이질성, 비분리성, 소멸성의 특징을 서비스를 이용하는 일반 고객들을 대상으로 5가지 차원을 제시하여 SERVQUAL을 측정한다.

(1) SERVQUAL 평가요인

- **반응성**(Responsiveness) : 의료기관 종사자가 환자에게 신속하게 의료서비스를 제공하려는 의지 (환자의 불편사항, 요구, 문제 등을 처리하기 위한 의료기관의 노력)
- **공감성**(Empathy) : 환자에 대한 개인적인 관심·이해·배려
- **확신성**(Assurance) : 의료기관 종사자들의 충분한 지식·기술·태도에 기인한 의료기관이 충분하고 수준 높은 의료서비스를 제공할 것이라는 믿음
- **신뢰성**(Reliability) : 환자가 기대한 서비스가 기대한 수준만큼 수행할 수 있는 의료종사자들의 능력
- **유형성**(Tangibles) : 의료서비스를 제공하기 위해 의료기관에서 갖추어야할 장비·시설·도구·설비·건물의 외관

❷ Servperf Model

Cronin(1992)은 SERVQUA모형에서 고객기대의 측정 타당성에 문제제기를 하고, 기대치를

제외한 성과(Performance)만을 가지고 서비스를 측정하는 모델을 만들었다. 서비스품질을 성과로만 측정될 수 있다고 주장한다.

❸ 서비스품질 격차모델(Gap Model)

Parasuraman(1985)이 고안한 모델이다. 서비스에 대한 고객의 기대와 인지된 경험 간에 존재하는 차이에 영향을 미치는 요인을 정의했다. 서비스 제공자 기대와 소비자의 인지간의 차이를 정의한다. 서비스가 고객에게 전달되는 과정에 서비스 품질 상 문제점이 발생하는데 이의 원인을 분석하는 갭분석 모형이다. 이 모형은 경영자들에게 서비스품질을 어떻게 개선할 수 있는가를 제시한다.

Gap1 경영자 격차 (The Knowledge Gap)	실제 고객기대와 경영자가 인지한 고객기대 간의 격차를 의미한다. 경영자 격차가 발생하는 원인은 기업이 고객기대를 정확하게 파악하지 못했기 때문으로 본다. 해결방안은 정확한 시장조사를 시행하고, 조직 내부에서는 상향적 커뮤니케이션 문화를 축소한다.
Gap2 표준·설계 격차 (The Standards Gap)	경영자의 인지와 서비스품질 표준(매뉴얼) 간의 격차를 의미한다. 경영자가 인식한 고객의 기대(요구)와 기업에서 제공하는 서비스 품질 요소간의 차이를 말한다. 표준·설계 격차는 기업자원의 제약과 시장상황에 의해 발생한다. 해결방안은 최고 경영자의 적극적인 참여로 서비스 품질 목표를 설정하고, 매뉴얼을 통한 업무의 표준화로 서비스 품질을 향상시킨다.
Gap3 전달 격차 (The Delivery Gap)	서비스 전달 격차는 기업의 서비스품질표준과 실제 고객에게 제공되는 서비스간의 차이를 의미한다. 전달격차는 직원이 서비스 설계를 숙지하지 못했기 때문에 발생한다. 해결방안은 조직의 팀워크를 향상하고, 업무담당자의 직무적합성을 확인한다.
Gap4 커뮤니케이션 격차 (The Communications Gap)	시장 커뮤니케이션 격차는 고객이 제공받은 서비스와 기업에서 제공해주기로 한 서비스간의 차이를 말한다. 고객과 기업간의 커뮤니케이션이 부족해서 발생하거나, 과잉 약속을 했기 때문에 발생한다. 해결방안은 과대광고 · 홍보를 지양해야한다.

❹ Servicescape Model

Booms(1981)는 서비스 품질을 물리적 환경요소로써 평가하는 모델, Servicescape Model을 고안했다. 고객은 병원의 간판·인테리어 등으로 의료서비스의 품질을 평가하며 이러한 물리적 요소들을 Servicescape라고 한다. 조직의 환경적 특성이 제공되는 서비스품질에 영향을 미침을 강조한다.

❺ Servuction Model

Eiglier&Langeard(1996)는 내적요인(환경 서비스제공자, 지원조직 체계)과 외적요인(고객자신, 다른고객들)이 서비스 품질에 영향을 미친다고 본다. 고객서비스에서 서비스 제공자뿐 아니라 함께 서비스를 받고 있는 다른 고객의 수준도 중요하다고 하는 점을 강조하는 모델이다. 예를 들어 의료기관에서는 이를 고려해 같은 문화권의 환자를 같은 병동에 입원시키는 것이 있다.

4. 구매연관성 분석

❶ 고객 충성도 측정

- **행동적 접근방법** : 특정 브랜드에 대해 일정기간동안 고객이 반복적으로 구매하는 경향이다. 행동적 접근방법의 측정요인은 구매비율, 구매빈도, 반복구매행동, 구매가능성, 재구매가능성 등이 있다.
- **태도적 접근방법** : 특정 브랜드에 대한 선호, 호의적인 태도 및 심리적 몰입을 의미한다.
  태도적 접근방법의 측정요인은 선호도, 상표에 대한 충성도, 구전의도, 우월한 경쟁대안에 대한 저항성, 프리미엄 가격 지불의사 등이 있다.
- **통합적 접근방법** : 반복구매 행동 또는 호의적인 태도만으로는 충분하지 않으며 이 두가지 모두 충족되어야 한다는 것이다. 측정요인은 구매비율, 구매빈도, 선호도, 상표에 대한 충성도 등이 있다.

5. 유형별 고객 관계구축 전략

기존고객	현재고객	기존서비스	고객활성화 전략	고객과의 거래관계를 지속적으로 기록하여 고객의 구매량에 따라 이에 상응하는 인센티브를 제공해주는 전략
			고객애호도 제고전략	고객이 다른 기업의 서비스로 전환하지 않도록 고객과의 유대 관계강화를 추구하는 전략
		신서비스	교차판매 전략	기업이 여러가지 상품을 판매하고 있는 경우 하나의 상품에 대한 데이터베이스는 다른 상품의 판매를 위한 수단으로 사용하는 전략
	과거고객		재활성화 전략	오래전에 서비스를 구입한 경험이 있는 고객을 대상으로 과거 실적, 고객이 거래를 중단하게 된 이유를 분석한다. 고객가치가 있다고 판단되는 고객에 대해 비용 효율적인 마케팅을 시도한다. 상품별 반복구매주기가 지났는데도 재구매하지 않는 고객에 대해 구매행위를 재활성화시키는 전략을 구사한다.
잠재고객	신규고객		신규고객 확보전략	성장기 기업의 경우 중요한 전략이다. 지속적인 성장을 위해서 신규고객확보를 위한 투자가 필요하다. 경쟁사의 고객을 직접 겨냥하는 공격적인 형태로 전개하기도 한다.

▷ **고객애호도**(Customer loyalty) : 기업의 상품을 구입한 적이 있는 고객이 그 기업의 상품을 다시 구입할 가능성이 높아진 상태를 의미한다. 기업은 고객의 필요·욕구·기대에 부응하는 서비스를 제공하여 고객만족(Customer satisfaction)을 실현하고, 그 결과 고객은 서비스의 재구매 행위를 하며, 이것이 반복되면 고객의 기업에 대한 고객애호도(Customer loyalty)가 형성된다.

04
Lecture
관광서비스 지원

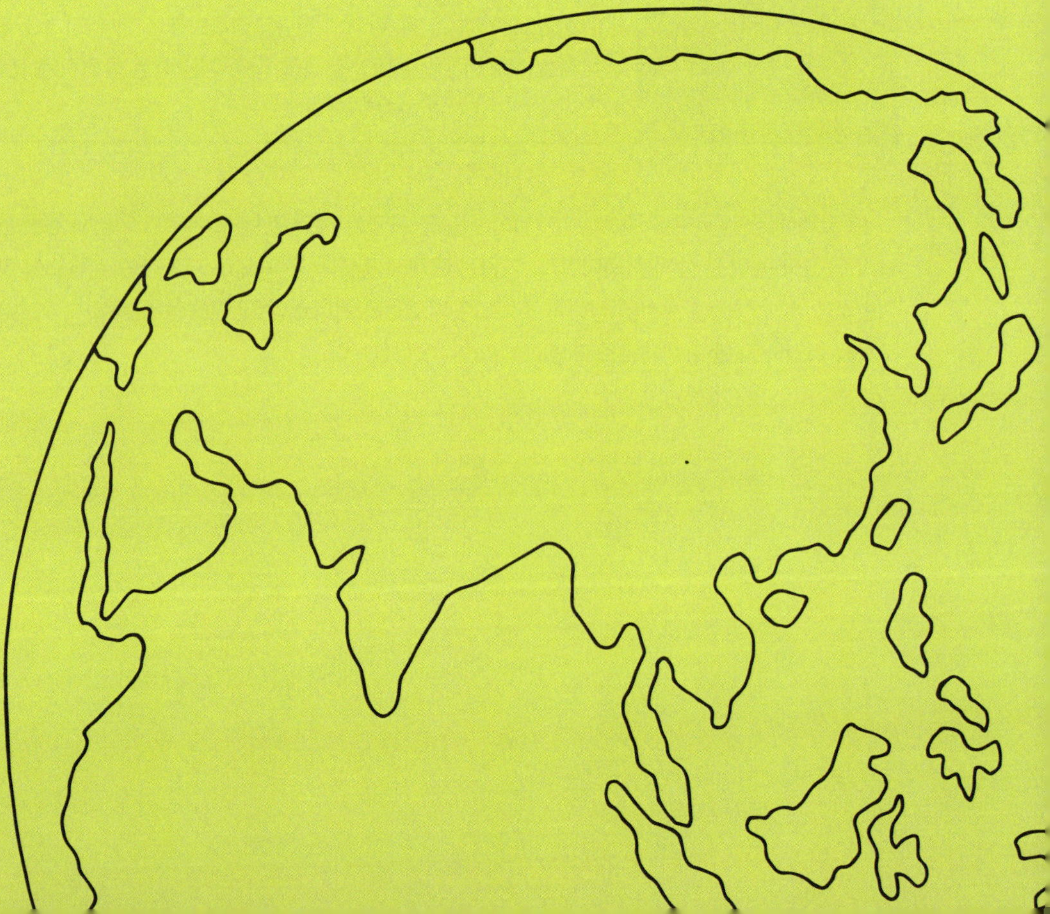

제1부 관광산업 … 210
    1장   관광 … 210
    2장   관광객 … 216
    3장   관광산업 … 218

제2부 항공산업 … 234
    1장   항공운송업 … 234

제3부 수배업무 … 239
    1장   수배업무 … 239

제4부 관광자원 및 이벤트 … 250
    1장   관광자원 … 250

Lecture 04

관광서비스 지원

제1부 관광산업

1장 관광

1. 관광 어원

관광이란 일상용어로 다른 지역이나 나라에 가서 그 곳의 풍경·풍습·문물 따위를 구경함이다. 영문 Tour는 라틴어 Tornurs에서 유래했는데, 중앙 또는 축을 중심으로 이동한다는 의미로, 순회하다는 의미를 내포한다. 동양에서 관광이란 주역(周易)의 '觀國之光(관국지광) 利用賓于王(이용빈우왕)'에서 유래한다. 그 나라의 정치·경제·사회·문화 등 백성을 다스리는 정치제도를 살피는 것으로 한 나라의 정책과 풍습을 유람하면서 시찰하는 것이다. 왕의 귀빈으로 초청받아 방문하였을 때 왕의 초청에 대한 손님다움을 표하기 위해서는 그 나라의 빛을 보는 것이 이롭다는 의미에서 유래했다.

2. 관광 정의

관광의 정의는 역사적으로 많은 국내외 학자들에게 매우 다양하게 정의·발전되어왔다. 관광의 정의가 관심을 받기 시작한 것은 2차 세계대전 후 세계관광기구(UNWTO)에 의해서이다. 특히 경제학자들이 국제관광을 무형의 수출(Invisible export)로서 주목함에 따라 그 연구가 활발히 진행되었다. 최초 관광연구의 과제는 관광에 의한 경제효과를 측정하는데 있었다. 경제적 관점에서의 관광은 관광객 수, 관광객 지출액, 체류기간 등과 같은 경제현상을 포함한다. 사회문화적 관점에서 관광은 관광지 지역주민과 관광객 간의 상호작용에 초점을 두고 있다.

슐레른 (H. Schulern, 1911)	관광의 가장 오래된 정의이다. "일정한 지구(地區)·주(州)또는 타국에 들어가서 머물다가 되돌아가는 외래 객의 유입·체재 및 유출의 형태를 취하는 모든 현상과 그 현상에 관계되는 모든 사상(事象)이다. 그 중에서도 특히 경제적인 모든 사상을 나타내는 개념을 관광이라 한다."
보르만 (Bormann, 1931)	독일의 보르만은 "관광학개론(Die Lehre von Fremdenverkehr,1931)"을 통해 "관광이란 직장에의 통근과 같이 정기적 왕래를 제외하고 휴양의 목적이나 유람, 상용 또는 특수한 행사의 참여나 기타의 사정 등에 의하여 거주지에서 잠시 떠나는 여행"이라 정의했다.
세계관광기구 (UNWTO: United Nations World Tourism Organization, 1982)	"방문 주요 목적이 방문국 내에서 보수를 얻는 활동을 제외하는 것으로 1박 이상 12개월을 넘지 않는 기간, 거주지 이외의 나라에서 통상의 생활환경을 벗어나 여행하는 것"으로 정의했다.
맥킨토시 (R. W. McIntosh, 1986)	"관광자와 다른 방문자들을 유치·접대하는 과정에서 관광자, 관광사업자, 정부, 지역사회 간의 상호작용으로 야기되는 현상과 관계의 총체"라고 정의하였다.

❶ 협의의 관광

인간이 일상생활을 떠나서, 다시 돌아올 예정으로 이동하고, 영리를 목적으로 하지 않고서, 휴양(休养)·유람(游览)등의 위락적 목적으로 여행하는 것이며, 그와 같은 행위와 관련을 갖는 사상(事象)이다.

❷ 광의의 관광

국제평화와 국민생활의 안정을 상징한다. 항구적 평화와 국제사회에서의 상호이해 증진을 염원하며, 관광본질은 문화이고, 관광이념은 국제평화와 국민생활의 안전을 도모함에 있다.

❸ 관광의 유사개념

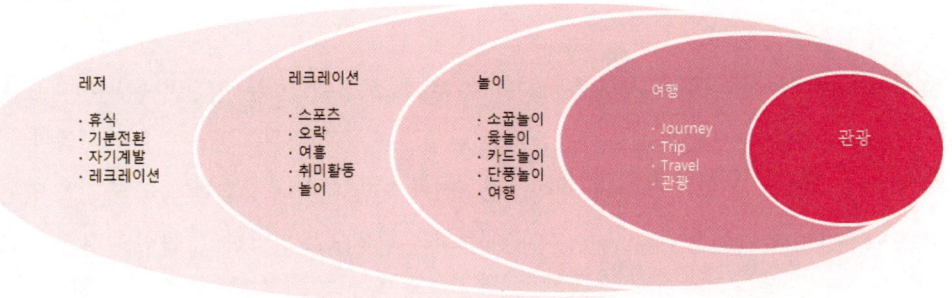

(1) 레저(Leisure)

프랑스 여가사회학자 듀마즈디에(J. Dumazedier,1989)는 레저를 개인의 노동·가족 및 사회의 의무로부터 벗어나 휴식, 기분전환, 지식의 확대, 자발적 사회참여, 자유로운 창조적 함양을 위한 활동으로 정의하였다. 레저를 활동적인 측면에서 접근한 것으로, 사회적 구속시간과 생리적 필수시간을 제외한 나머지 자유시간에 어떠한 활동을 하는 것에 초점을 두고 있다. 현대사회에서는 노동시간이 감소하게 되자 개인은 더 많은 자유시간을 누리게 되었다. 레저는 얼마나 많은 자유시간을 누리는가의 문제가 아니라 얼마나 알차게 자유시간을 보내는가의 문제로 새롭게 해석되어야 한다.

📂 레저 기능(J. Dumazedier,1989)
- **휴식기능** : 육체적 피로, 노동에서 기인하는 육체적·정신적 소모의 회복
- **기분전환** : 일상으로부터 벗어남으로써 정신적 스트레스나 권태의 해방
- **자기계발** : 단순한 일상의 사고나 행동으로부터 개인을 해방시키고, 폭넓고 자유로운 사회적 활동에의 참가, 실무적 기술훈련 이상의 순수한 의미를 가진 육체·감정·이성의 확장을 가능하게 한다.

(2) 레크레이션(Recreation)

여가 내에서 자신의 몸과 마음의 휴식과 수양, 또는 즐거움을 추구하기 위하여 자발적으로 이루어지는 활동이나 경험으로 활동의 의미가 강하다. 레크리에이션은 개인·집단에 의해서여가 중에 영위되는 활동이다. 이 활동으로 인하여 얻어지는 직·간접적인 이익 때문에 강제되는 것이 아니고, 활동 자체에 의해 직접적으로 발생하는 자유롭고 즐거운 활동이다. 여가 내의 자발적인 활동으로, 사회적으로 인정할 수 있어야 하고, 참가자에게 만족을 주는 특성을 내포한다.

(3) 놀이(Play)

놀이는 인간의 유희본능과 모방본능에서 기원을 찾을 수 있다. 유희본능이란 심신(心身)을 발달시키거나, 환경에 적응하기 위하여 스스로를 즐겁게 하는 동작·언어로 표현되는 인간의 기본적인 본능이다. 모방본능이란 다른 사람이나 동물의 행동에 자극받아 그와 유사한 행동을 하려는 인간의 본능을 말한다.

호이징가(John Huizinga,1955)는 인간을 놀이하는 존재, 즉 '유희하는 인간(Homo Ludens)'으로 본다. 카이요와(Roger Caillois, 1994)는 놀이는 인간의 본질이며 동시에 문화의 근원으로 파악한다. 이들의 견해에 따르면, 문화가 놀이의 성격을 상실하게 되면 마침내 문화는 붕괴의 길을 걷는다. 특히 호이징가는 놀이를 인간의 본질, 나아가 문화의 근원으로 파악하고, 놀이의 본질과 그 표

현 형태를 인류역사의 전 과정 속에서 파악하며 놀이가 문화를 만들고, 또한 문화를 지속시킨다고 주장한다. 인간은 역사적으로 놀이를 통하여 인간관계를 형성하고, 문화와 사회를 익히며, 자기계발을 하였다.

놀이는 레저(여가) 및 레크리에이션의 수단이 된다. 윷놀이, 연날리기 등의 민속놀이를 비롯한 소꿉놀이, 바둑, 장기, 카드놀이, 단풍놀이, 벚꽃놀이, 여행 등을 들 수 있다. 일반적으로 단풍여행이나 단풍관광을 가자고 하지 않고 단풍놀이 가자고 하는 것은 놀이 속에 여행과 관광의 의미가 포함되어 있기 때문이다. 놀이는 여가의 한 형태로서 자유의사에 근거한 활동인 것은 틀림없지만, 질서·규칙·전통 등의 관점에서 보면 레크리에이션 또는 관광과 개념적으로 다른 부분이 있다.

(4) 여행(Travel)

여행자는 출발의 원점으로 되돌아오거나 그렇지 않아도 되며, 어떤 목적을 가지고 교통수단에 의존하여 한 장소에서 다른 장소로 이동하는 행위이다. 관광과는 관계없이, 뚜렷한 목적이나 동기가 없어도 행해진다. 한 장소에서 다른 장소로 이동하는 행위로서 목적이나 동기에 관계없이 모든 이동행위를 일반적으로 지칭할 때 사용하는 포괄적인 개념이다. 여행 또한 놀이의 한 형태이다. 여행을 표현하는 영어는 Journey, Trip, Travel, Tour 등이 있다.

- **Journey** : 한 지점에서 다른 지점으로의 단순이동을 뜻한다.
- **Trip** : 통근 및 통학을 포함한 단기간의 짧은 여행을 말한다.
- **Travel** : 통근 및 통학 등의 이동을 제외하고, 상용 또는 위락 목적으로 거주지 밖으로 이동하는 행위를 의미한다.
- **Tour** : 관광형태의 여행이다. 관광여행을 뜻하며 관광과 가장 유사한 개념이다.

3. 관광 구성요인

- **일탈성** : 거주지나 일상 생활권을 벗어난 일탈적 이동이 있어야 한다. 타 지역으로 출퇴근 및 가사 등을 위한 이동은 일상생활권이기 때문에 관광으로 보지 않는다.
- **목적성** : 견문, 위락, 휴양, 상용, 종교, 치료 등 여행의 목적이 뚜렷해야 한다. 예를 들어 식량을 구하기 위한 이동이나 단순한 떠돌이는 관광으로 볼 수 없다.
- **소비성** : 소비가 수반되어야하며, 그 소비는 관광지에서 취득한 돈이 아니어야 한다. 무전여행 등은 관광으로 보지 않으며, 타 지역이나 타국에서 돈을 버는 행위는 취업에 해당하기 때문에 관광이라고 할 수 없다.

- **한시성(회귀성)** : 일정 기간 또는 1년 이내와 같이 기간이 한시적이어야 한다. 장기간 또는 돌아올 예정이 아니라면 관광이 아닌 이주(移住)에 해당한다.
- **체재성** : 타지역 또는 타국에서 체재(滯在)를 해야 한다. 만약 타 지역 또는 타국에서 체재를 하지않고, 교통수단에 의하여 단지 스쳐지나간다면 그것은 관광이라고 볼 수 없다.

4. 관광동기

관광객의 행동을 유발하고, 그 방향을 결정지을 수 있도록 활성화된 상태의 욕구이다. 관광자의 잠재욕구를 구체적으로 관광행동으로 나타나게 하는 힘으로서, 인간이 관광을 통해서 만족을 얻고자 할 때 일어난다. 관광동기는 잠재 관광객에게 영향력을 행사하여 잠재관광객의 행동방향을 결정해주는 역할을 하며, 관광의 동기를 성취시킬 수 있는 수단으로서 관광목표를 식별한다. 또한 어떠한 관광선택기준이 중요한가를 알게 하여 관광상품 선택기준을 결정하는 역할을 한다.

❶ 관광동기 유형(Mcintosh [1995])

- **신체적 동기**(Physical motivations) : 신체의 휴식, 운동참여, 휴식성 오락, 건강에의 관심
- **문화적 동기**(Cultural motivations) : 타국의 음악·예술·민속 등에 대한 지적 욕구
- **대인적 동기**(Interpersonal motivations) : 새로운 사람과의 만남, 친구 및 친지 방문, 일상생활, 가족 또는 이웃으로부터의 탈출, 새로운 대인관계를 형성하고자 하는 욕구
- **특권(지위·명예)적 동기**(Status&Prestige motivations) : 지식이나 사회적 평판, 자아실현, 보다 좋은 인식 및 평판에 대한 욕구

❷ 관광동기 분류(Glücksman [1935])

- **심리적 동기** : 사향심·교류심·신앙심
- **정신적 동기** : 지적·견문의 욕구
- **신체적 동기** : 치료·보양·운동의 욕구
- **경제적 동기** : 매물·상용의 욕구

5. 관광욕구

관광객이 관광행동을 하는 데는 반드시 그 원인이나 이유가 있다. 관광행동을 유발시키는 심리적인 원동력을 관광욕구라 한다. 관광행동을 하도록 충동하는 심리적인 에너지를 관광동기라 한다.

❶ 매슬로우의 욕구 5단계(Maslow A.H [1970])

- **1단계 생리적 욕구** : 산소, 음식, 수면, 의복, 주거 등 삶 그 자체를 유지하기 위한 욕구이다. 식욕, 성욕, 수면, 배설의 욕구가 있다.
- **2단계 안전욕구** : 신체의 위험과 생리적 욕구의 박탈로부터 자유로워지려는 욕구이다. 위험·고통으로부터의 회피하려는 욕구, 안정되려는 욕구가 있다.
- **3단계 사회적 욕구** : 다른 사람들과 관계를 맺고 사랑하고 사랑받고 싶은 욕구이다. 애정, 친화, 소속감의 욕구가 있다.
- **4단계 존경의 욕구** : 내·외적으로 인정을 받으면서 어떤 지위를 확보하기를 원하는 욕구이다. 존경·지위·명예욕 등이 있다.
- **5단계 자아실현의 욕구** : 자기발전을 위하여 잠재력을 극대화하고, 자기의 완성을 바라는 욕구이다. 자기완성, 삶의 보람에 대한 욕구가 있다. 관광객의 동기는 자기실현의 욕구와 가깝다.

❷ 다나카의 욕구 이론

다나카 기이치는 관광욕구이론에 기초하여 관광동기를 다음과 같이 분류하였다.

- **감정적 동기**(Feeling motive) : 사향(思鄕)심, 신앙심
- **신체적 동기**(Physical motive) : 치료, 보양욕구
- **정신적 동기**(Spiritual motive) : 지식, 견문, 환락 욕구
- **경제적 동기**(Economical motive) : 쇼핑, 상용욕구

2장 관광객

1. 관광객 정의

관광객을 둘러싸고 있는 사회·경제적 여건과 심리적 요인에 영향을 받아 관광동기의 충족을 목적으로 관광하고자 하는 사람이다. 관광산업에서 관광 주체 즉, 관광을 행하는 자이다.

국제노동기구 (ILO: International Labour Organization,1937)	• **국제 관광객** : 24시간이나 또는 이상의 기간 동안 거주지가 아닌 타 지역 및 타 국가를 방문하는 사람 • **관광객으로 볼 수 없는 자** 　- 약정의 유무에 관계없이 직업에 종사하거나 사업활동에 종사하기 위하여 입국하는 자 　- 정주(定住)하기 위하여 입국하는 외국인 　- 기숙사나 또는 기술학교에서 생활하는 유학생과 청소년 　- 국경지대의 주민과 한 국가에 주소를 두고 인접한 국가에서 직업에 종사하는 자 　- 여행이 24시간 이상을 소요하게 되더라도 체재하지 않고 통과하는 여행자
경제협력개발기구 (OECD: Organization for Economic Cooperation and Development,1960)	• **국제관광객**(International Tourists) : 인종이나 성별·언어·종교에 관계없이 자국을 떠나 외국의 영토 내에서 24시간 이상 6개월 이내의 체류자 • **일시 방문객**(Temporary Visitors) : 24시간 이상 3개월 이내의 체류자
국제연합 (UN:United Nations,1967)	• **방문객**(Visitor) : 자기의 거주지가 아닌 국가를 방문하되, 그 주된 목적이 방문국 내에서의 취업활동을 고려하지 않는 사람 • **관광객**(Tourist) : 방문객으로서 방문국에서 24시간 이상 체재하며, 그 방문목적이 휴양, 휴가, 스포츠 등의 참여인 자 • **당일관광객**(Excursionist) : 해상여행자를 포함하여 방문국에서 24시간 미만 체재하는 자

세계관광기구 (UNWTO: United Nations World Tourism Organization,1984)	• 1975년 관광(Tourism)이란 용어를 공식적으로 통일하였다. 관광객을 국제관광의 통계적 목적을 위하여 분류하여, 관광통계에 포함되는 자와 포함되지 않는 자로 나누었다. • **관광통계에 포함되는 관광객** 　— **관광객**(Tourist): 국경을 넘어 유입되어 방문국에서 24시간 이상 체류하는 방문객으로, 위락, 휴가, 스포츠, 사업, 친지방문, 회의 참가 등의 목적으로 여행하는 자. 　— **방문객**(Visitor): 자기의 통상거주지가 아닌 국가를 방문하되, 그 주된 목적이 방문국 내에서의 활동을 하지 않는 사람. 　— **국내에 거주하지 않는 외국인, 해외교포, 승무원 등** 　— **당일관광객**(Excursionists): 자기의 통상거주지가 아닌 국가를 방문한 방문객으로 방문국에서 24시간 미만 체류하는 자. 선박여행객, 낮방문자, 선원, 승무원 등 • **관광통계에 포함되지 않는 비관광객** 　국경근로자, 통과객, 장기이주자, 단기이주자, 외교관, 영사, 군인, 망명자, 유랑자, 무국적자 • **통상거주지**(Usual Place of Residence) 　국제관광 통계에서 통상거주지의 개념은, 방문객이 출입국 이전에 최소한 1년 동안 거주한 국가를 말한다.

2. 관광객 유형

❶ 관광객 유형(Stanley Plog [1974])

사이코센트릭스(Psychocentrics) : **안전지향형**	• 보수적이고, 모험을 원치않는 내성적 성향 • 패키지상품, 가족 또는 단체관광, 소극적 여행정보 추구, 비교적 가까운 거리, 잘 알려진 관광목적지를 선호
알로센트릭스(Allocentrics) : **모험지향형**	• 지도자형 • 호기심이 많고, 진취적·모험적·자기확신적 외향적 성향 • 개인여행 추구, 새로운 관광목적지 여행을 추구, 비교적 먼 거리 등 적극적인 여행정보를 선호.

| 미드센트릭스(Midcentrices) : 중간형 | • 중간에 속하는 유형
• 전체 관광객 중 약 70%에 해당함. |

❷ 관광객 유형(Cohen 2002)

- **방랑형 관광객**(Drifter) : 자세한 일정없이 여행을 하면서 현지에 도착해서 상황에 맞게 숙박이나 관광행동을 결정하는 관광객
- **탐험형 관광객**(Explorer) : 본인이 세부적인 여행일정을 짜서 여행을 하면서 의도적으로 다른 관광객과의 접촉을 피하는 관광객
- **개별적 단체관광객**(Individual mass tourists) : 단체로 여행을 하면서도 약간의 자유시간을 선호하는 관광객
- **조직적 단체관광객**(Organized mass tourists) : 단체 패키지 여행상품을 이용하며 잘 알려진 유명관광지를 찾는 관광객

3장 관광산업

1. 관광산업 정의

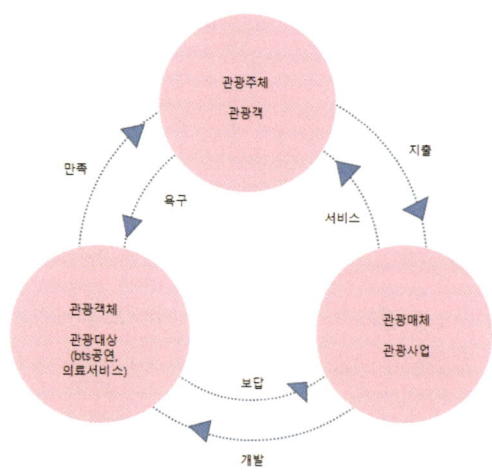

관광산업은 관광 주체인 관광객, 관광 대상인 관광객체, 이들을 연결해주는 관광 매체인 관광사업으로 구성한다(Leiper,Bernecker1979). 즉, 관광시장에 관광서비스를 생산·판매하는 조직적인 사업구성요인의 총 집합이 관광산업이다. 관광현상이 발생하려면 관광의 주체인 관광자가 있어야 하고, 관광대상으로서 관광자원이 있어야 한다. 관광주체, 관광객체, 관광매체는 정치·경제·사회·문화·기술·보건 등의 여러 요인에 의하여 많은 영향을 받게 되는데 이를 관광환경이라고 한다. 관광은 속성상 회귀(回歸)이동을 전제로 하기 때문에, 교통사업은 관광과는 불가분의 관계를 형성하면서 발전해왔으며, 관광사업분야의 중심적 위치를 확보하였다.

2. 관광산업 시스템

❶ 관광주체

관광주체는 관광을 행하는 주체인 관광자·관광객을 의미한다. 관광객이 관광을 하고 싶어 하는 관광욕구와 관광동기로부터 관광은 시작된다. 관광의 수요자인 동시에 소비자이다. 관광자의 관광행동이 주체가 되는 것은 사람들이 관광에 대한 욕구를 가지지 않는다면 관광행동 자체가 발생하지 않기 때문이다. 관광주체로서 관광자는 관광에 대한 구매욕구에 의하여 관광활동이 구체화된다는 점에서 관광자는 관광수요 또는 관광시장이다. 그러므로 관광주체가 가지는 사회경제적인 여건과 관광동기는 관광수요를 구성하는 중요한 결정요인이 된다. 관광객이 관광행동을 함에 영향을 주는 요인은 심리적요인, 사회적 요인으로 구분된다. 심리적 요인은 욕구, 동기, 지각, 태도, 가치관 등이 있다. 사회적요인은 시간, 소득, 가족, 사회계층, 준거집단 등이 있다.

❷ 관광객체

관광객체란 관광대상을 의미한다. 관광의 주체인 관광객의 관광욕구·동기에 따라 관광객체를 찾는다. 이때 관광객체는 관광객의 관광욕구를 충족시켜 줄 수 있는 관광행동의 대상물 전체이다. 관광객이 관광행위를 하기 위해 관광객체를 결정하는 일은 가장 선행조건이다.

관광객체는 관광대상·관광목적물이며 보고, 듣고, 맛보고, 배우고, 행하고, 생각하는 모든 것이다. 이는 관광자원(觀光資源)과 그 자원을 살려서 관광객의 욕구충족에 직접적으로 기여하는 관광시설(觀光施設)로 구분할 수 있다. 관광자원은 관광객의 관광동기나 욕구를 충족시켜 줄 매력성을 지닌 것으로, 개발을 통하여 부가가치를 높일 필요성이 있다. 관광자원은 자연·인문의 유형적 자원, 인적·비인적의 무형적 자원, 유형문화재·무형문화재·기념물·민속자료 등의 문화적 자원으로 구성된다. 관광시설은 항만·공항·주차장·통신시설 등의 기반시설의 하부시설과 여행·행정·숙박시설·레크리에이션 시설 등의 상부시설이 있다.

❸ 관광매체

관광주체와 관광객체를 원활하게 연결시켜 주는 것을 관광매체·관광사업이라 한다. 관광매체는 관광객이 요구하는 서비스를 제공하여 관광객의 관광행위를 촉진시키고, 관광자원을 대상으로 관광개발·진흥을 촉진시킨다.

관광매체는 교통시설, 숙박시설, 식음료시설, 유흥 및 오락시설, 여행사 등이 있다. 이는 관광에 대하여 알선 및 대행을 해주는 시설과 기타 편의시설 등의 시설로서 관광객을 대상으로 관광사업을 한다.

관광매체는 관광사업에 의해서 관광시장에 제공된다. 시간적인 매체는 숙박시설, 관광객이용시설, 관광편의시설이 있다. 공간적인 매체는 항공, 선박, 기차, 버스 등의 교통기관, 도로, 운수시설 등이 있다. 기능적인 매체는 여행업, 관광선전, 관광행정, 통역안내업, 관광기념품판매업, 관광정보와 선전물 등이 있다. 사적인 매체는 민간기업이다. 공적인 매체는 정부, 지방자치단체, 관광공사, 관광협회 등의 비영리 공적기관이 있다.

다만, 관광매체로서 관광사업의 시설물 그자체가 관광객의 관광의 대상이라면, 그 자체로써 관광객체가 될 수도 있다. 예를 들면 관광객이 매력적인 교통수단·숙박시설·레스토랑 등을 특정하여 이를 이용하고자 할 때는 그것은 매체가 아니라 객체가 된다. 크루즈여행에서 크루즈 그 자체는 교통수단의 기능보다는 관광객이 누리고자 하는 그 자체이므로 관광객체이다.

3. 의료관광 시스템 모델

시스템이론모델이란 어떤 복잡한 현상도 일련의 상호연관된 시스템으로 개념화 한다는 전제로 출발한다. 레이퍼(Leiper,1995)는 관광시스템을 구성하는 5가지 요소로 관광현상을 설명한다. 여행의 주체인 관광객, 관광객이 이동하는 지역적 공간으로 관광객발생지, 경유지, 관광목적지, 그리고 관광객들에게 관광경험을 가능하게 하는 관련 서비스를 제공하는 관광산업이다. 기타 정치적·경제적·사회문화적· 환경적 요인도 관광시스템에 영향을 미치는 중요한 요인으로 본다. 레이퍼의 시스템모델은 관광현상을 관광객의 이동에 따른 지역적 공간 개념과 그 시스템에 영향을 미치는 정치적·경제적·사회문화적, 환경적 요인도 포함시켜 통합시스템모델을 제시하였다.

4. 관광산업 효과

❶ 배경

제2차 세계대전 이후 전세계적으로 1952년 제트여객기 및 관광버스와 자가용 등 교통수단의 대량으로 보급되었다. 이에 미국호텔산업은 개인 자동차 소유로 모텔급 수준의 호텔시설이 발전하게 되었다. 이에 대형호텔 시설에 이르기까지 다양한 숙박시설이 등장하며, 빠르고 안락하며 저렴한 형태의 국내외 관광 산업이 발전하였다. 소득 및 여가시간 증대된 개인들은 매스컴을 통해 미지의 세계에 대한 관광동기를 자극받으며 대중관광의 시대가 열렸다. 관광산업 경영인들은 인수합병과 프랜차이즈를 통한 대규모 체인 경영을 시행했다.

(1) 대중관광

관광의 대중화로 대량의 관광객이 발생하는 현상이다. 미국, 일본, 서유럽의 국가들을 중심으로 대중관광이 시작되었다. 2차 세계대전 후 고도의 근대화를 달성해가고 있었으며, 선진국의 경제발전은 대중소비사회를 만들었다.

초기 대중관광은 패키지투어에 의한 단체여행이다. 1954년은 제트여객기가 처음으로 출현하였고, 1958년에는 보잉사가 B707을 생산하여 유럽과 미국 간을 제트여객기로 운항하였다. 1960년대 후반부터 관광을 무형의 수출로 간주하게 되었고, 관광개발이 외화획득과 경제발전의 유망한 수단으로서 주목하게 되었다. 1960년대 후반의 국제관광의 확대에 의해 관광이 지니는 의의를 다시금 인식하고, 국제관광을 촉진하기 위한 국제기관의 활동도 활발하게 활동하게 되었다. 국제연합(UN)은 1967년을 '국제관광의 해'로 정하고 관광은 평화로 가는 패스포트(Tourism is a passport to peace)라는 슬로건 아래 국제관광의 보급과 관광사업의 진흥을 도모하였다.

1969년 제트여객기의 정기항공노선에 취항하면서 국제관광의 대량화 및 고속화가 급속히 진행되었다. 북미·유럽·일본은 국제관광객 송출국이 되었다. 1970년대부터 10년간 국제연합(UN) 국제기관은 국제관광개발에 대한 지원을 강화했다. 1980년대에 들어오면서 대중관광에 의한 문제점들이 조금씩 제기되기 시작하였지만, 그럼에도 국제관광의 확대경향은 순조롭게 계속 진행되었으며, 아시아지역의 경제발전으로부터 1980년대에는 ASEAN 회원국들이 새롭게 국제관광객 송출국이 되었으며, 1990년대에는 해당 국가에서 자국민을 위한 관광촉진정책이 추진되었다.

1990년대에도 선진국과 아시아에서 송출되는 국제관광객 확대경향은 계속되었으며, 1997년에 시작된 아시아 통화위기로 경제성장이 조금 주춤하게 되지만, 이미 경제적 풍요로움을 획득한 아시아 여러 국가에서의 국제관광에 대한 관심은 계속 고조되고 있다. 항공산업을 비롯한 교통수단의 발달로 국제 간의 교류는 더욱 확대되고 각국마다 외화획득의 수단으로 관광산업을 육성하면서 국제관광이 활성화되었으며 관광객을 수용하기 위한 관광개발이 활발하여 대량관광의 시대를 열게 되었다.

소외계층에게는 관광이 여전히 부담스럽고 무분별한 관광개발 및 대량관광은 환경파괴를 초래하여 세계 각국은 사회복지관광과 친환경적 관광개발에 관심을 가지게 되었으며, 세계관광기구(UNWTO)는 1972년 비엔나헌장을 통하여 관광은 일부 특권층만의 것이 아니라 모든 사람이 공유해야 한다고 하였고, 1980년 마닐라선언에서는 노동에 대한 휴가권 및 관광의 자유권을 인정하였으며, 1982년 아카풀코선언에서는 유급휴가제의 실시 등 관광의 기본권을 주장하였다.

(2) 현대사회 관광

1990년대 이후 관광이 사회와 환경에 미치는 부정적인 영향을 최소화하기 위하여 다양한 논의를 하였다. 1989년 자연과 관광의 상호의존관계를 강조하고 관광발전은 자연보존이 전제되어야 한다는 취지의 헤이그선언을 발표한 이후 1997년 몰디브 말레이선언에서는 관광과 환경의 조화를 위한 지속가능한 관광을 강조하였는데 이때부터 관광의 형태가 자연을 파괴하는 단체 패키지 대량관광 중심에서 벗어나 가족이나 개인 및 동호인 중심의 소규모 관광을 선호하는 경향이 나타나게 되었다. 여행의 목적도 개성이나 취미를 살리고 체험과 모험을 지향하며 특별관심분야 위주로 여행을 하는 특별관심여행(SIT: Special interest tour)의 형태로 변하고 있으며, 이러한 관광형태를 신관광(新觀光)이라 부른다. 신관광은 문화관광, 생태관광, 자연관광, 녹색관광, 지속가능한 관광, 유연한 관광, 개별화된 관광, 전문화된 관광 등이 있다. 새로운 관광의 발전 및 진흥은 대중관광의 문제에 대응하는 UNWTO, NGO, 종교단체, 연구자집단 등에 의해 지속적으로 확대되고 있다.

관광활동

관광활동에 대한 학자들의 정의는 다양한데, 인간 삶의 질적 향상, 자아실현, 자기해방 등에 기여하기 위한 여가활동의 한 형태이다. 관광활동은 실제적으로 관광객들이 참여하는 행위이므로 관광동기가 먼저 유발되어야 관광행위가 나타나고, 관광활동으로 촉발된다.

특별관심여행(SIT: Special Interest Tour)

특별한 경험·목적을 가지고 하는 여행으로, 목적지보다는 행위에 초점을 맞춘 여행이다. 관광 상품을 구성함에 있어서 이미 전문적인 지식과 정보를 가지고 있는 여행객을 대상으로 하기 때문에, 매우 구체적이고 질적으로 우수하다. 여행상품을 소비한 여행객의 만족도가 높다면, 상품의 재이용 비율이 높다.

생태관광(Ecotourism)

생태관광은 소규모의 개발 및 운영으로 지속가능성을 추구하며, 관광객 수의 제한으로 관광자원에 미치는 영향을 최소화하고자 한다. 환경과 인간이 상호 공존하는 유기체가 되도록 유도하므로 자연보존의 효과가 크다. 관광을 통한 자연보전과 생태계의 지속적인 유지을 목표로 하므로, 목표 추구적 성격이 강한 관광활동이다. 독특한 자연환경에 관심을 갖는 관광자를 유인하며, 자연중심관광으로서 특정한 지역에 있는 자연자원을 기초로 하는 여가활동이다.

❷ 경제적 영향

관광산업은 국가의 외화획득, 경제발전, 기술협력과 국제무역의 증진 효과 등으로 국제수지 개선의 효과가 있다. 이에 지역경제에 기여하는 효과로는 소득·고용증대의 효과, 산업관련 효과, 주민의 복지증진 효과 및 생활환경의 개선효과, 지역개발 추진효과 등이 있다. 관광산업 속의 개인은 소득증가에 의한 여가기회가 생기고, 문화교류·민간외교를 통한 사회 안녕 및 질서유지를 도모한다. 관광산업의 특성상 관광대상·객체를 인문자원, 자연자원을 활용하므로 자원이 소모되거나 손상되지 않는다. 즉 자원절약의 효과가 있고, 관광자원의 보전적 개발로 인한 무분별한 자연 훼손 방지한다.

- **경제적 효과**: 경제성장에 기여, 국민소득 증대, 조세수입 증대, 고용 증대, 물가상승, 기반시설 투자에 대한 위험부담, 국제수지 개선을 통한 외화획득
- **사회적 효과**: 여성의 지위향상과 역할 변화, 직업의 다양화, 지역주민들 간의 갈등, 지역의 미풍양속 저해
- **문화적 효과**: 여가기회 제공, 사회 안녕 및 질서유지, 지역주민의 일상생활에 혼란 초래, 외지인 유입에 의한 범죄 증가 등
- **환경적 효과**: 생태계 변화로 인한 자연파괴, 사고·소음·공해 등의 환경파괴 등

5. 관광사업

❶ 우리나라 관광사업 배경

관광사업을 일자리창출과 지역경제에 기여하는 신성장동력으로 육성하였다. 외래관광객 유치 확대, 고부가가치 관광사업 육성 등의 국제관광전략을 추진했다. 외래관광객 수요가 급증에 대비한 관광사업 경쟁력 제고와 외래관광객 유치 마케팅 강화한 결과 방한시장의 수요가 급증하였고, 관광사업의 장기적인 국제경쟁력을 갖추기 위해 2010~2012 한국방문의 해 사업을 계기로 외래관광객 환대 서비스 캠페인을 본격적으로 실시하고 주요시장인 중국 및 아시아 국가들을 대상으로 외래관광객 유치확대를 위한 특별대책을 마련하였다. 동남아·서남아 11개국의 관광객을 대상으로 관광비자 발급제도를 대폭 개선하였다.

(1) MICE관광사업

17대 신성장 동력산업으로 지정된 MICE사업을 적극적으로 육성하기 위하여 지속적으로 지원정책을 추진했다. 대형 컨벤션 유치, 인센티브 확대, 해외홍보 및 마케팅 강화, MICE 참가자 환대서비스 강화, 컨벤션 전문인력 양성 등 국내 MICE관련 방문객 수용태세를 개선했다. 컨벤션 유치에 대한 원스톱 서비스체계를 구축하여 아시아 최고의 컨벤션 개최지로서 우리나라를 홍보하고 Korea MICE alliance운영을 활성화하여 국내외 협력 네트워크를 강화했다.

2012년 한국 컨벤션의 해로 지정하여 국제회의 개최건수는 2013년과 2014년 연속 세계 5위권에 진입하였고, 신흥강국으로 자리하게 되었다. 2018년 국제협회연합 통계기준 890건의 국제회의를 개최하여 세계 2위를 달성하여 국제회의 개최국으로서의 위상을 강화했다.

(2) 의료관광사업

2009년 5월부터 본격적으로 의료관광사업은 신성장 동력과제로 선정되어 정부의 재정투입과 민간투자가 이루어졌다. 아시아 의료관광허브로의 도약이라는 목표로 2011년 6월 경제정책조정위원회의에서 외국인환자를 위한 친화적 인프라를 구축하기 위한 논의가 이루어졌고, 문화체육관광부는 의료관광사업 2단계 고도화를 위한 제도개선 계획을 통해 범부처 협의를 도모하였다. 의료관광 국내수용태세 개선을 위하여 의료관광 안내홍보센터를 운영하고 있으며, 의료관광 홍보물 비치 및 안내, 코디네이터와 핫라인 연결시스템 구축 등의 노력을 통해 운영 내실화를 도모하였다. 2011년 11월 17일 의료관광 안내서비스의 인터넷 홈페이지 및 모바일 앱 서비스 제공, 다양한 채널을 활용한 의료관광 전문인력 양성 프로그램도 지속적으로 추진하여 연평균 22.7% 성장해 왔으며, 2019년 외래관광객 1,750만명 유치의료관광객을 유치하는 성과를 내였다. 세계적으로 웰니스 관광이 등장 및 성장하자 한국만의 독특한 웰니스 콘텐츠를 발굴하기 위해 웰니스관광 25선을 선정하고 웰니스관광지를 35개로 지정하였다. 콘서트, 뮤지컬, 난타 등의 공연문화 컨텐츠로 전 세계의 이목을 집중시키고 있으며, K-pop스타를 중심으로 한 공연이벤트가 대규모로 개최될 정도로 전세계 한류팬들의 관심을 받고 있다. 외국인 관광객이 대거 유치되면서 관광산업은 더욱 활성화 되었고, 관광선진국으로서의 발판을 마련하게 되었다. 관광시장의 다변화로 인하여 의료관광호텔업, 소형호텔업 등 관광숙박업의 종류도 다양해지고 관광인프라도 확대되었다.

❷ 관광사업 유형(관광진흥법 제3조)

관광사업이란 관광수요를 창출하고 관광자의 다양한 욕구를 충족시켜 주는 사업을 통해 관광의 효용과 효과를 최선으로 촉진하기 위한 공적·사적 조직 활동이다. 관광사업은 관광객에게 재화와 서비스를 제공하는 사업을 의미하며 복합성, 변동성, 입지의존성, 공익성, 영리성 등의 기본적인 특징을 가지고 있다. 관광진흥법 제3조에 따른 '관광사업'이란 관광객을 위하여 운송·숙박·음식·운동·오락·휴양 또는 용역을 제공하거나 그 밖에 관광에 딸린 시설을 갖추어 이를 이용하게 하는 업(業)을 말한다. 관광진흥법에서 규정하는 관광사업은 총 7개 산업으로 분류되며 '여행업, 관광숙박업, 관광객이용시설업, 국제회의업, 관광편의시설업, 카지노업, 유원시설업'이 있다.

(1) **여행업**

여행자 또는 운송시설·숙박시설, 그 밖에 여행에 딸리는 시설의 경영자 등을 위하여 그 시설 이용 알선이나 계약 체결의 대리, 여행에 관한 안내, 그 밖의 여행 편의를 제공하는 업

(2) **관광숙박업**

가. **호텔업** : 관광객의 숙박에 적합한 시설을 갖추어 이를 관광객에게 제공하거나 숙박에 딸리는 음식·운동·오락·휴양·공연 또는 연수에 적합한 시설 등을 함께 갖추어 이를 이용하게 하는 업

나. **휴양 콘도미니엄업** : 관광객의 숙박과 취사에 적합한 시설을 갖추어 이를 그 시설의 회원이나 공유자, 그 밖의 관광객에게 제공하거나 숙박에 부수되는 음식·운동·오락·휴양·공연 또는 연수에 적합한 시설 등을 함께 갖추어 이를 이용하게 하는 업

(3) **관광객 이용시설업**

가. 관광객을 위하여 음식 · 운동 · 오락 · 휴양 · 문화 · 예술 또는 레저 등에 적합한 시설을 갖추어 이를 관광객에게 이용하게 하는 업

나. 관광숙박업의 시설 등을 함께 갖추어 이를 회원이나 그 밖의 관광객에게 이용하게 하는 업

다. 야영장업: 야영에 적합한 시설 및 설비 등을 갖추고 야영편의를 제공하는 시설을 관광객에게 이용하게 하는 업

(4) **국제회의업**

대규모 관광 수요를 유발하는 국제회의(세미나·토론회·전시회 등을 포함한다)를 개최할 수 있는 시설을 설치·운영하거나 국제회의의 계획·준비·진행 등의 업무를 위탁받아 대행하는 업

(5) **카지노업**

전문 영업장을 갖추고 주사위·트럼프·슬롯머신 등 특정한 기구 등을 이용하여 우연의 결과에 따라 특정인에게 재산상의 이익을 주고 다른 참가자에게 손실을 주는 행위 등을 하는 업

(6) **유원시설업**(遊園施設業)

유기시설(遊技施設)이나 유기기구(遊技機具)를 갖추어 이를 관광객에게 이용하게 하는 업 (다른 영업을 경영하면서 관광객의 유치 또는 광고 등을 목적으로 유기시설이나 유기기구를 설치하여 이를 이용하게 하는 경우를 포함한다)

(7) 관광 편의시설업

제1호부터 제6호까지의 규정에 따른 관광사업 외에 관광 진흥에 이바지할 수 있다고 인정되는 사업이나 시설 등을 운영하는 업

❸ 관광사업의 종류(관광진흥법 시행령 제2조)

① 「관광진흥법」제3조제2항에 따라 관광사업의 종류를 다음 각 호와 같이 세분한다.

1. 여행업의 종류

　가. **종합여행업** : 국내외를 여행하는 내국인 및 외국인을 대상으로 하는 여행업[사증(査證)을 받는 절차를 대행하는 행위를 포함한다]

　나. **국내외여행업** : 국내외를 여행하는 내국인을 대상으로 하는 여행업(사증을 받는 절차를 대행하는 행위를 포함한다)

　다. **국내여행업** : 국내를 여행하는 내국인을 대상으로 하는 여행업

2. 호텔업의 종류

　가. **관광호텔업** : 관광객의 숙박에 적합한 시설을 갖추어 관광객에게 이용하게 하고 숙박에 딸린 음식·운동·오락·휴양·공연 또는 연수에 적합한 시설 등을 함께 갖추어 관광객에게 이용하게 하는 업(業)

　나. **수상관광호텔업** : 수상에 구조물 또는 선박을 고정하거나 매어 놓고 관광객의 숙박에 적합한 시설을 갖추거나 부대시설을 함께 갖추어 관광객에게 이용하게 하는 업

　다. **한국전통호텔업** : 한국전통의 건축물에 관광객의 숙박에 적합한 시설을 갖추거나 부대시설을 함께 갖추어 관광객에게 이용하게 하는 업

　라. **가족호텔업** : 가족단위 관광객의 숙박에 적합한 시설 및 취사도구를 갖추어 관광객에게 이용하게 하거나 숙박에 딸린 음식·운동·휴양 또는 연수에 적합한 시설을 함께 갖추어 관광객에게 이용하게 하는 업

　마. **호스텔업** : 배낭여행객 등 개별 관광객의 숙박에 적합한 시설로서 샤워장, 취사장 등의 편의시설과 외국인 및 내국인 관광객을 위한 문화·정보 교류시설 등을 함께 갖추어 이용하게 하는 업

바. 소형호텔업 : 관광객의 숙박에 적합한 시설을 소규모로 갖추고 숙박에 딸린 음식·운동·휴양 또는 연수에 적합한 시설을 함께 갖추어 관광객에게 이용하게 하는 업

사. 의료관광호텔업 : 의료관광객의 숙박에 적합한 시설 및 취사도구를 갖추거나 숙박에 딸린 음식·운동 또는 휴양에 적합한 시설을 함께 갖추어 주로 외국인 관광객에게 이용하게 하는 업

3. 관광객 이용시설업의 종류

가. 전문휴양업 : 관광객의 휴양이나 여가 선용을 위하여 숙박업 시설이나 「식품위생법 시행령」휴게음식점영업, 일반음식점영업 또는 제과점영업의 신고에 필요한 시설을 중 한 종류의 시설을 갖추어 관광객에게 이용하게 하는 업

나. 종합휴양업

1) **제1종 종합휴양업** : 관광객의 휴양이나 여가 선용을 위하여 숙박시설 또는 음식점시설을 갖추고 전문휴양시설 중 두 종류 이상의 시설을 갖추어 관광객에게 이용하게 하는 업이나, 숙박시설 또는 음식점시설을 갖추고 전문휴양시설 중 한 종류 이상의 시설과 종합유원시설업의 시설을 갖추어 관광객에게 이용하게 하는 업

2) **제2종 종합휴양업** : 관광객의 휴양이나 여가 선용을 위하여 관광숙박업의 등록에 필요한 시설과 제1종 종합휴양업의 등록에 필요한 전문휴양시설 중 두 종류 이상의 시설 또는 전문휴양시설 중 한 종류 이상의 시설 및 종합유원시설업의 시설을 함께 갖추어 관광객에게 이용하게 하는 업

다. 야영장업

1) **일반야영장업** : 야영장비 등을 설치할 수 있는 공간을 갖추고 야영에 적합한 시설을 함께 갖추어 관광객에게 이용하게 하는 업

2) **자동차야영장업** : 자동차를 주차하고 그 옆에 야영장비 등을 설치할 수 있는 공간을 갖추고 취사 등에 적합한 시설을 함께 갖추어 자동차를 이용하는 관광객에게 이용하게 하는 업

라. 관광유람선업

1) **일반관광유람선업** : 「해운법」에 따른 해상여객운송사업의 면허를 받은 자나 「유선 및 도선사업법」에 따른 유선사업의 면허를 받거나 신고한 자가 선박을 이용하여 관광객에게 관광을 할 수 있도록 하는 업

2) 크루즈업 : 「해운법」에 따른 순항(順航) 여객운송사업이나 복합 해상여객운송사업의 면허를 받은 자가 해당 선박 안에 숙박시설, 위락시설 등 편의시설을 갖춘 선박을 이용하여 관광객에게 관광을 할 수 있도록 하는 업

마. 관광공연장업 : 관광객을 위하여 적합한 공연시설을 갖추고 공연물을 공연하면서 관광객에게 식사와 주류를 판매하는 업

바. 외국인관광 도시민박업 : 「국토의 계획 및 이용에 관한 법률」의 주민이 자신이 거주하고 있는 다음의 어느 하나에 해당하는 주택을 이용하여 외국인 관광객에게 한국의 가정문화를 체험할 수 있도록 적합한 시설을 갖추고 숙식 등을 제공 (마을기업이 외국인 관광객에게 우선하여 숙식 등을 제공하면서, 외국인 관광객의 이용에 지장을 주지 아니하는 범위에서 해당 지역을 방문하는 내국인 관광객에게 그 지역의 특성화된 문화를 체험할 수 있도록 숙식 등을 제공하는 것을 포함한다)하는 업

사. 한옥체험업 : 한옥에 관광객의 숙박 체험에 적합한 시설을 갖추고 관광객에게 이용하게 하거나, 전통 놀이 및 공예 등 전통문화 체험에 적합한 시설을 갖추어 관광객에게 이용하게 하는 업

4. 국제회의업의 종류

가. 국제회의시설업 : 대규모 관광 수요를 유발하는 국제회의를 개최할 수 있는 시설을 설치하여 운영하는 업

나. 국제회의기획업 : 대규모 관광 수요를 유발하는 국제회의의 계획·준비·진행 등의 업무를 위탁받아 대행하는 업

5. 유원시설업(遊園施設業)의 종류

가. 종합유원시설업 : 유기시설이나 유기기구를 갖추어 관광객에게 이용하게 하는 업으로서 대규모의 대지 또는 실내에서 법 제33조에 따른 안전성검사 대상 유기시설 또는 유기기구 여섯 종류 이상을 설치하여 운영하는 업

나. 일반유원시설업 : 유기시설이나 유기기구를 갖추어 관광객에게 이용하게 하는 업으로서 법 제33조에 따른 안전성검사 대상 유기시설 또는 유기기구 한 종류 이상을 설치하여 운영하는 업

다. 기타유원시설업 : 유기시설이나 유기기구를 갖추어 관광객에게 이용하게 하는 업으로서 법 제33조에 따른 안전성검사 대상이 아닌 유기시설 또는 유기기구를 설치하여 운영하는 업

6. 관광 편의시설업의 종류

가. 관광유흥음식점업 : 식품위생 법령에 따른 유흥주점 영업의 허가를 받은 자가 관광객이 이용하기 적합한 한국 전통 분위기의 시설을 갖추어 그 시설을 이용하는 자에게 음식을 제공하고 노래와 춤을 감상하게 하거나 춤을 추게 하는 업

나. 관광극장유흥업 : 식품위생 법령에 따른 유흥주점 영업의 허가를 받은 자가 관광객이 이용하기 적합한 무도(舞蹈)시설을 갖추어 그 시설을 이용하는 자에게 음식을 제공하고 노래와 춤을 감상하게 하거나 춤을 추게 하는 업

다. 외국인전용 유흥음식점업 : 식품위생 법령에 따른 유흥주점영업의 허가를 받은 자가 외국인이 이용하기 적합한 시설을 갖추어 외국인만을 대상으로 주류나 그 밖의 음식을 제공하고 노래와 춤을 감상하게 하거나 춤을 추게 하는 업

라. 관광식당업 : 식품위생 법령에 따른 일반음식점영업의 허가를 받은 자가 관광객이 이용하기 적합한 음식 제공시설을 갖추고 관광객에게 특정 국가의 음식을 전문적으로 제공하는 업

마. 관광순환버스업 : 「여객자동차 운수사업법」에 따른 여객자동차운송사업의 면허를 받거나 등록을 한 자가 버스를 이용하여 관광객에게 시내와 그 주변 관광지를 정기적으로 순회하면서 관광할 수 있도록 하는 업

바. 관광사진업 : 외국인 관광객과 동행하며 기념사진을 촬영하여 판매하는 업

사. 여객자동차터미널시설업 : 여객자동차터미널사업의 면허를 받은 자가 관광객이 이용하기 적합한 여객자동차터미널시설을 갖추고 이들에게 휴게시설·안내시설 등 편익시설을 제공하는 업

아. 관광펜션업 : 숙박시설을 운영하고 있는 자가 자연·문화 체험관광에 적합한 시설을 갖추어 관광객에게 이용하게 하는 업

자. 관광궤도업 : 「궤도운송법」에 따른 궤도사업의 허가를 받은 자가 주변 관람과 운송에 적합한 시설을 갖추어 관광객에게 이용하게 하는 업

카. 관광면세업 : 다음의 어느 하나에 해당하는 자가 판매시설을 갖추고 관광객에게 면세물품을 판매하는 업

타. 관광지원서비스업 : 주로 관광객 또는 관광사업자 등을 위하여 사업이나 시설 등을 운영하는 업으로서 문화체육관광부장관이 「통계법」 제22조제2항 단서에 따라 관광 관련 산업으로 분류한 쇼핑업, 운수업, 숙박업, 음식점업, 문화·오락·레저스포츠업, 건설업, 자동차임

대업 및 교육서비스업 등. 다만, 법에 따라 등록·허가 또는 지정(이 영 제2조제6호가목부터 카목까지의 규정에 따른 업으로 한정한다)을 받거나 신고를 해야 하는 관광사업은 제외한다.

❹ 정의 (관광진흥법 제2조)

관광진흥법 제2조(정의) 이 법에서 사용하는 용어의 뜻은 다음과 같다.

1. "관광사업"이란 관광객을 위하여 운송·숙박·음식·운동·오락·휴양 또는 용역을 제공하거나 그 밖에 관광에 딸린 시설을 갖추어 이를 이용하게 하는 업(業)을 말한다.

2. "관광사업자"란 관광사업을 경영하기 위하여 등록·허가 또는 지정을 받거나 신고를 한 자를 말한다.

3. "기획여행"이란 여행업을 경영하는 자가 국외여행을 하려는 여행자를 위하여 여행의 목적지·일정, 여행자가 제공받을 운송 또는 숙박 등의 서비스 내용과 그 요금 등에 관한 사항을 미리 정하고 이에 참가하는 여행자를 모집하여 실시하는 여행을 말한다.

4. "회원"이란 관광사업의 시설을 일반 이용자보다 우선적으로 이용하거나 유리한 조건으로 이용하기로 해당 관광사업자와 약정한 자를 말한다.

5. "공유자"란 단독 소유나 공유(共有)의 형식으로 관광사업의 일부 시설을 관광사업자로부터 분양받은 자를 말한다.

6. "관광지"란 자연적 또는 문화적 관광자원을 갖추고 관광객을 위한 기본적인 편의시설을 설치하는 지역으로서 이 법에 따라 지정된 곳을 말한다.

7. "관광단지"란 관광객의 다양한 관광 및 휴양을 위하여 각종 관광시설을 종합적으로 개발하는 관광 거점 지역으로서 이 법에 따라 지정된 곳을 말한다.

8. "민간개발자"란 관광단지를 개발하려는 개인이나 「상법」 또는 「민법」에 따라 설립된 법인을 말한다.

9. "조성계획"이란 관광지나 관광단지의 보호 및 이용을 증진하기 위하여 필요한 관광시설의 조성과 관리에 관한 계획을 말한다.

10. "지원시설"이란 관광지나 관광단지의 관리·운영 및 기능 활성화에 필요한 관광지

및 관광단지 안팎의 시설을 말한다.

11. "관광특구"란 외국인 관광객의 유치 촉진 등을 위하여 관광 활동과 관련된 관계 법령의 적용이 배제되거나 완화되고, 관광 활동과 관련된 서비스·안내 체계 및 홍보 등 관광 여건을 집중적으로 조성할 필요가 있는 지역으로 이 법에 따라 지정된 곳을 말한다.
12. "문화관광해설사"란 관광객의 이해와 감상, 체험 기회를 제고하기 위하여 역사·문화·예술·자연 등 관광자원 전반에 대한 전문적인 해설을 제공하는 자를 말한다.

❺ 관광사업의 등록기준 (관광진흥법 시행령[별표1])

사. 의료관광호텔업

(1) 의료관광객이 이용할 수 있는 취사시설이 객실별로 설치되어 있거나 층별로 공동취사장이 설치되어 있을 것

(2) 욕실이나 샤워시설을 갖춘 객실이 20실 이상일 것

(3) 객실별 면적이 **19제곱미터** 이상일 것

(4) 「교육환경 보호에 관한 법률」 제9조제13호·제22호·제23호 및 제26호에 따른 영업이 이루어지는 시설을 부대시설로 두지 않을 것

(5) 의료관광객의 출입이 편리한 체계를 갖추고 있을 것

(6) **외국어 구사인력 고용 등 외국인에게 서비스를 제공할 수 있는 체제를 갖추고 있을 것**

(7) 의료관광호텔 시설(의료관광호텔의 부대시설로 「의료법」 제3조제1항에 따른 의료기관을 설치할 경우에는 그 의료기관을 제외한 시설을 말한다)은 의료기관 시설과 분리될 것. 이 경우 분리에 관하여 필요한 사항은 문화체육관광부장관이 정하여 고시한다.

(8) **대지 및 건물의 소유권 또는 사용권을 확보하고 있을 것**

(9) 의료관광호텔업을 등록하려는 자가 다음의 구분에 따른 요건을 충족하는 외국인환자 유치 의료기관의 개설자 또는 유치업자일 것

❻ 관광종사원

(1) 관광종사원 역할

관광상품 전달주체로써 고객과 직접적인 관계를 맺는다. 관광자원에 대한 지식을 설명하며 가이드 업무를 수행한다. 이는 관광상품에 대한 가치를 높이며 관광객이 안심하고 관광상품을 소비하도록 돕는다. 추가적으로 관광객이 원하는 정보를 제공한다. 관광객이 외국인이거나, 또는 한국인이 외국에서의 관광상품을 소비할 때 필요한 통역자 역할을 한다.

(2) 관광종사원 자격 (관광진흥법 제38조)

① 관할 등록기관등의 장은 대통령령으로 정하는 관광 업무에는 관광종사원의 자격을 가진 자가 종사하도록 해당 관광사업자에게 권고할 수 있다. 다만, 외국인 관광객을 대상으로 하는 여행업자는 관광통역안내의 자격을 가진 사람을 관광안내에 종사하게 하여야 한다.

제40조(자격취소 등) 문화체육관광부장관(관광종사원 중 대통령령으로 정하는 관광종사원에 대하여는 시·도지사)은 제38조제1항에 따라 자격을 가진 관광종사원이 다음 각 호의 어느 하나에 해당하면 문화체육관광부령으로 정하는 바에 따라 그 자격을 취소하거나 6개월 이내의 기간을 정하여 자격의 정지를 명할 수 있다.

1. 거짓이나 그 밖의 부정한 방법으로 자격을 취득한 경우
3. 관광종사원으로서 직무를 수행하는 데에 부정 또는 비위(非違) 사실이 있는 경우
5. 제38조제8항을 위반하여 다른 사람에게 관광종사원 자격증을 대여한 경우

(3) **관광 업무별 자격기준**(관광진흥법 시행령 34조)

업종	업무	종사하도록 권고할 수 있는 자	종사하게 하여야 하는 자
1. 여행업	가. 외국인 관광객의 국내여행을 위한 안내		관광통역안내사 자격을 취득한 자
	나. 내국인의 국내여행을 위한 안내	국내여행안내사 자격을 취득한 자	
2. 관광 숙박업	가. 4성급 이상의 관광호텔업의 총괄관리 및 경영업무	호텔경영사 자격을 취득한 자	
	나. 4성급 이상의 관광호텔업의 객실관리 책임자 업무	호텔경영사 또는 호텔관리사 자격을 취득한 자	
	다. 3성급 이하의 관광호텔업과 한국전통호텔업·수상관광호텔업·휴양콘도미니엄업·가족호텔업·호스텔업·소형호텔업 및 의료관광호텔업의 총괄관리 및 경영업무	호텔경영사 또는 호텔관리사 자격을 취득한 자	
	라. 현관·객실·식당의 접객업무	호텔서비스사 자격을 취득한 자	

제2부 항공산업

1장 항공운송업

1. 항공운송업

항공기의 안전하고 신속한 운항을 통해 고객에게 쾌적한 좌석을 제공하고, 동시에 인적서비스를 추가하여 고객을 정해진 목적지까지 이동시킴으로써 상품의 가치를 가진다.

항공사가 생산·판매하는 상품은 고정적 상품과 유동적 상품의 특징을 동시에 지니고 있다. 고정적 상품은 공간인 좌석 및 화물칸은 항공기의 종류, 좌석, 화물 적재공간 배치 등이 있다. 유동적 상품은 인적서비스로써 무형의 상품이다. 출발지에서부터 목적지까지의 항공운송과 관련된 모든 서비스 활동을 포함한다. 서비스 구성요소는 좌석예약, 발권, 공항에서의 탑승수속, 기내서비스, 수하물의 처리 등이 있다. 항공 운송객체에 의해 '여객항공운송업, 항공화물운송업, 항공우편운송업'으로 분류된다. 사업운송 형태에 의해 정기·비정기항공운송업으로 분류한다.

❶ 항공운송업 특징

기내 공간 중심의 고정적인 상품요소와 인적 서비스 중심의 유동적 상품요소를 동시에 갖춘 서비스이다. 항공기가 기본운송수단임으로 높은 자본집약성을 띈다. 이에 정부나 대기업 의한 독점가능성이 높다. 공항·항공기시설·장비의 현대화 및 자동화에 따라 높은 경제성을 추구할 수 있고, 규모의 경제를 실현할 수 있다. 모든 교통기관에서 가장 중요시되는 고속성·안정성 또한 다른 교통수단보다 우월하다. 항공운송업은 교통산업에서 타교통기관에 비하여 늦게 등장하였음에도 불구하고, 단시간 내에 전 세계 주요도시를 연결하는 항공노선망을 구축하고, 항공운송 중심의 국제교통체계를 형성하였다. 공항이 있는 곳이면 항공노선의 개설이 용이하다. 장거리 여행을 하는 승객을 위한 객실시설, 기내서비스 및 안전한 비행을 통한 쾌적성·편리성이 상품구성의 주요요인이다. 계절에 따라 항공수요의 편차가 크며, 항공기에는 대규모 자본이 필요하기 때문에 수요에 따른 공급의 탄력성이 낮다. 타교통시설에 비하여 항공기의 정비 및 기상조건에 의하여 크게 제약을 받기 때문에 정시성 확보가 관건이다. 항공운송은 IATA에 의한 국제운임협정 등 국제적인 협약에 의해 운영되므로, 사회, 경제적 환경에 따라 민감하게 반응하는 국제성의 특성이 있다. 이는 국익과도 연결되어 공공성을 띈다. 이러한 모든 시간적 가치와 서비스가치를 고려하여 항공 교통수단을 이용하는 관광객의 경제성은 상승한다.

(1) 국제 항공 운송 협회(IATA: The International Air Transport Association)

항공사를 대상으로 운임 및 서비스의 조건, 운송절차, 대리점에 관한 규정 등의 구속력을 가지고 있는 국제항공운송협회이다. 항공사, 공항에 코드를 부여한다.

김포국제공항 GMP, 인천국제공항 ICN, 대한항공 KE 등이 있다.

IATA에는 자국민에게는 티켓을 외항사보다 싸게 팔 수 없다는 규정이 있다. 국적사가 외항사보다 티켓을 싸게 팔면 외항사의 이점이 사라지고 경쟁이 불가능해지기 때문이다. 한국 국적자가 대한항공이나 아시아나항공을 살 때 비싼 이유가 이것 때문이다.

❷ 항공수배업무

고객의 요청에 적합하도록 항공권을 예약하여 확보하고 결합·제시한다. 주문상품을 요청하는 대로 완성시키기 위한 여행상품 생산과정의 핵심 업무라 할 수 있다.

❸ 항공예약시스템

(1) CRS(Computer reservation system)

대형항공사에서 자사의 예약시스템을 여행사에 제공하여 자사의 항공권 점유율을 높이려는 목적으로 사용하는 시스템이다. 미국의 아메리칸 항공사가 1964년 최초로 CRS시스템을 개발하여 효율적인 예약처리와 관리, 일관된 시스템의 구축과 활용, 여행관련 종합서비스 등을 제공하고 있다. 우리나라의 대한항공은 TOPAS시스템이 있다. 주요 기능은 항공운임조회, 예약, 발권의 기본적 항공권에 관한 기능과 함께 호텔수배, 렌트카수배, 공연수배 등 다른 관광수배업무까지 가능하다. 여행일정의 서비스등급에 대한 운임과 운임규정 데이터베이스를 포함한다.

(2) GDS(Global distribution system)

CRS가 대형항공사 위주로 개발된 데 대항해 유럽과 아시아 지역의 항공사들을 중심으로 CRS를 연합한 지역연합 컴퓨터 예약시스템(GDS)을 구축하였다. 이 시스템 또한 여행사에서 승객을 위해 전자항공권을 발급하는 기능을 한다. GDS에서는 전 세계 항공사 운항스케줄을 확인할 수 있다.

❹ 저가항공사와 대형항공사의 운영 전략

구분	저가항공사 (LCC, Low cost carrier)	대형항공사 (FSC, Full Service carrier)
항공권 가격	FSC의 50~70 수준	100
운항 전략	Point to point(직항)	Hub&spoke 운영
항공기 기종	획일화 전략(정비비용 절감)	다양함
주요노선	단거리 노선 위주	장거리&단거리 노선
거점 공항	Secondary airport (공항 이용료 저렴)	Main airport
수하물	대부분 유료	무료
기내 서비스	최소화	무료
취소변경 수수료	높음	낮음

❺ 항공운송업 용어

AP(Advance purchase)	출발일을 기준으로 한 항공권 구매 시한
Cabin class	항공편에 설치, 운영되는 좌석등급
Fare Basis Code 운임 기준 코드(F/B)	항공사에서 운임 유형을 식별하고 항공사 직원과 여행사가 해당 운임에 적용되는 규칙을 찾을 수 있도록 하는 알파벳 또는 영숫자 코드이다.
ENDS(Endorsement)	전환승인. 항공회사 간 항공권의 권리를 양도하기 위한 것으로, 항공권의 지정된 탑승구간을 타항공사로 옮기는 것을 의미한다. 항공권에 지정된 항공사가 아니더라도 타 항공사로 여행이 가능하다.
Non-END	통상적으로 항공권은 어느 항공사나 관계없이 사용가능(상호협정)을 맺으나, 항공권에 적용된 할인 정도에 따라 타항공사는 이용할 수 없도록 제한하는 것.
Non Rer, Non Reroute	다른 여정으로 변경 불가
Non Rer(Refundable)	환불불가
HS(Have sold)	좌석을 판매한 상태로 confirm을 나타내는 코드
PNR (Passenger name record)	예약접수 당시 개개단위의 승객의 예약기록. 항공예약시 발생하는 예약번호(예약접수 시 개개인의 단위로 승객의 예약기록, 성명, 여정, 주소, 승객요청사항, time limit 등이 포함된다.)

CRS (Computer reservation system)	컴퓨터항공예약시스템 항공 좌석이나 패키지 여행, 호텔 등의 상황 자료를 호스트 컴퓨터에 등록시켜 두고 여행 대리점 등에 놓인 단말기 등을 전용선이나 공준 회선을 통해 접속함으로써 즉시 예약, 검색할 수 있도록 한 시스템. 미국 항공 예약 좌석의 95%, 유럽의 경우 80% 이상이 CRS를 통하여 항공 좌석이 판매되며, 최근에 항공 운임의 자동 계산과 함께 고객 개개인의 여행 일정표 관리, 최적 요금 선택 및 전자 우편 등의 기능과 대리점의 회계 처리, 인사 관리 등 지원 업무 기능에까지도 확장되고 있다.
Traiffs	정부인가를 받은 운임으로, 요금 및 항공사의 운송약관 등을 말한다.
Itineray	항공화물이 출발지로 부터 도착지까지 수송경로, 편명, 날짜 등을 기록해 놓은 것이다.

❻ 항공사업법

제2조(정의) 이 법에서 사용하는 용어의 뜻은 다음과 같다.

1. "항공사업"이란 이 법에 따라 국토교통부장관의 면허, 허가 또는 인가를 받거나 국토교통부장관에게 등록 또는 신고하여 경영하는 사업을 말한다.

2. "항공기"란 「항공안전법」 제2조제1호에 따른 항공기를 말한다.

3. "경량항공기"란 「항공안전법」 제2조제2호에 따른 경량항공기를 말한다.

4. "초경량비행장치"란 「항공안전법」 제2조제3호에 따른 초경량비행장치를 말한다.

5. "공항"이란 「공항시설법」 제2조제3호에 따른 공항을 말한다.

6. "비행장"이란 「공항시설법」 제2조제2호에 따른 비행장을 말한다.

7. "항공운송사업"이란 국내항공운송사업, 국제항공운송사업 및 소형항공운송사업을 말한다.

11. "국제항공운송사업"이란 타인의 수요에 맞추어 항공기를 사용하여 유상으로 여객이나 화물을 운송하는 사업으로서 국토교통부령으로 정하는 일정 규모 이상의 항공기를 이용하여 다음 각 목의 어느 하나에 해당하는 운항을 하는 사업을 말한다.

    가. 국제 정기편 운항: 국내공항과 외국공항 사이 또는 외국공항과 외국공항 사이에 일정한 노선을 정하고 정기적인 운항계획에 따라 운항하는 항공기 운항

    나. 국제 부정기편 운항: 국내공항과 외국공항 사이 또는 외국공항과 외국공항 사이에 이루어지는 가목 외의 항공기 운항

> **38.** "외국인 국제항공운송사업"이란 제54조제1항에 따라 타인의 수요에 맞추어 항공기를 사용하여 유상으로 여객이나 화물을 운송하는 사업을 말한다.

2. 공항 서비스

❶ CIQ(Custom, Immigration, Quarantine)

- **세관**(Custom) : 세관을 통과하기 위해서는 모든 여행자는 신고품목이 없더라도 세관신고서를 작성하여야 한다. 신고품목이 없는 사람은 면세터널을 지나가고, 화물은 X-ray로 체크된다. 신고품목이 있는 여행객은 세관검사 터널을 통과한다.
- **출입국심사**(Immigration) : 공항직원이 여행객의 여권과 비자의 유효성, 방문 목적, 체류기간 등을 확인한다.
- **검역**(Quarantine) : 여행자와 동·식물 등의 화물이 검사를 받으며, 열이나 설사증상이 있는 사람이 있다면 신고한다.

❷ 공항 시설

- **Cargo terminal** : 공항에서 항공화물(貨物)을 처리하는 시설이다. 화물터미널이라 한다.
- **Control tower** : 공항의 중앙통제 부서로 주로 여객 터미널에 인접해 있으며, 유리로 둘러싸인 위쪽 꼭대기에 교통지시를 위한 표시등·레이더·라디오 등이 있다.
- **Hangar** : 항공기기 정비를 위한 건물로, 격납고라 부른다.
- **Apron** : 승강, 화물 적재·하기, 급유, 정비 등을 위해 공항기가 머무르는 장소로, 계류장이라 한다.

제3부 수배업무

1장 수배업무

1. 수배업무

일반적으로 여행사의 수배업무란 관광상품의 구성요인 중 예약관리업무를 뜻하며, 항공수배와 지상수배로 나뉜다. 숙박시설 수배는 호텔등급 수준과 객실종류, 객실의 수를 확보한다. 그리고 관광상품에 포함된 관광시설의 예약과 교통시설의 좌석을 확보한다. 현지 레스토랑의 메뉴·좌석 확보한다. 마지막으로 각종 예약사항을 확인한다. 정보화시대에 따라 여행사의 수배업무에도 변화가 있다. FIT(Free independent travel)여행 개인자유여행이 많아지는 추세이므로, 관광상품 구성 또한 개인자유여행에 맞춰 변화를 주므로, 수배업무의 범위가 줄어들었다.

여행업에서 외국인들의 국내여행은 인바운드(Inbound)라 한다. 내국인들의 외국여행은 아웃바운드(Outbound)라 한다. 아웃바운드 FIT고객들의 수배업무는 항공권, 숙박시설, 선택관광으로 구분하여 고객이 원하는 구성으로 수배한다.

❶ 지상수배업무 절차

① **수배의뢰서 접수** : 접수 즉시 수배순서를 결정하고 예약업무에 착수한다.

② **수배업무 시작** : 의뢰서 내용을 파악하고 예약사항이 누락되지 않도록 주의하여 수배한다.

③ **확인 및 재확인** : 정확한 수배를 위해 확인 및 변경사항에 대한 재확인을 한다.

④ **행사예산서 작성** : 행사경비와 판매금액을 비교하기 위해 작성한다. 예상수익을 측정하고 회사의 이익을 보전한다.

⑤ **행사 지시서 작성** : 행사 현장에서 업무를 하는 직원에게 전달하는 서류로써, 수배사항에 대한 구체적인 설명과 주의사항을 기록, VIP, 주의사항, 긴급연락처 등을 기록한다.

⑥ **최종확인 및 변경사항 대처** : 행사시작 전 수배상황을 최종확인하고 변경사항에 신속하게 대처한다.

2. 호텔산업

❶ 배경

세계 최초의 호텔은 17C(1600년도) 영국의 페더즈호텔(Faethers Hotel)에서 유래한다. 호텔의 어원은 라틴어인 Hospes(손님·여행사·여관)에서 호스피탈(Hospital), 호스텔(Hostel), 호텔(Hotel)로 발전했다. 호텔은 일정한 지불능력이 있는 사람에게 객실과 식사를 제공할 수 있는 시설을 갖추고 잘 훈련된 직원이 봉사하여 그 대가를 받는 서비스 업체이다. 거주지를 떠나 객실, 식음료, 부대시설 등의 호텔시설을 이용하고자 하는 고객에게 환대나 신기성(新奇性)을 제공하여 욕구를 충족시키는 서비스기업이다.

❷ 입지적 요인에 의한 분류

메트로폴리탄호텔 Metropolitan Hotel	• 대도시에 위치하며 수 천 개의 객실을 보유하고 있는 호텔이다. • 컨벤션센터, 비즈니스와 관련된 모든 편의·설비시설을 갖춘다.
시티호텔 City Hotel	• 도시 중심지에 위치한 호텔이다. 비즈니스와 관련된 고객들이 주로 이용한다.
서버번·컨츄리호텔 Suburban Hotel, Country Hotel	• 지방 소도시 또는 외곽에 위치하고 있는 호텔이다. 공기가 맑고 경치가 좋은 곳에 위치하기 때문에 드라이브 여행객들이 편리하게 이용 가능하다. 지역 특색에 어울리는 특이한 시설과 서비스를 구비하여 지역을 방문하는 관광객들이 주로 이용한다.
공항호텔 Airport Hotel	• 공항 주변에 위치한 호텔이다. 항공기의 승무원 및 항공여객기를 이용하는 고객들이 주로 이용한다.
항구호텔 Seaport Hotel	• 항구 주변에 위치한 호텔이다. 선박을 이용하여 이동하는 사람들이 주로 이용한다.
터미널호텔 Terminal Hotel	• 터미널 주변에 위치한 호텔이다. 터미널을 이용하여 이동하는 사람들이 주로 이용한다.
하이웨이호텔 Highway Hotel	• 고속도로 주변에 위치한 호텔이다.

❸ 요금지불방법에 의한 분류

(1) 미국식 호텔(American plan hotel)

방법	객실요금에 1박 3식의 식대가 모두 포함되어 있는 요금이다. Full pension 이라고도 한다. 휴양지호텔과 유람선 호텔에서 주로 적용한다. 최근 수정된 미국식플랜은 1박 2식이며, 주식 외 중식 또는 석식 중 선택가능하다.
장점	객실수입 외 식음료수입의 증대를 가져온다. 식사고객의 수요예측이 가능하므로 원가절감과 식자재 관리가 용이하다. 미리 고객으로부터 주문을 받으므로 메뉴관리와 인력관리가 용이하다. 회계절차가 간단하다.

(2) 유럽식 호텔(European plan hotel)

방법	객실과 식사요금을 별도로 계산한다. 비즈니스호텔에서 주로 적용하는 방법이다. 한국의 호텔도 대부분 Eruopean plan 요금제도를 적용한다.

(3) 대륙식 호텔(Continental plan hotel)

방법	객실요금에 아침식사 요금만 포함한다. 원가가 저렴한 컨티넨탈음식을 객실요금에 포함함으로써 객실요금에 큰 부담없이 호텔에서 조식을 권유하고 매출을 올릴 수 있다. 컨티넨탈 조식은 롤빵, 버터와 잼, 음료(커피, 티, 우유)를 제공한다.

(4) 듀얼요금제도(Dual Plan)

방법	미국식이나 유럽식 중 선택할 수 있도록 한다. 혼합식 경영방식으로, 고객의 선택에 의해 적용되는 방식이다.

❹ 호텔 경영

단독경영호텔 (Independent hotel)	호텔을 개인소유의 방식으로 경영한다. 재정적인 책임 등에 관해서도 다른 호텔들과 어떤 연관 없이 순수 경영방식의 호텔이다. 기업그룹의 경우 호텔기업에 직접 투자해서 관리하는 경영형태이다. 다른 호텔들과 어떤 관계도 유지하지 않고 소유주가 단독적으로 소유 및 운영하는 호텔로 호텔기업의 성장과정에 있어서 초기단계에서 볼 수 있다. 소규모 호텔이며, 중소기업의 형태이다.
임차경영호텔 (Leased hotel)	단독경영호텔방식의 단점을 보완한 형태이다. 고정자산의 주요 요소인 토지 및 건물에 투자할 수 없는 호텔경영자가 제3자의 건물을 계약에 의해서 임대하여 일정한 임대료를 지불하면서 호텔 사업을 운영하는 경영방식의 호텔이다.
체인경영호텔 (Chain hotel)	오랜기간의 호텔경영과 축적된 경영기술(Management knowhow)을 바탕으로 경영기술을 제공하고, 이에 상응하는 기술료를 받는 형태이다. 본부의 위탁경영 및 건설 기술 도입의 성격을 가지고 있다. 호텔 체인 본사와 호텔 소유주와의 계약으로서 체인본사가 호텔 소유주에게 체인브랜드의 사용 및 호텔경영과 관련된 지원과 다양한 서비스를 제공하는 계약이다.
리퍼럴조직경영호텔 (Referral organization hotel)	조합에 의한 경영방식으로 프랜차이즈 호텔에 대응하기 위해 유사그룹 호텔들과 상호협력을 목적으로 연합조직을 결성한 형태이다. 호텔업자들끼리 상호동맹을 맺어 예약시스템을 구축·운영한다.
위탁경영 (Managed hotel under Management Contract)	위탁경영호텔은 호텔소유주가 호텔경영을 전문으로 하는 체인회사에 호텔의 전반적인 경영을 일정기간 위탁하는 방식이다.

❺ 호텔 서비스

(1) 객실부문 서비스

객실부문 서비스는 호텔에 숙박을 하기 위하여 찾아오는 도착객을 제일 먼저 접객하는 곳이다. 프런트데스크, 예약 데스크, 현관·벨 데스크, 컨시어지, 비즈니스 센터, 나이트오디터(Night Auditor), 하우스키핑, 로비 기념품 판매점 등으로 구성한다.

객실부문 서비스에서 주요 업무는 객실예약 및 제공이다. 고객유형별 객실예약 접수 시 확인 사항은 도착일자, 출발일자, 과거 사용여부, 객실 수, 투숙객 인원 및 객실 종류, 객실요금,

성별 및 이름, 지불조건, 도착시간 및 교통편, 예약자 및 회사, 연락처, 특이사항, 예약 접수일 및 접수인을 확인한다.

최상의 객실컨디션을 위해, 객실은 룸 인스펙터(Room Inspector)가 꼼꼼히 점검·확인한다.

고객이 호텔에 도착하면, 도어맨(Doorman)이 호텔에 도착하는 자동차의 문을 여닫아 주며, 고객의 이동을 돕는다. 룸 클럭(Room Clerk)은 예약 클럭(Reservation Clerk)에 의해 수행된 객실예약업무에 따라 고객에게 프론트데스크에서 객실을 배정한다. 컨시어지(Concierge)는 고객에게 관광·쇼핑 등에 관한 각종 정보를 제공한다.

객실 이용 중 제공되는 서비스로는 세탁서비스(Laundry service), 턴다운서비스(Turn down service) 패키징서비스(Paging service)가 있다. 턴다운서비스는 고객이 이미 투숙한 객실에 대하여 고객의 취침 직전에 객실청소·정리 등을 서비스하는 것이다.

패키징 서비스는 호텔의 고객이나 외부 고객의 요청에 의해 필요한 고객을 찾아 주고 메시지 전달을 해주는 것이다.

객실체크인 시 턴어웨이서비스(Turn away service)가 있다. 이는 호텔의 초과예약으로 인하여 객실이 부족한 경우 예약 손님을 정중히 다른 호텔로 안내하는 서비스이다.

객실 유형

- **스위트룸**(Suite Room) : 욕실이 있는 침실로 일반적으로 한 객실 내에 침실과 응접실이 함께 붙어 있는 2개 이상의 객실
- **커넥팅룸**(Connecting Room) : 인접한 객실과 객실 사이의 내벽에 서로 왕래할 수 있도록 문이 마련되어 있는 객실로 단체고객과 가족 등이 편리하게 사용할 수 있는 구조의 객실
- **스튜디오룸**(Studio Room) : 다목적용 침대를 사용하며 사무실화된 객실
- **인사이드룸**(Inside Room) : 전망을 감상할 수 없는 객실

(2) 식음료부문 서비스

VIP 라운지, 로비 라운지, 연회장등에서 식음료서비스가 제공된다.

테이블 서비스 식당(Table service restaurant)

- 일정한 장소에 테이블과 의자를 갖추고 고객의 주문에 따라 음식을 제공하는 식당으로 그릴(Grill), 커피숍(Coffee shop)등이 있다.

플레이트 서비스 (Plate service, American service)	주방에서 모든 음식을 접시(Plate)에 담아, 접시 채 운반하여 서비스되는 형식으로, 처음부터 끝까지 접시 채로 제공되기 때문에 빠른 서비스(Quick service)가 그 특징이며, 레스토랑에서 사용도 하지만 주로 연회장에서 많이 사용하고 있다.
프렌치 서비스 (French service, Cart service)	주방에서 음식이 실버 플레터(Silver platter)에 담겨진 것을 서비스 직원이 테이블까지 운반하여 고객에게 왼쪽에서 시계반대방향으로 돌면서 음식이 든 실버 플레터를 제공하면 고객들이 스스로 본인이 먹고 싶은 만큼 덜어 먹는 방법이다.
게리동 서비스 (Gueridon service)	음식이 완전히 조리되지 않은 상태에서 식당으로 운반되어 고객의 식탁 앞에서 게리동(Gueridon, 조그만 원탁) 위에서 서비스직원에 의해 요리를 완성하여 제공하는 방법이다. 이 방법은 쉐프드랑(Chef derang)이 꼬미드랑(Commis de rang)과 한 조를 만들어 팀워크를 이루는데 쉐프드랑이 카트 위에서 음식을 완성하고, 꼬미드랑이 고객에게 제공한다.
러시안 서비스 (Russian service, Platter service)	주방에서 조리장에 의하여 음식이 실버 플레터(Silver platter)에 담겨진 것을 서비스 직원이 테이블까지 운반하여 고객의 왼쪽에서 서서 시계 반대방향으로 돌면서 일일이 서비스해주는 방법이다.
패밀리서비스 (Family style service, English service)	모든 음식이 큰 접시에 담겨져 테이블로 운반되면 테이블에서 음식을 각 접시에 담아서 모든 사람에게 나눠주거나, 음식이 담겨진 큰 접시를 돌려가면서 각자 덜어서 먹는 형식이다. 이 형식은 가족적인 소연회나 칠면조가 제공되는 미국식 추수감사절 만찬(American thanks giving dinner)에 적합하다.
뷔페 서비스 (Buffet service)	미리 차려져 있는 뷔페 테이블에서 고객이 원하는 음식을 스스로 가져다 먹는 일종의 셀프서비스이다. 뷔페 서비스 종사원들은 고객이 음식을 먹고 난 빈 접시를 신속하게 치워주어야한다. 뷔페 테이블을 수시로 살펴보아 부족한 음식이 없는지를 항상 체크하여야 한다. 또 더운 음식은 뜨거운가, 찬 음식은 적당히 냉장되어 온도를 유지하는지를 살펴야 한다.

🅓 카운터 서비스 식당(Counter service restaurant)

- 식당의 주방을 개방(Open kitchen)하여 고객이 조리과정을 직접 볼 수 있으며, 카운터에서 식탁으로 음식을 빠르게 제공하는 곳이다.

🅓 셀프 서비스 식당(Self service restaurant)

- 고객이 직접 기호에 맞는 음식물을 가져다 식사하는 방법으로 뷔페(Buffet)가 대표적이다.
- 셀프서비스 장점은 식사를 신속하게 할 수 있다. 종업원 인건비를 절감할 수 있다. 가격이 저렴하다. 빠른 회전으로 매상을 올릴 수 있다.

3. 관광교통

❶ 관광교통

관광교통은 관광의 본질인 회귀이동을 담당한다. 관광교통은 관광객과 목적지를 시간적·공간적으로 연결하여 관광객의 욕구를 충족시켜주는 이동수단이며, 관광시스템을 구성하는 하부시스템으로서 그 자체로도 관광대상이 되는 관광의 주요 구성요소이다. 관광객이 일상생활을 떠나 체계성·관광성 있는 교통기관을 이용하여 관광자원을 찾아가면서 이루어지는 경제적·사회적·문화적 현상이 내포된 이동행위의 총체이다.

(1) **관광교통 특징**

- **무형재** : 관광교통서비스는 생산되는 순간에 소비되지 않으면 소멸된다. 저장이 불가능하므로 수요에 대응할 수 있는 적정한 시설이 갖추어져있어야 한다.
- **수요의 편재성(偏在)성** : 기후조건 또는 사회적 경제적 조건에 따라 수요가 좌우된다.
통근·업무상 출장용의 생산적 교통수요는 수요가 안정적이지만, 관광객을 위한 교통수요는 소비적 특성을 띈다.
- **자본의 유휴(遊休)성** : 교통수단을 구성하는 도로, 운반시설, 동력요소는 수요가 없는 시기에는 적재력이 크다. 즉 자본의 유휴성이 높다.
- **독점성** : 자본이 많이 들어가는 산업이므로, 대기업이 독점적으로 운영한다.

(2) **관광교통 유형**

육상교통은 도로교통과 철도교통으로 분류한다. 해상교통은 육상교통에 비해서 수송속도는 떨어지나 대량의 중량화물을 값싸게 수송할 수 있다는 특징이 있다.

육상교통은 대표적으로 전세버스가 있다. 전세버스는 관광객의 여정에 따른 관광활동을 보장한다. 특히 단체관광객에게 이동의 편리성과 관광안내원의 관광안내서비스를 포함시켜 관광상품으로 훌륭하다. 다만, 대형사고의 위험성이 상존한다.

(3) 관광교통 예약 시스템

관광교통 예약시스템은 예약접수, 출발확인, 예약관리, 예약통제 등의 업무로 진행된다. 구체적으로는 좌석예약 기능, 부대서비스 예약 기능, 고객의 특수사항 배려 가능, 특별한 주의가 요청되는 운송제한 승객 수송준비 기능, 여행정보 기능, 수요와 공급을 조정하는 기능, 항공사의 수입을 제고시키는 기능 등이 있다.

4. 외식업

❶ 외식업

가정을 벗어난 일정한 장소에서 음식과 음료를 생산하고 제공하는 일련의 서비스 사업이다.

외식업은 종사원에 의해 서비스가 생산되고 전달되므로 노동집약적이다. 경쟁업체의 시장 진입은 용이한 편이고, 종사원들의 이직률은 다소 높은 특성이 있다. 다른 산업에 비해 수요예측의 불확실성이 높고, 환경적 요인에 의한 원자재 가격의 변동이 잦다. 외식업 서비스는 생산 즉시 소비되는 동시성, 높은 입지의 의존성, 다품종 소량생산의 특징으로 서비스 공급에 시간적·공간적 제약이 많다.

❷ 한국표준산업 분류에 의한 외식업의 분류

음식점업(561)	• **한식 음식점업(5611)** 　- 한식 일반 음식점업(56111) 　- 한식 면요리 전문점(56112) 　- 한식 육류요리 전문점(56113) 　- 한식 해산물요리 전문점(56114) • **외국식 음식점업(5612)** 　- 중국 음식점업(56121) 　- 일식 음식점업(56122) 　- 서양식 음식점업(56123) 　- 기타 외식식 음식점업(56129) • **기관 구내식당업(5613)** • **출장 및 이동 서비스업(5614)** 　- 출장 음식 서비스업(56141) 　- 이동 음식점업(56142) • **기타 간이 음식점업(5619)** 　- 제과점업(56191) 　- 피자, 햄버거, 샌드위치 및 유사 음식점업(56192) 　- 치킨 전문점(56193) 　- 김밥 및 기타 간이 음식점업(56194) 　- 간이음식 포장 판매 전문점(56199)
주점 및 비알코올 음료점업(562)	• **주점업(5621)** 　- 일반 유흥주점업(56211) 　- 무도 유흥주점업(56212) 　- 생맥주 전문점(56213) 　- 기타 주점업(56219) • **비알코올 음료점업(5622)** 　- 커피 전문점(56221) 　- 기타 비알코올 음료점업(56222)

5. 관광쇼핑

❶ 관광쇼핑

관광객이 관광 목적지 또는 관광활동 과정에서 물건을 구매하는 행위이다. 관광활동의 하위서비스로 타업종과 협조적이다.

❷ 관광쇼핑상품 특징

관광경험을 되새기게 하고, 문화를 배경으로 국민적 색채가 풍부하게 담겨있고 예술적 가치, 상징성, 대표성, 지명도(知名度)가 높아야 한다. 다양한 관광객 기호를 충족시켜야 한다.

그리고 관광쇼핑 상품은 물리적으로 장거리를 이동해야하므로 튼튼하고 부피가 작아 휴대에 편리하고 운송이 용이한 포장이어야 한다. 그리고 관광쇼핑상품을 통해 관광 후의 만족도를 증대시키기 위해서는 실용성과 소비성을 충족시켜야 하고, 보존성, 비교적 저렴한 가격이어야 한다.

6. 관광특구

❶ 관광특구

관광진흥법에 따른 정의는 외국인관광객을 늘리기 위해 관광 관련 서비스 및 안내 홍보 활동 등을 강화할 필요가 있는 장소를 시장 군수 구청장의 신청에 따라 시 도지사가 지정하는 지역이다. 관광특구 지정 효과는 관광특구가 지정됨으로써 관광객유치 및 수입증대효과, 경제적 파급효과 매출구조의 안정화, 외부의존성의 확대, 지역사회 문화여건의 향상 등이 있다. 관광특구의 현황은 명동, 남대문, 이태원 특구, 동대문 패션타운 특구, 종로, 청개천 특구, 잠실 특구, 강남 특구 등이 있다.

❷ 의료관광특구

외국인 관광객이 가장 많이 방문하고 외국인환자와 의료기관이 집적된 특성을 기반으로 의료관광상품을 개발해 해외환자 유치를 활성화 하고 관광명소와 연계해 지역경제 활성화를 도모하는 곳이다. 예를 들면 척추·관절·여성병원이 밀집한 강서로 강서 미라클 메디 특구가 있다.

7. 관광정보

관광객·관광지·관광자원 등의 수요와 공급에 관련된 일체의 자료이다. 수요측면에서 관광객의 관광욕구를 충족시키기 위해 요구되는 일체의 관광관련 정보이고, 공급측면에서 관광자원·관광지·관광관련 기업의 관점에서 의사결정 시 요구되는 관광 관련 정보이다. 관광산업의 구성요소 중에서는 관광매체에 포함된다.

❶ 관광정보 매체유형

(1) 관광안내소

관광객에게 관광자원과 그 매력을 소개하고, 정보를 제공하여 편의를 주며 낯선 지역에 대한 불안을 해소하여, 최대한 안락한 관광을 즐길 수 있도록 돕는 인적서비스이다. 정보제공역할, 예약서비스, 전시·판매서비스, 휴게 공간서비스, 지역연계서비스가 있다.

관광정보의 갱신주기에 따라 정태분석(靜態分析)정보와 동태분석정보(動態分析)로 분류한다.

정태정보는 갱신주기에 따라 아주 길거나, 변치 않는 정보로 관광지의 소재지, 위락시설의 종류, 편의시설, 숙박시설 등이 있다. 동태정보는 주기적·비주기적으로 갱신이 요구되는 정보로 개장시간, 가격, 행사, 이벤트 등이 있다.

제4부 관광자원 및 이벤트

1장 관광자원

1. 관광자원

관광의 주체인 관광객으로 하여금 관광욕구·동기를 충족하고, 나아가서는 관광행동을 유발시키는 대상으로서 유·무형의 자원이다. 경제적 가치를 가지며, 위락적· 문화적·교육적 가치를 갖는다. 관광자원은 매력성(Attraction)과 신기성(Novelty)을 갖춘 유·무형의 관광대상이다.

❶ 관광자원 특성

관광객의 욕구나 동기를 유발하는 매력성과 관광객을 끌어들이는 유인성을 지니고 있다.

관광자원은 개발을 통해서 관광대상이 되는 개발성의 특징이 있다. 관광자원에 따라 관광객의 관광욕구 충족과 관광경험의 질을 유지·향상시키기 위하여 보호·보전이 필요하기도 하다. 이는 관광자원은 사회구조와 시대에 따라 가치를 달리하는 가치 변화성을 띤다.

관광자원은 자연자원, 인문자원 또는 유형, 무형 등 그 범위와 대상이 무한정이다. 자연과 인간의 상호작용의 결과이기도 하고, 자연적인 것뿐만 아니라, 자연에 인공을 가미하여 얻어지는 문화·사회적인 것도 있다.

❷ 관광자원 유형(한국관광공사)

(1) 유형관광자원

- **자연적 관광자원** : 천연자원, 천문자원, 동식물, 기후, 온천
- **문화적 관광자원** : 문화유산관광(문화재, 유적지, 고궁, 사찰, 박물관, 고분, 민속자료 등)과 예술관광(미술관, 문화센터, 전시관, 문화예술 축제, 이벤트, 공연, 전시 등)
- **사회적 관광자원** : 풍속, 행사, 생활, 교육, 스포츠
- **산업적 관광자원** : 농업관광자원(농원, 과수원, 목장, 어장 등), 공업관광자원(공장시설 견학, 생산기술습득), 산업관광자원(재래시장, 백화점, 쇼핑관광)
- **관광·레크레이션자원** : 캠프장, 수영장, 놀이시설, 어린이 공원 등
- **위락관광자원** : 주제공원, 카지노, 리조트, 스키, 골프 등

(2) 무형관광자원

- **인적 관광자원** : 주민성, 풍속, 관습, 예절
- **비인적 관광자원** : 고유종교, 사상, 철학, 역사, 음악, 가곡

(3) 신관광자원

21세기의 관광자원은 문화가 주도하는 문화산업이 크게 발전되었다. 최근 국제 관광의 패턴도 과거 자연풍경과 유적지를 순회하는 정적인 관광의 형태에서 스포츠, 축제, 민속 및 문화체험 등 동적인 관광형태로 바뀌고 있다.

❸ 입지에 따른 관광자원 분류(Clawson ^{1960})

- **이용자중심형**(User-oriented areas) : 일과 후에 쉽게 접근할 수 있는 소규모의 공간 또는 시설지역으로 놀이터와 근린도시공원 등이 있다.
- **중간형**(Intermediate areas) : 보통 거주지에서 1~2시간 정도 소요되는 거리에 위치하면서 이용자활동과 자연자원매력도가 대등한 조건의 갖는 지역이다. 수영, 낚시 등이 있다.
- **자원중심형**(Resource-based areas) : 관광활동보다 자원의 질을 우선적으로 고려하는 지역으로, 주로 공원법으로 규정하여 보호하고 있는 국립공원 등의 지역이다.

2. 관광이벤트

❶ 관광이벤트

관광이벤트 조직자, 이벤트 참가자, 관광객 이벤트 후원 그룹으로 구성된다. 관광객들을 주 대상으로 체계적으로 사전 계획을 세우고, 계획적인 요소를 실행하며 특별하게 개최되는 활동이다. 정해진 기간과 정해진 장소에서 사회·문화적 경험을 제공하는 행사로써 국가나 지역의 이미지, 특화산업의 진흥을 도모한다. 관광이벤트 개최로 해외 관광객 유치와 국내 여행객의 해외유출을 감소함으로, 인바운드 효과가 강화된다. 관광이벤트의 개최는 문화관광자원과 시설 등을 적극 활용하여 다양한 관광인프라의 개발이 촉진되고, 다양한 예술활동의 거점이 된다.

❷ 관광이벤트 특징

- **사전 계획성** : 치밀하게 계획된 이벤트를 강조한 것으로, 이벤트의 목적이나 기간, 설치, 관리, 수익 등이 사전에 계획·기획된 순서대로 진행된다.

- **목적 실현성** : 예산을 투입하고, 치밀한 계획을 수립하여 특정한 목적을 이루기 위해 실시한다. 즉 지역구성원의 화합, 지역의 전통문화 보존, 지역경제 활성화, 지역 이미지 고양 등의 공적 목적을 가지고 개최된다.
- **특별성** : 이벤트의 공급자 입장에서 일상적인 활동에서 쉽게 느껴볼 수 없는 특별한 요소들로 구성하여 1회성 또는 비정기적인 특별한 활동이다.
- **기본계획(시간·장소·대상)성** : 이벤트 기본 계획 수립 시 누가, 언제, 어디서, 무엇을, 어떻게, 왜 라는 육하원칙을 세우고, 특히 시간·장소·대상이 특정된다.

❸ 이벤트 정의(Marris [1987])

- **메가 이벤트**(Mega event) : 방문객 수 100만명 이상, 자본비용 5억 달러 이상으로서 반드시 관람하고 싶은 행사라는 명성이 있는 이벤트이다.
- **홀마크 이벤트**(Hallmark event) : 단기간에 관광지에 대한 인식을 강화시키고 경제적 이익 증대를 위해 개발하며 주목을 끌 수 있는 독창성, 시기적 특성에 의존하는 이벤트이다.
- **메이저 이벤트**(Major event) : 화제성이 높아 대중과 매체의 관심을 유도하여 상당수의 방문객과 개최지의 경제적 이득을 끌어낼 수 있는 이벤트이다.
- **지역 이벤트**(Regional event) : 참가인원의 규모와 이벤트의 개방성에 따라 분류된다.

❹ 이벤트 유형(Getz [2005])

- **문화이벤트** : 축제, 카니발, 종교행사, 퍼레이드, 문화유산 관련 행사
- **예술연예 이벤트** : 콘서트, 공연이벤트, 전시회, 시상식
- **비즈니스 이벤트** : 박람회, 산업전시회, 전람회, 회의, 홍보, 기금조성 이벤트
- **스포츠 이벤트** : 프로경기, 아마추어 경기

05
Lecture
기초의학의 이해

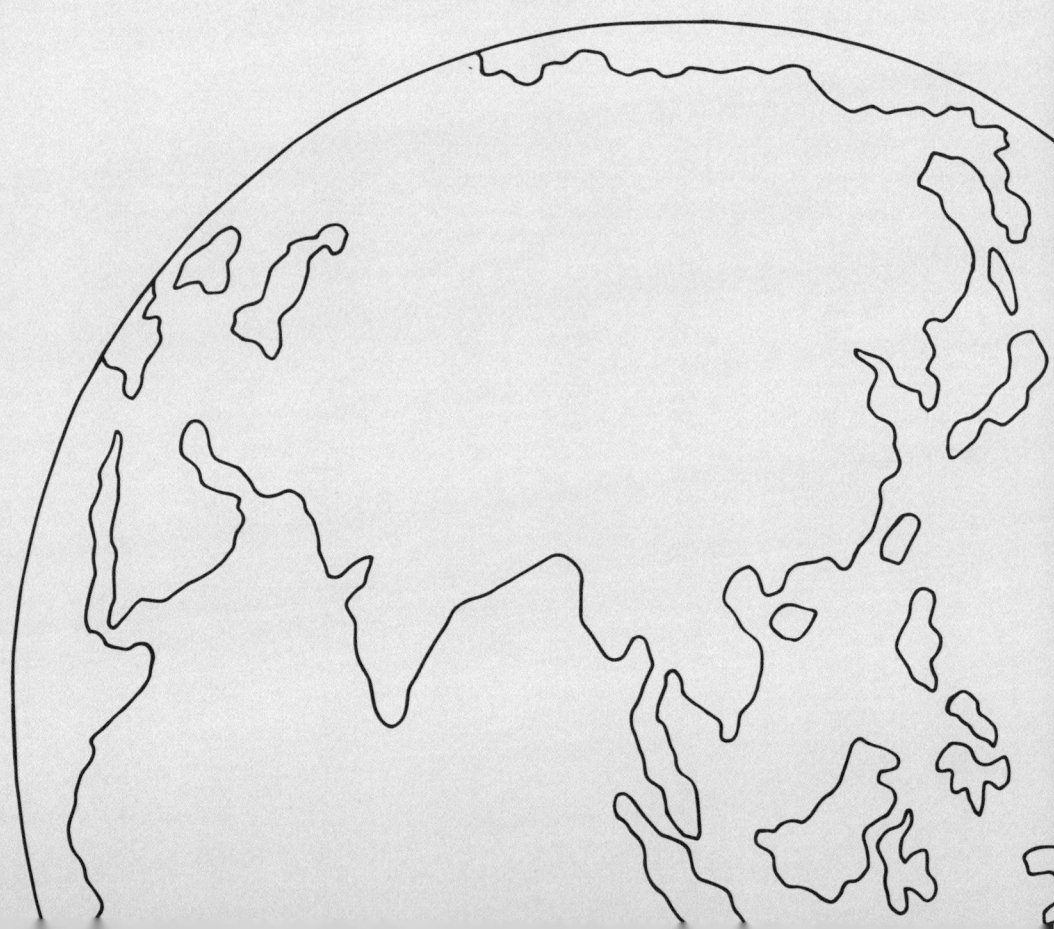

제1부 기본구조 및 신체구조 … 256
- 1장 의학용어 구조 … 256
- 2장 인체의 구분 및 방향 … 262

제2부 생리학 … 268
- 1장 인체 구성 … 268

제3부 해부학 … 272
- 1장 소화계통 … 272
- 2장 내분비계통 … 273
- 3장 림프계통, 혈관계통 … 274
- 4장 호흡계통 … 276
- 5장 심혈관계통 … 277
- 6장 근육계통 … 278
- 7장 외피계통 … 279
- 8장 신경계통 … 280
- 9장 생식계통 … 282
- 10장 골격계 … 283
- 11장 비뇨계통 … 284
- 12장 감각계통 … 285
- 13장 치아 … 286

제4부 약어 … 287

05 Lecture

기초의학의 이해

제1부 기본구조 및 신체구조

1장 의학용어의 구조

1. 접두사

Myocarditis 심근염		
접두사	어근	접미사
Myo = muscle	card = heart	itis = Inflammation

❶ 접두사는 어근 앞에 붙는 단어 요소로 단어의 뜻을 확대한다.

A-, An-	~이 없다. 비어있다. (No, not)	Asymptomatic 무증상의
Anti-	~에 반대하다, 대항하다	Antibiotics 항생제
Co-, Com, Sym, Syn	~와 함께	Syndrome 증후군 : 함께 발생하는 증상의 모음
Contra-	~에 역행하다	Contraception 피임
Dis-	~에서 떨어진	Dislocation 탈구
Im-, In	~이 없는	Insomnia 불면증
Mal-	나쁜, 잘못된	Malnutrition 영양불량, 영양실조
Norm-	정상의, 좋은	Normal 정상

❷ 접두사는 수와 양을 나타낸다.

Bi-	2개	Bilateral 양측의
Hemi-	반	Hemiplegia 반신마비
Mono-	하나	Monochorionic 단일융모막
Multi-	많은, 하나이상의	Multipara 다산부
Nulli-	없음	Nullipara 미산부
Oligo-	양이 적은	Oliguria 핍뇨(乏尿)
Pan-	전체	Pancystitis 범방광염
Poly-	과도한	Polydipsia 다갈증
Semi-	반, 부분적	Semicoma 반혼수

❸ 접두사는 위치 또는 방향을 나타낸다.

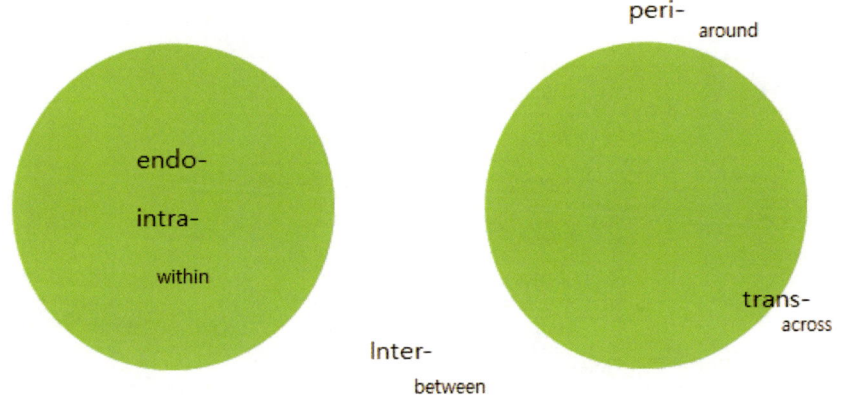

Ab-	~에서 거리가 먼	Abnormality 비정상
		Abduction 외전
Ad-	~에서 거리가 가까운	Adduction 내전
Pre, Ante-	~의 전에	Prenatal 출생 전
Endo-	~의 안에	Endoscopy 내시경
Epi-	~의 위에	Epidermis 표피

❹ 접두사는 속도와 정도를 나타낸다.

Brady-	느린	Bradycardia 서맥 (느린 맥박)
Tachy-	빠른	Tachycardia 빈맥 (빠른 맥박)
Hyper-	높은, 상승, 위	Hyperglycemia 고혈당
Hypo-	낮은, 감소, 아래	Hypoglycemia 저혈당

❺ 접두사는 색깔을 나타낸다.

Chloro-	녹색	Chloroma 녹색종
Leuk-	백색	Leukocyte 백혈구
Eryth-	적색	Erythrocyte 적혈구
Cyan-	청색	Cyanosis 청색증

❻ 접두사는 크기, 위치, 질병의 상태 등의 의미를 나타내기도 한다.

Dys	Bad	나쁜
Endo	Inside	내부의
Hydro	Water	수분
Micro	Small	작은, 미세한
Macro	Big	큰
Neo	New	새로운
Peri	Around	주위의
Para	Near, Beside	가까이에 있는
Poly	Many	많은
Myo	Muscle	근육
Crypt-	Hidden	숨은
Myelo-	Bone marrow	골수의

2. 어근 : 의학용어에서 어근은 주로 신체의 부분을 나타낸다.

❶ 소화계통

Esophagus	식도	Esophag-/o
Stomach	위	Gastr-/o
Duodenum	십이지장	Duoden-/o
Pancrease	이자	Pancreat-/o
Small intestines	소장	Enter-/o
Large intestine	대장	Col-/o
Liver	간	Hepat-/o
Bile, gall	간즙	Chol-/e
Rectum	직장	Rect-/o

❷ 근육계통

Joint	관절	Arthr-/o
Head	머리	Cephal-/o
Cartilage	연골	Chondr-/o
Rib	늑골	Cost-/o
Cranium	두개골	Crani-/o
Bone	뼈	Oste-/o
Muscle	근육	My-/o
Spinal cord	척수	Myel-/o
Humerus	상완골	Humer-/o
Stiffness	굳음	Acromi-/o
Soft	연화	Malac-/o

❸ 비뇨계통

Kidney	신장	Nephr-/o
		Ren-/o
Pelvis of the kidney	신우	Pyel-/o
Urethra	요도	Urethr-/o
Bladder	방광	Cyst-/e

Uterus	자궁	Hyster-/o
Ovary	난소	Oophor-/o
Neck	경부	Cervic-/o
Urine	오줌	Ur-/o
Menses	월경	Men/o
Testicle	고환	Orchi

❹ 감각계통

Eye	눈	Opt-/o, Ocul-/o
Eye lid	안검	Blephar
Pupil	동공	Cor-/o
Ear	귀	Ot-/o

❺ 기타

Lung	폐	Pulmo , pneumon
Heart	심장	Cardio
Cell	세포	Cyto
Nose	코	Rhino
Skin	피부	Derm
Neck	목	Cervic
Vein	정맥	Vena
Breast	유방	Mast
Blood vessle	혈관	Angio
Bile duct	담관	Cholangio
Chest	가슴, 흉부의	Thoracic

3. 접미사 : 의학용어의 접미사는 크기, 형태, 문제, 상태와 연관되어 표현된다.

-algia, -ache	'통증'의 의미	Neuralgia 신경통 Headache 두통
-cele	'돌출, 탈장'의 의미	Cystocele 방광탈출증 Rectocele 직장루

-emesis	'구토'의 의미	Hematemesis 토혈
-itis	'염증'의 의미	Dermatitis 피부염
		Tonsilitis 편도염
-megaly	'비대, 거대' 의 의미	Cardiomegaly 심장비대
-pathy	'질병' 의 의미	Neuropathy 신경병증
-centesis	액체를 뽑아냄	Thoracentesis 흉막천자술
-cyte	세포	Erythrocyte 적혈구
-ectomy	절제	Mastectomy 유방절제술
-emia	혈액의 상태	Anemia 빈혈
-lysis	분해, 분리	Hemolysis 용혈
-megaly	확대	Cardiomegaly 심장비대
-oma	종양	Myoma 자궁근종
-osis	상태	Necrosis 괴사

2장 인체 구분 및 방향

1. 해부학적 위치

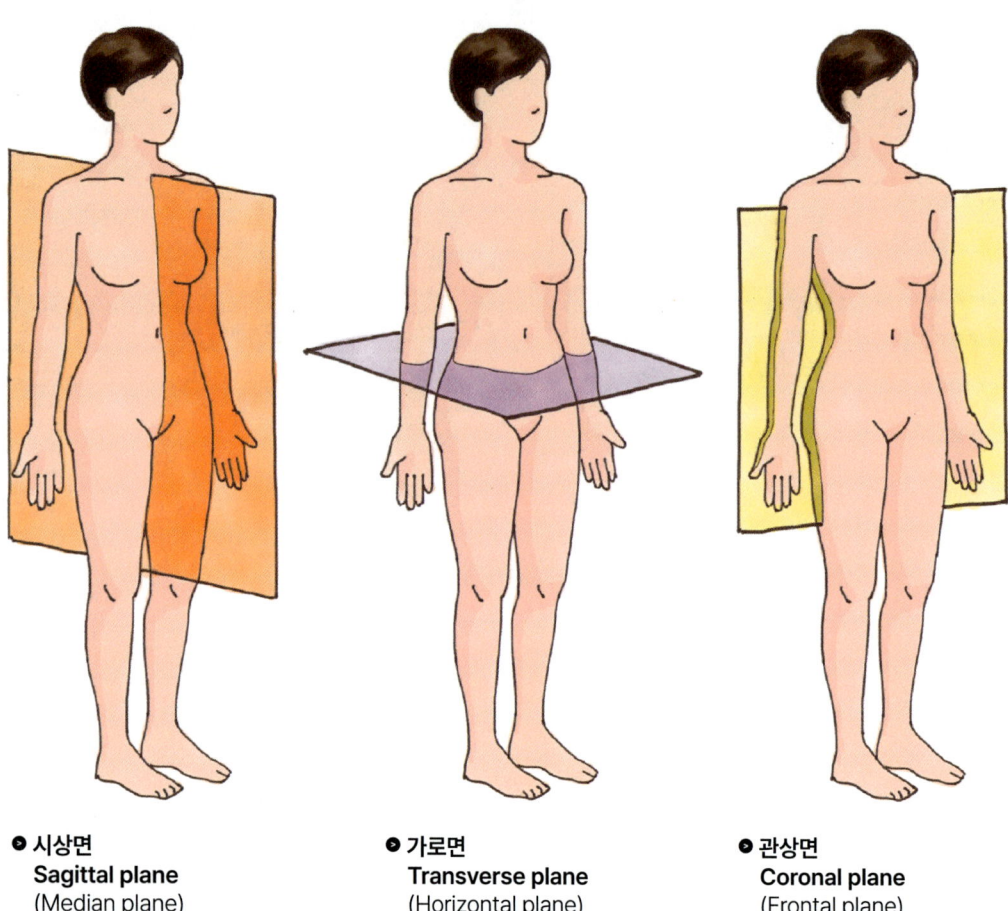

- 시상면
  Sagittal plane
  (Median plane)

- 가로면
  Transverse plane
  (Horizontal plane)

- 관상면
  Coronal plane
  (Frontal plane)

시상면 Sagittal plane , Median plane

인체를 좌우로 분할하는 면이다.
좌우대칭이 되게끔 한가운데로 지나는 시상면을 정중시상면이라고 한다.

가로면 Transverse plane, Horizontal plane

인체를 위, 아래로 분할하는 면이다.

관상면 Coronal plane , Frontal plane

인체를 앞부분과 뒷부분으로 분할하는 면이다.

2. 인체 방향

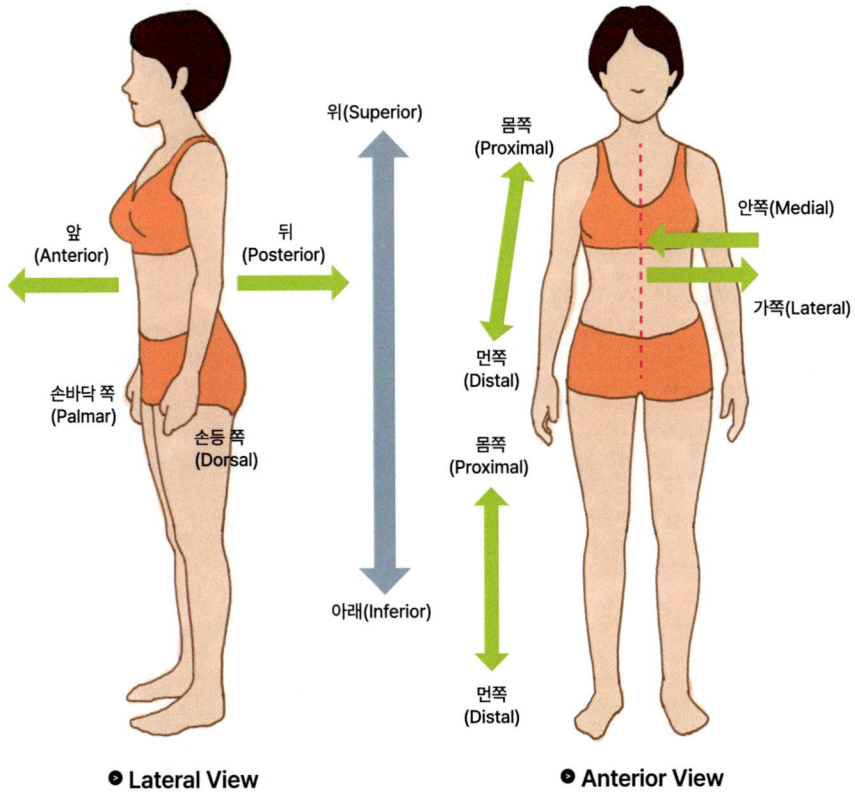

● Lateral View   ● Anterior View

📄 앞(Anterior), 뒤(Posterior)
- 두 개의 구조물 중 몸의 앞쪽 면(가슴 또는 배)에 가까이 있는 것을 앞.
- 상대적으로 몸의 뒷면(등)에 가까이 있는 것을 뒤.

📄 위(Superior), 아래(Inferior)
- 머리에 보다 가까운 쪽의 것을 위.
- 상대적으로 발에 가까운 것을 아래.

📄 안쪽(Medial), 가쪽(Lateral)
- 정중시상면을 기준으로 두 개의 구조물 중 정중면에 보다 가까운 쪽에 있는 것을 안쪽.
- 정중면에서 보다 먼쪽에 있는 것을 가쪽.

📄 몸쪽(Proximal), 먼쪽(Distal)
- 팔이나 다리처럼 긴 구조물에서 상대적 위치를 말할 때 사용하는 용어이다.
- 팔이나 다리의 어느 부분이 몸통보다 가까운 쪽을 몸쪽.

- 몸통에서 먼쪽.

▶ 바깥(External), 속(Internal)
- 이 용어는 심장, 방광, 위, 창자 등 기관의 겉과 속 공간을 지칭할 때 사용한다.
- 기관의 겉은 바깥.
- 기관의 속 공간은 속.

▶ 얕은(Superficial), 깊은(Deep)
- 몸의 표면인 피부로부터 상대적인 거리를 표현하는 용어이다.
- 피부에 보다 가까운 것을 얕은.
- 피부에서 보다 먼 쪽의 것을 깊은.

▶ 손바닥 쪽(Palmar), 손등 쪽(Dorsal)
- 손 안에서 한 구조물이 손바닥에 가까이 위치할 때는 손바닥 쪽.
- 손등에 가까울 때는 손등 쪽.

3. 인체의 움직임

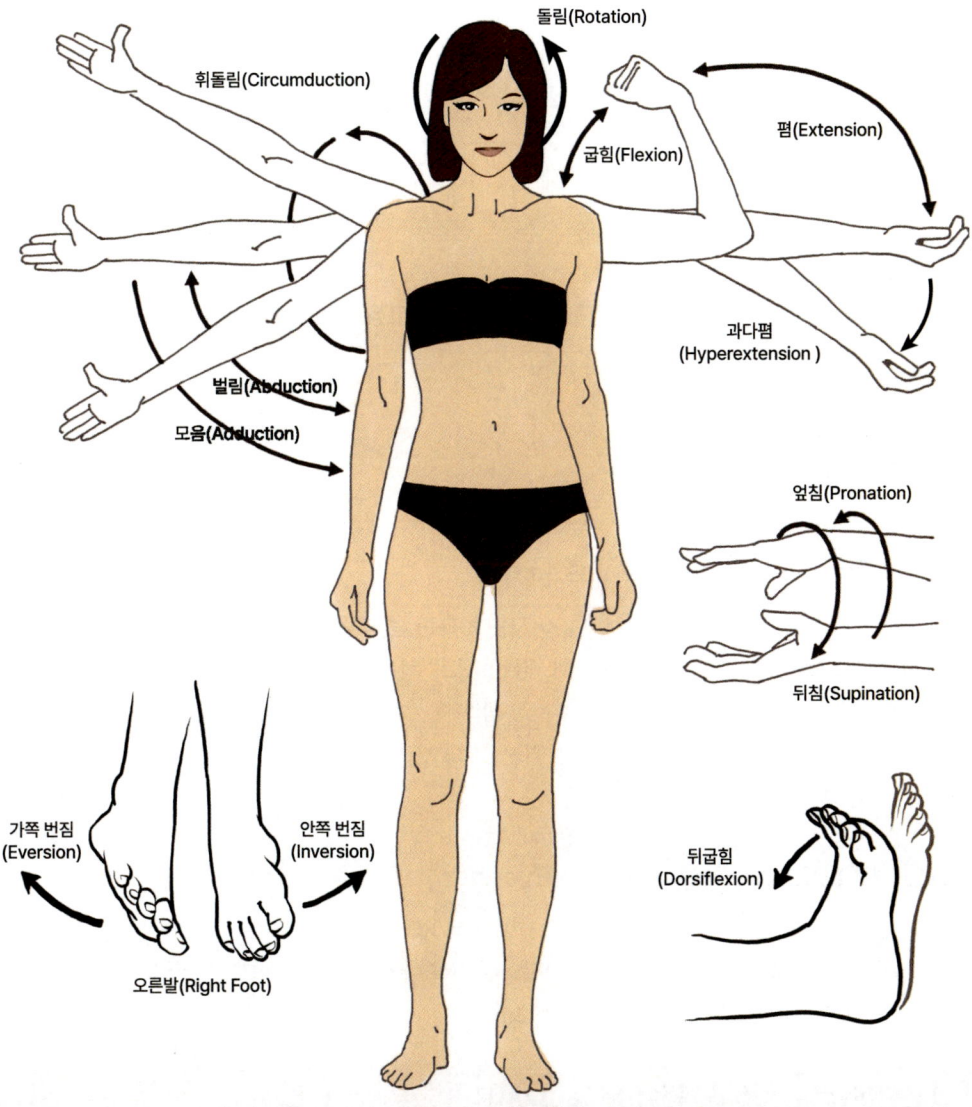

관절 부위의 종류에 따라 일어나는 움직임의 모양을 나타내는 용어이다. 대개의 경우 서로 반대되는 운동을 하기에 두 개씩 짝을 이룬다.

▶ 굽힘(Flexion), 폄(Extension), 과다폄(Hyperextension)
- 관절을 이루고 있는 두 뼈 사이의 각도가 시상면을 따라 굽혀져 각이 작아지는 운동 상태를 굽힘(굴곡), 각이 커지는 운동 상태를 폄(신전).
- 몸의 부위에 따라 펴지는 움직임이 해부학적 자세의 한계를 넘어서 계속되는 신전을 과다폄(과신전).

▷ 벌림(Abduction), 모음(Adduction)

- 몸체의 한 부분이 정중면(몸통, 배꼽)에서 멀어지는 움직임을 벌림(외전).
- 반대로 정중면에 가까워지는 움직임은 모음(내전).

▷ 휘돌림(Circumduction)

- 한 관절에서 굽힘, 벌림, 폄, 모음의 네가지 움직임이 연속된 상태로 일어나는 운동을 휘돌림(회선).
- 긴 뼈에서 몸통 쪽으로 가까운 쪽 끝 관절부위는 고정되고, 먼 쪽 끝 뼈는 원을 그리고 돌아가는 운동이다.

▷ 돌림(Rotation)

- 몸의 한 부분이 그 부분의 장축을 중심으로 하여 도는 움직임을 돌림(회전).

▷ 엎침(Pronation), 뒤침(Supination)

- 아래팔(하완)의 두 뼈 사이에서 이루어지는 독특한 움직임에 한해서만 쓰이는 용어이다.
- 평행으로 나란히 놓여 있는 요골이 척골 앞으로 와서 겹쳐지는 상태 즉, 손등이 전방을 향하게 하는 회전운동상태가 되는 것을 엎침(회내).
- 원상태로 돌아가 두 뼈가 나란히 놓이는 것 즉, 손바닥이 전방을 향하게 하는 운동을 뒤침(회외).

▷ 안쪽 번짐(Inversion), 가쪽 번짐(Eversion)

- 발 운동 시 일어나는 독특한 운동을 표현한 용어이다.
- 발바닥 전체가 몸 안쪽을 향하는 움직임을 안쪽 번짐(내번).
- 바깥쪽으로 향하는 움직임을 가쪽 번짐(외번).

▷ 전인(Protraction), 후인(Retraction)

- 하악 관절이나 위쪽 얼굴부위에서 부위를 앞쪽으로 미는 운동을 전인.
- 전인되었던 부위를 원래 위치로 되돌리는 운동을 후인.

4. 인체의 부위

❶ 9분역

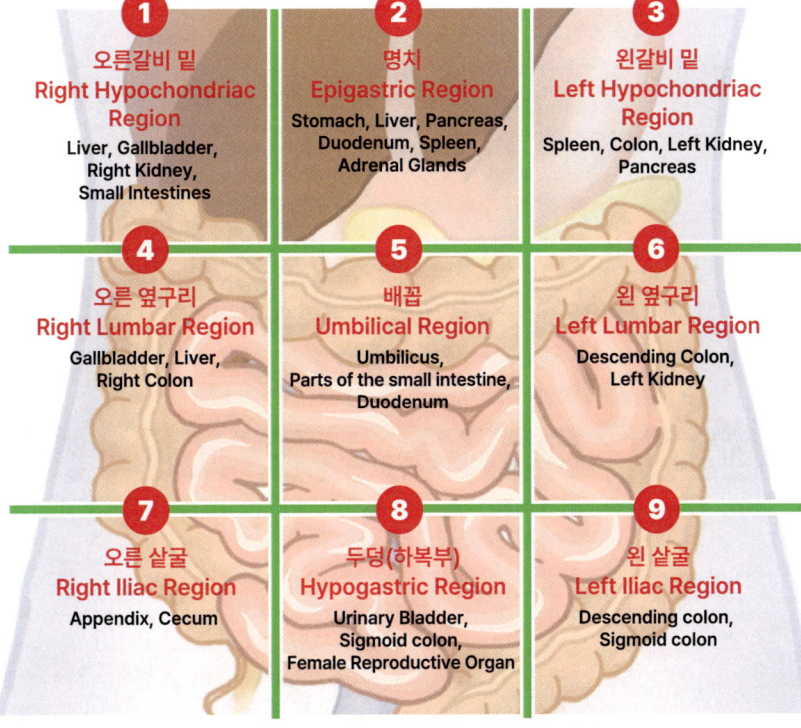

❷ 4분역

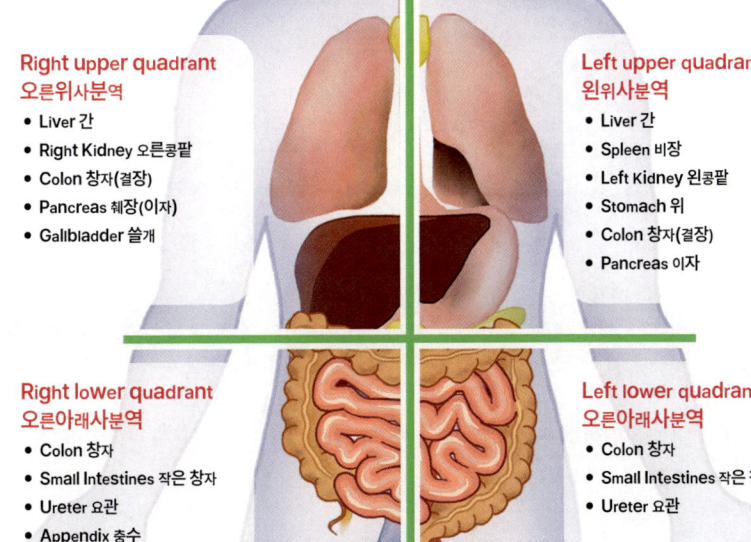

제2부 생리학

1장 인체 구성

1. 인체 구성

세포(Cell) → 조직(Tissue) → 기관(Organ) → 기관계(Organ system) → 계체(=인체)

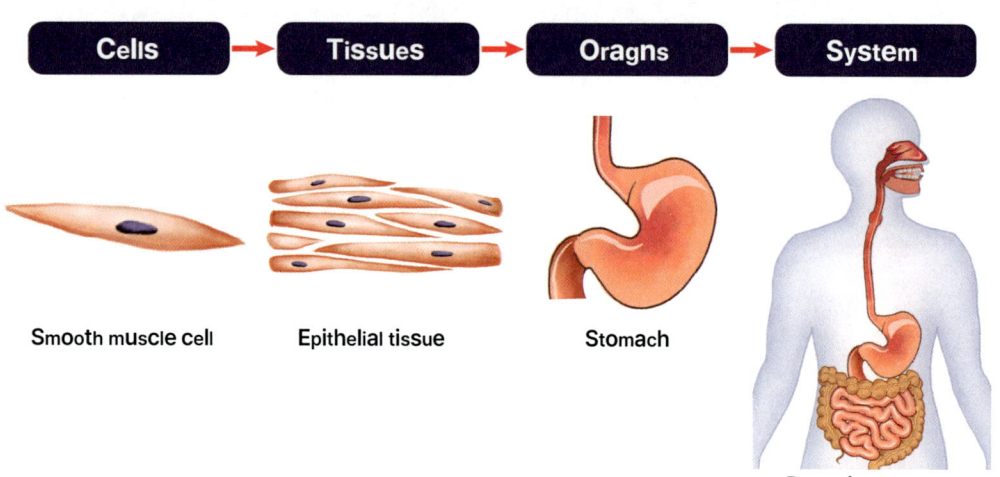

❶ 세포(Cell)

정의	세포는 생물체를 구성하는 가장 작으며 살아있는 구성성분의 기본단위이다.
예	위(Stomach) 단백질소화에 관여하는 펩시노겐(Chief cell) 주세포→위점막(상피조직)→위장(기관)→ 소화계

❷ 조직(Tissue): 상피조직, 결합조직, 근육조직, 신경조직으로 구성되어있다.

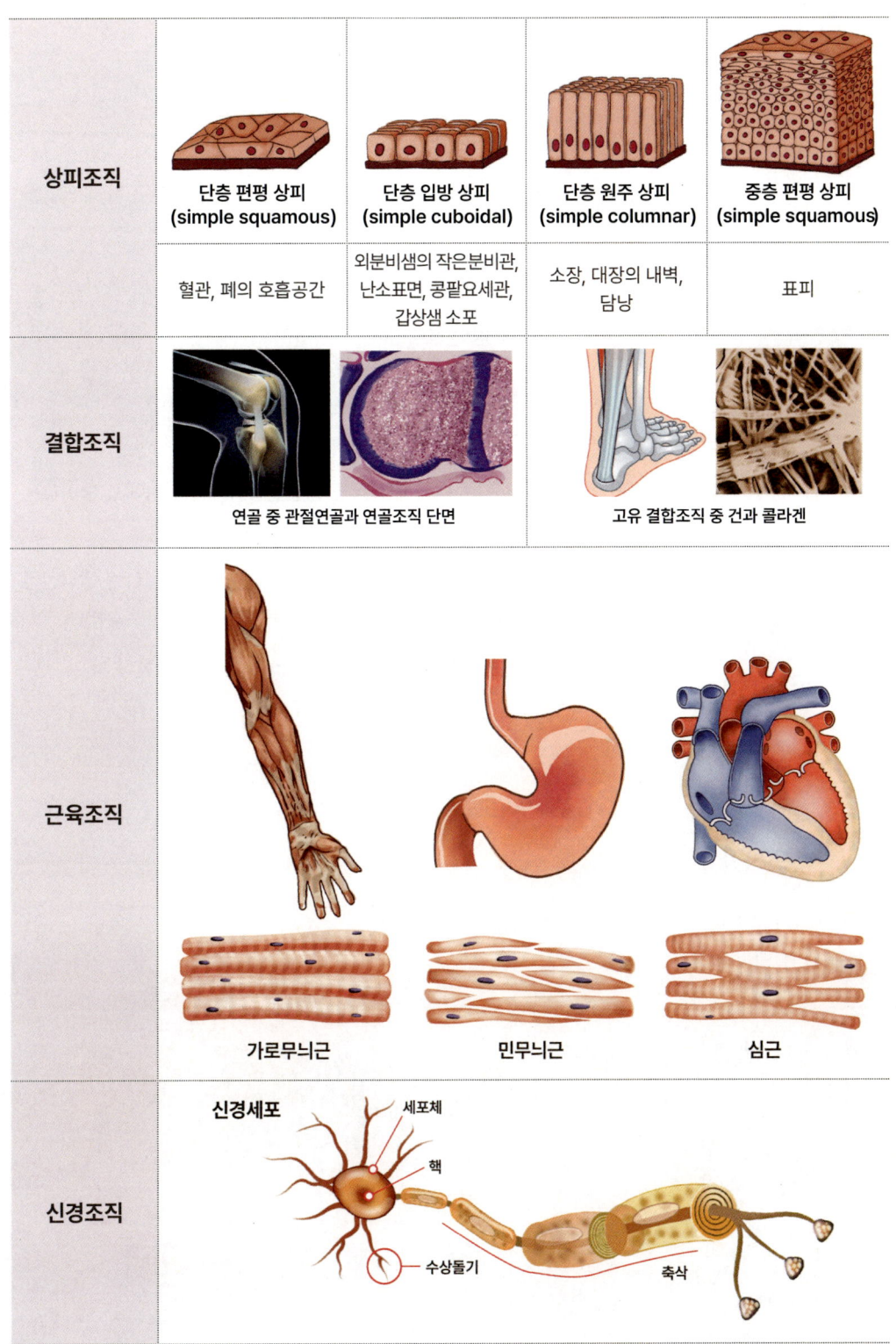

상피조직	• 인체의 내부와 외부 경계를 짓는 한층 이상 결합된 세포이다. • 인체 보호, 소화관에서의 영양소 흡수, 기체교환 등의 기능을 한다.
결합조직	• 섬유, 세포외액, 단백당 등으로 구성한다. • 다른 조직을 묶어주는 기능을 한다. • 공간을 채우고, 상피를 다른 조직에 부착하며, 조직간 교환·면역·복구 등의 역할을 한다.
근육조직	• 전기적 자극을 받았을 때 수축하는 세포이다. • 근육의 수축과 이완을 통해 몸이 움직인다. • 소화작용, 노폐물제거, 혈액순환 역할을 한다.
신경조직	• 인체내부에서 정보의 유통과 처리를 담당한다. • **중추신경**: 판단·상상·사고·추론 등의 추상적인 정신활동과 감각신경에서 들어오는 정보를 처리한다. • **말초신경**: 시각·후각·청각·촉각 등의 감각정보를 중추신경계에 전달하는 감각신경과, 중추신경의 근육수축명령을 근육에 전달해주는 운동신경이다. • 신경조직은 뉴런(neuron, 신경세포), 아교세포(neuroglia)로 구성한다.

❸ 기관 (Organ)

정의	각각 기능을 분담할 수 있는 특정한 형태의 눈에 보이는 구조물을 지칭한다.
예	혀, 눈, 콩팥, 뇌하수체, 림프절

눈 Eye

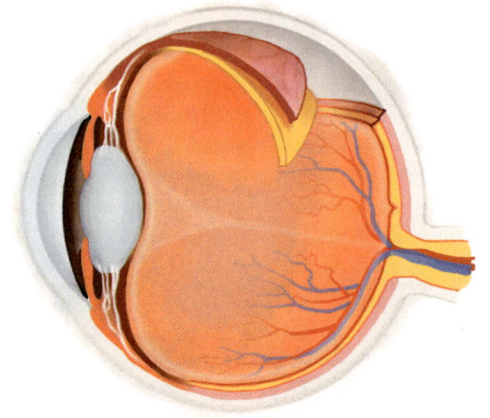

❹ 기관계(Organ system)

정의	인체의 특정 기능을 수행하기 위해 함께 작동하는 기관들의 해부학적 집합체를 말한다.
예	골격계, 근육계, 신경계, 순환계, 호흡계, 소화계, 림프계, 내분비계, 생식계등으로 구분한다.

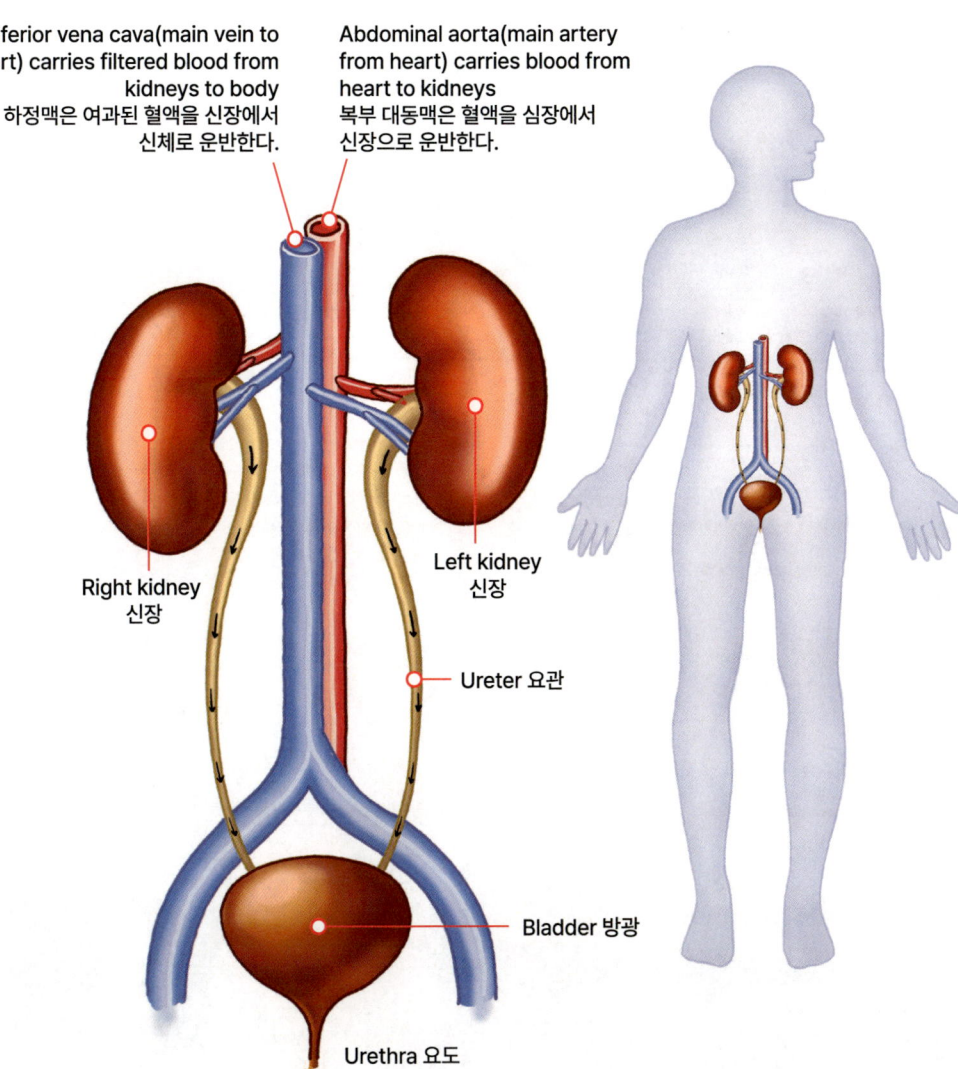

제3부 해부학

1장 소화계통

소화계는 음식물을 분해하여 작은 분자들을 흡수하고 소화되지 않은 노폐물을 제거한다. 소화계에서 분해된 음식물은 영양소가 되어 소장에서 혈액으로 흡수된다. 모든 세포는 소화된 음식물 분자를 원료로 세포호흡의 에너지 생산이나 성장 및 유지를 한다. 소화계, 순환계 및 호흡계는 에너지 획득을 위해 서로 함께 작용한다.

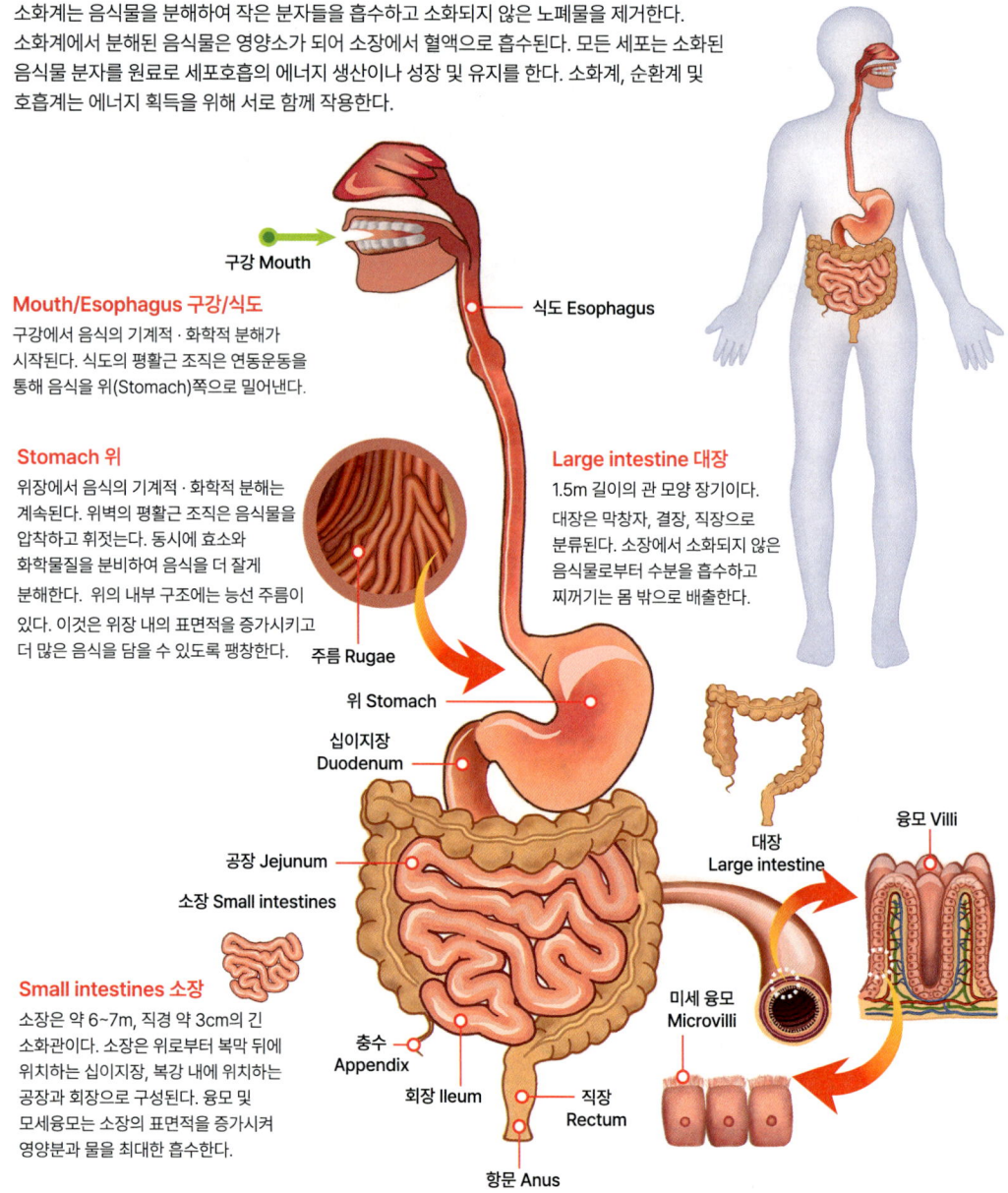

Mouth/Esophagus 구강/식도
구강에서 음식의 기계적·화학적 분해가 시작된다. 식도의 평활근 조직은 연동운동을 통해 음식을 위(Stomach)쪽으로 밀어낸다.

Stomach 위
위장에서 음식의 기계적·화학적 분해는 계속된다. 위벽의 평활근 조직은 음식물을 압착하고 휘젓는다. 동시에 효소와 화학물질을 분비하여 음식을 더 잘게 분해한다. 위의 내부 구조에는 능선 주름이 있다. 이것은 위장 내의 표면적을 증가시키고 더 많은 음식을 담을 수 있도록 팽창한다.

Large intestine 대장
1.5m 길이의 관 모양 장기이다. 대장은 막창자, 결장, 직장으로 분류된다. 소장에서 소화되지 않은 음식물로부터 수분을 흡수하고 찌꺼기는 몸 밖으로 배출한다.

Small intestines 소장
소장은 약 6~7m, 직경 약 3cm의 긴 소화관이다. 소장은 위로부터 복막 뒤에 위치하는 십이지장, 복강 내에 위치하는 공장과 회장으로 구성된다. 융모 및 모세융모는 소장의 표면적을 증가시켜 영양분과 물을 최대한 흡수한다.

2장 내분비계통

내분비계는 호르몬을 분비하는 분비샘이다. 내분비호르몬은 생식, 발생, 성장에 꼭 필요한 호르몬으로 우리 몸 속의 표적기관과 소통하여 정신건강·물질대사 등의 기능을 한다. 내분비샘에서 분비된 호르몬은 간질액에서 혈액으로 확산되어 표적세포에서 작용한다. 갑상선과 같은 내분비샘은 관이 없어 호르몬이 혈액이나 간질액에서 분비된다. 반대로 한선(汗腺)과 같은 외분비샘은 피부나 피부로 연결된 관으로 물질을 직접 분비한다.

 내분비샘에서 분비된 호르몬은 대사과정을 조절하는데, 특정한 화학반응의 속도를 조절하고 물질의 이동에 도움을 주고, 수분과 전해질의 평형·혈압 조절을 한다. 내분비신호는 느리게 작용하지만 신경신호보다 오랫동안 지속된다.

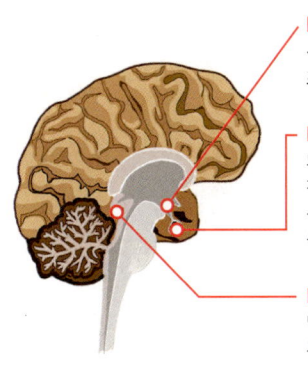

Hypothalamus 시상하부
신체의 항상성을 유지하고 체온, 심박수, 혈압을 조절한다.

Pituitary gland 뇌하수체
뇌하수체는 두 개의 엽으로 구성되어있다. 뇌하수체 전엽은 대표적으로 신체의 성장과 발달에 관여하는 성장호르몬을 분비한다. 뇌하수체 후엽은 신장으로 물의 재흡수를 증가시키는 항이뇨호르몬을 분비한다.

Pineal gland 송과체
멜라토닌을 생산한다. 멜라토닌은 신체의 수면 주기에 주요한 역할을 한다.

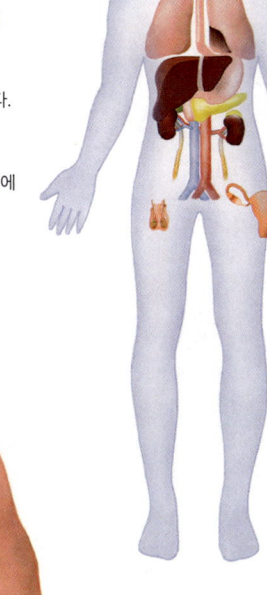

Thyroid gland 갑상선
칼시토닌, 트리요오드티로닌(T3), 티록신(T4) 호르몬을 분비한다. 갑상샘 호르몬은 체온유지와 신체 대사의 균형을 유지하는데 중요한 역할을 하고, 칼시토닌은 뼈와 신장에 작용하여 혈중 칼슘 수치를 낮추어주는 역할을 한다.

Parathyroid 부갑상선
부갑상선은 칼슘 흡수에 필요한 호르몬을 분비한다.

Thymus 흉선
흉선은 T세포(백혈구)의 생산을 조절한다. 질병과 싸우는 신체의 능력에 중요한 역할을 한다.

Ovary 난소
여성 생식기의 건강에 핵심적인 역할을 하는 에스트로겐과 프로게스테론을 분비한다.

Testicle/testis 정소
남성의 신체 발달, 골밀도, 성욕에 필수적인 테스토스테론을 분비한다.

Pancreas 이자
단백질, 지방, 탄수화물의 소화를 돕는다. 인슐린과 글루카곤의 생산을 담당하며 혈액 내 포도당 수치를 조절한다.

Adrenal gland 부신
아드레날린과 코르티솔과 같은 스트레스에 신체가 반응하도록 하는 호르몬을 생산한다.

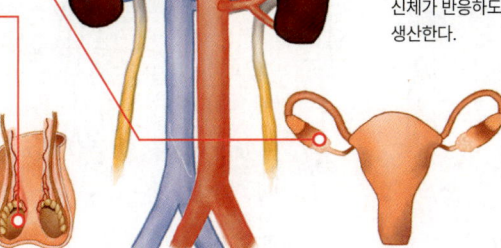

3장 림프계통, 혈관계통

림프계는 신체의 면역력에 중요한 역할을 한다. 림프는 림프관 속을 흐르는 무색투명한 액체 내용물이다. 림프는 백혈구의 한 종류인 림프구가 섞여있는 액체이다. 림프는 세포 조직에서 림프관으로 운반되고, 림프절로 배출된다. 몸속으로 들어 온 세균·바이러스를 포착하여 무해하게 만드는 역할을 한다. 즉 림프계는 세균·이물질 등에 대항하는 힘으로써, 감염으로부터 인체를 방어한다.

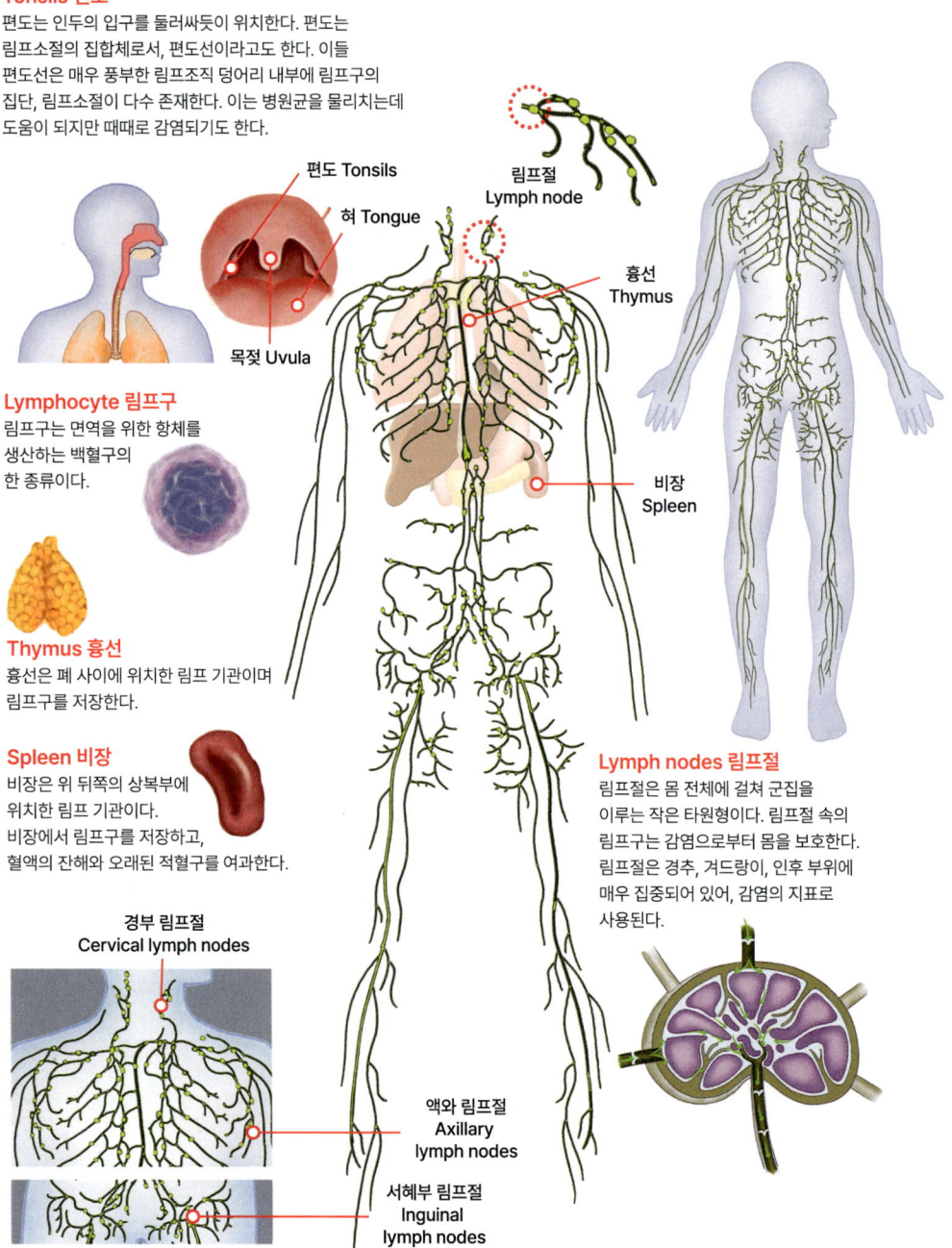

Tonsils 편도
편도는 인두의 입구를 둘러싸듯이 위치한다. 편도는 림프소절의 집합체로서, 편도선이라고도 한다. 이들 편도선은 매우 풍부한 림프조직 덩어리 내부에 림프구의 집단, 림프소절이 다수 존재한다. 이는 병원균을 물리치는데 도움이 되지만 때때로 감염되기도 한다.

Lymphocyte 림프구
림프구는 면역을 위한 항체를 생산하는 백혈구의 한 종류이다.

Thymus 흉선
흉선은 폐 사이에 위치한 림프 기관이며 림프구를 저장한다.

Spleen 비장
비장은 위 뒤쪽의 상복부에 위치한 림프 기관이다. 비장에서 림프구를 저장하고, 혈액의 잔해와 오래된 적혈구를 여과한다.

Lymph nodes 림프절
림프절은 몸 전체에 걸쳐 군집을 이루는 작은 타원형이다. 림프절 속의 림프구는 감염으로부터 몸을 보호한다. 림프절은 경추, 겨드랑이, 인후 부위에 매우 집중되어 있어, 감염의 지표로 사용된다.

면역계통은 혈관계통과 림프계통이 있다.

혈관계통은 혈액, 혈장, 혈구가 있다. 혈액은 심장과 혈관 속에 들어있는 체액으로, 혈구(Blood cell), 혈장(Plasma)으로 구성한다. 혈구(Blood cell)는 적혈구(RBC), 백혈구(WBC), 혈소판 (Blood platelet)이 있다. 혈장(Plasma)은 수분(90%), 단백질(7%), 무기염류(3%), 효소 당분, 아미노산, 지방 등의 액체이다.

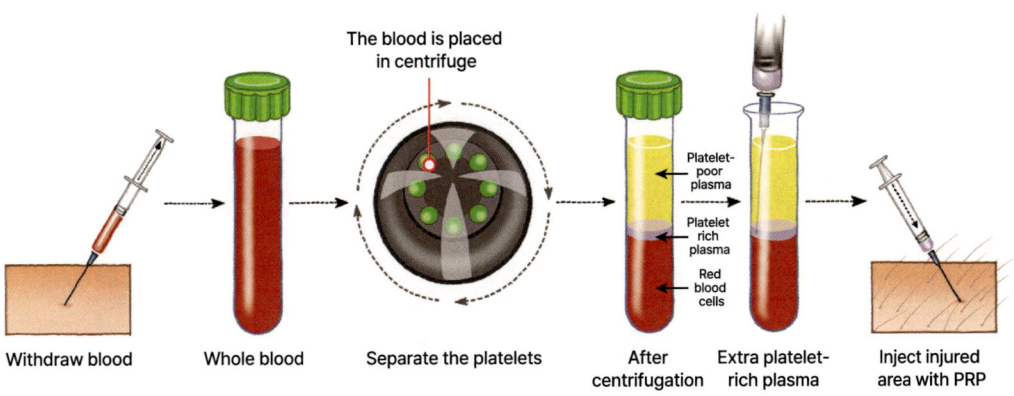

4장 호흡계통

호흡계는 산소의 흡입과 이산화탄소의 배출 작용을 한다. 호흡계는 기도, 폐, 숨을 쉴 수 있도록 해주는 근육, 혈관까지 포함한다. 혈액은 세포호흡에 필요한 산소를 폐로부터 각 기관에 전달하고, 세포호흡의 부산물인 이산화탄소를 각 기관에서부터 폐로 운반하여 배출한다.

Pharynx 인두
혀의 뒷부분부터 식도 사이에 위치한 짧은 관이다. 인두는 음식물이 넘어가는 통로이면서 호흡 시 공기가 넘어가는 통로이기도 하며 공기와 음식이 섞이지 않고 후두와 식도로 잘 넘어갈 수 있게 구분해 준다.

Larynx 후두
후두는 인두에서 기관 사이에 위치한다. 소리를 내는 성대가 있어 발성에 중요한 기능한다.

Lungs and Diaphragm 폐/횡경막
폐는 흉강에 있는 스펀지 같은 기관이다. 오른쪽 폐는 3개의 엽을 가지고 있고 왼쪽 폐보다 크다. 심장이 왼쪽에 더 많은 공간을 차지하기 때문이다. 횡격막은 흉강과 복강을 분리하는 돔형의 근육이다.

Breathing 호흡
공기를 흡입하는 동안 횡격막은 수축하고 공기는 기도를 통해 폐로 유입된다. 숨을 내쉬는 동안 횡격막은 이완되고, 공기는 폐에서 밀려난다.

Bronchi, Bronchioles, and Alveoli 기관지, 세기관지, 허파꽈리
공기는 기관지에서 오른쪽·왼쪽 기관지를 통해 폐로 들어간다. 기관지는 세기관지로 분지되어, 폐포라고 불리는 미세한 공기낭에서 끝난다. 폐포는 심혈관계와 호흡계 간의 가스 교환을 하는 곳이다.

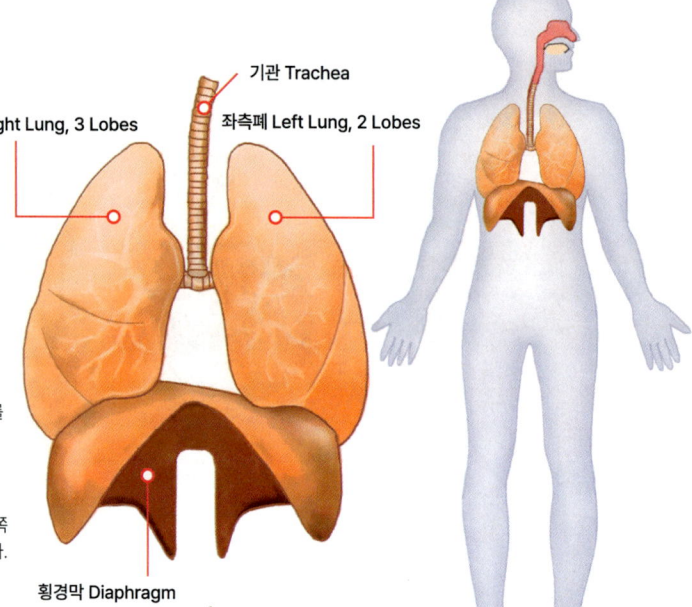
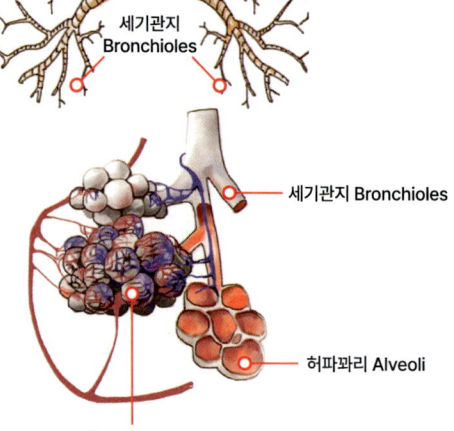

5장 심혈관계통

심장은 두 종류의 순환로(체순환, 폐순환)를 통해 혈액을 받아들이고 내보낸다. 체순환에서는 산소, 영양분, 호르몬이 들어 있는 혈액을 온몸의 세포로 운반한다. 폐순환에서는 혈액을 폐로 보내 산소를 받아들이고 노폐물인 이산화탄소를 내보낸다. 이산화탄소 외의 다른 노폐물들은 간에서 처리된 후 신장에서 완전히 제거된다.
폐순환은 우심실→폐동맥→폐→폐정맥→좌심방을 거친다. 체순환은 좌심실→대동맥→모세혈관→대정맥→ 우심방을 거친다. 심장의 동방결절에서 만들어진 전기적 신호를 통해 심장이 박동하고 혈액이 순환한다.

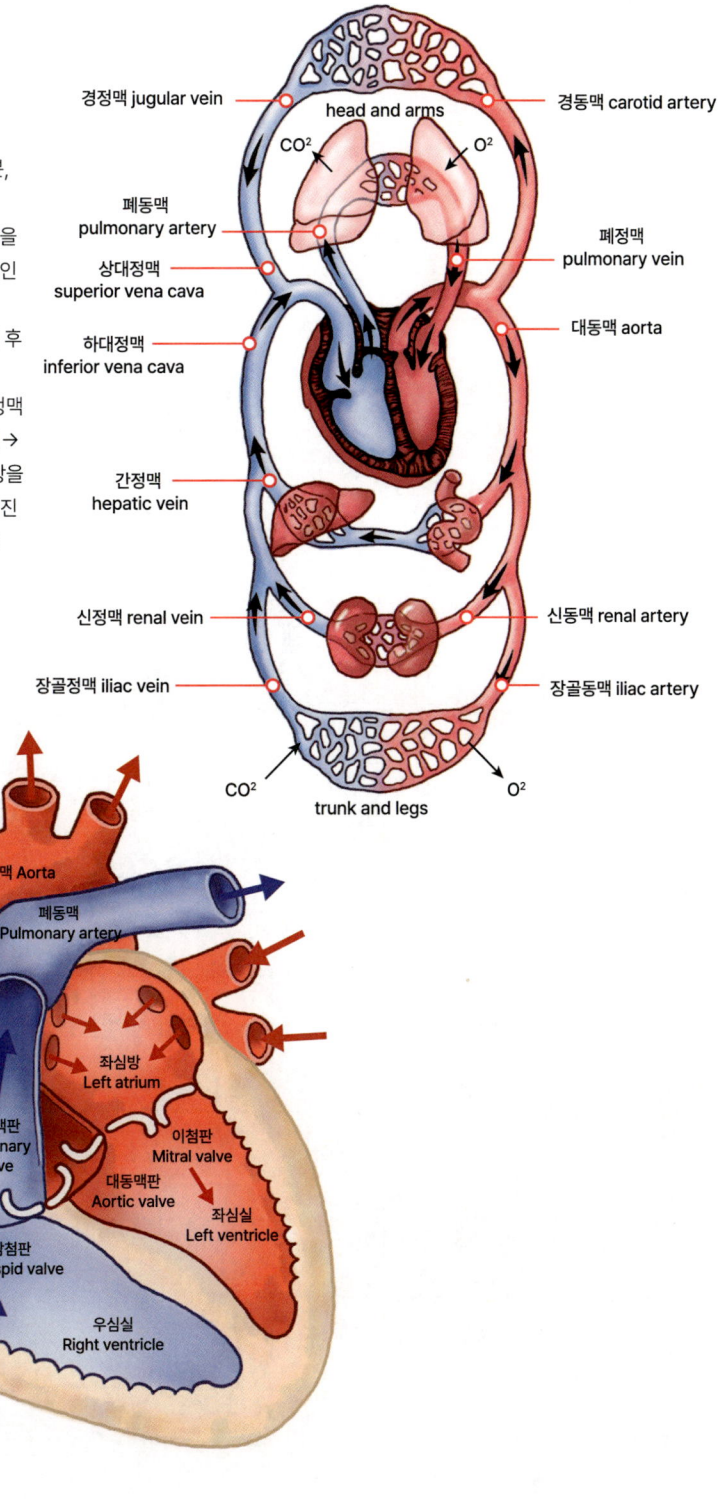

6장 근육계통

근육은 몸 전체에서 발견된다. 근육조직은 골격근, 심근, 민무늬근이 있다. 근육은 우리 몸이 걷는 것부터, 피를 펌프질하는 것(혈액순환), 위에서 음식을 휘젓는 것(소화작용)까지 모든 것을 할 수 있게 해준다. 근육의 수축과 이완은 인체가 움직이는 힘을 제공하고, 자세유지를 돕는다. 골격근의 수축에서 방출되는 열은 체온 유지에 도움이 된다.

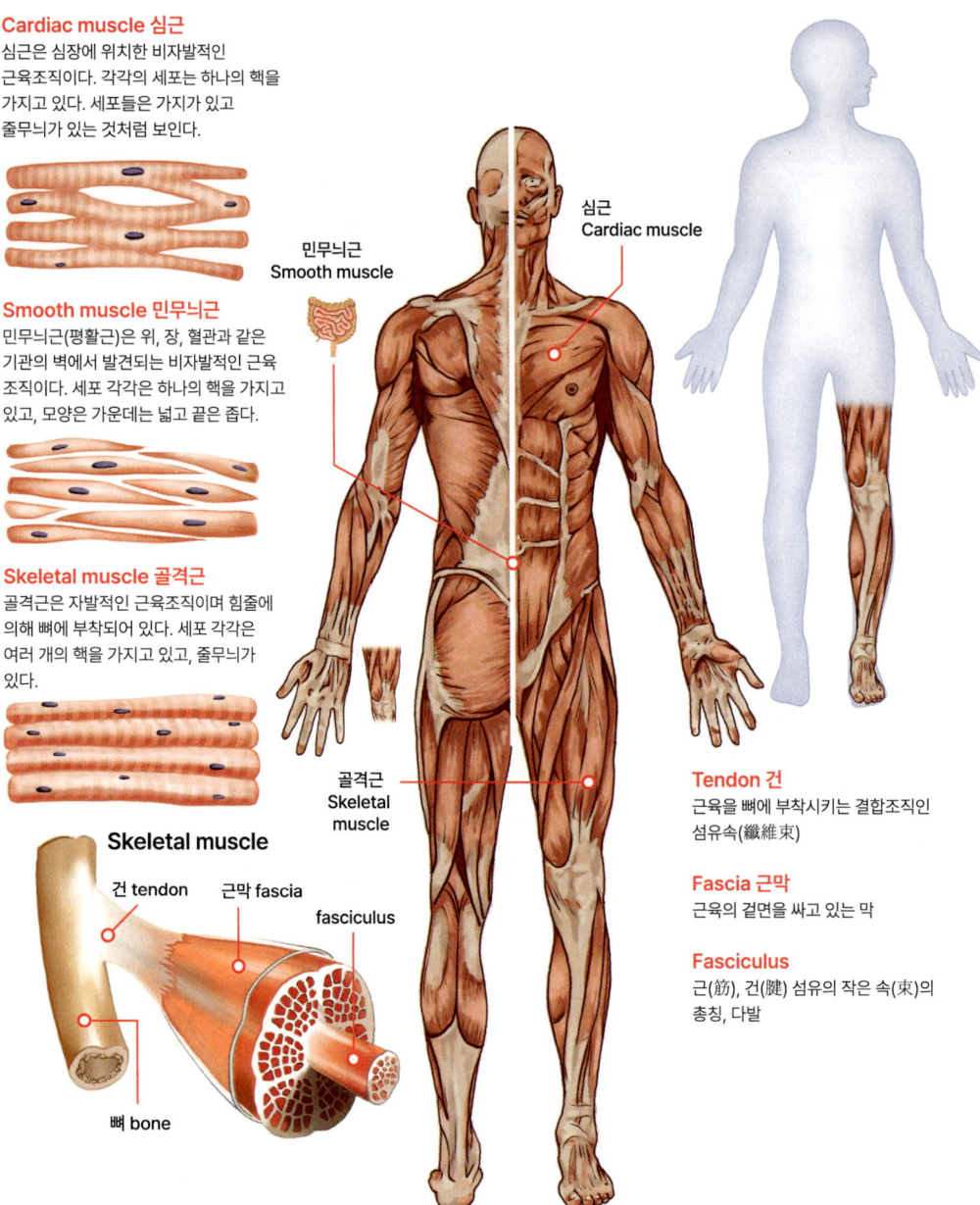

Cardiac muscle 심근
심근은 심장에 위치한 비자발적인 근육조직이다. 각각의 세포는 하나의 핵을 가지고 있다. 세포들은 가지가 있고 줄무늬가 있는 것처럼 보인다.

Smooth muscle 민무늬근
민무늬근(평활근)은 위, 장, 혈관과 같은 기관의 벽에서 발견되는 비자발적인 근육조직이다. 세포 각각은 하나의 핵을 가지고 있고, 모양은 가운데는 넓고 끝은 좁다.

Skeletal muscle 골격근
골격근은 자발적인 근육조직이며 힘줄에 의해 뼈에 부착되어 있다. 세포 각각은 여러 개의 핵을 가지고 있고, 줄무늬가 있다.

Tendon 건
근육을 뼈에 부착시키는 결합조직인 섬유속(纖維束)

Fascia 근막
근육의 겉면을 싸고 있는 막

Fasciculus
근(筋), 건(腱) 섬유의 작은 속(束)의 총칭, 다발

7장 외피계통

외피계통은 피부, 분비선, 머리카락, 손톱이 있다. 이들은 외부 환경으로부터 신체를 보호하고 다른 신체 시스템과 협력하여 내부 프로세스를 조절한다. 인체의 보호, 조절, 감각기능을 한다.

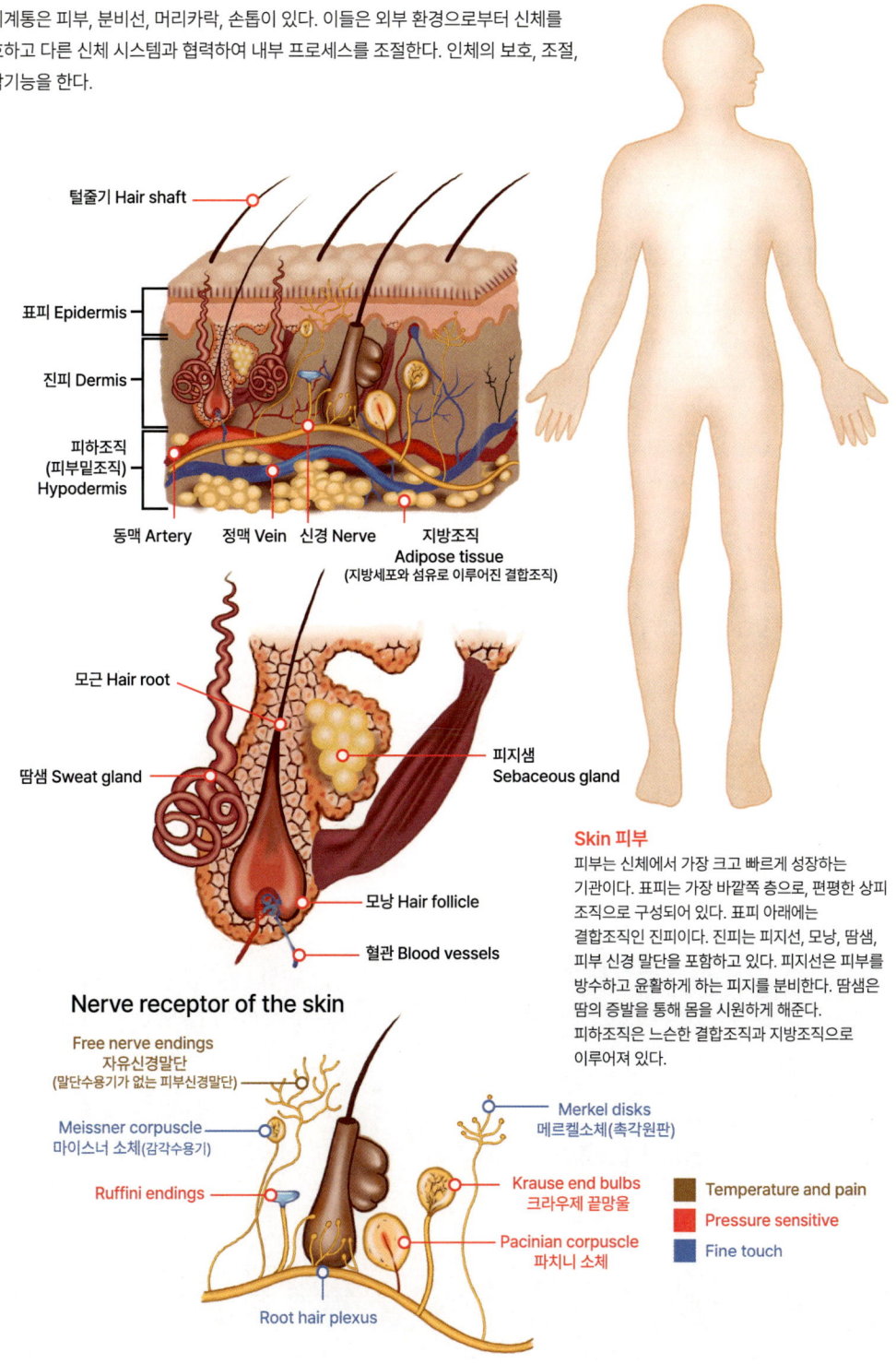

Skin 피부
피부는 신체에서 가장 크고 빠르게 성장하는 기관이다. 표피는 가장 바깥쪽 층으로, 편평한 상피조직으로 구성되어 있다. 표피 아래에는 결합조직인 진피이다. 진피는 피지선, 모낭, 땀샘, 피부 신경 말단을 포함하고 있다. 피지선은 피부를 방수하고 윤활하게 하는 피지를 분비한다. 땀샘은 땀의 증발을 통해 몸을 시원하게 해준다. 피하조직은 느슨한 결합조직과 지방조직으로 이루어져 있다.

8장 신경계통

신경계는 수조 개의 뉴런(neuron)과 아교세포(neuroglia)로 구성된 거대한 망이다.

일부 뉴런은 감각수용기로 작용하여 외부환경이나 몸 안의 자극을 감지한다. 다른 뉴런은 감각입력을 전달하거나 해석한다. 또 다른 뉴런은 충격신호를 근육 혹은 분비샘으로 전달하고, 이들은 반응으로 수축하거나 호르몬을 내보낸다.

뇌와 척수를 중추신경이라 한다. 뇌는 머리뼈 내부 기관으로 신경세포와 신경섬유로 구성된다. 아래로는 척수와 연결되어 있고, 뇌척수액이 뇌와 척수의 안팎으로 순환한다. 척수는 척추 내에 위치하는 중추신경의 일부분으로 감각·운동신경들이 모두 포함되어 있다. 외부로부터 온 자극을 중추신경계로 전달하는 통로기관을 말초신경이라 한다. 말초신경을 통해 중추신경의 반응을 신체의 골격근, 내장근 등 표적기관에 전달한다.

또한 신경은 신체의 외부 자극을 감각기관을 통해 받아들여, 감각신경계를 통해 척수, 뇌로 전달한다. 전달된 전기 신호는 중추신경계를 지나 자극에 맞는 명령을 운동신경에 전달한다. 신경은 내분비계와 함께 체내 커뮤니케이션 시스템을 구성한다.

내분비계가 호르몬을 이용하여 느리고 지속적인 반응을 유도한다면, 신경은 전기·화학적 신호를 통해 빠르고 순간적인 반응을 유도한다.

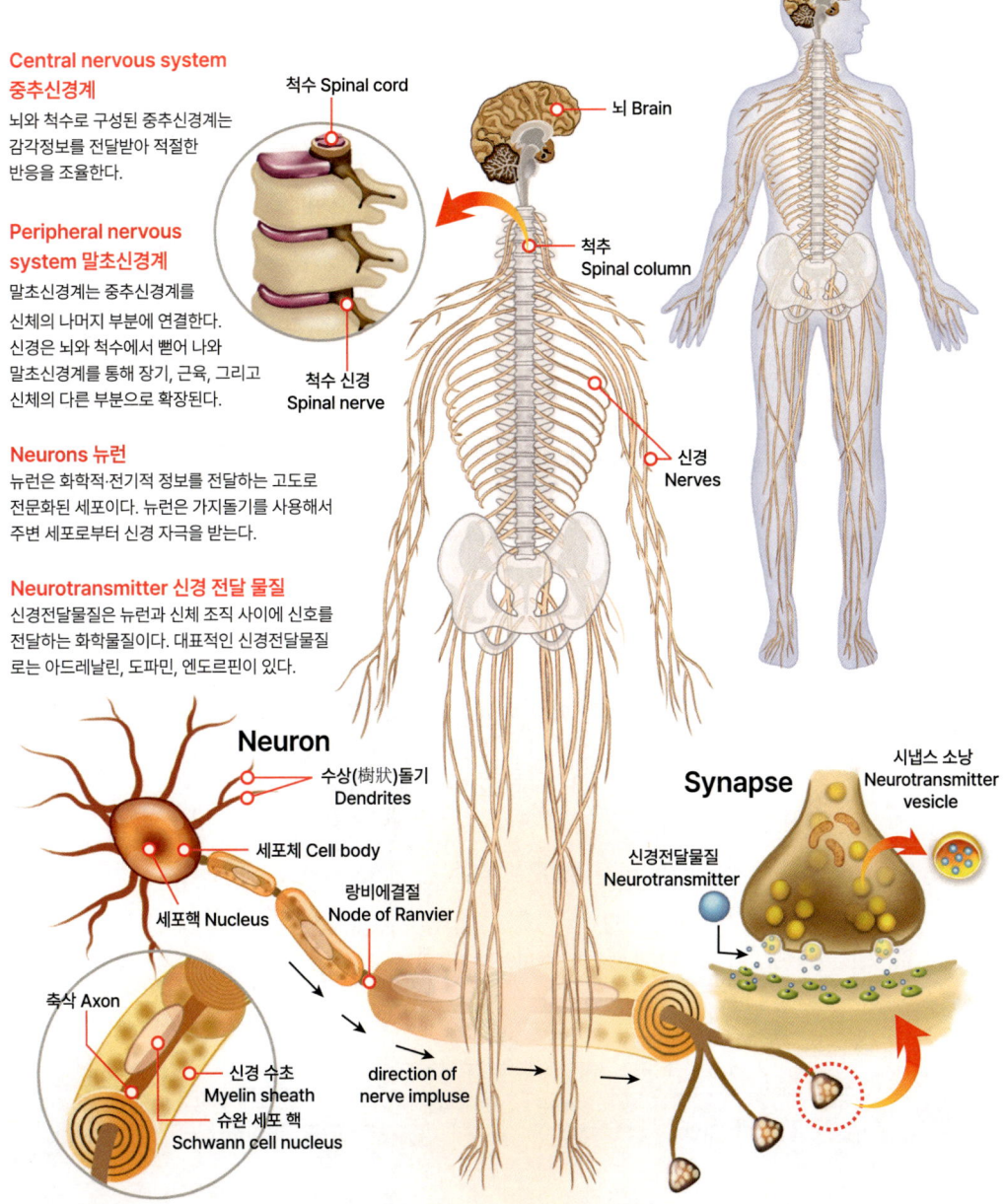

Central nervous system 중추신경계
뇌와 척수로 구성된 중추신경계는 감각정보를 전달받아 적절한 반응을 조율한다.

Peripheral nervous system 말초신경계
말초신경계는 중추신경계를 신체의 나머지 부분에 연결한다. 신경은 뇌와 척수에서 뻗어 나와 말초신경계를 통해 장기, 근육, 그리고 신체의 다른 부분으로 확장된다.

Neurons 뉴런
뉴런은 화학적·전기적 정보를 전달하는 고도로 전문화된 세포이다. 뉴런은 가지돌기를 사용해서 주변 세포로부터 신경 자극을 받는다.

Neurotransmitter 신경 전달 물질
신경전달물질은 뉴런과 신체 조직 사이에 신호를 전달하는 화학물질이다. 대표적인 신경전달물질로는 아드레날린, 도파민, 엔도르핀이 있다.

lecture5. 기초의학의 이해

9장 생식계통

남성과 여성의 생식계통은 뇌하수체에 의해 생성된 호르몬과 생식기관 그 자체에 의해 조절된다.

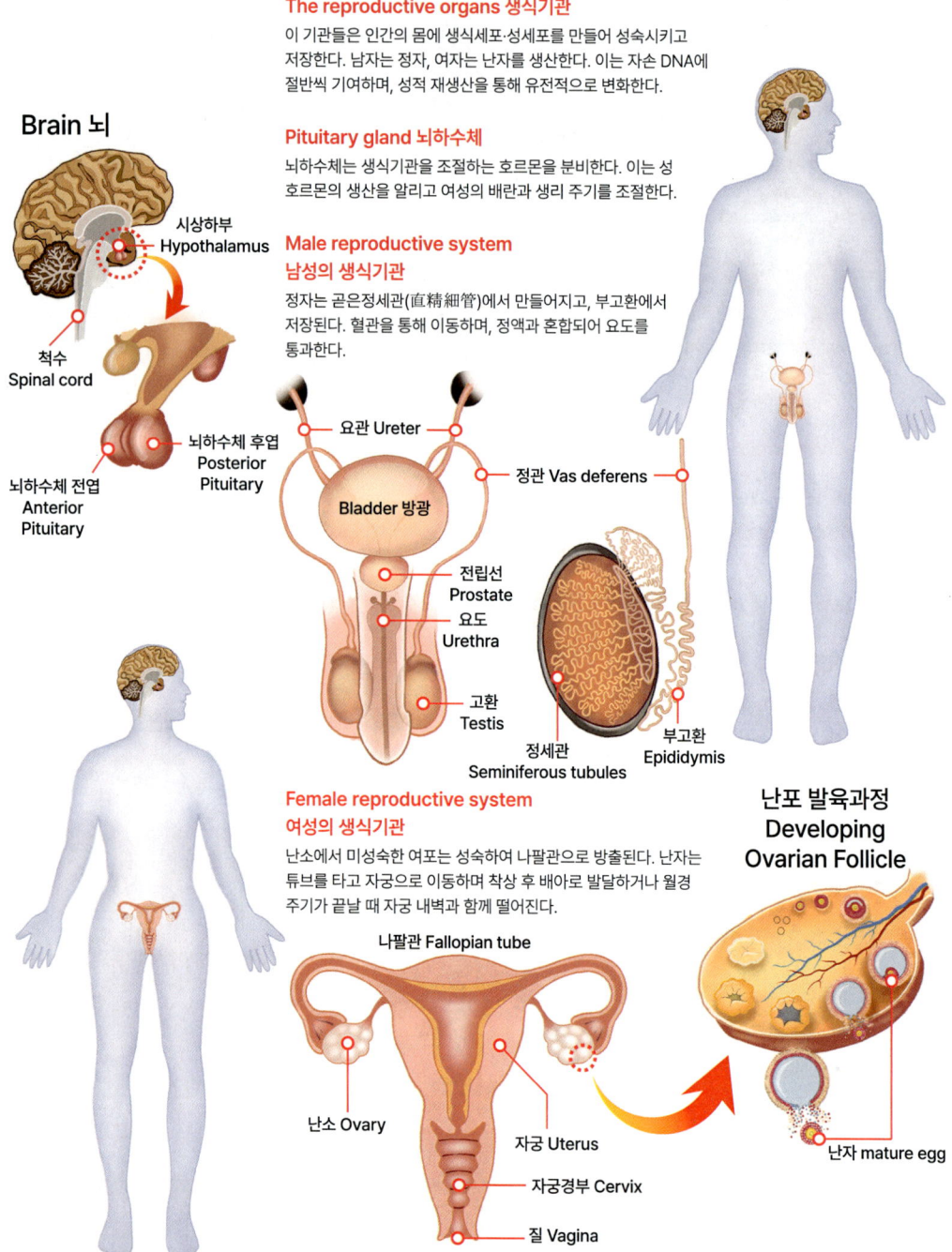

The reproductive organs 생식기관
이 기관들은 인간의 몸에 생식세포·성세포를 만들어 성숙시키고 저장한다. 남자는 정자, 여자는 난자를 생산한다. 이는 자손 DNA에 절반씩 기여하며, 성적 재생산을 통해 유전적으로 변화한다.

Pituitary gland 뇌하수체
뇌하수체는 생식기관을 조절하는 호르몬을 분비한다. 이는 성호르몬의 생산을 알리고 여성의 배란과 생리 주기를 조절한다.

Male reproductive system 남성의 생식기관
정자는 곧은정세관(直精細管)에서 만들어지고, 부고환에서 저장된다. 혈관을 통해 이동하며, 정액과 혼합되어 요도를 통과한다.

Female reproductive system 여성의 생식기관
난소에서 미성숙한 여포는 성숙하여 나팔관으로 방출된다. 난자는 튜브를 타고 자궁으로 이동하며 착상 후 배아로 발달하거나 월경 주기가 끝날 때 자궁 내벽과 함께 떨어진다.

10장 골격계

골격계는 뼈, 힘줄, 연골로 구성된다. 뼈는 연한 조직들의 지지대와 보호벽을 제공해주며, 근육의 부착점이 된다. 일부 뼈 속의 골수는 혈액 성분을 생산하고, 칼슘과 같은 무기질을 저장한다.

Bone tissue 뼈 조직
뼈조직은 치밀뼈, 해면뼈가 있다. 치밀뼈는 단단하고, 밀도가 높다. 치밀뼈는 해면뼈 조직을 둘러싸고 있다. 해면뼈는 뼈를 가볍게 만드는 다공성(多孔性)조직 이다. 해면뼈는 혈관과 혈구를 생산하는 연조직인 골수를 포함하고 있다.

Cartilage 연골
연골은 배아 골격을 형성하는 유연한 결합 조직이다. 대부분은 태아와 소아 발달 과정에서 뼈로 골화된다. 성인의 연골은 움직일 수 있는 관절과 귀, 코, 기관에서 발견된다.

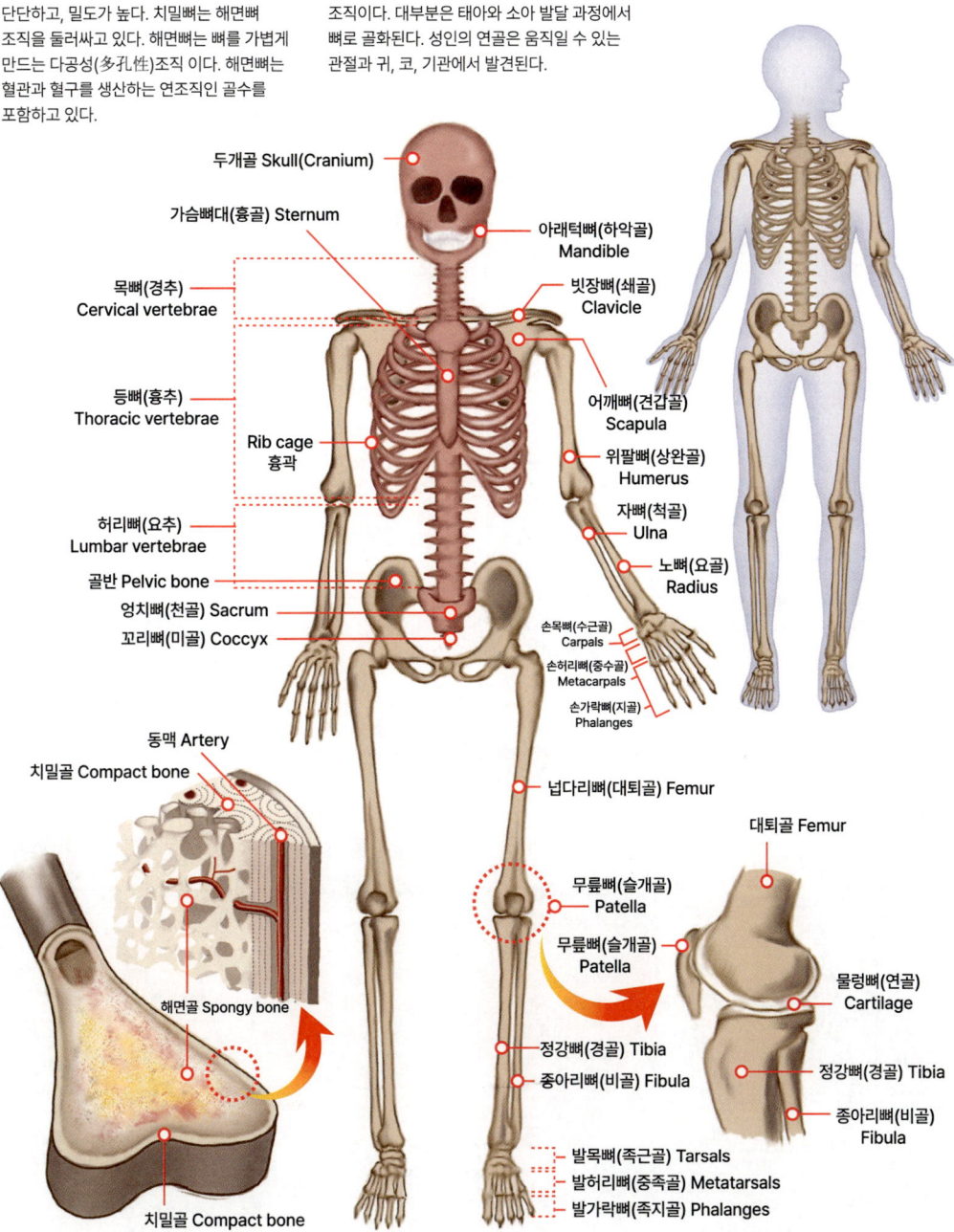

11장 비뇨계통

비뇨계는 신장, 요관, 방광, 요도를 포함한다. 소변을 만들고, 저장하고, 운반하는 기능을 한다. 혈액으로부터 인체에 더 이상 필요하지 않은 물질을 걸러내어 액체 상태로 만들고 몸 밖으로 내보낸다. 소변으로 배출되는 비율과 혈장 농도를 조절하며 총혈액량과 혈압을 조절한다.

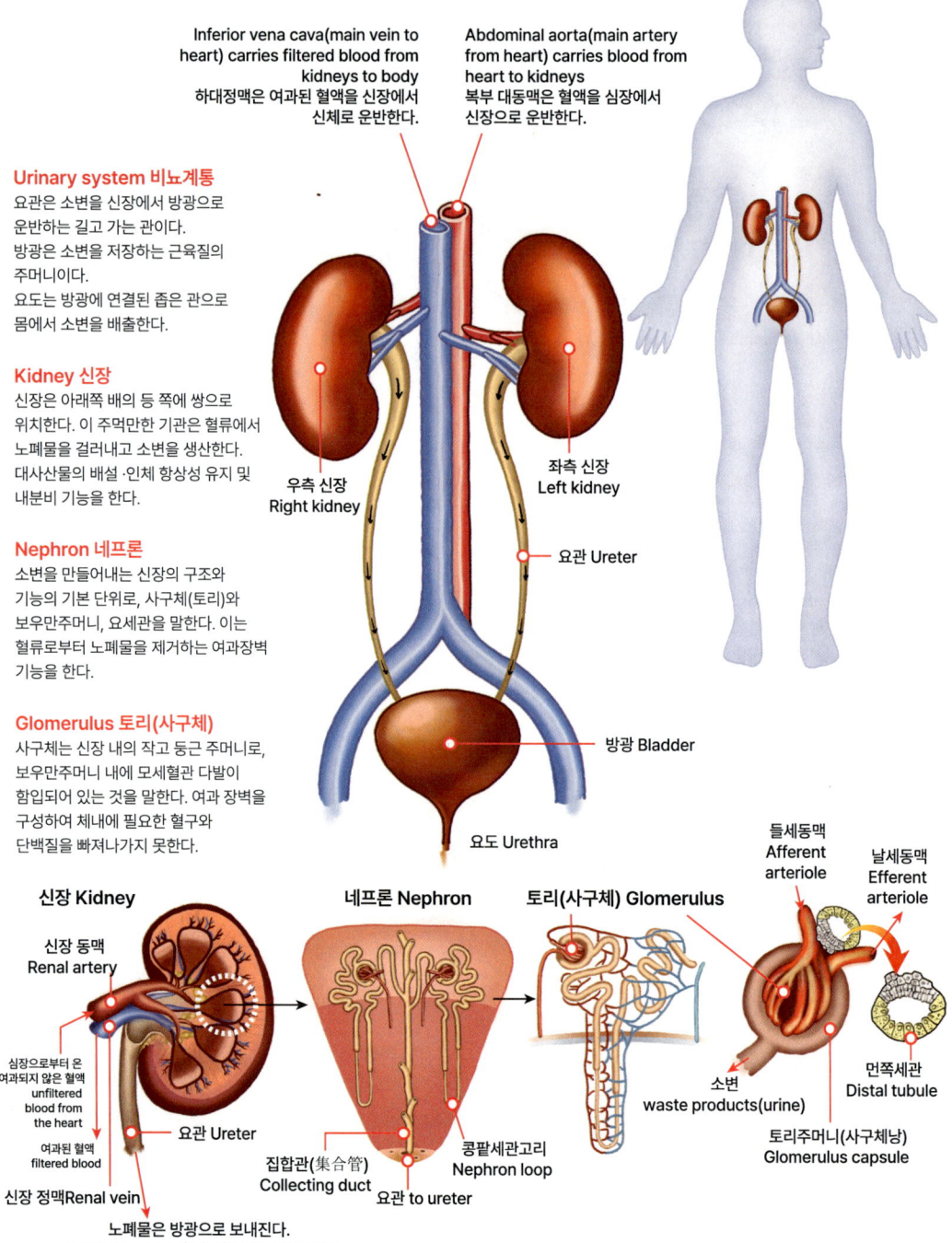

Urinary system 비뇨계통
요관은 소변을 신장에서 방광으로 운반하는 길고 가는 관이다.
방광은 소변을 저장하는 근육질의 주머니이다.
요도는 방광에 연결된 좁은 관으로 몸에서 소변을 배출한다.

Kidney 신장
신장은 아래쪽 배의 등 쪽에 쌍으로 위치한다. 이 주먹만한 기관은 혈류에서 노폐물을 걸러내고 소변을 생산한다. 대사산물의 배설·인체 항상성 유지 및 내분비 기능을 한다.

Nephron 네프론
소변을 만들어내는 신장의 구조와 기능의 기본 단위로, 사구체(토리)와 보우만주머니, 요세관을 말한다. 이는 혈류로부터 노폐물을 제거하는 여과장벽 기능을 한다.

Glomerulus 토리(사구체)
사구체는 신장 내의 작고 둥근 주머니로, 보우만주머니 내에 모세혈관 다발이 함입되어 있는 것을 말한다. 여과 장벽을 구성하여 체내에 필요한 혈구와 단백질을 빠져나가지 못한다.

12장 감각계통

외부 자극은 몸의 말단부분에서 받아들여지고, 전깃줄 같은 신경섬유를 통해 뇌로 전달되어 뇌의 감각중추에서 자극이 느껴진다. 이러한 기능을 수행하기 위해서는 감각의 자극을 받아들이는 감각수용기가 있어야 하고, 감각신경·섬유가 있어야 한다. 감각 수용기를 가지고 있는 기관이 감각기관이다. 일반감각기관은 온도(Temperature), 동통(Pain), 압력(Pressure) 및 접촉(Touch) 등의 감각을 받아들인다. 피부(Skin)와 점막(Mucous membrane) 등에 주로 분포한다. 특수감각기관은 시각(Visual sense), 청각(Hearing sense), 후각(Smelling sense), 미각(Teste sense)을 받아들이는 눈(Eye), 귀(Ear), 코(Nose) 및 혀(Tongue)가 있다.

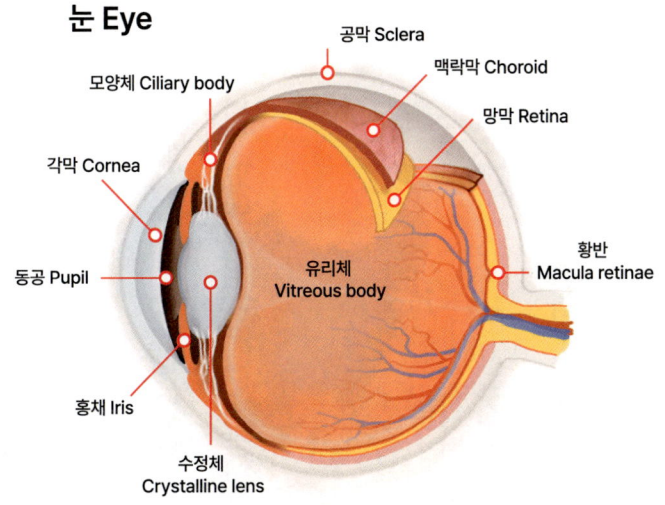

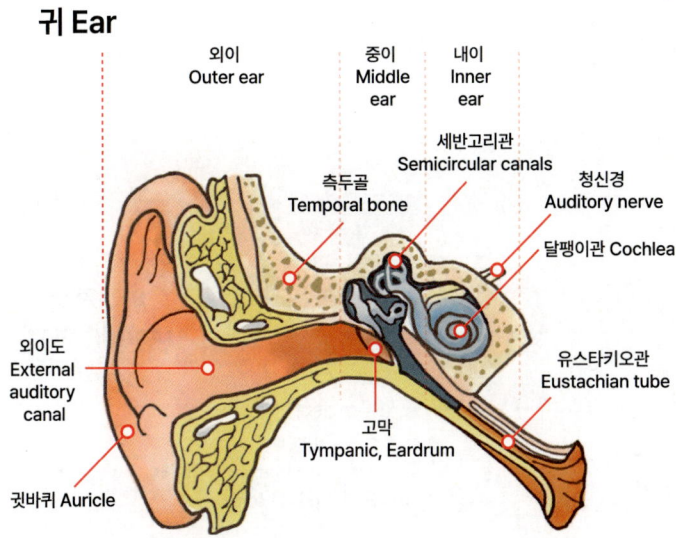

13장 치아

Enamel 법랑질
인체에서 가장 단단하고 치아에 가해지는 힘을 견딜 수 있으나, 깨지면 재생되지 않는다.

Dentin 상아질
치아 구성 조직 중 가장 많은 부분 차지한다. 치관은 법랑질, 치근은 백악질로 둘러싸여 있다. 노출 시 지각에 예민하여 통증이 유발된다.

Pulp 치수
혈관 및 신경조직

Gum 잇몸
치아와 잇몸 사이에 1-3mm정도의 틈이 있고 음식 잔여물이 쌓이면 치은염이 생기는 부위이다.

Periodontal ligament 치주인대
치아와 치조골 사이의 공간을 채우는 연조직으로 과도한 힘을 받을 때 완충작용을 해준다.

Alveolar bone 치조골
치아를 단단하게 잡아주며 치조골이 치주질환으로 소실되어 치아가 흔들리게 된다.

중절치(앞니) Central incisor	8,9,24,25
측절치(작은 앞니) Lateral incisor	7,10,23,26
견치(송곳니) Canine	6,11,22,27
제1소구치(작은어금니) First Premolar	5,12,21,28
제2소구치(작은어금니) Second Premolar	4,13,20,29
제1대구치(큰어금니) First Molar	3,14,19,30
제2대구치(큰어금니) Second Molar	2,15,18,31
제3대구치(사랑니) Third Molar	1,16,17,32

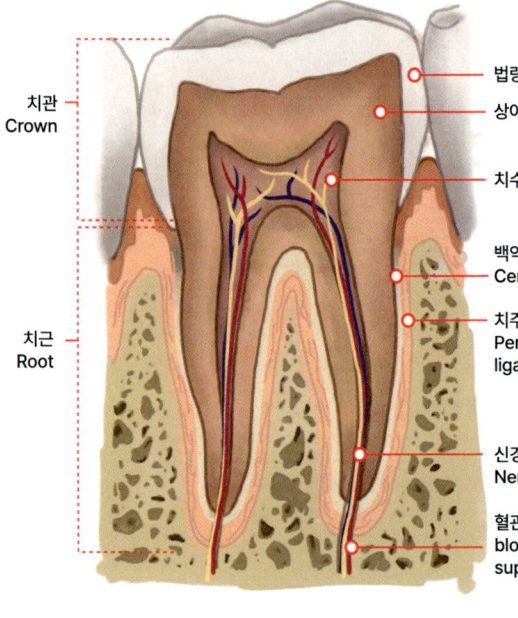

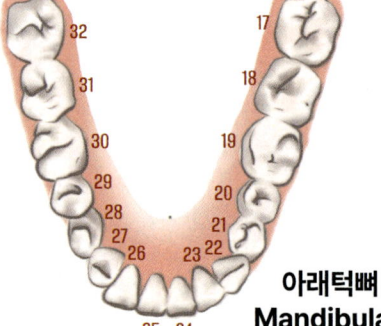

윗턱뼈 Maxillary

아래턱뼈 Mandibular

Types of Teeth

 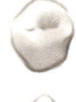 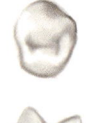 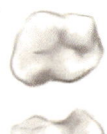

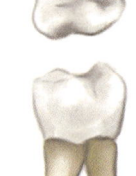 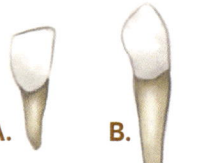 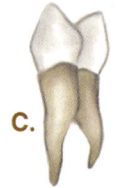 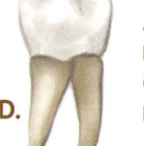

A.   B.   C.   D.

A. 앞니 Incisor
B. 송곳니 Canine
C. 소구치, 작은 어금니 Premolar
D. 대구치, 어금니 Molar

FDI표기법 (Federation Dentaire Internationale)

18 17 16 15 14 13 12 11	21 22 23 24 25 26 27 28
48 47 46 45 44 43 42 41	31 32 33 34 35 36 37 38

제4부 약어

1장 약어

1. 약어

❶ 약물 투여 시간

약어	라틴어 어원	의미
ac	Ante cibum	식사 전
pc	Post cibum	식사 후
d	Dies	하루에 1번
bid	Bis in die	하루에 2번 (아침, 저녁)
tid	Ter in die	하루에 3번 (아침, 점심, 저녁)
qid	Quarter in die	하루에 4번 (아침, 점심, 저녁, 취침전)
qod	Every other day	이틀에 한번
stat	Statim	즉시
om	Omni mane	아침마다
on	Omni nocte	밤마다
hs	Hora somni	취침 전에
prn	Pro re nata	필요할 때에
non rep	Non repetatur	반복불가
q	Every(quaque)	매, 마다
qh	Every hora	매 시간마다

qd	Every day	매 일
q2h	Every seconda hora	매 2시간마다
qm	Every morning	매일아침
qn	Every night	매일 밤
NPO	Nothing per os	아무것도, 경구투여 금지
PO	Per os	경구투여

❷ **약물투여 위치**

od	oculus dexter	오른쪽 눈에 투여
os	oculus sinister	왼쪽 눈에 투여
IM	Intra muscular injection	근육주사
IV	Intra venous injection	정맥주사
SC	Subcutaneous injection	피하주사
SL	Sub lingual	설하투여
inj	Injection	주사약

참고문헌

- 국가법령정보센터 https://www.law.go.kr/
- 김성용(2021) 호텔관광 인적자원관리
- 대한간호협회(2020) 기본간호학
- 대한병원코디네이터협회(2022) NCS 병원안내기반 병원코디네이터
- 문화체육관광부 http://www.mcst.go.kr
- 박용덕 외(2013) 의료관계법규, 대한나래출판사
- 법제처 법령 정보시스템 http://www.moleg.go.kr/main
- 법무부 홈페이지 www.immigration.go.kr
- 보건산업진흥원(2019) 보건의료R&D우수성과 사례집
- 보건산업진흥원(2020) 주요 유치국별 외국인환자 진료수입 확대전략
- 보건복지부 http://www.mw.go.kr
- 안대희(2020) 관광자원론
- 유지윤(2008) 의료관광특구 도입에 관한 연구
- 이견직(2021) 의료경영학
- 이창우 외(2013) 의료수가 수준에 대한 OECD국가 비교 연구
- 이훈영(2016) 이훈영 교수의 의료서비스마케팅
- 이훈영(2017) 이훈영 교수의 마케팅
- 정기택 외(2013) 의료관광산업의 국제경쟁력 분석과 정책과제
- 한국의료분쟁조정중재원 http://www.k-medi.or.kr
- 한국관광공사(2008) 의료관광마케팅조사 보고서
- 한국관광공사(2009) 의료관광실무매뉴얼
- 한국관광공사(2012) 2012 한국 의료 및 관광서비스 만족도 조사
- 한국관광공사(2013) 한국의료관광총람
- 한국관광공사(2016) 한국의료관광마케팅
- 한국문화관광연구원(2012) 의료관광 통계산출
- 한국보건복지인력개발원(2016) 의료통역사양성과정 공통과목 표준교재
- 휴넷코리아 www.visa.go.kr
- Henderson, (2004) Healthcare tourism in Southeast Asia, Tourism Review International
- KDI 경제정보센터 https://eiec.kdi.re.kr/
- NCS 국가직무능력표준 https://www.ncs.go.kr/

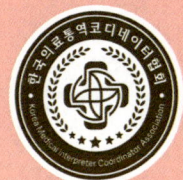

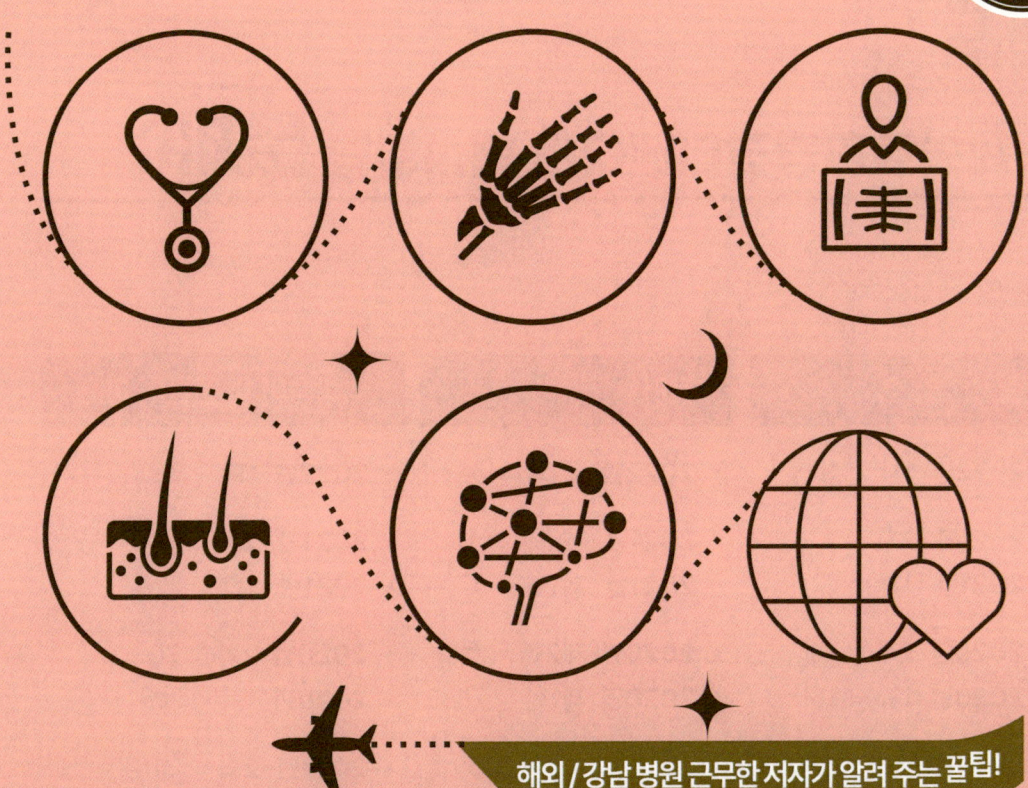

해외 / 강남 병원 근무한 저자가 알려 주는 꿀팁!

국제의료관광코디네이터
핵심꿀팁 문제집 - 비매품

저자 | 박다연

목차

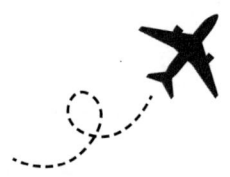

국제의료관광코디네이터 핵심꿀팁 문제

실기	필기	의학용어 및 질환의 이해
• **2022년** 1차 … 10	• **2022년** 제1회 … 36	• **2022년** 1회 … 200
• **2021년** 2차 … 11	• **2021년** 제2회 … 47	• **2021년** 2회 … 202
• **2021년** 1차 … 12	• **2021년** 제1회 … 57	• **2021년** 1회 … 204
• **2020년** 2차 … 14	• **2020년** 제2회 … 68	• **2020년** 2회 … 206
• **2020년** 1차 … 15	• **2020년** 제1회 … 78	• **2020년** 1회 … 208
• **2019년** 2차 … 17	• **2019년** 제2회 … 89	• **2019년** 2회 … 210
• **2019년** 1차 … 18	• **2019년** 제1회 … 101	• **2019년** 1회 … 212
• **2018년** 2차 … 19	• **2018년** 제2회 … 112	• **2018년** 2회 … 214
• **2018년** 1차 … 20	• **2018년** 제1회 … 122	• **2018년** 1회 … 216
• **2017년** 2차 … 21	• **2017년** 제2회 … 133	• **2017년** 2회 … 218
• **2017년** 1차 … 23	• **2017년** 제1회 … 144	• **2017년** 1회 … 221
• **2016년** 2차 … 24	• **2016년** 제2회 … 154	• **2016년** 2회 … 223
• **2016년** 1차 … 25	• **2016년** 제1회 … 165	• **2016년** 1회 … 225
• **2015년** 2차 … 27	• **2015년** 제2회 … 176	
• **2015년** 1차 … 29	• **2015년** 제1회 … 187	
• **2014년** 1차 … 31		

국제의료관광코디네이터 핵심꿀팁 답지

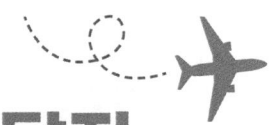

실기	의학용어 및 질환의 이해	필기
• 2022년 1차 … 230	• 2022년 제1회 … 266	• 2022년 1회 … 342
• 2021년 2차 … 231	• 2021년 제2회 … 270	• 2021년 2회 … 342
• 2021년 1차 … 234	• 2021년 제1회 … 274	• 2021년 1회 … 342
• 2020년 2차 … 236	• 2020년 제2회 … 279	• 2020년 2회 … 343
• 2020년 1차 … 239	• 2020년 제1회 … 284	• 2020년 1회 … 343
• 2019년 2차 … 241	• 2019년 제2회 … 289	• 2019년 2회 … 343
• 2019년 1차 … 243	• 2019년 제1회 … 295	• 2019년 1회 … 343
• 2018년 2차 … 245	• 2018년 제2회 … 300	• 2018년 2회 … 344
• 2018년 1차 … 248	• 2018년 제1회 … 305	• 2018년 1회 … 344
• 2017년 2차 … 250	• 2017년 제2회 … 311	• 2017년 2회 … 344
• 2017년 1차 … 252	• 2017년 제1회 … 316	• 2017년 1회 … 344
• 2016년 2차 … 255	• 2016년 제2회 … 322	• 2016년 2회 … 345
• 2016년 1차 … 257	• 2016년 제1회 … 327	• 2016년 1회 … 345
• 2015년 2차 … 259	• 2015년 제2회 … 334	
• 2015년 1차 … 260	• 2015년 제1회 … 338	
• 2014년 1차 … 262		

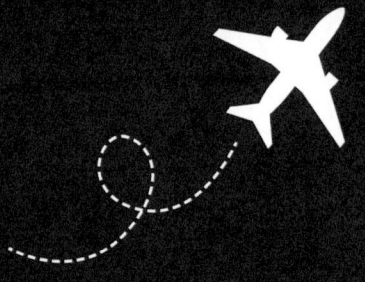

국제의료관광코디네이터 핵심꿀팁 문제

실기

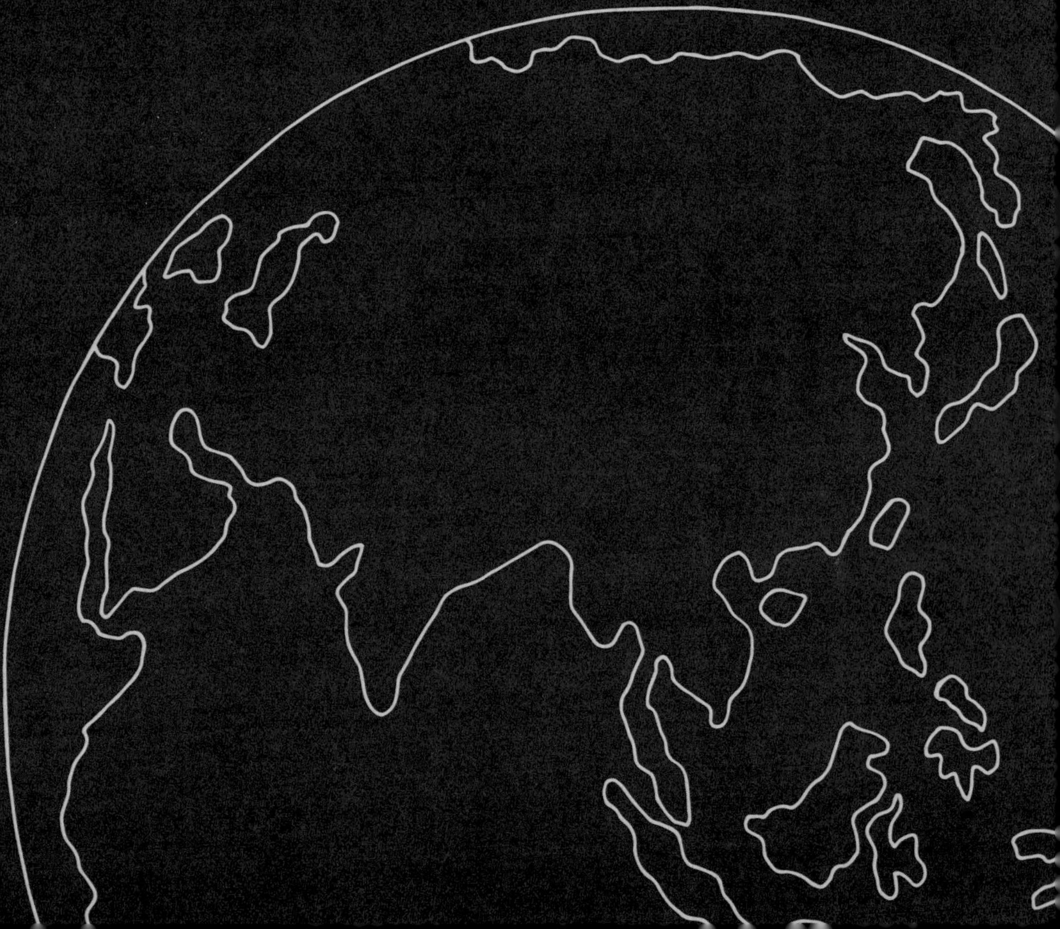

- **2022년** 1차 … 10
- **2021년** 2차 … 11
- **2021년** 1차 … 12
- **2020년** 2차 … 14
- **2020년** 1차 … 15
- **2019년** 2차 … 17
- **2019년** 1차 … 18
- **2018년** 2차 … 19
- **2018년** 1차 … 20
- **2017년** 2차 … 21
- **2017년** 1차 … 23
- **2016년** 2차 … 24
- **2016년** 1차 … 25
- **2015년** 2차 … 27
- **2015년** 1차 … 29
- **2014년** 1차 … 31

● 2022년 1차

1. 병원급 의료기관에 대해 설명하고 예시 4가지를 드시오.

2. 관광진흥법상 관광지, 관광단지, 관광특구를 설명하시오.

3. 리스크 관리 주체에 대해 보기에서 연결하시오.

   > 보기 : 진료지원, 행정지원, 간호사, 의사

   (a) 의료전달체계를 확립한다.
   (b) 환자관리체계를 확립한다.
   (c) 신속하고 정확한 진료지원체계를 확립한다.
   (d) 행정지원체계를 확립한다.

4. 고객만족도 조사 시 일대일조사(1:1)의 장점 단점을 3가지씩 쓰시오.

5. 국제의료관광코디네이터가 단체의료관광객의 초기 상담시 확인해야할 사항 3가지를 쓰시오.

6. 재화와 구분되는 의료관광서비스의 특징 4가지를 쓰시오.

7. 승객이 항공권 예약접수 당시 개개단위의 승객의 예약기록이다. 내용은 성명, 여정, 주소, 승객의 요청사항, time limit 등이 포함된다. 이 시스템은 무엇이라 하는가?

8. 중국인 비언어적 커뮤니케이션 6가지를 쓰시오.

9. 마케팅의 종류 중 고객 거래 마케팅과 고객 관계 마케팅 차이점을 쓰시오.

10. 한국 의료관광산업의 SWOT분석 중 강점을 쓰시오.

11. 의료진과 환자의 의료커뮤니케이션 중 개방형 질문의 장점과 단점을 쓰시오.

12. 지상예약 및 수배업무의 처리과정 6가지를 쓰시오.

13. 관광진흥법 상 관광편의시설업의 종류를 쓰시오.

14. 항공예약시스템(CRS)에 대해 설명하시오.

15. 국제보험을 사용하여 의료서비스를 이용하는 외국인 환자를 위해 의료기관과 국제보험사 간의 국제보험 청구절차를 쓰시오.

16. 의사와 환자 간의 커뮤니케이션 방해요소를 쓰시오.

17. 진료비 수납 방법 중 포괄수가제의 장점 단점을 쓰시오.

18. 임상리스크, 비즈니스 리스크의 예시 3가지를 드시오.

19. 외국인 환자의 의료서비스 제공 단계 중 설명의무가 이루어지지 않을 상황 대비해서 리스크 확인 사항 두 가지를 쓰시오.

● 2021년 2차

1. 의료기관의 사후 관리 중 팔로우업 콜 (Follow up call)의 의미와 팔로우업 콜 시 환자에게 전달되어야 할 내용 3가지를 쓰시오.

2. 의료기관의 환자 분류 중 급여기준에 의한 분류 4가지를 쓰시오.

3. 의료관광 상품 기획 시, 표적시장 마케팅 전략 3가지와 의미를 쓰시오.

4. 의료기관의 투약의료사고 예방을 위해 알아야 할 환자정보 3가지를 쓰시오.

5. 의료리스크 관리를 위한 의료진의 노력 4가지를 쓰시오.

6. 의료관광객의 의료서비스 메커니즘 중 의료관광객의 입국 전 초기상담 단계에 국제의료관광코디네이터가 해야 할 업무 4가지를 쓰시오.

7. 한방병원과 리조트 간 MOU로 국제의료관광 브랜드를 만들었다. 소비자 측면, 기업의 측면에서 기대효과 3가지씩 쓰시오.

8. 의료기관의 의료분쟁 예방방법 4가지를 쓰시오.

9. 국제의료관광코디네이터의 컨시어지 서비스 업무의 정의와 업무 종류 4가지를 쓰시오.

10. 의사와 환자 간 커뮤니케이션 방해요소 4가지와 각각 설명을 하시오.

11. 5개월 체류를 희망하는 미국인 의료관광객에게 발급할 비자의 종류와 전자비자 신청시 필요한 서류 3가지를 쓰시오.

12. 의료진의 의무기록 방법 중 SOAP를 설명하시오.

13. 리스크의 정의와 리스크 통제의 정의 및 방법을 쓰시오.

14. 의료분쟁조정위원회 조정 권고 기한, 연장가능 기한을 쓰시오.

15. 웰니스 의료관광 정의와 웰니스 의료관광객의 동기 5가지를 쓰시오.

16. 서비스 교역에 관한 일반협정인 GATS협정의 종류와 설명을 하시오.

17. 의료기관을 이용하는 외국인의 보험 유형을 4가지 쓰시오.

18. 의료관광객이 의료서비스를 받으며 한국에서 체류 중, 예상 보다 길게 체류하게 되었다. 의료관광 비자의 체류기간 연장에 필요한 서류 3가지를 쓰시오.

19. 외국인 환자가 의료기관 또는 의료관광업체를 통해 진료의뢰 시 의료기관에게 제시해야할 환자 자료 3가지를 쓰시오.

20. 맥과이어의 설득적 커뮤니케이션 요소 5가지를 쓰시오.

21. 효과적인 커뮤니케이션을 위한 상담기법요인을 쓰시오.

● 2021년 1차

1. 말레이시아 A병원의 현황을 예시로 SWOT분석하시오.

   > A 병원의 운영은 대기업이 일임받아 운영한다. 위치적 특징은 교통 요충지로 다양한 대중교통으로 접근 가능한 곳에 위치한다. 하지만 말레이시아는 의료인적자원이 열악한 편이고, 기술이 뛰어나지 않다. 그러므로 의료인력양성을 위한 정부의 지원이 많이 이루어지고 있다. 하지만 모든 경제상황이 그러하듯 말레이시아도 경제침체를 겪고 있다.

2. 의료서비스의 특성 4가지를 쓰시오.

3. 서비스 품질 관리 방법인 Servqual 모형의 서비스 품질 측정 요인 5가지와 의미를 쓰시오.

4. Caroll이 제시한 리스크 유형 중 임상적 리스크와 비즈니스 리스크 예시를 각각 3가지 씩 쓰시오.

5. 리스크 통제 방법 5가지 쓰시오.

6. 이문화 역량의 정의와 이문화역량을 구성하는 4가지 차원을 쓰고 설명하시오.

7. 외국인 환자가 호텔 투숙 시 국제의료관광코디네이터가 호텔에 알려야 할 주의사항을 쓰시오.

8. 의료관광 매커니즘에서 의료관광객을 끌어들이는 요인을 쓰시오.

9. 의료기관과 의료관광객간의 의료분쟁 예방방법을 5가지 쓰시오.

10. 도나베디안(Donabedian)이 제시한 의료서비스의 질 평가에서 의료의 질 관리 접근방법 3요소와 설명을 쓰시오.

11. 웰니스 관광의 정의와 종류를 쓰시오.

12. 커뮤니케이션 전달과정을 쓰시오.

13. 외국인환자와의 의료상담 통역 시 주의사항을 쓰시오.

14. 의료기관의 원무관리 배경을 쓰시오.

15. 고객만족도 조사를 위한 설문지 작성 시 주의사항을 쓰시오.

16. 의료관광객이 의료서비스를 받으며 한국에서 체류 중, 예상 보다 길게 체류하게 되었다. 의료관광 비자의 체류기간 연장에 필요한 서류 3가지를 쓰시오.

17. 의료기관이 외국인 환자의 입국을 위해 의료관광비자를 신청하려고 한다. 전자 사증 발급시 필요한 서류를 쓰시오.

18. 기업의 고객 분류 중 충성고객의 측정 요소 4가지를 쓰시오.

19. 기업의 고객 관리를 위한 고객충성도 촉진방안 3가지를 제시하시오.

20. 국제의료관광코디네이터의 역할 5가지를 쓰시오.

21. 의료관광객이 병원 선택 시 결정하는 방법 중 비보완적 방식의 계산식과 답을 쓰시오.

	브랜드(40%)	가격(30%)
A병원	7	2
B병원	4	5

22. 의료기관 경영 방법 중 진료예약제의 장점을 쓰시오.

● 2020년 2차

1. 의료기관이 원격진료를 수행할 시, 의료진 측의 장점을 쓰시오.

2. 의료기관의 진료비 수납방법 중 행위별수가제와 포괄수가제의 장점을 비교 설명하시오.

3. 팸투어(Familiarization)의 정의를 쓰시오.

4. 제품의 수명 주기(Product life cycle)를 설명하시오.

5. 의료진과 환자의 원활한 커뮤니케이션을 방해하는 요인 4가지를 쓰시오.

6. Caroll(2009)이 제시한 환자 진료 관련 임상적 리스크를 5가지 쓰시오.

7. 병원 리스크 관리 주체와 관리 활동을 쓰시오.

8. 설문지 조사 작성시 바람직한 문항 배열 순서를 쓰시오.

9. 의료관광시장에서 표적시장을 선택, 공략하기 위한 마케팅 전략을 3가지 쓰고 설명하시오.

10. 특정 제품을 촉진하기 위해 구체적인 수단을 결합할 때 이러한 결합을 마케팅 커뮤니케이션 믹스라 한다. 의료관광상품을 마케팅 할 때 비인적 커뮤니케이션의 예를 드시오.

11. 의료분쟁해결방법 중 비사법적 방법의 예시를 쓰시오.

12. 신상품 개발 시 가격 결정 방법 3가지를 쓰시오.

13. 국제민간보험에서 면책금과 정액지불제를 설명하시오.

14. 의료관광코디네이터가 외국인 환자를 위해 호텔 수배시 유의사항을 쓰시오.

15. 의료기관 평가 인증원의 인증 기준 4가지를 쓰시오.

16. 이문화역량(Intercultural competence)의 정의를 쓰고 4가지 차원을 쓰시오.

17. 외국인환자와의 대화시 주의사항을 5가지 쓰시오.

18. MOT(Moment of truth)를 설명하시오.

19. 의료분쟁 방지를 위한 방안을 쓰시오.

● 2020년 1차

1. 다음 ( ) 안에 알맞은 용어를 쓰시오.

    ① ( )은 상담할 때, 상대방에게 ( )을 표명할 때, 이야기를 계속 할 의욕이 생기고, 상담자가 신체적, 심리적으로 상담을 할 수 있는 상담 기법이다.

    ② ( )은 상담자의 언어적 메시지, 비언어적 메시지, 상담자가 처한 상황과 어려움을 잘 들어주어야 하며, 상대방의 입장에서 이해하고 듣는 기법이다.

    ③ ( )는 상담과정에서 진행되고 있는 이야기에 대해 분명하게 알 수 없을 때, 이를 분명하게 하기 위한 기법으로 상담자가 보다 정확한 설명을 해주는 상담기법이다.

    ④ 상담기법에서 가장 기본적인 기법인 ( )은 내담자가 그들의 감정, 태도, 가치관, 행동 등을 탐색할 필요가 있을 때 활용하는 상담기법이고, 상담자의 신중하고 깊은 수용을 내담자와 의사소통 하는 것이다.

    ⑤ ( )은 상담과정에서 내담자가 이해하고 받아들여지고 있다고 느껴, 상담에 대한 불안감을 해소시키기 위한 목적이고, 상담자와 내담자간의 신뢰감, 친밀감을 높이려는 상담기법이다.

2. 국제 의료관광 발전 배경에 대해 서술하라.

3. 의료관광 환자와 효과적인 커뮤니케이션 방법 6가지를 쓰시오.

4. 초기고가격전략, 시장침투전략 비교 설명하라.

5. 포괄수가제의 정의와 장점에 대해 설명하라.

6. 코헨(Cohen) 의 의료관광객 방문목적에 따른 관광객유형 4가지 쓰시오.

7. 빈칸을 채우시오.

   ① 비즈니스 운영, 재무나 전략에 대한 잘못된 의사결정으로 나타나는 리스크를 (   ) 라고 한다.

   ② (   )는 기업 존속에 가장 큰 영향을 미칠 수 있는 가격, 유동성, 신용 등에 관련한 사항이다.

   ③ (   )는 모럴헤저드, 임직원의 부정, 위법행위, 권한남용,, 회사에 대한 외부 평판 등을 가르킨다.

   ④ (   )는 부적절한 리더신임, 권한 위임 정도, 성과에 대한 책임 문제, 아웃소싱 업체와 문제 등 다양한 영역이 여기에 속한다.

   ⑤ (   )는 고객만족도 저하로 고객이탈, 상품 개발 지연에 따른 현금 흐름이나 비즈니스의 차질, 생산성 저하로 인한 원가구조 악화, 납기지연, 파업으로 인한 생산활동 차질, 직원 건강과 안전문제, 핵심인재의 이탈 등이 여기에 속한다.

8. 고객충성도 측정 요인 2가지를 쓰시오.

9. 리스크관리 통제의 정의 및 통제 방법 5가지를 쓰시오.

10. 외국인 환자에 대해 의료기관이 마련해야할 의료분쟁 예방 대안을 쓰시오.

11. Voice Of the Customer(VOC)의 정의와 서비스 품질 측정 평가기준을 설명하시오.

12. 유비쿼터스의 의미와 장점, 예시를 각각 2가지 쓰시오.

13. 외국인 환자 진료 후 수납 방법에서 글로벌 보험 청구를 희망한다. 글로벌 보험사와 의료기관의 보험 청구 업무 과정을 설명하시오.

14. 시장 세분화 전략 수립시 고려해야할 변수 3가지와 예시를 하나씩 쓰시오.

15. Caroll이 제시한 의료기관 리스크 중 임상적 리스크 5가지를 쓰시오.

16. 의료분쟁을 신속하게 해결하기 위하여 (A) 를 설립한다.
    의료분쟁의 조정, 중재를 위해 (A) 에 (B)를 둔다.
    의료분쟁을 신속, 공정하게 해결하기 위해 (A) 에 (C)를 둔다.

17. Nothous와 Nothouse 가 분류한 의료진과 가족의 커뮤니케이션 유형이다. ( ) 빈칸에 알맞은 단어를 쓰시오.

   의료진은 영유아 환자를 진료 할 때 "환자가 언제부터 이런 증상을 보였죠? 오늘 먹은 음식은 무엇인가요?"라고 보호자에게 질문을 하였다. 보호자는 "어제 저녁부터 열이 났고, 오늘 아침에 미음 조

> 금 먹었어요."라 대답한다.

18. 의료 소비자 측면에서 패키지 상품을 구입함으로써 누릴 수 있는 장점을 설명하라.

19. 의료법 상 의료기관의 분류 중 병원급 의료기관 종류 4가지를 쓰시오.

● 2019년 2차

1. 세계유산 종류 3가지를 쓰시오.

2. 의료과오와 의료과실에 대해 설명하시오.

3. 보기를 읽고 어떤 대화인지 쓰시오.

> 의료진은 영유아 환자를 진료 할 때 "환자가 언제부터 이런 증상을 보였죠? 오늘 먹은 음식은 무엇인가요?" 라고 보호자에게 질문을 하였다. 보호자는 " 어제 저녁부터 열이 났고, 오늘 아침에 미음 조금 먹었어요."라 대답한다.

4. 의료진의 의무기록방법 SOAP의 특징 6가지를 쓰시오.

5. 의료기관과 에이전시가 협력하여 환자에게 제공해야할 진료와 관련된 서비스는?

6. 의료관광 환자의 고객만족도 조사 시 1:1 (Face to Face)면접법을 진행한다. 1:1 (Face to Face)면접법의 장점 3가지와 단점 3가지를 쓰시오.

7. 포괄수가제 장점과 단점을 쓰시오.

8. 고객의 상품 구매결정 시 구매행동에 영향을 미치는 요인을 쓰시오.

9. 의료서비스의 특징을 쓰시오.

10. 의료관광객의 진료, 입원 단계에서 의료 분쟁이 일어날 경우 5가지 쓰시오.

11. RFM 기법을 설명하시오.

12. 관광시스템의 3요소를 쓰시오.

13. 호텔업 종류 6가지를 쓰시오.

14. 하람에 대해 설명하시오.

15. 서비스 품질 평가 구성요인을 쓰시오.

16. 핵심 상품(주요 서비스), 보조상품(보조서비스)설명과 예시를 드시오.

17. 시장 세분화 변수 중 지리적 변수와 인구통계학적 변수 3가지씩 쓰시오.

18. 개방형 질문 특성 3가지, 폐쇄형 질문 특성 3가지를 쓰시오.

● 2019년 1차

1. 의료기관의 고객충성도 강화 촉진을 위한 마케팅방안 5가지를 쓰시오.

2. 의료관광 코디네이터가 의료관광객과 동반가족의 관광 계획시 유의해야할 사항 4가지를 제시하시오.

3. Caroll 이 제시한 의료기관에서 발생할 수 있는 임상적리스크와 비즈니스리스크 유형 각3가지를 쓰시오.

4. 진료비 지불제도 3가지를 나열하고 설명하라.

5. 리스크 관리에서 설명의무 위반에 대비하여 리스크 확인사항 2가지를 제시하시오.

6. Cormany가 제시한 의료관광 서비스 4가지를 쓰시오.

7. Woodman이 분류한 의료관광객 유형 3가지를 쓰시오.

8. Northouse이 제시한 의료진과 환자와의 커뮤니케이션에 있어 방해요소 4가지를 쓰고 설명하시오.

9. 한방병원 고객 조사 중 비확률추출 표본 특성 5가지를 쓰시오.

10. 국제의료관광에서 문화자원의 중요성을 서술하라.

11. 러시아 환자가 한국에서 90일 이하 체류를 희망한다. 의료관광코디네이터가 환자의 비자 발급시 비자 종류와 제출해야할 필수 서류 3가지 쓰시오.

12. 의료관광코디네이터가 행하는 컨시어지 역할과 컨시어지 서비스 종류 4가지 쓰시오.

13. 의료관광객에게 항공권 예약시 코디네이터가 확인해야 할 사항 5가지 쓰시오.

14. 의료관광코디네이터와 의료관광객의 초기 의료상담이 중요한 이유 3가지 쓰시오.

15. 고객만족도 요인 조사 설문지 작성시 질문 배열 순서 3가지 쓰시오.

16. 의료관광객의 행동영향 변수 중 개인적요인·환경적요인 각 3가지 쓰시오.

17. 의료관광상품을 설계하고자 한다. 의료관광상품의 가격 전략 수립시, 초기 고가격 전략을 선택할 수 있는 경우 3가지 쓰시오.

18. 병원정보시스템 중 PACS, EMR을 설명하시오.

19. 의료관광상품의 특징 중 무형성인 이유와 이를 극복할 마케팅 방안 각각 3가지 쓰시오.

● 2018년 2차

1. Caroll이 제시한 의료리스크 유형 3가지를 쓰고, 예시를 제시하시오.

2. 외국인 환자와 커뮤니케이션을 할 경우 의료진 효과적인 커뮤니케이션을 위하여 주의하여야 할 사항을 쓰시오.

3. IT 발전으로 활용도가 높아진 원격진료의 의미와 종류, 장점을 쓰시오.

4. 한방병원&리조트 협약하여 의료관광상품을 개발할 경우 소비자와 기업 측 장점을 각각 쓰시오.

5. 의료관광 공급 모델의 종류와 설명하시오.

6. 말레이시아 A 병원과 의료관광 SWOT 분석 결과를 쓰시오.

> 말레이시아 A병원은 대기업이 운영하는 병원으로 교통이 편리한 곳에 위치하고 있다. 그렇지만 의료진과 기술이 부족한 상황이다. 의료관광객은 증가하고 있는 추세이며, 정부지원이 확대되고 있다. 현재 말레이시아는 경제침체로 의사들의 해외 이탈이 증가하고 있다.

7. 의료기관의 진료비 청구 방법인 행위별 수가제와 포괄 수가제의 장단점을 쓰시오.

8. 의료기관의 원무관리 중요성을 설명하시오.

9. 의료관광객과 유치업체 간의 의료분쟁을 예방하기 위하여 의료관광코디네이터가 확인해야할 사항을 쓰시오.

10. 순수치료목적으로 한국을 방문하고 싶은 의료관광객과 초기상담 시 확인해야할 사항을 쓰시오.

11. 설문지 작성 시 질문 순서를 쓰시오.

12. 관광진흥법상 관광특구에 대해 설명하시오.

13. 코헨이 정의한 의료관광객 분류를 쓰시오.

14. 의료관광 송출, 아웃바운드 시장 구조를 설명하라.

15. 의료분쟁을 예방하기 위한 의료기관과 의료관광코디네이터가 마련해야하는 방안을 쓰시오.

16. 우리나라 건강보험의 특징을 쓰고 설명하시오.

17. 의료관광 서비스 품질 SERVQUAL측정의 기준 5가지를 쓰시오.

18. 의료관광 목적지 국가에서 의료관광객이 필요로 하는 서비스를 설명하시오.

19. 의료사고와 의료분쟁을 설명하시오.

● 2018년 1차

1. 병원급 의료기관에 대해 설명하고 예시 4가지를 드시오.

2. 의료관광 표적시장에서 마케팅 전략 3개를 쓰고 설명하시오.

3. 서비스 품질에 사용되는 측정요소 5가지를 쓰고, 이를 설명하시오.

4. 퇴원예고제를 실시할 때 병원에서 얻는 이점을 설명하시오.

5. 병원 측, 환자 측에서 발생하는 입원장기화의 원인을 각각 3가지씩 쓰시오.

6. 국제의료관광코디네이터가 의료관광객과의 초기 접촉단계에서 파악해야 할 사항 5가지를 쓰시오.

> 보기: 진료지원, 행정지원, 간호사, 의사
> (a) 의료전달체계를 확립한다.
> (b) 환자관리체계를 확립한다.
> (c) 신속하고 정확한 진료지원체계를 확립한다.
> (d) 행정지원체계를 확립한다.

7. 리스크 관리 주체에 대해 보기에서 연결하시오.

8. GATS 협정 각 모드에 대해 쓰시오.

9. 관광교통업의 개념을 쓰고, 구성요소를 설명하시오.

10. 외국인환자에게 의료기관의 설명의무를 보강할 요소 2가지를 쓰시오.

11. 의료 커뮤니케이션 시 폐쇄형 질문의 장단점 2개씩 쓰시오.

12. 입원약정서 작성 시 반드시 포함해야할 사항 3가지를 쓰시오.

13. 의료관광객의 호텔 예약 시 고려해야할 사항 5가지를 쓰시오.

14. 의료기관이 JCI 국제인증 획득함으로써 기대하는 효과 5가지를 쓰시오.

15. MOT(moment of truth)에 대해 설명하시오.

16. 의료코디네이터가 가져야할 이문화역량에 대해 설명하고 이문화역량의 구성요소 4가지를 쓰시오.

17. 호텔의 executive floor와 일반객실의 차별화된 서비스 5개를 쓰시오.

18. 의료기관의 진료예약제 도입 시 의료인이 가지는 장점 6가지를 쓰시오.

19. 의료서비스의 특징 5가지를 쓰고 설명하시오.

● 2017년 2차

1. 호텔의 분류 중 숙박요금 지불방식에 의한 호텔의 분류를 쓰시오.

2. JCI 인증 부문 중 병원 관리 부문의 평가항목을 3가지 쓰시오.

3. 의료기관에서 환자가 입원 시 (A)를 작성하여야 하고, 선택 진료를 받을 경우에는 (B)를 작성하여 원무과에 제출하여야 한다.

4. 고객의 구매결정단계를 적고, 성형수술 의료관광객의 예를 들어 설명하시오.

5. Caroll의 의료기관 임상적 리스크 유형을 쓰시오.

6. 의료관광서비스의 특성 3가지 쓰시오.

7. 의료진의 의무기록방법 SOAP를 설명하시오.

8. 고객거래마케팅과 고객관계마케팅의 차이를 3가지 쓰시오.

9. 의료관광객이 병원 선택 시 결정하는 방법 중 비보완적 방식의 계산식과 답을 쓰시오.

	브랜드(40%)	가격(30%)	부대시설(30%)
A 병원	7	2	5
B 병원	4	5	2

10. 광고의 PR의 차이점을 쓰시오.

11. 러시아인 R씨는 2개월 기한으로 의료관광비자를 신청하려고 한다. 의료관광코디네이터가 발급을 도와주어야 하는 비자종류는 무엇이고, 비자신청요건(제출서류) 3가지를 쓰시오.

12. 의료관광객을 밀어내는 요인과 유인하는 요인을 각각 3가지씩 쓰시오.

13. 의료기관이 JCI국제인증을 받음으로써 기대되는 효과 3가지를 쓰시오.

14. U – Health 서비스의 정의와 유형 2가지를 쓰시오.

15. 의료관광상품의 유통경로 3가지와 설명을 쓰시오.

16. 의료관광코디네이터가 의료관광객을 위해 호텔 수배시 호텔에 안내해야할 사항 4가지 쓰시오.

17. 의료기관 리스크 관리 주체와 리스크 관리 활동을 쓰시오.

18. Cormany가 구분한 의료관광상품의 유형 3가지와 설명을 쓰시오.

19. 퇴원후 환자에게 하는 Follow up call의 의미와 Follow up call 시 환자에게 안내해야할 사항은 무엇인가?

● 2017년 1차

1. 리스크 관리주체에 관해서 각각 설명 하시오.

2. 주의의무 중 결과예견의무와 결과회피의무에 대해 설명하시오.

3. 이슬람 식문화 하람에 관해 설명하시오.

4. 외국인 환자가 의료관광목적지를 선택할 때 선택기준 세가지를 쓰시오.

5. 의료관광코디네이터가 외국인환자와의 초기 접촉 단계에서 외국인환자의 정확한 진단을 위하여 필요한 자료 세가지를 쓰시오.

6. 의료관광상품 개발 시 핵심상품과 보조상품의 개념과 예를 하나씩 쓰시오.

7. 국제의료관광의 발전배경을 쓰시오.

8. 마케팅 믹스에서 상품의 수명주기 중 도입기 성장기 성숙기 퇴화기에 대해 각각 설명하시오.

9. 5개월이상 체류하면서 치료할 미국인 환자 비자발급시 비자종류와 제출서류 세가지를 쓰시오.

10. 코헨이 분류한 치료목적환자, 전형적인 의료환자, 여행환자, 단순환자에 대해 설명하시오.

11. 의료외적서비스 중 컨시어지의 정의와 역할 4가지 쓰시오.

12. 의료관광상품 개발 시 진료비 설계과정에서 반드시 고려해야 할 점 다섯가지 쓰시오.

13. 의료진의 고객의무기록방법 Soap를 설명하시오.

14. 서비스 품질을 측정하는 방법인 SERVQUAL에서 측정요인 다섯가지를 쓰시오.

15. 외국인의 의료서비스 진행 과정 중 진료단계, 검사단계, 퇴원단계에서 발생할 수 있는 위험요소를 각각 2가지씩 쓰시오.

16. 진료비 수납방법 중 행위수가제와 포괄수가제 장점 세가지씩 쓰시오.

17. 시장세분화 시, 지리적변수와 인구통계학적변수의 예시를 세가지씩 쓰시오.

18. 의료서비스 상품의 특징인 무형성의 단점과 이를 해결할 수 있는 방법을 각각 세가지 제시하시오.

19. 고객분석방법인 RFM기법에 대해 설명하시오.

20. 고객만족도 조사 중 일대일 면담법의 장점과 단점에 대해 쓰시오.

● 2016년 2차

1. 일본인 T씨가 국제의료관광차 방문 예정일 때 90일 이하, 90일 초과 체류시 각각 발급 비자의 이름과 설명을 쓰시오.

2. 리스크 통제의 정의와 방법 5가지를 쓰시오.

3. 마케팅 도입 시 고려해야 할 의료기관의 조직적 특성 3가지를 쓰시오.

4. 의료관광상품의 특성 중의 하나인 무형성 때문에 마케팅이 어려운데, 그 이유 3가지와 해결방법 3가지를 쓰시오.

5. 외국인환자와의 커뮤니케이션을 증진시킬 수 있는 상담 기법 5가지를 쓰시오.

6. 의료과오와 의료과실에 대해 쓰시오.

7. 진료비지불방법 3가지를 쓰시오.

8. 의료 분쟁시 사법적인 해결방안과 비사법적으로 해결할 수 있는 구체적인 방법 2가지를 쓰시오.

9. 한방병원 선택 시 보완적 접근방법에 따른 계산식을 쓰고, 어느 병원을 선택해야 하는지 쓰시오.

	브랜드(40%)	위치(30%)	부대시설(20%)	가격(10%)
A병원	10	7	6	8
B병원	7	6	8	9
C병원	6	8	7	7
D병원	7	6	10	5

10. 임상적 리스크와 비즈니스 리스크에 대해 설명하시오.

11. 외국인 환자의 의료보험 청구 순서를 5단계로 쓰시오.

12. 의료기관의 STP전략에 대해 설명하시오.

13. 의료진과 환자의 원활한 의사소통을 방해하는 요인 4가지를 쓰시오.

14. 의료관광객의 수술 후 그 동반객과 관광안내를 요구했을 때, 의료관광코디네이터는 직접 안내가 가능하다. 이러한 경우 의료관광코디네이터가 유의해야 할 사항 4가지를 쓰시오.

15. 관광진흥법상 관광사업의 종류 5가지를 쓰시오.

16. 의료관광 예시와 SWOT분석을 하시오.

17. 외국인 환자의 입원,검사,퇴원에 이르기까지 발생할 수 있는 위험요인 4가지를 쓰시오.

18. 외국인 환자의 국내 진료를 위한 방문 시 도착 전까지 의료관광코디네이터가 해야 할 업무 4가지를 쓰시오.

19. 의료기관에서 입원에서 퇴원까지의 과정 중 빈칸에 해당하는 사항을 쓰시오.

> 입원 전 검사→(A)→입원 후→수술 전 검사→(B)→(C)→퇴원 전 처방→(D)

20. 의무기록 작성법 SOAP 중 S(주관적 정보)와 O(객관적 정보)를 쓰시오.

21. 컨시어지의 의미와 기능 4가지를 쓰시오.

● 2016년 1차

1. 통합적 마케팅 커뮤니케이션 IMC(Integrated marketing communication)의 목적 4가지를 쓰시오.

2. Ansoff(앤소프)의 의사결정 전략 4가지를 쓰시오.

3. 고객만족도 조사를 위한 질문시 작성 시 고려사항 5가지를 쓰시오.

4. STP전략을 아래 내용을 예로 설명하시오.

> 한방병원이 경영부진으로 위기에 처했다. 한방 의료를 경험한 환자들을 집단 조사하여 소아진료 영역에 수요가 많음을 알게 되었다. 추후 병원 경영은 소아한의원으로 방향을 정하였다. 소아진료 영역에서 관심이 많은 6가지 질환 중(성장부진,식욕부진,감기증상....6가지)특히 환자들이 소아 성장부분 영역에 관심이 많은걸 파악하고 자사의 역량을 성장부진에 집중하여 경영하였다. 병원은 소아성장체조라는 것을 개발하여 매뉴얼을 작성하여 전문체육인으로 하여금 운영하게 하고, 병원의 인지도를 높였고 성공적인 경영을 이루었다. 고객들은 소아성장관련 전문체육인이 경영하는 성장체조라는 프로그램이 성장부진의 치료에 효과적이라는 것을 알게 되었다.

5. 개방형 질문과 폐쇄형 질문의 특징을 각 3가지씩 쓰시오.

6. 의료관광객이 장거리를 이동하는 동안 불편없이 공항에서 직접 의료서비스를 받을 수 있지만, 다양한 의료시설을 구비할 수 없고 많은 환자를 받을 수 없는 단점이 있다. 위 상황에서 의료서비스를 제공하는 의료관광상품 공급모델의 종류를 쓰고 설명하시오.

7. 1972년 코헨은 사이코그래픽스에 대한 분류 방법에 의해 관광객을 (A)와 (B)으로 분류하였다.

8. JCI인증체계 구분 2가지를 쓰시오.

9. 의료관광상품 기획 시 상품 구성요소 4가지를 쓰시오.

10. 의료관광상품의 시장 세분화 변수 3가지를 쓰시오.

11. 의료관광상품의 가격결정요인의 내부적 요인과 외부적 요인을 3가지씩 쓰시오.

12. 의료분쟁 시 비사법적 해결방법 중에서 (A)보다 (B)를 권장한다.

13. 운송제한 승객 중 invalid passenger 의 2가지 예시를 쓰시오.

14. A한방병원과 리조트 협약 체결시 브랜드가 미치는 요인을 소비자 측과 기업측에서 3가지씩 쓰시오.

15. 리스크 발생 후 처리단계이다. ( )에 해당하는 리스크 처리 과정을 쓰시오.

> 리스크 발생→(A)→진료경위서 작성→(B)→(C)→결과보고→(D)

16. 리스크 관리 영역, 범위, 유형의 예를 3가지 쓰시오.

17. 고객 행동에 영향을 주는 변수는 개인이 통제 가능한 개인적 변수와 외부환경인 사회,환경적 변수로 나눌 수 있다. 각각에 해당하는 요인을 3가지씩 쓰시오.

18. 의료관광을 희망하는 환자에게 향후 치료비에 대한 서류(예상 견적서)제공시 진료비 지불에 대한 분쟁을 예방하기 위해 고려해야 할 사항 3가지를 쓰시오.

19. 의료관광상품의 서비스 특징을 4가지 쓰시오.

20. 5개월 이상 체류예정인 러시아 환자에게 주어지는 체류자격과 전자비자발급 신청시 필요한 서류를 쓰시오.

● 2015년 2차

1. 보험회사가 병원과 업무협약을 체결할 때 병원을 평가해야 한다. 보험회사가 요청할 수 있는 자료 3가지를 쓰시오.

2. 의료관광시장 마케팅에서 의료기관이 재포지셔닝을 해야하는 5가지 상황을 쓰시오.

3. 외국인환자의 호텔 예약 시, 문제 발생요인을 예방하기 위해 의료관광코디네이터가 호텔에 통보해야하는 사항 5가지를 쓰시오.

4. 다음 ( )안에 들어갈 알맞은 내용을 쓰시오.

   (   )는 고객이 서비스와 접촉하는 순간으로 의료관광서비스 기관의 직원들은 자신의 서비스를 이용하는 것이 최상의 선택이라는 인식을 환자에게 심을 수 있도록 노력해야한다.

5. 한방 의료관광 상품을 기획하려고 할 때 다음의 기획과정을 순서대로 나열하시오.

   ① 시장조사
   ② 아이디어 생성 및 선별
   ③ 테스팅 마케팅
   ④ 상품화 및 사후 평가
   ⑤ 상품컨셉 개발과 테스팅
   ⑥ 사업성분석 및 상품개발

6. 병원입원 환자 관리 방법 중에서 병동별 관리와 의료보장 유형별 관리를 설명하시오.

7. 의료관광의 표적시장에서 마케팅 전략을 3가지 쓰고 설명하시오.

8. 다음 ( ) 안에 들어갈 알맞은 내용을 2가지 쓰시오.

> 병원 등 서비스기업에서는 마케팅 커뮤니케이션 믹스의 구성요소로서 인적 커뮤니케이션은 인적판매, 고객서비스, 고객교육, 텔레마케팅, 구전 등이 있고, 비인적 커뮤니케이션으로는 (A), (B), 홍보, 교육적자료 등이 있다.

9. 다음 ( )안에 알맞은 용어를 쓰시오.

   ① ( )은 상담할 때, 상대방에게 (A)를 표명할 때, 이야기를 계속할 의욕이 생기고, 상담자가 신체적, 심리적으로 상담을 함께 할 수 있는 상담기법이다.

   ② ( )은 상담자의 언어적 메시지, 비언어적 메시지, 상담자가 처한 상황과 어려움을 잘 들어주어야 하며, 상대방의 입장에서 이해하고 듣는 기법이다.

   ③ ( )는 상담과정에서 진행되고 있는 이야기에 대해 분명하게 알 수 없을 때, 이를 분명하게 하기 위한 기법으로 상담자가 보다 정확한 설명을 해주는 상담기법이다.

   ④ 상담기법에서 가장 기본적인 기법인 ( )은 내담자가 그들의 감정, 태도, 가치관, 행동 등을 탐색할 필요가 있을 때 활용하는 상담기법이고, 상담자의 신중하고 깊은 수용을 내담자와 의사소통하는 것이다.

   ⑤ ( )은 상담과정에서 내담자가 이해받고 받아들여지고 있다고 느껴, 상담에 대한 불안감을 해소시키기 위한 목적이고, 상담자와 내담자간의 신뢰감, 친밀감을 높이려는 상담기법이다.

10. 의료사고와 의료분쟁의 차이점을 각각 쓰시오.

11. 원격의료의 장점 중 의사측면의 장점 6가지를 쓰시오.

12. 의료법에서 규정하고 있는 유치행위를 할 수 없는 국내 거주 외국인의 범위 2가지를 쓰시오.

13. Caroll의 리스크 관리 단계 중에서 리스크 관리 대안 분석에서 사용하는 리스크 통제 방법을 3가지 쓰고 설명하시오.

14. 의료관광 에이전시와 병원간의 협약 과정을 가장 적합한 순서대로 나열하시오.

    ① 협약내용 협의
    ② 협약체결 및 사후관리
    ③ 의료관광 에이전시가 병원에 평가자료를 제출
    ④ 의료관광 에이전시가 병원에 협약 제시
    ⑤ 병원이 의료관광 에이전시 평가 자료 요청

15. 다음 ( )에 들어갈 내용을 쓰시오.

> ( )는 의사가 환자에게 손해를 입게 하여, 법률상의 배상 책임을 부담하는 경우에 보장하는 손해보험이다.

16. 관광진흥법에서 관광사업의 종류 중 여행업과 관광숙박업을 제외한 나머지 5개의 관광사업의 종류를 쓰시오.

17. 의료관광상품 구성에서 상품 믹스를 구성하는 2가지 종류를 쓰고, 각각에 대해서 설명하시오.

18. 의료관광시스템 모델(MTSM: Medical Tourism System Model)에 대해 설명하시오.

19. 다음 ( )안에 들어갈 내용을 쓰시오.

> 관광진흥법상 의료관광이란 국내 의료기관의 (①), (②), (③) 등 의료서비스를 받은 환자와 그 동반자가 의료서비스와 병행하여 (④)하는 것을 말한다.

20. 다음 ( )안에 알맞은 내용을 쓰시오.

> (①)는 서비스가 의료라는 특수성을 활용한 마케팅으로서 고객의 경험관리에 중점을 두어, 최종 목표는 기존 고객 유지를 통한 고객만족경영에 있으며 고객 개개인의 요구와 성향에 맞춘, 차별화된 서비스를 제공함으로써, 고객의 기대 수준에 부응하여, (②)를 만들기 위한 마케팅 전략이다.

● 2015년 1차

1. 웰니스 관광의 정의와 웰니스 관광의 동기 3가지를 쓰시오.

2. 외국인 의료 관광객이 국내에서 진료를 받을 경우 외국 보험회사와 국내의료기관 간의 보험업무이다. 이를 순서대로 나열하시오.

   ① 진료비 입금 청구
   ② 환자 방문 및 치료
   ③ 의료기관에 진료비 입금
   ④ 의료기관에 환자관련 정보 제공
   ⑤ 의료기관이 진료 관련 예약
   ⑥ 보험회사에 치료관련 견적서를 제공
   ⑦ 보험회사는 의료기관 결정 후에 지불보증서 제고

3. 이문화 역량의 정의와 이문화역량을 구성하는 4가지 차원을 쓰고 설명하시오.

4. 의료수가유형에 따라 외래환자를 분류할 때 환자의 4가지 구분을 쓰시오.

5. Caroll 이 구분한 의료기관의 리스크유형 중 환자진료 리스크와 재정적 리스크를 각각 3가지씩 쓰시오.

6. 의료관광객이 비자발급이나 체류자격 변경 시 필요한 병원관련 서류를 3가지 쓰시오.

7. 국제의료보험 환자의 경우 보험 요청시 보험사에 제출하는 첨부서류 3가지 쓰시오.

8. 최초접촉단계에서 정확한 진단을 위해 필요한 서류 3가지를 쓰시오.

9. 항공사시스템과 연결하여 항공편의 예약, 발권, 운임정보, 호텔예약, 렌터카예약, 기타 예약 등의 서비스를 제공하는 시스템을 무엇이라 하는가?

10. 의료분쟁해결 방법으로서 사법적, 비사법적 해결방법을 2개씩 쓰시오.

11. 의료관광시장에서 표적시장을 선택, 공략하기 위한 마케팅 전략 3가지를 쓰고 설명하시오.

12. 의료관광에서 리스크관리의 목적 3가지를 쓰시오.

13. 의료관광마케팅 커뮤니케이션 믹스 구성요소에서 인적 커뮤니케이션과 비인적 커뮤니케이션의 예 2가지를 쓰시오.

14. 의료진과 외국인환자의 의료상담과정에서 상담을 방해할 수 있는 대화방법 4가지를 쓰시오.

15. 다음 보험회사와 의료기관간의 협약과정에서 A와 B에 들어갈 단계가 무엇인지 쓰고, 각 단계에서 고려되는 사항을 한가지씩 쓰시오.

보험회사	→ 의료기관 평가관련 자료 요청	의료기관
	← (A) 자료제출	
	→ (B) 협약통보	

16. 의료관광시장의 시장세분화 이후 표적시장 선택 시 고려해야 할 매력도 구성요인을 3가지 쓰시오.

17. 의료기관의 특성 중에서 마케팅 개념 도입시 고려해야 할 특성 4가지를 쓰시오.

18. 의료서비스 과정에서 발행할 수 있는 의료과오와 의료과실을 설명하시오.

19. 의료관광시장은 시장 세분화 변수로 나눌 때 기준이 되는 시장세분화 변수 4가지를 쓰시오.

20. Caroll의 의료리스크관리 단계에서 리스크 통제방법을 3가지 쓰고 설명하시오.

● 2014년 1차

1. 리스크관리 통제의 정의 및 통제방법 5가지를 적고 설명하시오.

2. 고객만족관리 방법 중 RFM 기법에 대해 설명하시오.

3. 의료관광 컨시어지의 정의를 쓰고 종류를 4가지 쓰시오.

4. 환자가 입원 시 (A)를 작성하여야 하고, 선택진료를 받는 경우에는 (B)를 작성하여 병동에 제출하여야 한다.

5. 의료서비스의 핵심 상품과 보조서비스의 정의와 예를 한가지씩 쓰시오.

6. 의료관광시스템의 특징 4가지를 쓰시오.

7. 외국인환자의 검사, 치료, 퇴원과정에서 발생할 수 있는 위험요소 4가지를 쓰시오.

8. IMC 마케팅 정의와 전략수단 4가지를 쓰시오.

9. 서비스 품질 및 고객만족 측정에 사용되는 SERVQUAL측정요소 5가지를 쓰시오.

10. 행위별수가제, 포괄수가제의 장단점을 쓰시오.

11. 의료기관 인증제의 4가지 영역기준을 쓰시오.

12. JCI인증에서 환자 관련 기준에서 치료과정에 근접한 평가기준 2가지를 쓰시오.

13. 지상예약 및 수배업무의 처리과정 6가지를 쓰시오.

14. 국제의료보험 유형 4가지를 쓰시오.

15. 의료관광상품 중 중증환자를 대상으로 하는 상품은 (A)이며, 미용, 성형관광객을 대상으로 하는 상품은 (B)이다. 한방 치료상품은 (C)로 구분한다.

16. 의료서비스 유통경로 3가지를 쓰시오.

17. 최초 고객 상담에서 에이전시가 고객에게서 파악해야할 사항 5가지를 쓰시오.

18. 리스크 관리 주체 4가지 부문의 리스크관리 활동에 대해 설명하시오.

19. 의료진과 환자간의 의사소통 방해요인 4가지를 쓰시오.

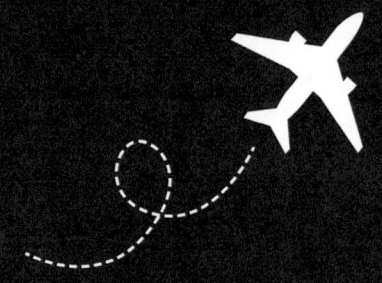

국제의료관광코디네이터 핵심꿀팁 문제

필기

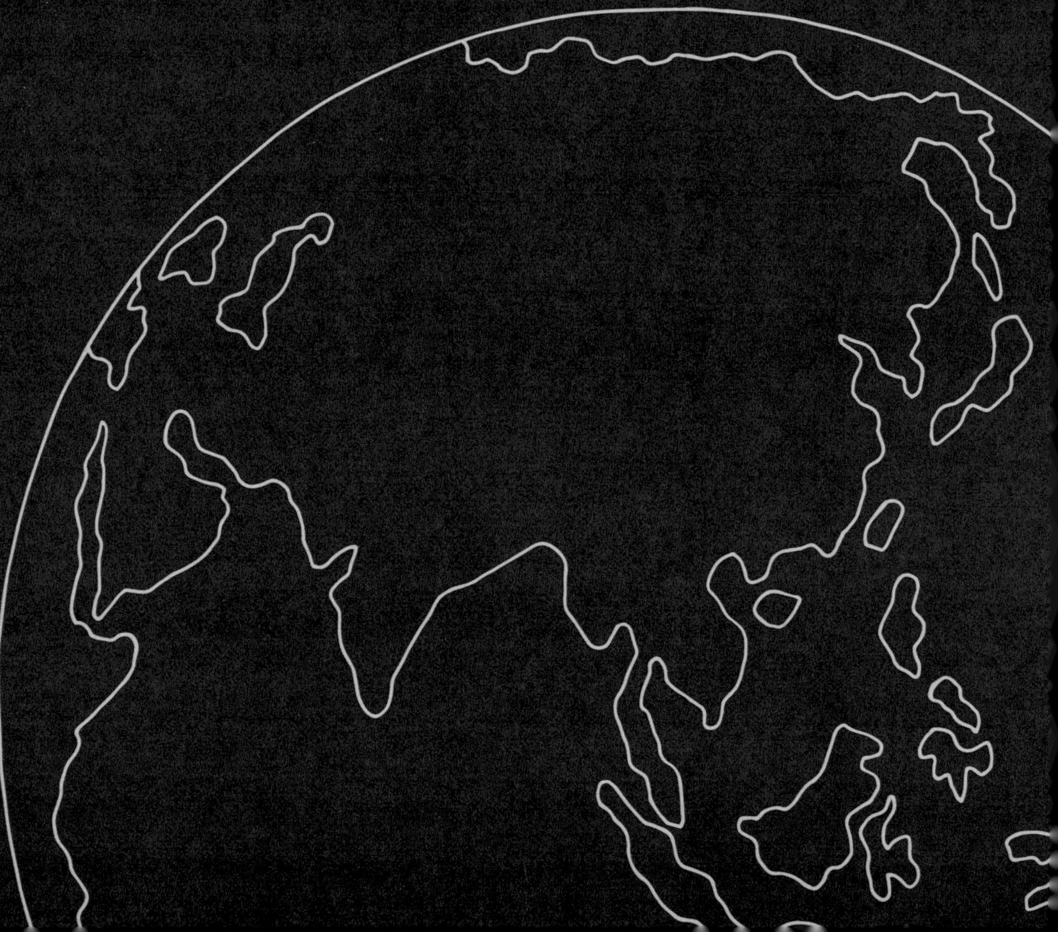

- **2022년 제1회** … 36

- **2021년 제2회** … 47
- **2021년 제1회** … 57

- **2020년 제2회** … 68
- **2020년 제1회** … 78

- **2019년 제2회** … 89
- **2019년 제1회** … 101

- **2018년 제2회** … 112
- **2018년 제1회** … 122

- **2017년 제2회** … 133
- **2017년 제1회** … 144

- **2016년 제2회** … 154
- **2016년 제1회** … 165

- **2015년 제2회** … 176
- **2015년 제1회** … 187

2022년 제1회

제1과목
보건의료관광행정

1.
국제의료관광코디네이터에게 요구되는 역량과 거리가 가장 먼 것은?

① 외국어능력
② 문화적 역량
③ 임상적 진단능력
④ 마케팅 지식과 능력

2.
의료 해외진출 및 외국인환자 유치 지원에 관한 법률 시행규칙상 외국인환자 유치의료기관이 시·도지사에게 보고하여야 하는 전년도 사업 실적 내용을 모두 고른 것은?

> ㄱ. 외국인환자의 외래 방문일수
> ㄴ. 외국인환자의 입국일 및 출국일
> ㄷ. 외국인환자의 진료과목, 입원기간
> ㄹ. 외국인환자의 국적, 성별 및 출생연도

① ㄱ, ㄴ, ㄷ
② ㄱ, ㄴ, ㄹ
③ ㄱ, ㄷ, ㄹ
④ ㄴ, ㄷ, ㄹ

3.
의료관광이 경제의 성장과 개발에 기여하는 요인으로 거리가 가장 먼 것은?

① 수명연장에 기여한다.
② 외화획득의 원천이 된다.
③ 조세수익의 원천이 된다.
④ 초기단계부터 보건투자에 기여한다.

4.
의료 해외진출 및 외국인환자 유치 지원에 관한 법률상 외국인환자 유치에 대한 등록에 관한 사항으로 옳은 것은?

① 외국인환자 유치에 대한 등록의 유효기간은 등록일부터 5년으로 한다.
② 외국인환자를 유치하려는 진료과목별로 전문의를 2명이상 두는 것을 원칙으로 한다.
③ 외국인환자 유치에 대한 등록 및 갱신의 절차 등에 필요한 사항은 보건복지부령으로 정한다.
④ 보건복지부 장관은 외국인환자 유치의료기관 및 외국인환자 유치업자에게 등록증을 발급하여야 한다.

5.
다음에서 설명하는 지표는?

> • 이 지표는 지역사회에 대한 병원의 신뢰도를 나타내는 지표로 높을수록 신뢰도는 높으며 각종 검사 촬영 등이 많아 수익적 측면에서 많은 도움이 된다.
> • 전체 외래환자 중 초진환자가 차지하는 비율을 나타낸다.

① 응급환자율(%)
② 병상회전율(%)
③ 병상이용률(%)
④ 외래환자 초진율(%)

6.
다음 특징에 해당하는 국가는?

> • 경제위기를 극복하기 위해 90년대부터 정부가 적극적으로 의료관광산업 육성
> • 아유르베다, 무술, 음식 등을 스파와 결합한 패키지상품인 문화스파(cultural spa) 개발

- 의료 서비스와 관광자원을 접목하여 자국의 브랜드 구축
- 전통적인 마사지 서비스를 주요 웰니스 관광 상품으로 활용

① 터키 ② 태국 ③ 일본 ④ 캄보디아

7.
의료사고 피해구제 및 의료분쟁 조정 등에 관한 법률상 의료분쟁의 조정 및 중재에 관한 설명 중 틀린 것은?

① 의료분쟁 조정의 신청기간은 의료사고의 원인이 된 행위가 종료된 날부터 10년으로 한다.
② 의료분쟁 조정의 신청기간은 피해자나 그 법정대리인이 그 손해 및 가해자를 안 날부터 5년으로 한다.
③ 조정부는 사건의 조정절차가 개시된 날부터 90일 이내에 조정 결정을 하여야 한다.
④ 의료분쟁의 당사자 또는 그 대리인은 보건복지부령으로 정하는 바에 따라 조정 중재원에 분쟁의 조정을 신청할 수 있다.

8.
Caroll(2009)이 분류한 의료기관에서 발생할 수 있는 리스크 유형에 대한 내용이 틀린 것은?

① 의료진 리스크 – 환자 위급시 대처부실
② 임상적 리스크 – 환자의 임상비밀 누출
③ 재정적 리스크 – 투자 손실, 치료비 미수
④ 자산관련 리스크 – 화재 및 자연재해 등으로 인한 자산 손실

9.
우리나라의 진료비 지불방식에 대한 설명으로 옳은 것은?

① 총액계약제와 일당진료비방식이 병행운영되고 있다.
② 행위별 수가제를 근간으로 일부 질병군에 대한 포괄수가제가 운영되고 있다.
③ 행위별수가제를 근간으로 인두제가 병행 운영되고 있다.
④ 일정기간 동안 공급자가 제공하는 의료 서비스에 대한 총비용을 사전에 책정하여 지불하는 총액계약제가 운영되고 있다.

10.
출입국관리법령상 체류자격 변경 허가에 관한 사항으로 ( )에 알맞은 기준은?

주한외국공관(대사관과 영사관을 포함한다)과 국제기구의 직원 및 그의 가족은 그 신분이 변경되어 체류자격을 변경하려는 사람은 신분이 변경된 날부터 ( )일 이내에 법무부장관의 체류자격 변경허가를 받아야 한다.

① 7 ② 30 ③ 60 ④ 90

11.
국제보험사가 피보험자 또는 의사, 의료기관 등에게 진료비 지불에 대하여 보증해 주는 서류로, 보험청구금 상환의 근거가 되는 것은?

① 지불 상세설명서 (EOP)
② 수혜 내역설명서(EOB)
③ 진료비 지불보증서(GOP)
④ 진료비 명세서(itemized bill)

12.
의료법상 의료광고에 관한 사항으로 옳은 것은?

① 수술장면 등 직접적인 시술행위를 노출하는 내용의 광고를 할 수 있다.
② 신의료기술에 대한 평가를 받지 않았더라도 신의료기술에 관한 광고를 할 수 있다.
③ 다른의료기관 개설자, 의료기관의 장 또는 의료인의 기능 또는 진료방법과 비교하는 내용의 광고를 할 수 있다.
④ 의료기관 개설자, 의료기관의 장 또는 의료인이 아닌 자는 의료에 관한 광고를 하지 못한다.

13.
재외동포의 출입국과 법적 지위에 관한 법률상 출입국과 체류에 관한 사항으로 틀린 것은?

① 재외동포 체류자격에 따른 체류기간은 최장 3년까지로 한다.
② 국내거소신고를 한 외국국적동포가 체류기간 내 출국하였다가 재입국하는 경우 재입국허가가 필요하다.
③ 대한민국 안의 거소를 신고하거나 그 이전신고를 외국국적동포에 대하여는 외국인등록과 체류지변경신고를 한 것으로 본다.
④ 재외동포체류자격을 부여받은 외국국적 동포의 취업이나 그 밖의 경제활동은 사회질서 또는 경제안정을 해치지 아니하는 범위에서 자유롭게 허용된다.

14.
의료분쟁은 다른 법적 분쟁과는 다르게 굉장히 특수한 성격을 띠고 있는데, 그 성격으로는 의료행위의 특수성, 의료소송의 특수성, 의료행위의 적법성이 있다. 다음 중 의료소송의 특수성 요소에 해당하지 않은 것은?

① 형사사건화 경향
② 낮은 책임 인정률
③ 낮은 화해(합의)비율
④ 폐쇄성으로 인한 입증곤란

15.
병원정보시스템의 주요 구성요소와 거리가 가장 먼 것은?

① 업무 및 재무 시스템
② 의무기록 시스템
③ 지역보건 시스템
④ 진료지원 시스템

16.
원무관리의 필요성이 증가하게 된 이유로 거리가 가장 먼 것은?

① 개인의원의 증가
② 진료과목 및 대상의 다양화
③ 병원 업무의 전문화 및 분업화
④ 의료보장제도의 확대 및 다변화

17.
리스크 관리 단계를 바르게 나열한 것은?

```
ㄱ. 리스크 대안 분석
ㄴ. 리스크 확인 및 분석
ㄷ. 리스크 관리방안 실행
ㄹ. 리스크 관리방안 선정
ㅁ. 리스크 관리방안 모니터링 및 개선
```

① ㄱ→ㄴ→ㄷ→ㄹ→ㅁ
② ㄱ→ㄴ→ㄹ→ㄷ→ㅁ
③ ㄴ→ㄱ→ㄷ→ㄹ→ㅁ
④ ㄴ→ㄱ→ㄹ→ㄷ→ㅁ

18.
다음 중 우리나라 건강보험제도의 특징으로 옳은 것은?

① 자율가입
② 장기보험
③ 보험급여 불균등
④ 보험료 징수의 강제성

19.
관광진흥법령 상 다음 (   )에 알맞은 내용은?

(   ) (이)란 국내 의료기관의 진료, 치료, 수술 등 의료서비스를 받는 환자와 그 동반자가 의료서비스와 병행하여 관광하는 것을 말한다.

① 의료관광
② 의료개발
③ 의료활성화
④ 의료프로세스

20.
리스크 관리의 기대효과와 거리가 가장 먼 것은?

① 손실비용 축소
② 조직성과에 기여
③ 조직원의 사기저하
④ 합리적이고 체계적인 대응

제2과목
보건의료서비스지원관리

21.
임금 차등의 정당한 근거로 볼 수 없는 것은?

① 기술의 차이
② 근무연수의 차이
③ 근무조건의 차이
④ 성장해온 문화의 차이

22.
의료서비스의 질 평가 중 과정적 접근에 기초한 질 관리 프로그램은?

① 신임제도
② 면허제도
③ 의료이용도 조사
④ 고객만족도 조사

23.
외국인환자가 자신의 건강습관과 인식의 문제점을 솔직히 나타내 보이는 행동은?

① 자기이해
② 자기수용
③ 자기개방
④ 자기주장

24.
사우디아라비아의 의료체계는?

① 포괄형
② 자유기업형
③ 복지지향형
④ 사회주의형

25.
의료체계에 대한 설명 중 **틀린** 것은?

① 사회보험방식 (National Health Insurance:NHI)은 보험료가 주요 운영 재원이다.
② 국가보건서비스 방식(National Health SErvices: NHS)은 조세가 주요 운영 재원이다.
③ 미국은 공적의료보장이 아닌 민영보험식의 의료체계 위주로 운영된다.
④ 국가보건서비스방식 (NHS)은 상대적으로 양질의 의료서비스를 제공할 수 있으나 국민의료비 억제기능이 취약하다는 단점을 가진다.

26.
의료서비스에 대한 설명 중 **틀린** 것은?

① 의료인 중심의 상품
② 진단과 치료가 본질적인 행위
③ 병원에서 제공되는 의료 및 진료행위
④ 보건관련 전문인에 의한 신체적·정신적 안녕상태 보존 행위

27.
다음을 통해서 측정되는 서비스 품질 요소는?

> · 병원은 약속대로 서비스를 제공한다.
> · 병원은 오류없는 서비스를 고집한다.

① 유형성
② 대응성
③ 신뢰성
④ 확신성

28.
진료비 지불제도의 유형 중 포괄수가제에 관한 설명으로 **틀린** 것은?

① 의료비를 절감할 수 있다.
② 환자의 재원일수가 증가한다.
③ 의료비의 사전 예측이 가능하다.
④ 진료비 청구 및 심사업무가 간소화된다.

29.
외국인환자의 입원 전 단계에 진행되는 업무가 **아닌** 것은?

① 수술동의서를 요청한다.
② 보험사 회원여부를 확인한다.
③ 보험사로부터 지불보증서를 수신한다.
④ 수술견적서를 동봉하여 지불보증서를 요청한다.

30.
SF-36척도는 어느 모델에 준한 것인가?

① 서브퀄모델
② MOS 모델
③ 도나베디안 모델
④ 건강관련 삶의 질 모델

31.
조직 내 비공식적 의사소통의 순기능과 거리가 먼 것은?

① 조직 구성원들 간의 유대감 형성
② 개인의 인사 정보를 신속하게 전달
③ 인간관계 향상 및 사교적 분위기 증진
④ 공식채널에서 다루지 못하는 저보와 아이디어 발굴 가능.

32.
세계보건기구(WHO)의 건강증진 원칙과 거리가 가장 **먼** 것은?

① 건강증진을 위한 환경개선 노력 지원
② 범사회적 동참을 유도하는 행정적 지원
③ 첨단 의료기기 활동의 확대로 건강증진을 위한 의료적 지원
④ 생활양식개선 등을 유도하는 건강증진 활동의 교육적 지원

33.
사증(VISA)발급 지원절차에 해당하지 **않는** 것은?

① 진료비 입금계좌의 파악
② 초청장 발급을 위한 공증
③ 환자 동행자 동반 여부의 파악
④ 대한민국 사증 소유 여부의 파악

34.
만성질환의 특징과 거리가 가장 **먼** 것은?

① 원인이 명확하다.
② 기능장애를 동반한다.
③ 호전과 악화를 반복한다.
④ 유병률이 연령증가와 비례한다.

35.
의원급 의료기관의 종류에 해당하지 않는 것은?

① 의원
② 치과의원
③ 한의원
④ 소아전문병원

36.
의료서비스의 특성으로 옳은 것은?

① 무형성이 높다.
② 저장성이 높다.
③ 수요예측이 가능하다.
④ 기대와 실제 성과의 일치성이 높다.

37.
의료관광 에이전시의 역할이 아닌 것은?

① 환자의 대변자(Advocate) 역할
② 의료기관들의 경쟁자(Rival)역할
③ 환자에 대한 교육자 (Educator)역할
④ 환자와 의료기관 연결의 다리(Bridge)역할

38.
외국인 환자에게 응대하는 방식으로 틀린 것은?

① 문화권별 차이를 인지한다.
② 환자의 표정에 의존해서 통증 정도를 파악한다.
③ 사전에 환자의 종교와 관련된 주의사항 (음식 등)을 숙지한다.
④ 통역이나 코디네이터만 보지 말고 직접 환자를 보면서 대화한다.

39.
의료진이 보호자와 의사소통 시 행동으로 적절하지 않은 것은?

① 보호자와 잦은 의사소통 시도
② 보호자의 비협조 시 직설적 비판
③ 진료과정에서 보호자의 중요성 인지
④ 환자나 보호자에게 상세한 설명 시도

40.
다음 설명이 의미하는 것은?

- 우발적 사고에 대한 손실 대비 및 경제적 필요를 충족시키기 위한 다수 경제주체의 공동기금 구성
- 피해자에게 상호부족의 성격으로 그 부담을 경감해주는 제도

① 환불
② 청구서
③ 보험
④ 진료비

제3과목
보건의료관광마케팅

41.
다음에서 설명하는 촉진예산 책정방법은?

- 제한된 자금을 갖고 있는 기업에서 촉진을 하기 위해 지나치게 많은 비용을 배분하지 않으려는 의도로 사용
- 매년 회사의 자금사정에 따라 책정되는 것이기 때문에 장기간에 걸친 마케팅 계획을 수립하기에는 부적함

① 매출액 비례법
② 경쟁자 기준법
③ 가용예산 활용법
④ 목표 및 과업 기준법

42.
다음 중 설문지의 개별문항으로 적합하지 않은 것은?

> ㄱ. 귀하의 성별은?
>   (1) 남자   (2) 여자
> ㄴ. 귀하의 본 한방건강검진 서비스의 적정가격은 어느 정도라고 생각하십니까?
>   (1) 10만원 미만
>   (2) 10만원~20만원
>   (3) 20만원~50만원
>   (4) 50만원 이상
> ㄷ. 귀하는 향후 한방건강검진 서비스를 받을 의향이 있으십니까?
>   (1) 있음   (2) 없음   (3) 모름
> ㄹ. 귀하의 자녀는 몇 명 입니까?
>   (1) 없음 (2) 1명 (3) 2명 (4) 3명이상

① ㄱ   ② ㄴ   ③ ㄷ   ④ ㄹ

43.
거시적 환경에 해당하지 않은 것은?

① 경쟁업체 환경
② 정치법률적 환경
③ 인구통계학적 환경
④ 사회문화적 환경

44.
신제품 개발 시 소비자들에게는 이미 널리 알려진 제품이지만 기업에게는 신제품으로 분류되는 유형은?

① 제품개선
② 재포지셔닝
③ 제품수명주기
④ 제품계열의 추가 및 확장

45.
의료관광상품의 평가 중 고객 내원 후 지원사항이 아닌 것은?

① 외국인 고객의 방문계획 수립을 지원한다.
② 외국인 고객을 위한 전담 의료진이 편성되어 있다.
③ 외국인 고객을 위한 전용 병동을 운영하고 있다.
④ 외국인 고객이 내원 시 담당 코디네이터가 에스코트 서비스를 제공한다.

46.
다음 중 마케팅 믹스의 차원이 다른 하나는?

① PR/홍보/광고
② 판매촉진
③ 웹 프로모션
④ 브랜드 네이밍

47.
유통과정에서 중간상의 역할과 거리가 가장 먼 것은?

① 생산자와 소비자 사이의 교환과정을 촉진하는 역할을 한다.
② 생산자와 소비자 사이에서 수요와 공급을 조절하는 역할을 한다.
③ 생산자에게 적정 이윤을 보장하는 역할을 한다.
④ 생산자와 소비자 사이의 접촉횟수를 줄이는 역할을 한다.

48.
다음 설명에 해당하는 것은?

> 다양한 분석기법을 활용하여 고객 데이터로부터 개별고객의 가치, 욕구, 행동 패턴 등을 예측하여 고객 만족을 위한 고객 관리 전략을 수립하고 고객과의 관계를 지속하는 마케팅 방식

① CRM   ② CSR   ③ RFM   ④ EDLP

49.
다음 중 상대적인 고가전략이 효과적인 경우는?

① 경쟁상대의 추격이 쉬울수록
② 기존 상품과 차별성이 작을수록
③ 서비스기업의 이미지가 낮을수록
④ 서비스품질 수준과 보장성이 높을수록

50.
통합적 마케팅 커뮤니케이션이 이루어지는 과정으로 옳은 것은?

① 발신자 → 메시지 → 부호화 → 수신자 → 해독화 → 반응 → 피드백
② 발신자 → 부호화 → 메시지 → 해독화 → 수신자 → 반응 → 피드백
③ 발신자 → 부호화 → 반응 → 수신자 → 해독화 → 매시지 → 피드백
④ 발신자 → 메시지 → 부호화 → 해독화 → 반응 → 수신자 → 피드백

51.
마케팅에서 시장크기를 분석하는 방법에 해당하는 것은?

① 시장수요예측
② 가격분석
③ 홍보분석
④ 포지셔닝

52.
시장세분화를 위한 소비자의 행동분석적 요인에 해당하지 않는 것은?

① 편익
② 생애주기
③ 제품사용경험
④ 제품의 사용정도

53.
다음 중 높은 선별성, 상호작용성, 저비용의 이점을 가지고 있는 광고 매체는?

① TV광고   ② 옥외광고
③ 인터넷 광고   ④ 인쇄매체광고

54.
유통경로전략을 수립할 때 일반적으로 직접유통경로 또는 유통단계의 축소를 선택하는 경우와 거리가 가장 먼 것은?

① 경쟁의 차별화를 시도할수록
② 제품이 표준화 되어있을수록
③ 제품의 기술적 복잡성이 클수록
④ 소비자의 지리적 분산정도가 낮을수록

55.
의료관광 신상품 개발 프로세스로 옳은 것은?

> ㄱ. 전략적 분석 및 계획
> ㄴ. 아이디어 창출
> ㄷ. 시장조사
> ㄹ. 상품콘셉트 개발 및 평가
> ㅁ. 신상품 개발 및 상품화

① ㄱ→ㄴ→ㄷ→ㄹ→ㅁ
② ㄱ→ㄷ→ㄴ→ㄹ→ㅁ
③ ㄴ→ㄱ→ㄷ→ㄹ→ㅁ
④ ㄴ→ㄱ→ㄹ→ㄷ→ㅁ

56.
마케팅커뮤니케이션 활동인 촉진믹스(Promotion mix)와 거리가 가장 먼 것은?

① 광고
② 구매시점 진열
③ PR(public relations)
④ 선별적 유통점포 개설

57.
다음 중 가격결정 방법과 거리가 가장 먼 것은?

① 판매유도 가격결정
② 원가중심 가격결정
③ 경쟁자 중심 가격결정
④ 소비자 중심 가격결정

58.
신상품의 테스트와 사후평가에 대한 설명으로 틀린 것은?

① 사후평가는 잠식화에 대한 분석까지 포함된다.
② 사후평가에는 신상품의 판매량 및 수익 예측이 포함된다.
③ 신상품 테스트에 실험시장기법이 포함되는 것이 바람직하다.
④ 실험시장기법은 전문가에게 신상품 시장전망을 묻는 기법이다.

59.
비공식적인 커뮤니케이션으로 구매의사 결정과정에서 의료관광객에게 의해 높은 신뢰성을 가진 정보로 간주되는 것은?

① PR   ② 구전   ③ 광고방송   ④ 텔레마케팅

60.
시장세분화의 조건과 이에 대한 설명으로 틀린 것은?

① 측정가능성 : 세분시장의 규모와 구매력을 측정할 수 있는 정도
② 접근가능성 : 일정기간 일관성 있는 특징을 지녀야 함.
③ 실체성 : 세분시장의 규모가 수익을 내기 충분해야함.
④ 실행가능성 : 세분시장 공략을 위한 마케팅믹스의 개발가능성.

제4과목
관광서비스지원관리

61.
공연안내서비스에 대한 설명으로 틀린 것은?

① 문화예술 매개체를 통한 접근이 직접적인 제품광고에 비해 소비자의 거부감을 높일 수 있다.
② 관광공연장업이란 관광객을 위하여 적합한 공연시설을 갖추고 공연물을 공연하면서 관광객에게 식사와 주류를 판매하는 업이다.
③ 문화예술은 여타 관련 산업의 소비를 진작시키는 파급효과를 가지고 있다.
④ 한국가의 경쟁력이 물질적, 경제적 요인에서 문화적 요인으로 전환되고 있다.

62.
한국표준산업분류상 음식점업(소분류)에 포함되지 않는 것은?

① 제과점
② 커피 전문점
③ 치킨 전문점
④ 출장 음식서비스업

63.
관광진흥법령상 관광객 이용시설업의 종류를 모두 고른 것은?

| ㄱ. 종합휴양업 |
| ㄴ. 관광펜션업 |
| ㄷ. 관광공연장업 |
| ㄹ. 자동차야영장업 |

① ㄱ, ㄷ
② ㄱ, ㄴ, ㄹ
③ ㄱ, ㄷ, ㄹ
④ ㄴ, ㄷ, ㄹ

64.
관광이벤트에 관한 설명으로 틀린 것은?

① 관광적인 요소와 테마를 지닌 것을 의미한다.
② 관광객을 유인할 수 있는 매력이 있어야 한다.
③ 관광상품 가치와 목적에 부합하지 않아도 된다.
④ 이벤트 성격이 독특하여 관광상품 매력을 발휘해야한다.

65.
항공업무에서 예약코드 중 "HS" 가 뜻하는 상태는 ?

① 대기자로 예약할 경우 사용하는 코드
② 좌석을 판매한 상태로 confirm을 나타내는 코드
③ 좌석 및 부대 서비스 요청 시 사용하는 가장 기본적인 요청코드
④ 해당항공사로는 취소 전문을 전송하지 않고 TOPAS PNR 상에서만 해당 여정 취소 코드

66.
Maslow의 인간욕구단계 중에서 관광객의 관광동기와 가장 연관성이 높은 것은?

① 생리적 욕구
② 사회적 욕구
③ 자아실현의 욕구
④ 소속과 애정의 욕구

67.
관광주체와 관광객체 사이를 연결해주는 관광매체가 아닌 것은?

① 여행사
② 교통수단
③ 관광안내소
④ 관광목적지

68.
관광 산업에 대한 설명으로 틀린 것은?

① 재화와 서비스를 생산하는 산업적, 상업적 활동의 총체이다.
② 관광욕구 만족을 위한 서비스 기업, 조직, 시설로 이루어진 집합체이다.
③ 재화와 서비스는 외래 관광객에 의해서만 소비된다.
④ 관광객의 체험을 구성하는 데 조합되는 모든 요소를 의미한다.

69.
관광종사원에 대한 설명으로 틀린 것은?

① 관광종사원은 업무의 영역을 폭넓게 파악해야한다.
② 관광종사원은 특별한 전문성을 갖추기 위해 투철한 관광마인드를 가져야 한다.
③ 관광종사원은 관광객을 간접적으로 대면하는 종사원을 말한다.
④ 관광종사원은 관광객과 함께 관광현장에 존재하고 관광객의 관광경험의 일부가 된다.

70.
관광자원의 유형별 특성에 대한 설명으로 틀린 것은?

① 위락적 관광자원은 이용자 중심형 자원으로서 인공적 시설물이 가미된 것을 말한다.
② 산업적관광자원 가운데 주목받는 것은 한 지역 혹은 생활문화를 엿볼 수 있는 재래시장이다.
③ 사회적관광자원은 유형의 자원도 있으나, 형태가 보이지 않는 무형의 자원도 다수 포함된다.
④ 자연적관광자원은 산림욕, 목장, 어촌, 농장 등으로서 훌륭한 자연교육의 기회를 제공한다.

71.
고객만족도 조사의 3원칙이 아닌 것은?

① 계속성의 원칙
② 정량성의 원칙
③ 정확성의 원칙
④ 서비스성의 원칙

72.
외식업의 특성과 거리가 가장 먼 것은?

① 신규진입장벽이 낮다.
② 소품종 대량생산의 주문판매사업이다.
③ 인적구성요소의 비중이 큰 노동집약적 산업이다.
④ 점포위치에 따라 경영에 영향을 받아 입지 지향적 특성을 가진다.

73.
호텔 경영방식에 의한 요금제도 중 경영자 입장에서 다음과 같은 장점이 있는 요금제도는?

- 객실수입 외 식음료매출 증대
- 식사고객의 수요예측이 가능하여 원가절감
- 한정된 메뉴작성으로 조리사에 대한 인건비 감소
- 회계절차 간소화

① 듀얼요금제도(Dual Plan)
② 미국식 요금제도(American Plan)
③ 유럽식 요금제도(European Plan)
④ 대륙식 요금제도(Continental Plan)

74.
관광산업에서 여행사의 시스템구조가 틀린 것은?

① 현지가이드- Tour conductor
② 소매 여행사- Retail Travel Agency
③ 현지 여행사- Local Travel Agency
④ 도매 여행사- Wholesale Travel Agency

75.
관광교통의 종류와 특징이 바르게 연결된 것은?

① 전세관광버스 : 대량인원수송이 가능하고 고속성이 특징을 갖고 있다.
② 크루즈 : 숙박,음식, 위락 등 관광객을 위한 시설을 갖추고 수려한 관광지를 여행한다.
③ 기차 : 가장 신속하고 안전하나 연착이 발생하는 경우가 빈번하여 정시성 확보가 어렵다.
④ 항공 : 가장 불안전하다는 특징을 갖고 있으며, 저가로 이동이 가능하고 쾌적하지않다는 단점이 있다.

76.
항공운송업에 대한 설명으로 틀린 것은?

① 부정기항공사는 비정기적으로 화물을 운송한다.
② 정기항공사의 주요 목적은 전세기를 운항하는 것이다.
③ 부정기항공운송사업은 정기항공운송사업외의 항공운송사업을 말한다.
④ 정기항공사란 한 지점과 다른지점 사이에 노선을 정하고 정기적으로 항공기를 운항하는 항공운송사업이다.

77.
관광진흥법령상 다음에서 설명하는 호텔업의 종류는?

배낭여행객 등 개별 관광객의 숙박에 적합한 시설로서 샤워장, 취사장 등의 편의시설과 외국인 및 내국인 관광객을 위한 문화, 정보 교류시설 등을 함께 갖추어 이용하게 하는 업

① 호스텔업
② 관광펜션업
③ 의료관광호텔업
④ 한국전통호텔업

78.
관광서비스의 특성이 아닌 것은?

① 무형성
② 계절성
③ 저장성
④ 생산과 소비의 동시성

79.
관광정보에 관한 설명으로 옳은 것은?

① 관광정보는 절대적이고 보편적인 가치를 전달한다.
② 관광객들은 관광정보를 통하여 관광자원을 인지하고 이해한다.
③ 관광정보는 공급측면에서 관광객의 욕구를 충족시키고 목적 지향적인 관광활동을 위하여 가치있는 형태로 처리, 생산, 전달되는 관광관련 정보이다.
④ 관광정보는 수요측면에서 관광객들이 관광행동을 선택, 결정하는데 필요로 하는 정보를 제공할 목적으로 관광객들의 경험에 대한 정보를 수집한다.

80.
세계관광기구(UNWTO)가 정한 관광객 (tourist)의 방문국 체류시간 기준은?

① 6시간이상
② 12시간 이상
③ 18시간 이상
④ 24시간 이상

● 2021년 제2회

제1과목
보건의료관광행정

1.
외국인환자에 대한 위기대응시스템 적용에 관한 설명으로 옳지 않은 것은?

① 외국인환자 국적별 관리방안을 모색하기보다 단일 관리 방안을 모색한다.
② 국내환자에 비해 외국인환자는 입국절차부터 진료 후 사후관리까지 세심한 점검 및 관리가 필요하다.
③ 외국인환자와의 의료분쟁 발생 시 국가 간 신뢰문제와 직결되므로 진료 시 발생할 수 있는 분쟁요소를 사전에 예방할 수 있는 방안이 필요하다.
④ 글로벌 시대 국제병원은 사전예방 및 사후대책 매뉴얼 관리를 통해 국내 신뢰도 및 국가 경쟁력을 확보하는데 노력해야 한다.

2.
의료 해외진출 및 외국인환자 유치 지원에 관한 법률상 '과도한 수수료 등의 제한'에 관한 설명으로 틀린 것은?

① 외국인환자 유치의료기관 외국인환자를 유치할 때 보건복지부장관이 고시한 수수료율의 범위를 초과하는 수수료를 요구하여서는 아니 된다.
② 보건복지부장관은 외국인환자 유치업자의 진료비 부과 실태를 조사하여 공개할 수 있다
③ 보건복지부장관이 고시한 수수료율의 범위를 초과하는 수수료를 제공받은 자는 3년 이하의 징역 또는 3천만원 이하의 벌금에 처한다.
④ 시·도지사는 과도하게 수수료를 제공받은 자를 관계 행정기관에 신고한 자에 대하여 예산의 범위에서 포상금을 지급할 수 있다.

3.
싱가포르 의료관광시장의 SWOT분석으로 거리가 가장 먼 것은?

① S : 외국어 의사소통 가능
② W : 인접국 의료관광객의 낮은 비중
③ O : 의료관광 수요의 증가
④ T : 의료관광 시장의 경쟁 심화

4.
우리나라 국민건강보험의 특징이 아닌 것은?

① 단기보험
② 보험료 부과의 형평성
③ 건강보험가입의 강제성
④ 보험급여의 차등성

5.
병원의 임상적 리스크 사전예방 정책이 아닌 것은?

① 의료인의 주의의무와 설명의무에 충실하도록 한다.
② 동의서나 진료계약서 등의 양식을 구체적이고 명확히 준비한다.
③ 위험요인별 사전 체크리스트를 준비하여 활용한다.
④ 양방과 한방의 협진진료 체계를 구축한다.

6.
우리나라 의료관광산업이 활성화된 배경으로 보기 어려운 것은?

① 의료시장의 글로벌화
② 국내의 의료자원의 과잉현상
③ 국내의 수요자 부족현상
④ 고부가 가치 산업

7.
의료사고 피해구제 및 의료분쟁 조정 등에 관한 법률상 의료분쟁조정위원회내 조정부는 사건의 조정절차가 개시된 날부터 며칠 이내에 조정결정을 하여야 하는가? (단, 조정결정의 연장일은 포함하지 않는다.)

① 120일 ② 90일 ③ 60일 ④ 30일

8.
다음 의료관광의 효과 중 목적지 국가의 긍정적 효과로 거리가 가장 먼 것은?

① 보험자의 비용절감
② 국민 낙수효과 기대
③ 외화수입 증대에 따른 국가경제에 기여
④ 보건산업 인프라 개선 및 의료기술의 발달

9.
외국의 의료기관 방문 전 안전사고의 피해자가 될 가능성을 인식하는 것을 뜻하는 것은?

① 신체적 리스크
② 심리적 리스크
③ 사회적 리스크
④ 시간적 리스크

10.
관광진흥법에서 사용하는 용어의 정의로 틀린 것은?

① "관광사업자"란 관광 사업을 경영하기 위하여 등록·허가 또는 지정을 받거나 신고한 자를 말한다.
② "기획여행"이란 여행업을 경영하는 자가 국내여행을 하려는 여행자를 위하여 여행의 목적지·일정, 여행자가 제공받을 서비스 내용과 그 요금 등을 미리 정하고 이에 참가하는 여행자를 모집하여 실시하는 여행을 말한다.
③ "관광지"란 자연적 또는 문화적 관광자원을 갖추고 관광객을 위한 기본적인 편의시설을 설치하는 지역을 말한다.
④ "회원"이란 관광사업의 시설을 일반이용자보다 우선적으로 이용하거나 유리한 조건으로 이용하기로 해당 관광사업자와 약정한 자를 말한다.

11.
국제의료관광의 이해관계자와 가장 거리가 먼 것은?

① 의료기관
② 정부기관
③ 인접 국가
④ 의료관광의 수요자

12.
의료 관광의 의사결정 과정을 '밀어내는 요인(push factor)'과 방문국가의 '유인하는 요인(pull factor)'으로 구분할 때 '밀어내는 요인'에 해당되지 않는 것은?

① 높은 의료비
② 짧은 대기시간
③ 낮은 의료수준
④ 제한적인 의료수준

13.
진료수입을 효율적으로 관리하기 위한 보고 및 통제 체계의 확립방안이 아닌 것은?

① 병원문화의 개선
② 견제기능의 도입
③ 진료비의 총괄관리를 위한 기능 도입
④ 악성 미수금의 조기발견을 위한 제도 도입

14.
의료인 측면에서 의료 리스크 예방을 위한 전략과 가장 거리가 먼 것은?

① 설명의무
② 주의의무
③ 결과예견의무
④ 결과포함의무

15.
병원이 외국인 환자에게 받아야 하는 입원 동의서에 관한 설명으로 옳지 않은 것은?

① 구체적이고 자세하게 해당 국가의 언어로 마련해야 한다.
② 의료인이 환자에게 충분한 설명을 한 후에 보호자로부터 직접 서명을 받아야 한다.
③ 입원에 따른 환자와 보호자의 책임이 명시되어 있어야 한다.
④ 의료분쟁 발생 시 절차 및 해결책 등의 정보가 명확히 기술 되어야 한다.

16.
상급종합병원에서 원무과 직원이 외래 접수 업무를 진행할 경우 확인사항으로 거리가 가장 먼 것은?

① 선택진료의사의 명단 확인서
② 산재보험환자의 요양승인 결정통보서
③ 요양급여절차에 따른 요양급여의뢰서와 신분증
④ 자동차보험환자의 해당 손해보험회사의 지불보증서

17.
A 병원의 허가병상은 기준병상이 440병상, 상급병상 300병상, 중환자실 40병상, 응급실 20병상일 때 일반병상의 비율은?

① 45% ② 50% ③ 35% ④ 60%

18.
의료서비스 상품의 특성이 아닌 것은?
① 무형성 ② 동시성 ③ 동질성 ④ 소멸성

19.
출입국관리법상 외국인 환자가 체류기간을 초과하여 계속 체류하려고 할 때 체류기간 연장 허가권자는?

① 보건복지부장관
② 문화체육관광부장관
③ 기획재정부장관
④ 법무부장관

20.
조직의 업무와 자원을 적절히 배정함으로써, 손실 발생 시 조직 전체가 충격을 받지 않도록 하는 리스크 통제 방법은?

① 손실 예방
② 손실의 격리
③ 위기 노출 회피
④ 비보험적 전가

제2과목
보건의료서비스지원관리

21.
의약품 정보활동과 가장 거리가 먼 것은?

① 약사위원회에서 사용되는 자료의 작성
② 적정 재고수준 유지를 위한 의약품 관리
③ 의사 및 의료관계자의 질문에 대한 정보제공
④ 의과대학 학생, 약학대학 학생, 인턴 등에 대학 교육과 정보 제공

22.
환자와 커뮤니케이션을 하는 의사가 제일 먼저 수집하는 정보는?

① 증상   ② 혈압   ③ x-ray   ④ 임상병리검사

23.
종합검진을 받는 외국인 고객을 대할 때 유의사항이 아닌 것은?

① 환자와의 비언어적 의사소통에 주의
② 병원의 최신 치료장비에 대한 지속적인 안내
③ 검진결과에 대한 추가 설명 필요시, 사전 안내
④ 낯선 검진 환경에 따른 환자의 스트레스 관리

24.
환자의 영양관리업무에 관한 설명으로 옳지 않은 것은?

① 의료인의 감독 하에서만 영양평가 가능
② 환자 입원 시 영상상태에 대한 신체 사정
③ 치료효과 제고를 위해 영양상담과 설명 제공
④ 치료식을 제공받는 환자에게 치료식사명과 제공 사유, 주의사항 등의 설명 제공

25.
환자와의 면담커뮤니케이션에서 더 많은 정보를 얻기 위해 "팔이 아프다고 하셨는데, 팔의 어떤 부위가 아프며 언제부터 아프신가요?"처럼 구체적으로 질문하였다면, 이는 어떤 면담 방법을 활용한 것인가?

① 개방식 질문법
② 초점 맞춤식 질문법
③ 건강관련 습관탐색법
④ 바꾸어 말하기법

26.
다음 중 시대적 배경이 다른 기관은?

① 혜민서   ② 전의감   ③ 대의감   ④ 활인서

27.
고객의 불만을 처리하는 행위를 통해 품질의 차이를 유발하는 서비스 단계는?

① 사전 서비스
② 사후 서비스
③ 제공직전 서비스
④ 제공시점 서비스

28.
재화에 대비되는 서비스의 특징이 아닌 것은?

① 비소멸성
② 무형성
③ 이질성
④ 생산과 소비의 동시성

29.
제조업 분야와 달리, 서비스업 분야에서 추가된 마케팅믹스 요소는?

① 상품　② 가격　③ 사람　④ 유통

30.
사회보험형 의료서비스 지불제도를 가지고 있는 국가는?

① 일본　② 미국　③ 영국　④ 덴마크

31.
의료진 간의 커뮤니케이션 방해요소로 볼 수 없는 것은?

① 역할 스트레스
② 의학용어의 사용
③ 자율성 확보를 위한 갈등
④ 의료 전문직 간의 상호이해 부족

32.
병원 조직의 갈등을 관리하는 방법이 아닌 것은?

① 타협　② 경쟁　③ 협력　④ 통합

33.
다음 중 대한민국에서 포괄수가제 적용을 받는 진료과목과 진료의 연결이 틀린 것은?

① 외과 - 치질 수술
② 안과 - 백내장 수술
③ 산부인과 - 인공수정 착상술
④ 이비인후과 - 아데노이드 수술

34.
의료광고에 대한 설명으로 옳은 것을 모두 고른 것은?

> ㄱ. 의료법인·의료기관 또는 의료인이 아닌 자도 의료에 관한 광고가 가능하다.
> ㄴ. 치료효과를 보장하는 등 소비자를 현혹할 우려가 있는 내용의 광고는 불가능하다.
> ㄷ. 수술 장면 등 직접적인 시술행위를 노출하는 내용의 광고는 불가능하다.
> ㄹ. 객관적으로 인정되지 아니하거나 근거가 없는 내용을 포함하는 광고가 가능하다.

① ㄱ, ㄴ　② ㄴ, ㄷ　③ ㄷ, ㄹ　④ ㄱ, ㄹ

35.
우리나라 의사인력에 대한 설명으로 틀린 것은?

① 전문의의 개업 비율이 높다.
② 전문의가 일반의에 비해 월등히 많다.
③ 의사의 다수가 의원에 종사하고 있다.
④ 인구 1000명당 의사수는 OECD국가 평균에 비해 많은 편이다.

36.
의료전달체계상 1단계 요양급여기관에서 상위 단계 요양급여기관에 이송 시 진료의뢰서 없이 진료를 받을 수 있는 경우를 모두 고른 것은?

> ㄱ. 분만　　　ㄴ. 치과 요양급여 환자
> ㄷ. 응급환자　ㄹ. 혈우병 환자

① ㄱ, ㄷ　② ㄴ, ㄹ　③ ㄱ, ㄴ, ㄷ　④ ㄱ, ㄴ, ㄷ, ㄹ

37.
커뮤니케이션의 주요 구성요소가 아닌 것은?

① 환경　② 채널　③ 송신자　④ 메시지

38.
리스크 관리 대안 중 의료기관이 배상책임보험에 가입하는 것이 해당되는 것은?

① 손실의 격리
② 리스크 보존
③ 리스크 전가
④ 위기노출 회피

39.
GATS(서비스 교역에 관한 일반 협정)의 분류에 따라 한 회원국의 서비스 공급자가 다른 회원국의 영토 내에서 서비스를 공급하는 것을 무엇이라고 하는가?

① 해외 소비(consumption abroad)
② 국경 간 공급(cross-border supply)
③ 상업적 주재(commercial presence)
④ 자연인의 이동(presence of natural person)

40.
공중보건의 특징이 <u>아닌</u> 것은?

① 치료의학   ② 질병예방
③ 수명연장   ④ 건강증진

제3과목
보건의료관광마케팅

41.
다음 전자상거래 유형 중 판매가격의 유연성이 <u>없는</u> 방식은?

① 카탈로그 가격방식
② 경매방식
③ 가격 흥정 방식
④ 역경매방식

42.
의료관광객의 구매행동에 영향을 미치는 요인과 가장 거리가 <u>먼</u> 것은?

① 심리적 요인
② 사회적 요인
③ 문화적 요인
④ 자연 환경적 요인

43.
국외여행 패키지를 원가에 가깝게 낮은 가격으로 판매하고 현지에서 선택여행 제품을 비싸게 판매하여 수익을 창출하는 가격 결정전략은?

① 제품계열 가격결정
② 사양제품 가격결정
③ 종속제품 가격결정
④ 묶음제품 가격결정

44.
다음의 고객 분석에 관한 설명 중 <u>틀린</u> 것은?

① RFM분석은 고객과의 커뮤니케이션에 초점을 둔 분석이다.
② RFM에서 R은 recency의 약자로 최근 구매일 관련 자료이다.
③ 평생고객가치는 고객의 등급을 정하는 기준을 제공한다.
④ 고객평생가치는 고객이 기업과의 평생 거래에서 얻는 가치이다.

45.
다음 중 성격이 다른 판매촉진 도구는?

① 할인쿠폰   ② 사은품   ③ 샘플   ④ 추첨

46.
다음 설명이 나타내는 것은?

> 의료서비스의 물리적 특성을 변경하지 않고, 의료의 질 또는 상품 브랜드 등 영업방법상의 특징을 변화하여 소비자를 새롭게 조정하는 것

① 의료서비스 수정
② 의료서비스 재포지셔닝
③ 의료서비스 추가
④ 혁신상품 개발

47.
마케팅 환경 분석에서 거시적 환경요인과 거리가 가장 먼 것은?

① 정치적 요인
② 기술적 요인
③ 사회문화적 요인
④ 시장점유율 요인

48.
다이렉트 마케팅은 고객관계관리(CRM)에서 매우 중요한 수단이다. 다음 중 관계마케팅과 전통적 마케팅의 차이에 관한 설명으로 옳지 <u>않은</u> 것은?

① 관계마케팅: 고객유지 지향,
   전통적 마케팅 : 단순판매 지향
② 관계마케팅 : 고객가치 중심,
   전통적 마케팅 : 제품특성 중심
③ 관계마케팅 : 품질에 대한 생산직원의 관심,
   전통적 마케팅 : 품질에 대한 전 직원의 관심
④ 관계마케팅 : 장기적 전망,
   전통적 마케팅 : 단기적 전망

49.
의료서비스 상품의 수명주기 중 해당 서비스산업이 급속하게 성장하여 새로 개발한 서비스를 제공하고 있는 대부분 병원의 현금흐름이 흑자가 되는 상황을 볼 수 있는 단계는?

① 도입기   ② 성장기   ③ 성숙기   ④ 쇠퇴기

50.
기업이 신제품을 개발하여 시장에 진출하고자 할 때 가장 빠르게 시장에 진입할 수 있는 방법은?

① 라이센스
② 합병
③ 내부개발
④ 프랜차이즈

51.
다음 사례의 표본추출방법은?

> 한방의료관광 경험자를 대상으로 고객만족도 조사를 하기 위해 학력과 연령, 성별에 따라 분류하고 각 집단의 크기에 비례하는 수만큼 무작위로 추출하였다.

① 판단표본추출법(judgment sampling)
② 할당표본추출법(quota sampling)
③ 층화표본추출법(stratified sampling)
④ 계통표본추출법(systematic sampling)

52.
신상품 컨셉트 개발 후 목표 부합 여부를 판단하는 사업성 평가 방식으로 가장 적합한 것은?

① 총 이익 추정
② 총 매출액 추정
③ 총 비용 추정
④ 총 인건비 추정

53.
일반재화와 비교한 의료서비스의 특징으로 틀린 것은?

① 유통경로가 다르다.
② 품질의 평가가 상대적으로 어렵다.
③ 수요와 공급의 통제 및 제한이 많다.
④ 가격 경쟁이 빈번하게 발생한다.

54.
의료광고 금지 규정 위반 여부의 필수 심의 대상이 <u>아닌</u> 것은?

① 전광판 광고
② 현수막 광고
③ 홈페이지 주소 정보제공 광고
④ 인터넷 뉴스서비스 광고

55.
표적시장 선정 시 기업이 선택할 수 있는 마케팅 전략과 그에 대한 설명으로 옳지 않은 것은?

① 표적시장 선정 시 기업이 선택할 수 있는 마케팅 전략은 무차별적 마케팅, 차별적 마케팅, 집중적 마케팅으로 구분된다.
② 무차별적 마케팅 전략은 세분시장 간의 차이를 무시하고 하나의 제품으로 전체시장을 공략하는 전략이다.
③ 집중 마케팅은 여러 개의 표적시장을 선정하고 각각의 표적시장에 적합한 마케팅 전략을 개발한다.
④ 차별화 마케팅 전략은 소비자의 경제력과 연령 등에 따라 소비자들을 나누고 각 시장의 특성에 맞는 제품을 생산하고 이를 판매하는 마케팅 전략이다.

56.
다음의 마케팅 믹스전략 중 가장 소극적인 것은?

① 기존의 상품을 경쟁자보다 약간 저렴하게 판매한다.
② 차별화된 서비스상품으로 표적시장을 집중 공략한다.
③ 기존에 없던 서비스상품을 최초로 개발하여 출시한다.
④ 경쟁상대를 재포지셔닝 시켜 자사 서비스를 차별화한다.

57.
커뮤니케이션과정 순서로 올바른 것은?

① 발신자 → 메시지 → 부호화 → 수신자 → 해독화 → 반응 → 피드백
② 발신자 → 부호화 → 메시지 → 해독화 → 수신자 → 반응 → 피드백
③ 발신자 → 부호화 → 수신자 → 해독화 → 반응 → 메시지 → 피드백
④ 발신자 → 메시지 → 해독화 → 부호화 → 수신자 → 반응 → 피드백

58.
단일상품보다 다수상품들로 상품라인을 구성하는 이유와 거리가 가장 먼 것은?

① 소비자욕구의 충족
② 원가우위 확보
③ 소비자의 가격민감도
④ 경쟁자 진입의 저지

59.
다음 특징을 가지는 소비재 유형은?

- 소비자 구매행동 : 강력한 상표 선호성과 충성도
- 유통 : 시장지역에 소수의 판매점으로 독점적인 유통

① 편의품   ② 선매품
③ 전문품   ④ 비탐색품

60.
다음 중 웰니스(wellness) 관광객 유형에 해당되는 것은?

① 중증치료 목적 추구
② 경증의료 목적 추구
③ 일반 관광 목적 추구
④ 의료 및 휴양 목적 추구

제4과목
관광서비스지원관리

61.
문화이벤트와 가장 거리가 먼 것은?

① 퍼레이드　② 종교행사
③ 산업전시회　④ 축제

62.
국제관광통계에서 제외되는 비관광객에 해당하는 사람은?

① 국경지대에 거주하면서 인접국에 수시로 출·입국하는 국경 통근자
② 친지방문, 보양을 위해 여행을 하는 사람
③ 사업상의 이유로 여행하는 사람
④ 24시간 이상 체재하며, 방문목적이 오락 스포츠, 회의 참석 등인 자

63.
대음 설명에 해당하는 호텔경영 방식은?

> 본사와 가맹점 간 계약을 맺어 본사는 상표권과 전반적 시스템 및 경영 노하우를 제공하고, 가맹점은 그에 따른 수수료를 지불하는 형태로 가맹점의 경영권은 독립성이 유지된다.

① 단독경영　② 임차경영
③ 위탁경영　④ 프랜차이즈경영

64.
관황진흥법령상 관광호텔업의 정의로 옳은 것은?

① 관광객의 숙박에 적합한 시설을 갖추어 관광객에게 이용하게 하고 숙박에 딸린 음식·운동·오락·휴양·공연 또는 연수에 적합한 시설 등을 함께 갖추어 관광객에게 이용하게 하는 업
② 한국 전통의 건축물에 관광객의 숙박에 적합한 시설을 갖추거나 부대시설을 함께 갖추어 관광객에게 이용하게 하는 업
③ 관광객의 숙박에 적합한 시설을 소규모로 갖추고 숙박에 딸린 음식·운동·오락·휴양 또는 연수에 적합한 시설을 함께 갖추어 관광객에게 이용하게 하는 업
④ 의료관광객의 숙박에 적합한 시설 및 취사도구를 갖추거나 숙박에 딸린 음식·운동 또는 휴양에 적합한 시설을 함께 갖추어 주로 외국인 관광객에게 이용하게 하는 업

65.
관광안내소의 역할이 아닌 것은?

① 휴식을 취할 수 있는 휴게공간을 관광객에게 제공한다.
② 교통, 숙박, 공연 등에 대한 예약서비스를 관광객에게 제공한다.
③ 관광 정보를 관광객에게 제공한다.
④ 방문객을 공항에서 픽업하여 관광을 시켜 준다.

66.
전자항공권의 장점과 가장 거리가 먼 것은?

① 항공권 분실을 걱정할 필요가 없다.
② 종이 항공권 수령 시 발생할 수 있는 부대비용(우편료 등)이 발생하지 않는다.
③ 여러 사람의 여정/운임 영수증을 한 장으로 사용할 수 있다.
④ 항공사에서 전자항공권에 대한 특별할인 요금을 적용하여 종이항공권에 비해 저렴할 수 있다.

67.
외식산업의 성장요인과 가장 거리가 먼 것은?

① 경제성장과 국민소득 증대
② 여성의 사회진출 증가
③ 포장기술 및 설비의 발달
④ 수입규제 및 대내외적 경쟁력 약화

68.
항공사업법령상 항공운송사업자에 해당하지 않는 것은?

① 국내항공운송사업자
② 국제항공운송사업자
③ 항공기 사용사업자
④ 소형항공운송사업자

69.
표준 여행약관상 계약의 구성에 해당하는 내용의 ( )에 적합한 것은?

| 여행계약은 여행계약서와 여행약관, ( )를 계약내용으로 한다. |

① 결제영수증   ② 여권
③ 여행일정표   ④ 여권용 사진

70.
관광사업의 파급효과가 아닌 것은?

① 국제수지 개선효과
② 국외 산업 진흥효과
③ 문화 관광자원 보호효과
④ 소득창출 및 지역경제 활성화효과

71.
관광진흥법령상 관광객 이용시설업은?

① 여객자동차터미널시설업
② 관광식당업
③ 관광극장유흥업
④ 관광공연장업

72.
의료관광에 대한 설명 중 옳지 않은 것은?

① 의료관광이란 건강을 위한 병원치료와 휴양 및 여가, 문화체험 등 다목적 관광을 일컫는다.
② 의료관광서비스 이용 가격이 일반 관광서비스에 비해 저렴한 편이며, 체류 일수가 짧은 편이다.
③ 의료관광 활성화를 위해 인프라 구축 및 법적 규제 완화, 의료관광 상품개발 등이 필요하다.
④ 의료관광 상품은 질병치료, 미용성형의료, 휴양의료, 전통의료 등으로 분류된다.

73.
FIT를 대상으로 한 아웃바운드 여행사의 수입원이 되기 어려운 것은?

① 선택관광 알선 수수료
② 숙박시설 알선 수수료
③ 쇼핑 알선 수수료
④ 항공권 판매 수수료

74.
다음 설명에 해당하는 것은?

| 교통약자 및 출입국우대자는 항공사의 체크인 카운터에서 대상자임을 확인 받은 후 전용 출국장을 이용할 수 있다. |

① 셀프체크인   ② 셀프 백드랍
③ 패스트트랙   ④ 자동출입국심사

75.
비수기 수요의 개발, 예약시스템의 도입 등은 관광서비스 특징 중 어떤 문제점을 극복하기 위한 전략으로 볼 수 있는가?

① 소멸성   ② 무형성
③ 비분리성   ④ 이질성

76.
다음 ( )에 알맞은 것은?

| 관광진흥법상 ( )란 관광객의 이해와 감상, 체험 기회를 제고하기 위하여 역사·문화·예술· |

자연 등 관광자원 전반에 대한 전문적인 해설을 제공하는 자를 말한다.

① 국내여행안내사 ② 관광통역안내사
③ 국외여행인솔자 ④ 문화관광해설사

77.
자차 대여사업 (rent a car)의 수요를 촉진시키기 위한 방법으로 가장 거리가 먼 것은?

① 영업 거점의 확충
② 영업시간의 확대
③ 여행사와 제휴강화
④ 정가 요금제도 도입

78.
다음에서 설명하는 관광의 유형은?

재난과 참상지를 보며 반성과 교훈을 얻는 관광으로, 미국 뉴욕 9.11테러 현장인 그라운드 제로나 유대인 학살 현장인 아우슈비츠 수용소를 관광자원화 한 것을 예로 들 수 있다.

① Peace Tourism
② Dark Tourism
③ Heritage Tourism
④ Cultural Tourism

79.
다음 설명에 해당하는 서비스는?

식당에 Open Kitchen 을 조성하여 고객이 직접 조리과정을 지켜볼 수 있으며, 빠른 식사 제공이 가능하다.

① 프렌치 서비스(French Service)
② 게리동 서비스(Gueridon Service)
③ 아메리칸 서비스(American Service)
④ 카운터 서비스(Counter Service)

80.
관광에 관한 설명으로 옳지 않은 것은?

① 일상 생활권을 벗어나 다시 일상생활로 돌아올 때까지의 과정이다.
② 일반적으로 개인의 욕구충족을 위해 행하는 활동이다.
③ 관광지에서의 활동은 자발적인 선택으로만 이루어진다.
④ 관광지의 고유한 문화를 경험하는 활동이다.

● **2021년 제1회**

제1과목
보건의료관광행정

1.
영국과 캐나다와 같은 NHS제도를 가진 나라에서 의료관광객을 송출 할 경우 기대할 수 있는 효과에 대한 설명으로 거리가 먼 것은?

① 의료관광객으로부터 외화수입을 기대할 수 있다.
② 의료관광객들이 신속한 서비스 혜택을 누릴 수 있다.
③ 자국에 있는 환자들의 대기행렬을 줄여주는 효과가 있다.
④ 자국에 없는 서비스나 더 나은 서비스를 받을 수도 있어 환자의 선택 폭이 넓어지는 효과가 있다.

2.
진료예약제의 효과로 가장 거리가 먼 것은?

① 이용자 만족의 증대
② 병원이용 환자 감소
③ 병원관리의 용이성
④ 업무능률의 향상

3.
원무관리의 필요성에 대한 설명으로 거리가 먼 것은?

① 의원의 증가
② 의료수요의 증가
③ 의료조직의 복잡화
④ 의료보장제도의 확대

4.
인구가 초고령화 되면서 자연스럽게 건강에 대한 관심이 증가하게 된다. 이러한 결과로 나타나는 현상으로 가장 적합한 것은?

① 의료비 증가에 대한 고민 증대
② 글로벌 의료 거버넌스 보편화
③ 민간의료 활성화에 대한 강한 욕구 발생
④ 보건의료서비스의 강한 글로벌화 유도 경향

5.
환자가 입원결정을 하여 입원진료를 위해 발급받는 문서는?

① 입원약정서
② 입원접수증
③ 입원결정서
④ 요양급여명세서

6.
의료서비스의 특성이 아닌 것은?

① 정보의 대칭성
② 의료수요발생의 예측 불가능성
③ 외부효과의 존재
④ 의료공급의 비 탄력성

7.
다음 중 무형적 특성의 한방의료관광자원에 해당하는 것은?

① 한방전통음식
② 사상체질분류
③ 십전대보탕
④ 약초(허브)

8.
재외동포의 출입국과 법적 지위에 관한 법령상 건강보험 적용에 관한 내용 중 ( )에 알맞은 것은?

> 주민등록을 한 재외국민과 국내거소신고를 한 외국국적동포가 ( ) 이상 대한민국 안에 체류하는 경우에는 건강보험 관계 법령으로 정하는 바에 따라 건강보험을 적용 받을 수 있다.

① 30일　② 45일　③ 60일　④ 90일

9.
다음 중 수급권자에 대한 진료, 조제 또는 투약을 담당하는 의료급여기관을 모두 고른 것은?

> ㄱ. 「지역 보건법」에 따라 설치된 보건소
> ㄴ. 「농어촌 등 보건의료를 위한 특별조치법」에 따라 설치된 보건진료소
> ㄷ. 「약사법」에 따라 설립된 한국 희귀. 필수 의약품 센터

① ㄱ, ㄴ　② ㄱ, ㄷ
③ ㄴ, ㄷ　④ ㄱ, ㄴ, ㄷ

10.
Caroll이 제시한 의료기관에서 발생할 수 있는 리스크의 유형 중 임상적 리스크에 해당하는 것은?

① 의료진과 병원 간 소송
② 환자의 임상정보 비밀 누출
③ 자연재해로 인한 병원 자산 손실
④ 치료비 미수

11.
의료 해외진출 및 외국인환자 유치 지원에 관한 법령상 지정 유치기관 표시에 관한 설명으로 옳지 <u>않은</u> 것은?

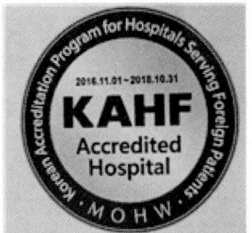

① 보건복지부장관이 외국인환자 유치의료기관 및 외국인환자 유치업자를 평가하여 일정수준을 충족한 유치기관으로 지정하였음을 나타내는 표시이다.
② 지정표시는 이미지의 변질이나 왜곡이 없도록 정확하게 재생하여 사용하여야 한다.
③ 지정표시를 재생할 때에는 원칙적으로 사진제판 방식, 투사복제 방식 또는 컴퓨터를 이용한 원고 출력방식에 따라야 하며, 특별히 크게 확대하여 사용하는 경우에는 그리드 스케일 비례규정에 맞게 재생하여야 한다.
④ 지정 표시의 색상은 적용매체와 상관없이 동일한 전용색상을 표현해야 한다.

12.
다음 중 의료리스크 측정 척도에 속하지 <u>않는</u> 것은?

① 과정비용(PC)
② 제한시간(LT)
③ 표준부합성(CTS)
④ 목적적합성(FFP)

13.
의료서비스 제공과정에서 조직을 둘러싼 모든 위기 상황에 대한 사전 대응방안을 마련함으로써 보다 종합적이고 효율적인 안전대책을 구축하는 것은?

① 위험조정(Risk Control)
② 위험예방(Risk Prevention)
③ 위험관리(Risk management)
④ 위험파악(Risk Identification)

14.
효과적인 퇴원계획으로 얻을 수 있는 효과가 <u>아닌</u> 것은?

① 입원기간의 단축
② 입원비용의 감소
③ 재입원의 필요성 증대
④ 가정으로의 복귀나 다음 단계 시설로의 이동에 있어 편안함 부여

15.
외국 보험사에 진료비 청구 시 보험청구서 이외에 일반적으로 첨부되는 서류에 해당하지 <u>않는</u> 것은?

① 지불 요구서
② 영문진단서
③ 세부 진료비 명세서
④ 예약확인증명서

16.
출입국관리법령상 의료관광 비자를 발급받은 단기체류환자가 국내에 있는 최대 기간은?

① 30일   ② 60일   ③ 90일   ④ 120일

17.
외국인 의료사고에 대해 신속하고 공정한 피해구제 조정신청을 할 수 있는 곳은?

① 법원
② 의료심사조정위원회
③ 소비자분쟁조정위원회
④ 한국의료분쟁조정위원회

18.
의료법상 의료인을 모두 고른 것은?

> ㄱ. 의사
> ㄴ. 치과의사
> ㄷ. 한의사
> ㄹ. 조산사
> ㅁ. 간호사
> ㅂ. 의료기사

① ㄱ, ㄴ, ㄹ
② ㄱ, ㄴ, ㄷ, ㅂ
③ ㄱ, ㄴ, ㄷ, ㄹ, ㅁ
④ ㄱ, ㄴ, ㄷ, ㅁ, ㅂ

19.
의료관광 코디네이터 자질 중에서 언어에 대한 능력에 해당하지 않는 것은?

① 외국어 교육(teaching) 능력
② 외국어 구사(speaking) 능력
③ 외국어 작문(writing) 능력
④ 외국어 읽기(reading) 능력

20.
A병원의 4월 중 성인과 소아의 총 퇴원환자가 300명(사망포함)이었고, 총 재원일수는 2700일이었다. 평균 재원일수는?

① 7일   ② 8일   ③ 9일   ④ 10일

제2과목
보건의료서비스지원관리

21.
외국인환자에게 의료관광상품 판매를 위한 대화시 첫 단계는?

① 설득
② 신뢰형성
③ 전략적 질문
④ 아이스 브레이킹

22.
병원에서 일대일 커뮤니케이션을 수행하기 위한 단계로 가장 적합한 것은?

> ㄱ. 말하고자 하는 메시지가 정확하게 제대로 전달되고 있는가?
> ㄴ. 메시지의 발송 수단은 적절한가?
> ㄷ. 송신자에게 의도하는 메시지가 수신자에게 접수되었는가?
> ㄹ. 수신자의 반응과 피드백은 있는가?
> ㅁ. 각각의 메시지별로 정확하게 이해되고 있는가?

① ㄱ → ㄴ → ㄷ → ㄹ → ㅁ
② ㄴ → ㄱ → ㄹ → ㄷ → ㅁ
③ ㄱ → ㄴ → ㅁ → ㄹ → ㄷ
④ ㄹ → ㄴ → ㄱ → ㅁ → ㄷ

23.
아시아권 환자들이 의료관광 의사결정시 주로 이용하는 정보원천은?

① 친구, 가족
② 신문, 잡지
③ 병원 웹사이트
④ 의료관광 유치업자

24.
다음 중 감염병 유행의 필수 요소가 아닌 것은?

① 숙주   ② 환경
③ 병원체   ④ 감염병에 대한 위협감

25.
병원 고용관계의 특징이 <u>아닌</u> 것은?

① 단일임금체계
② 직종의 다양성
③ 쟁의행위의 제한
④ 근무시간의 다양성

26.
병원의 고유 기능과 가장 거리가 <u>먼</u> 것은?

① 진료
② 교육
③ 임상연구
④ 고용기회 제공

27.
환자와의 의사소통에 사용되는 비언어적인 요소가 <u>아닌</u> 것은?

① 얼굴표정과 화장
② 표준어와 사투리
③ 자세와 복장상태
④ 액세서리와 헤어스타일

28.
건강보험의 도덕적 해이를 예방하기 위한 방식이 <u>아닌</u> 것은?

① 공제제
② 인두제
③ 급여상한제
④ 급여제한 조항

29.
의료관광 서비스와 관련한 환자 가족의 역할이 <u>아닌</u> 것은?

① 의료서비스 제공자
② 여행계획 수립의 항해사
③ 보살핌을 제공하는 동반자
④ 의사와 환자 간 의사소통의 지식브로커

30.
응급환자가 발생한 경우 진단검사의학실에서 시행하는 혈액검사는 검체수집부터 결과보고까지 몇 분 이내의 검사소요시간(Turn Around Time)을 유지해야 하는가?

① 30분
② 1시간
③ 1시간 30분
④ 2시간

31.
외국인환자가 보내온 임상자료가 메인서버에 저장되는 과정에서 오류가 발생한 경우, 대처방안으로 <u>틀린</u> 것은?

① 환자에게 상황을 설명한다.
② 고객이 갖고 온 원본 파일을 확인한다.
③ 환자의 ID번호 오류가 있는지 확인한다.
④ 한국 의료기관 담당 의사에게 문의 연락을 한다.

32.
미국 JCAHO의 영양서비스 관련 평가기준 중 환자치료에 해당하는 세부기준을 모두 고른 것은?

> ㄱ. 진료과정 중 환자 영양상태 평가
> ㄴ. 영양 및 치료사에 대한 식사상담 제공
> ㄷ. 병원조직 내 영양관리 업무의 방법과 절차의 표준화
> ㄹ. 영양적으로 위험이 있다고 판단된 모든 환자에 대한 다각적인 영양치료계획 수립

① ㄱ, ㄴ
② ㄴ, ㄷ
③ ㄷ, ㄹ
④ ㄱ, ㄹ

33.
병원의 의료수요를 추계하는 대표 지표로서 지역주민의 특정 병원 이용 선호도를 의미하는 것은?

① 친화도
② 병상이용율
③ 병상회전율
④ 외래환자초진율

34.
서비스의 특성에 대한 설명으로 **틀린** 것은?

① 서비스는 다른 장소로 옮길 수 있다.
② 서비스는 매번 동일한 내용과 수준이 되기 힘들다.
③ 서비스는 고객의 참여 없이 일방적으로 이루어지기 어렵다.
④ 서비스는 저장할 수 없기 때문에 정해진 서비스 상황이 지나면 사라진다.

35.
진료목적의 비자(의료관광비자)발급 지원과 관련하여 옳은 것은?

① 비자를 발급받았으면 유효기간 확인은 사본으로도 가능하다.
② 비자 발급은 출입국 사무소에 신청가능하고 개인 신청도 가능하다.
③ 병원 초청장 발급과 관련하여 일반적으로 선입금을 요구할 수 없다.
④ 체류기간은 보통 60일에서 최장 3년이다.

36.
양질의 의료를 구성하는 특징이 <u>아닌</u> 것은?

① 접근성(Accessibility)
② 서비스 품질(Quality)
③ 무형성(Intangibility)
④ 포괄성(Comprehensiveness)

37.
보건의료체계의 특성으로 가장 적합한 것은?

① 수요예측 가능성
② 서비스공급의 탄력성
③ 지식과 정보의 대칭성
④ 소비적 요소와 투자적 요소의 혼재

38.
병원의 진료예약제는 의료서비스의 어떤 특성을 보완하기 위한 것인가?

① 무형성   ② 이질성
③ 소멸성   ④ 비분리성

39.
인간의 건강은 병인, 숙주, 환경 간의 균형에 의해 결정된다. 병인(agent) 중 물리적 요인에 해당하는 것은?

① 약물   ② 곰팡이
③ 방사능   ④ 바이러스

40.
높은 의료수준에도 불구하고 대기시간이 길어 해외 의료관광 수요가 높은 나라는?

① 미국   ② 영국
③ 러시아   ④ 아랍에미레이트

제3과목
보건의료관광마케팅

41.
병원 인적판매의 특징으로 옳지 <u>않은</u> 것은?

① 고객의 요구에 즉각적으로 융통성 있게 대응할 수 있다.
② 고객이 될 만한 사람에게만 초점을 맞추어 접근할 수 있다.
③ 한 번에 대응할 수 있는 고객의 수가 많다.
④ 고객들의 선택을 즉시에 실시간으로 유도할 수 있다.

42.
유통경로의 기능이 <u>아닌</u> 것은?

① 거래를 표준화시키는 역할을 한다.

② 총 거래수를 감소시키고 거래를 촉진시킨다.
③ 구매자에게 규모의 경제를 가능하게 한다.
④ 생산자와 소비자에게 필요한 정보를 제공한다.

43.
포지셔닝(positioning) 전략의 수립과정을 올바르게 나열한 것은?

```
ㄱ. 동일 포지션 내의 경쟁자 확인
ㄴ. 소유하고 싶은 포지션 탐색 및 발견
ㄷ. 현재의 포지션 파악
ㄹ. 자사의 자원 파악 및 효과적인 활용
ㅁ. 획득한 포지션의 유지 및 강화
ㅂ. 포지션 획득
```

① ㄴ → ㄷ → ㄱ → ㄹ → ㅂ → ㅁ
② ㄷ → ㄴ → ㄱ → ㄹ → ㅂ → ㅁ
③ ㄷ → ㄴ → ㄱ → ㅂ → ㅁ → ㄹ
④ ㄷ → ㅂ → ㄱ → ㄹ → ㄴ → ㅁ

44.
시장가격 중심의 가격결정방법 중 상대적 저가격 정책에 관한 설명이 아닌 것은?

① 대체로 시장점유율을 높이기 위한 공격적 마케팅의 일환으로 사용된다.
② 동급의 제품을 고가로 책정함으로써 소비자들이 그 제품의 품질이 우수한 것으로 지각하도록 유도한다.
③ 산업의 후발주자는 시장리더의 점유율을 잠식하기 위해 저가격으로 제품을 출시할 수 있다.
④ 할인점이 저가격정책으로 유통시장을 잠식한 것은 상대적 저가격정책의 예라 할 수 있다.

45.
구매의사결정에 관한 설명으로 틀린 것은?

① 구매의사결정은 고관여 의사결정과 저관여 의사결정으로 분류할 수 있다.
② 고관여 구매의사결정은 문제인식→정보탐색→대안의 평가→대안의 선택→구매 후 평가의 과정으로 이루어진다.
③ 저관여 구매의사결정은 대안의 선택이 대안의 평가보다 선행한다.
④ 높은 진료능력과 장비, 시간과 비용을 필요로 하는 질병의 경우는 저관여 구매의사결정이 많다.

46.
RFM 분석법의 평가요소에 해당하지 않는 것은?

① 최근 구입여부
② 구입횟수
③ 제품구입액의 정도
④ 구입제품의 인지도

47.
시장세분화의 필요성이 없는 것은?

① 상품수명주기의 단계가 도입기인 경우
② 고객의 특성이 명확하게 구분되는 경우
③ 경쟁상품이 다수인 경우
④ 소비자의 욕구가 다양한 경우

48.
커뮤니케이션에서 발신자가 전혀 의도하지 않았거나 왜곡된 메시지를 수신자가 받게 되는 방해요소는?

① 반응(response)
② 피드백(feedback)
③ 해석화(decoding)
④ 잡음(noise)

49.
고객관계관리(CRM)의 도입배경에 대한 설명과 가장 거리가 먼 것은?

① 고객에서 기업으로 힘의 이동
② 시장의 확산으로 다양한 틈새시장 창출
③ 가격에 대한 고객의 관심 증대로 치열한 가격경쟁
④ 인터넷의 발달과 확산으로 기업의 변화 필요성의 증대

50.
Porter의 산업구조분석 모델에서 산업의 경쟁력을 결정하는 요소가 아닌 것은?

① 잠재적 진입자 ② 공급자
③ 대체재   ④ 차별화

51.
온라인 마케팅조사에 대한 설명으로 틀린 것은?

① 응답 여부를 확인할 수 있고 늦어질 경우 독촉 메일과 같은 후속조치를 할 수 있다.
② 응답자의 신분을 확인할 방법이 제한되어 있어 응답자 적격성 문제가 발생할 수 있다.
③ 온라인 마케팅조사에는 전자우편조사, 전자설문조사 등이 포함된다.
④ 표본편중의 문제를 쉽게 해결할 수 있다.

52.
신상품 콘셉트(concept) 평가 시 고려사항으로 거리가 먼 것은?

① 기업의 강점   ② 상품의 목표
③ 표적시장의 크기 ④ 광고전략

53.
다음 내용에 해당하는 분석방법은?

> 의사의 전문성, 간호사의 친절성, 장비의 첨단성, 입지의 접근성, 진료대기시간 등을 독립변수로 설장하고, 이들 독립변수가 종속변수인 방문환자수에 어떠한 영향을 미치는지를 분석한다.

① 회귀분석   ② 상관분석
③ 판별분석   ④ 다차원분석

54.
현재 고객을 대상으로 고객의 충성도에 대해 보상함으로써 반복구매 행동을 구축하려고 설계된 판매촉진방법은?

① 상용고객 프로그램
② 쿠폰
③ 사은품 제공
④ 경연과 추첨

55.
의료관광시장조사에서 1차 자료수집의 원천에 해당하는 것은?

① 관찰   ② 회사내 문서기록
③ 의료관광논문집 ④ 과거신문기사

56.
의료서비스 마케팅의 특성으로 거리가 먼 것은?

① 공공성과 상업성의 양면성이 있다.
② 의료서비스 상품은 무형성의 특징이 강하다.
③ 의료서비스 상품은 생산과 소비의 과정에서 표준성과 동질성의 특성이 나타난다.
④ 의료서비스 상품은 재고가 없는 소멸성의 특성이 있다.

57.
의료관광 상품의 개발전략과 가장 거리가 먼 것은?

① 건강지향적인 테마상품 개발이 필요하다.

② 유관단체나 조직들과의 협력관계를 구축하는 것이 필요하다.
③ 상품개발 초기단계는 물론 이후에도 민간보다는 정부 주도로 이루어져야 한다.
④ 다양한 국적과 문화를 가진 고객들을 위해 보다 다양한 상품개발이 필요하다.

58.
의료법령상 규제대상이 되는 광고내용을 모두 고른 것은?

> ㄱ. 신문, 방송, 잡지 등을 이용하여 전문가의 의견 형태로 표현되는 광고
> ㄴ. 소비자로 하여금 치료효과를 오인하게 할 우려가 있는 광고
> ㄷ. 진료방법과 관련하여 심각한 부작용 등 중요한 정보를 누락하는 광고
> ㄹ. 세계보건기구와 협력을 맺은 국제평가기구로부터 받은 인증을 표시한 광고

① ㄱ, ㄴ
② ㄴ, ㄷ
③ ㄱ, ㄴ, ㄷ
④ ㄱ, ㄴ, ㄷ, ㄹ

59.
서비스마케팅 믹스(7P)에 해당되지 않는 것은?

① 과정(Process)
② 인적자원(People)
③ 가격(Price)
④ 계획(Planning)

60.
신제품 수요예측방법에 대한 설명으로 옳지 않은 것은?

① 구매의향조사에 의한 수요예측방법은 신상품에 대해 설명하고 비교적 간단하게 구매의향을 조사한다.
② 테스트마케팅에 의한 수요예측방법은 실제시장에 신상품을 투입하고 그 반응으로 수요를 예측한다.
③ 인터뷰조사에 의한 수요예측방법은 대상자나 잠재 소비자로부터 상세한 자료를 수집할 수 있다.
④ 델파이법에 의한 수요예측방법은 수요의 총량을 전문가의 직관에 의해 추정하도록 하는 방법으로 단기에 적합하다.

제4과목
관광서비스지원관리

61.
관광의 구성요소 중 관광객체에 대한 설명으로 틀린 것은?

① 관광대상을 의미한다.
② 관광욕구를 충족시키는 역할을 한다.
③ 관광정보를 포함한다.
④ 관광자원과 관광시설을 포함한다.

62.
관광서비스는 100-1=99가 아닌 100-1=0이라고 하는데 이는 무엇의 중요성을 강조한 것인가?

① 고객접점
② 고객창출
③ 고객역할
④ 고객참여

63.
다음 중 관광객으로 보기 어려운 사람은?

① 여가를 목적으로 여행하는 자
② 회의 참석을 위하여 여행하는 자
③ 공항의 지정구역에 잠시 머물렀다 통과하는 자
④ 사업상의 목적으로 여행하는 자

64.
항공운송사업의 특성으로 옳지 않은 것은?

① 항공운송사업은 국제성의 특징이 있다.
② 항공운송사업은 계절적 수요 변동이 크지 않다.
③ 항공운송사업은 영업지속의 의무 등 공공성이 강하다.
④ 항공운송사업은 자본집약적인 특성이 있다.

65.
관광서비스의 유형 중 여행업 서비스의 내용과 가장 거리가 먼 것은?

① 안내업무　　② 수속대행
③ 인력수급서비스　④ 예약 및 수배

66.
호텔 서비스의 특성에 관한 설명으로 옳지 않은 것은?

① 호텔상품이란 환경과 시설, 식음료 서비스 등을 모두 포함한다.
② 호텔상품은 이동 저장하여 판매할 수 없다.
③ 호텔상품은 유형적인 서비스 위주로 판매된다.
④ 호텔은 비숙박객에게도 준공공장소를 제공하는 기능이 있다.

67.
관광정보의 정의로 거리가 먼 것은?

① 관광현상과 직접적으로 관련된 정보만 해당한다.
② 관광객들이 목적지향적인 행동을 선택하는데 유용한 일체의 알림사항이다.
③ 국내외의 관광관련업체에서 관광객을 위해 제공되는 자료이다.
④ 관광대상에 대하여 관광객의 관광욕구충족을 위한 관광행위의 수단이다.

68.

관광쇼핑상품의 특성과 가장 거리가 먼 것은?

① 다양한 관광객의 기호를 충족시켜야한다.
② 관광객이 수용할 수 있는 가격이어야 한다.
③ 보존성이 좋아야한다.
④ 튼튼하고 부피가 커야한다.

69.
다음 중 외식산업의 특성으로 옳은 것을 모두 고른 것은?

> ㄱ. 낮은 인적 의존도
> ㄴ. 생산, 판매, 소비의 동시성
> ㄷ. 상품의 부패용이성
> ㄹ. 낮은 입지의존성
> ㅁ. 신규참여 용이성

① ㄱ,ㄴ,ㄷ　　② ㄱ,ㄷ,ㅁ
③ ㄴ,ㄷ,ㅁ　　④ ㄷ,ㄹ,ㅁ

70.
장애 고객의 응대 시 유의할 사항으로 거리가 먼 것은?

① 누구나 똑같이 대접한다.
② 장애에 초점을 맞추어 비장애인에게 도움을 제공하는 것과는 다르게 도움을 제공한다.
③ 고객에게 의사를 묻지도 않은 채 무조건 돕지 않는다.
④ 사전에 준비하고 지식을 가진다.

71.
관광교통에서 초과예약(overbooking)에 관한 설명과 가장 거리가 먼 것은?

① 비수기인 경우 초과예약률을 높게 설정한다.
② 전년도 통계를 참고하여 초과예약률을 설정한다.
③ 계절과 요일에 따라 초과예약률을 탄력적으로 적용한다.
④ No-show가 초과예약률 설정의 중요한 요인이다.

72.
관광산업의 긍정적 파급효과와 가장 거리가 먼 것은?

① 지역 및 국가 경제성장에 기여
② 국제수지개선과 국제무역진흥의 기능
③ 민간소비활성화로 물가안정에 기여
④ 고용창출효과 및 조세 수입증대

73.
이벤트를 기획할 때 고려해야하는 요인으로 거리가 먼 것은?

① 이벤트 주최자
② 이벤트의 기간
③ 이벤트의 참가대상
④ 이벤트의 개최목적

74.
다음 중 프론트 오피스의 조직에 포함되지 않는 부서는?

① 현관서비스 ② 프론트 데스크
③ 비즈니스 센터 ④ 케이터링

75.
다음 설명에 해당하는 관광산업의 특성은?

- 국제친선증진, 국제문화의 교류, 근로의욕고취, 국민건강증진, 교양향상 등 한 국가의 사회문화적 측면에 크게 기여
- 외화획득, 기술협력, 국제무역 증진, 지역소득 증대효과, 고용효과, 지역개발효과 등과 같은 지역경제 활성화에 기여

① 복합성 ② 입지 의존성
③ 민감성 ④ 공익성

76.
IATA기준 우리나라 항공사 코드가 아닌 것은?

① 8B ② BX ③ 7C ④ LJ

77.
관광진흥법상 관광사업의 종류가 아닌 것은?

① 여행업
② 관광숙박업
③ 관광객 이용시설업
④ 영상정보업

78.
관광활동의 유형에 관한 설명으로 옳지 않은 것은?

① 관광의 유형에는 유동형 관광, 목적형 관광, 체재형 관광으로 구분할 수 있다.
② 유동형 관광에는 자연관찰이나 역사·문화자원을 대상으로 하는 관광 활동이 있다.
③ 목적형 관광은 해수욕·골프 등 구체적인 목적을 가지고 관광하는 활동유형이다.
④ 체재형 관광은 종합휴양지를 대상으로 하지만, 숙박은 하지 않는 형태의 관광활동이다.

79.
외식기업의 신제품 가격결정 전략에서 경쟁기업에 비해 일정한 원가구조상의 우위를 가지고 있고, 시장수요의 가격탄력성이 높을 때 사용 가능한 가격전략으로 가장 적합한 것은?

① 상대적 고가격전략
② 시장침투 가격전략
③ 모방 신제품 가격전략
④ 고품격 가격전략

80.
관광자원의 특성으로 보기 어려운 것은?

① 인적이 드문 곳으로 접근성이 떨어져야만 한다.
② 관광자원은 관광객의 욕구를 충족시켜주며 경제성을 만족시킬 수 있어야 한다.
③ 관광객이 원하는 혜택을 제공할 수 있어야 한다.
④ 관광자원은 보존 또는 보호를 하지 않으면 그 가치가 감소되거나 훼손 된다.

● **2020년 제2회**

제1과목
보건의료관광행정

1.
외래 창구 업무를 담당하는 직원의 임무와 자격에 관한 설명으로 옳지 않은 것은?

① 항상 웃는 얼굴로 친절하게 내원객들을 맞이한다.
② 업무의 특성상 정확히 계산만 잘하면 된다.
③ 내원객들이 불편하지 않도록 고개개 중심의 서비스를 제공한다.
④ 내원객들의 민원처리 등을 위해 상담능력을 배양한다.

2.
국제의료관광을 활성화하기 위한 요소와 가장 거리가 먼 것은?

① 상대적으로 저렴한 의료비
② 외국인환자 모국의 의사 의무고용
③ 전통적인 대체 의학의 발달
④ 의료보험 혜택 확대

3.
국제의료보험에 대한 설명으로 틀린 것은?

① 국제민간의료보험에는 국제의료보험, 여행자보험, 국제학생보험, 국제단체보험 등이있다.
② 국제의료보험의 경우 통상 1년 이상의 일정으로 자국을 떠나는 해외종사자를 대상으로 질병 및 사고에 대비하여 가입한다.
③ 여행자보험은 세계여행 중 예상치 않은 질병이나 사고를 대비하여 여행 후 도착지에서 가입하는 형태의 보험이다.
④ 국제단체보험은 대게 5명 이상의 그룹으로 가입하며, 개인으로 가입할 때보다 보험료를 다소 할인 받을 수 있다.

4.
관광진흥법령상 관광개발기본계획에 포함되지 않는 것은?

① 전국의 관광수요와 공급에 관한 사항
② 관광권역별 관광개발의 기본방향에 관한 사항
③ 관광지 및 관광단지의 조성·정비·보관 등에 관한 사항
④ 관광자원 보호·개발·이용·관리 등에 관한 기본적인 사항

5.
리스크 사전 예방을 위한 내용으로 옳지 않은 것은?

① 의료분쟁 중 해결절차를 담은 진료계약서 작성
② 원외처방 시 복약지도 없이 처방전만 지급
③ 의료인의 검사, 진단 및 진료 시 충분한 설명의무 이행
④ 각 언어권별로 각종 동의서, 서양서 등 관련 양식 마련

6.
진료비 환불에 관한 설명으로 옳지 않은 것은?

① 선택진료를 신청하였을 경우 취소가 불가능해 환불사유에 해당되지 않는다.
② 진료신청 후 본인사정으로 진찰을 받지 못한 경우 진찰료를 환불한다.
③ 입력오류 및 처방내용 변경 시 잘못 계산된 진료비를 환불한다.
④ 검사·촬영 신청 후 본인거부 시 진료비를 환불받을 수 있다.

7.
다음은 의료법령상 종합병원의 요건에 관한 설명이다. ( )에 들어갈 숫자의 연결이 옳은 것은?

> (ㄱ)병상 이상 (ㄴ)병상 이하인 경우에는 내과·외과·소아청소년과·산부인과 중 3개 진료과목, 영상의학과, 마취통증의학과와 진단검사의학과 또는 병리과를 포함한 (ㄷ)개 이상의 진료과목을 갖추고 각 진료과목마다 전속하는 전문의를 둘 것

① (ㄱ) : 100, (ㄴ) : 200, (ㄷ) : 5
② (ㄱ) : 100, (ㄴ) : 200, (ㄷ) : 7
③ (ㄱ) : 100, (ㄴ) : 300, (ㄷ) : 7
④ (ㄱ) : 100, (ㄴ) : 300, (ㄷ) : 9

8.
출입국관리법령상 법무부장관이 6개월 이내의 기간을 정하여 출국을 금지할 수 없는 사람은?

① 형사재판에 계속 중인 사람
② 금고형의 집행이 끝나지 아니한 사람
③ 5백만원의 벌금을 내지 아니한 사람
④ 지방세 5천만원을 정당한 사유없이 그 납부기한까지 내지 아니한 사람

9.
원무관리의 전문화 요인으로 보기 어려운 것은?

① 각종 사회보장제도의 실시
② 의료의 발달
③ 규모의 대형화
④ 의료조직의 단순화

10.
아시아 지역 의료관광 활성화의 배경으로 거리가 먼 것은?

① 우수한 의료 인프라
② 저렴한 진료비용 및 원스톱 진료시스템
③ IT 및 인터넷 시스템의 발달
④ 우수한 자국의 인증 프로그램 취득

11.
의료관광의 이해관계자에 해당되는 항목을 모두 고른 것은?

> ㄱ. 의료관광객
> ㄴ. 의료인
> ㄷ. 의료기관
> ㄹ. 의료관광코디네이터
> ㅁ. 의료관광에이전시

① ㄱ, ㄴ, ㅁ
② ㄴ, ㄷ, ㄹ
③ ㄱ, ㄷ, ㅁ
④ ㄱ, ㄴ, ㄷ, ㄹ, ㅁ

12.
GATS의 의료서비스 무역 모형 중 다음에서 설명하고 있는 것은?

> • 다른 회원국의 영토 내에서 의료서비스를 공급하는 것
> • 대표적인 예가 병원 플랜트 수출
> • 우리나라에서도 지속적으로 증가추세

① 국경 간 공급
② 해외소비
③ 상업적 주재
④ 자연인의 이동

13.
환자 진료실적을 분석하는 수식으로 옳지 <u>않은</u> 것은?

① 외래환자 초진율 = (초진환자수/연외래환자수)×100
② 외래환자 입원율 = (실입원환자수/연외래환자수)×100
③ 평균재원일수 = (퇴원환자연재원일수/실퇴원환자수)×100
④ 병상회전율 = (실퇴원환자수/실입원환자수)×100

14.
도덕적 해이나 권한남용 등과 같은 문제가 커지기 전에 사전에 알 수 있도록 모니터할 수 있는 리스크 관리시스템은?

① 의사결정 리스크 관리시스템
② 부정 리스크 관리시스템
③ 운영 리스크 관리시스템
④ 재무 리스크 관리시스템

15.
JCI 인증 등 의료기관에 대한 인증제도의 편익을 모두 고른 것은?

> ㄱ. 의료의 질적 수준 향상
> ㄴ. 환자 만족도 향상
> ㄷ. 병원의 홍보효과
> ㄹ. 보험자 단체와 진료수가 협상 시 유리
> ㅁ. 의무기록관리의 향상
> ㅂ. 병원종사자의 전문성 향상

① ㄱ, ㄴ, ㄷ, ㅁ
② ㄷ, ㄹ, ㅂ
③ ㄱ, ㄴ, ㄹ, ㅁ, ㅂ
④ ㄱ, ㄴ, ㄷ, ㄹ, ㅁ, ㅂ

16.
외래진료 환자의 국제보험청구 프로세스는?

> ㄱ. 해당 보험사로부터 지불보증서 수령
> ㄴ. 치료견적서 제공 및 지불보증서 요청
> ㄷ. 환자의 국제보험사 확인
> ㄹ. 병원의 보험청구서 작성 및 해당 보험사 청구

① ㄹ, ㄷ, ㄴ, ㄱ
② ㄱ, ㄷ, ㄴ, ㄹ
③ ㄷ, ㄴ, ㄱ, ㄹ
④ ㄹ, ㄱ, ㄷ, ㄴ

17.
다음 ( )에 알맞은 것은?

> 의료 해외진출 및 외국인환자 유치 지원에 관한 법률상 외국인환자 유치의료기관과 외국인환자 유치업자는 보건복지부령으로 정하는 바에 따라 매년 ( )까지 전년도 사업실적을 시·도지사에게 보고하여야 한다.

① 2월 말   ② 3월 말
③ 4월 말   ④ 6월 말

18.
의료분쟁 방지를 위한 내용이 <u>아닌</u> 것은?

① 환자와의 원만한 관계 유지
② 의료분쟁에 대한 교육 강화
③ 충실한 설명 및 철저한 의무기록
④ 입·출국 절차의 세심한 주의

19.
의료관광에 대한 설명으로 틀린 것은?

① 특수목적관광(SIT)의 한 분야로 볼 수 있다.
② 진입장벽이 낮은 의료산업과 진입장벽이 높은 관광산업을 접목시킨 저부가가치 산업이다.

③ 미용·성형, 건강검진, 간단한 수술과 관광을 연계하여 체류기간이 길고, 체류비용이 큰 특징이 있다.

④ 선진국과 비교하여 비용이 저렴하면서 선진국 수준의 의료서비스와 휴양시설을 갖춘 아시아 지역에서 활발히 이루어진다.

20.
병원의 위험관리 개념 중 환자의 질병과정, 환자상태와 무관한 예측되지 않은 사망이나 영구적인 기능손실을 야기하는 것은?

① 근접오류(Near Miss)
② 오류(Error)
③ 위해사건(Adverse Event)
④ 적신호사건(Sentinel Event)

제2과목
보건의료서비스지원관리

21.
의료관광객이 계약을 확정한 이 후 가장 먼저 수행해야 할 업무로 옳은 것은?

① 환자 만족도 조사
② 진료
③ 예약확인서 작성 및 발송
④ 의료사고 관리 업무

22.
외국인환자와 의료상담 시 주의사항으로 보기 어려운 것은?

① 타국가의 의료서비스 수준에 대한 비난
② 외국인환자의 치료 성공사례
③ 국가 간 정치적 또는 종교에 대한 반감표현
④ 과장된 표현이나 지킬 수 없는 약속

23.
환자가 소극적으로 참여하면서 몰입이 되는 예는?

① 공연관람   ② 병원정원
③ 당뇨병교실   ④ 숲체험캠프

24.
다음 내용과 관련된 의료서비스의 속성이 아닌 것은?

> 의료관광객은 외국병원의 의료서비스 수준을 정확히 예측하기 어렵다.

① 무형성   ② 저장성
③ 이질성   ④ 생산과 소비의 동시성

25.
종합건강검진에 관한 설명으로 옳지 않은 것은?

① 질병을 유발하는 위험인자를 발견
② 무증상인 상태에서 질병을 조기에 발견하여 예방하기 위한 서비스
③ 질병의 조기 발견으로 의료비 추가 지출
④ 질병의 조기 발견·치료를 통한 사망률 감소

26.
일반재화와 달리 의료서비스가 가진 특성으로 거리가 먼 것은?

① 서비스 품질의 평가가 상대적으로 어렵다.
② 의료기관 간 가격경쟁이 빈번하게 발생한다.
③ 국민의 건강권과 밀접하여 공공재적인 성격이 강하다.
④ 의료인력 및 시설을 갖추는 데 시간과 자원의 투입이 필요하여 공급이 비탄력적이다.

27.
Shortell과 Kaluzny가 설명한 의료 조직의 특성이 아닌 것은?

① 산출결과를 측정하기 어렵다.
② 다른 조직보다 업무의 변이가 많고 복잡하다.
③ 다양한 전문 직종 간의 협조는 불필요하며, 상호 의존도가 낮다.
④ 이중권위 구조를 갖게 되어 책임소재와 조정이 어렵다.

28.
Lovelock 의 서비스 유병 분류에서 맞춤서비스 정도와 접점직원의 판단능력을 교차하여 도출한 4가지 서비스 유형 중 의료서비스는 다음 매트릭스 중 어디에 해당하는가?

맞춤서비스 접점직원 판단능력	낮다	높다
높다	(ㄱ)	(ㄴ)
낮다	(ㄷ)	(ㄹ)

① (ㄱ) ② (ㄴ) ③ (ㄷ) ④ (ㄹ)

29.
의료전달체계 대한 설명으로 적절하지 않은 것은?

① 질병의 난이도와 의료서비스의 전문성을 대응시켜 의료자원을 효율적으로 이용하기 위한 것이다.
② 대부분의 질병은 1차 의료기관에서 치료 또는 관리할 수 있다.
③ 환자의 의료기관 선택권을 최대한 보장한다.
④ 3차 진료기관들이 1차 진료기관들보다 더 많은 자원을 사용하는 경향이 있다.

30.
다음은 언어의 어떤 특성을 보완한 것인가?

> 외국인 환자에게 의료의 우수성을 홍보할 때, 구체적인 생존율이나 시술건수 등을 언급하는 것이 좋다.

① 사회성   ② 추상성
③ 상황성   ④ 상징성

31.
의료법상 의료기관의 분류에 대한 설명으로 틀린 것은?

① 의원급 의료기관이란 의사, 치과의사 또는 한의사가 주로 외래환자를 대상으로 각각 그 의료행위를 하는 의료기관을 말한다.
② 의원급 의료기관의 종류는 의원, 치과의원, 한의원, 요양원이다.
③ 병원급 의료기관이란 의사, 치과의사, 또는 한의사가 주로 입원환자를 대상으로 의료행위를 하는 의료기관을 말한다.
④ 병원급 의료기관의 종류는 병원, 치과병원, 한방병원, 요양병원, 정신병원, 종합병원이다.

32.
중국인의 보건의료 태도 및 행태에 대한 일반적 설명으로 틀린 것은?

① 건강은 영혼, 신체, 자연환경의 균형 상태라고 믿는 경향이 있다.
② 죽음에 관해 이야기하는 것은 불운을 가져온다고 믿는 경향이 있다.
③ 부검과 장기기증을 선호하며, 매장보다 화장을 선호하는 경향이 있다.
④ 나이가 많은 사람들은 중의학을 선호하고, 중의학의 효과가 없을 때 서양의학을 이용하는 경향이 있다.

33.
비언어적 커뮤니케이션 요소에 해당하지 않는 것은?

① 얼굴표정　　② 공간적 행위
③ 접촉　　　　④ 말하기

34.
병원업무의 특성이 아닌 것은?

① 전 서비스 과정의 자동화
② 환자를 위한 신속한 판단과 처리
③ 감염관리와 안전관리의 강조
④ 입원 및 응급환자를 위한 연중무휴 서비스

35.
문서작성의 일반원칙으로 옳은 것을 모두 고른 것은?

> ㄱ. 문장은 길게 작성한다.
> ㄴ. 문장은 명확히 작성한다.
> ㄷ. 목표를 명확히 제시한다.
> ㄹ. 주제에 맞게 내용을 작성한다.
> ㅁ. 수신자의 입장에서 문서를 작성한다.

① ㄱ, ㄴ, ㄷ
② ㄴ, ㄹ, ㅁ
③ ㄴ, ㄷ, ㄹ, ㅁ
④ ㄱ, ㄴ, ㄷ, ㄹ, ㅁ

36.
환자와 의사 간의 의사소통상의 불만 발생 원인과 가장 거리가 먼 것은?

① 의견 불일치
② 상호 간의 이해관계
③ 언어적 장애
④ 지연된 진료예약시간

37.
외국인환자 퇴원 시, 병원에서 준비해야 할 서류가 아닌 것은?

① 의무기록　　② 신원보증서
③ 의사진단서　④ 재진 예약확인서

38.
의사가 환자에게 치료 전 필수적으로 설명하여야 하는 내용으로 보기 어려운 것은?

① 질병의 원인　　② 질병의 증상
③ 예상되는 부작용　④ 요양 방법

39.
노인장기요양보험제도의 급여내용 중 재가급여에 해당하지 않는 것은?

① 방문목욕　　② 단기보호
③ 주·야간보호　④ 가족요양비

40.
수요의 예측이 어렵다는 의료서비스의 특성을 보완하기 위해 병원이 시행할 수 있는 제도적 방안은?

① 진료예약제　　② 포괄수가제
③ 선택진료제　　④ 당연지정제

제3과목
보건의료관광마케팅

41.
시찰초대여행으로서 관광상품을 직접 판매하는 거래선의 직원을 초청하여 자사의 관광상품을 설명하고 접대하여 친밀감을 느끼게 만드는 상품설명회 및 접대성의 여행은?

① 마일리지 투어(Mileage Tour)
② 그룹 투어(Group Tour)
③ 컨벤션 투어(Convention Tour)
④ 팸 투어(Familiarization Tour)

42.
통합적 마케팅 커뮤니케이션(IMC)의 등장 배경과 가장 거리가 먼 것은?

① 데이터베이스 마케팅의 급성장
② 커뮤니케이션 전문가의 등장
③ 광고 중심 접근에서의 탈피
④ 인터넷의 급속한 성장

43.
유형별 고객관계 구축 전략이 아닌 것은?

① 유치 전 고객관계관리
② 단골고객은 별도 관리 불필요
③ 고객접점에서의 고객관계관리
④ 고객만족을 위한 서비스 디자인

44.
다음에서 설명하는 조사방법은?

> C병원은 새로운 건강검진패키지를 추가하기에 앞서 시장의 가격에 대한 반응을 조사하고자 두 개의 다른 지역에 대하여 각기 다른 가격으로 패키지를 판매한 후 매출 규모의 차이를 비교하였다.

① 관찰조사   ② 실험조사
③ 2차 자료 조사   ④ 설문조사

45.
다음은 의료관광시장 세분화 중 무엇에 해당하는가?

변수	세분화 방법
사회계층	상류계층, 상위중산층, 하위중산층, 숙련노동자층, 비숙련노동자층
생활양식	전통적 알뜰형, 합리적 생활만족형, 진보적 유행추구형, 보수적 생활무관심형
성격	자기과시적, 사교적, 적극저그 권위주의적

① 인구통계적 세분화
② 심리적 세분화
③ 추구편익 세분화
④ 여행형태별 세분화

46.
광고에 대한 설명으로 옳지 않은 것은?

① 많은 사람들에게 빨리 전달이 가능할지라도 판매사원들을 사용하는 방법처럼 설득적이지 못하다.
② 소비자들에 대한 기업체의 일방적인 의사전달방법이기 때문에 그다지 흥미를 끄는 광고가 아닐 경우 소비자들은 주의를 기울이지 않는다.
③ 전국적인 유명일간지의 전면광고나 TV광고에는 일반적으로 많은 비용을 필요로 한다.
④ 단기적인 매출이나 이익을 목표로 하는 경우가 많다.

47.
의료관광상품 판매촉진에 관한 설명으로 옳지 않은 것은?

① 단체건강검진 판촉으로 대량구매 유도가 가능하다.
② 단기간 내에 매출 증대에 효과적이다.
③ 경쟁의료 기관들의 모방이 용이하여 장기적인 경쟁우위 확보가 불가능하다.
④ 다른 의료기관의 브랜드 충성도가 강한 고객에게도 쉽게 구매 유도할 수 있다.

48.
다음의 대응전략 모두와 밀접한 관련이 있는 의료관광서비스의 특성은?

> - 서비스 가격을 차별화한다.
> - 비성수기 수요를 개발한다.
> - 보완적 서비스를 제공한다.
> - 예약시스템을 도입한다.

① 소멸가능성　② 비분리성
③ 이질성　　　④ 무형성

49.
목표시장 선정에서 비차별화 전략의 장점에 해당하는 것은?

① 소비자 충성도를 높일 수 있다.
② 특정시장의 욕구와 필요를 경쟁자보다 잘 알 수 있다.
③ 규모의 경제를 실현함으로써 마케팅 비용절감의 효과를 얻을 수 있다.
④ 소비자의 필요와 요구에 따라 상품과 서비스를 다양한 가격과 형태로 제공하여 많은 소비자를 확보할 수 있다.

50.
의료관광상품 가격의 조정 전략에서 소비자의 심리에 근거한 가격조정과 거리가 먼 것은?

① 지역별 가격　② 단수가격
③ 관습가격　　④ 준거가격

51.
의료서비스 마케팅의 도입배경과 가장 거리가 먼 것은?

① 소비자의 의료에 대한 기대와 욕구 증가
② 의료기관 간의 경쟁 심화
③ 국제의료 전문인력 수급 불균형
④ 서비스 분야에 대한 시장 개방

52.
국내 A의료기관으로 의료관광객을 유치하려는 B, C 의료관광전문여행사의 표적시장이 중복될 경우 유통경로상의 동일한 단계에 있는 중간상이 B와 C 간 발생하는 경로갈등은?

① 수직적 갈등　② 유치갈등
③ 수평적 갈등　④ 표적시장 갈등

53.
병원이 국제의료관광객을 유치하기 위해 웹사이트를 구축할 때 고려사항으로 옳지 않은 것은?

① 잠재고객의 욕구를 반영한다.
② 표적시장을 고려하여 구축한다.
③ 한 가지 언어만을 사용해서 구축한다.
④ 웹사이트를 구축하는 주요 목적을 고려하여 구축한다.

54.
SWOT 분석 결과에 따른 의료기관 마케팅전략의 연결로 틀린 것은?

① Strength-Threat : 다각화 전략
② Strength-Opportunity : 공격적 전략
③ Weakness-Opportunity : 유지 전략
④ Weakness-Threat : 방어적 전략

55.
의료관광상품에 관한 설명으로 옳지 않은 것은?

① 의료관광객의 욕구나 필요를 충족시키기 위하여 관련 업계가 생산, 제공하는 일체의 유·무형의 제화와 서비스
② 의료 관련 서비스
③ 숙박 및 식음료 관련 서비스
④ 의료와 관광서비스를 동시에 제공하기 때문에 의료의 범위는 간단한 시술에 한정

56.
시장세분화에 대한 설명으로 틀린 것은?

① 특정 세분화된 시장의 소비자 욕구는 유사하다.
② 표적시장이 세분화될수록 전사적 관점에서의 경제성은 높아진다.
③ 세분화 변수는 시장 간 차별성이 높아야 한다.
④ 세분화된 시장은 일관성과 지속성이 보장돼야 한다.

57.
기존고객의 유지와 향상에 초점을 두고 유대관계를 강화하는 관계마케팅이 가지는 특징이 <u>아닌</u> 것은?

① 동반자적 관계 구축
② 규모의 경제 추구
③ 시장점유율에서 고객점유율로의 전환
④ 보상 프로그램 마련

58.
소비자가 구매행동을 하기 전까지의 심리상태 변화를 설명하는 모형인 AIDMA를 가장 바르게 설명하는 것은?

① 주의→흥미→기억→욕구→구매행동
② 흥미→주의→욕구→기억→구매행동
③ 욕구→흥미→주의→구매행동→기억
④ 주의→흥미→욕구→기억→구매행동

59.
경쟁자들이 가격할인을 단행하면서 광고와 판매촉진을 증가시키는 공격적 마케팅을 실행하는 제품수명주기 단계는?

① 도입기 ② 성장기 ③ 성숙기 ④ 쇠퇴기

60.
우리나라 의료관광상품의 핵심 경쟁력 요인으로 가장 적합한 것은?

① 높은 의료수가
② 높은 수준의 의료 인프라
③ 높은 인건비
④ 고가의 의료상품 비용

제4과목
관광서비스지원관리

61.
관광상품의 특성과 그에 따른 대응방안이 <u>틀리게</u> 짝지어진 것은?

① 무형성 - 관광목적지의 안내책자 및 사진 준비
② 생산과 소비의 동시성 - 서비스인력의 숙련도 제고
③ 계절성 - 성수기 가격할인
④ 소멸성 - 초과예약

62.
관광진흥법령상 관광종사원의 자격 취소에 해당하지 <u>않는</u> 것은?

① 거짓으로 자격을 취득한 경우
② 파산 선고를 받고 복권되지 아니한 자의 경우
③ 관광종사원으로서 직무를 수행하는 데에 부정 사실이 있는 경우
④ 근무하던 영업소가 폐쇄된 후 2년이 지나지 아니한 자의 경우

63.
관광객이 관광상품을 구매한 후 부조화를 느끼는 이유로 거리가 먼 것은?

① 관광객이 선택한 대안의 단점이 부각될 때
② 관광객이 선택하지 않은 대안의 장점이 클 때
③ 관광객의 의사결정에 대한 취소가 쉬울 때
④ 구매한 상품에 대한 취소 비용이 많이 들 때

64.
관광쇼핑상품이 갖추어야 할 조건과 가장 거리가 먼 것은?

① 규모의 경제성
② 구매 가치 창출
③ 방문 동기 부여
④ 독특한 매력 부여

65.
관광진흥법상 호텔업이 <u>아닌</u> 것은?

① 수상관광호텔업
② 한국전통호텔업
③ 전문휴양업
④ 의료관광호텔업

66.
다음에 해당하는 항공운송 용어는?

- 예약접수 당시 개개단위의 승객의 예약기록
- 성명, 여정, 주소, 승객의 요청사항, Time Limit 등이 포함됨

① PNR ② MCO ③ CRS ④ MSP

67.
항공운송업의 특성과 가장 거리가 먼 것은?

① 높은 생산탄력성   ② 공익성
③ 안정성   ④ 경제성

68.
관광자원의 특성과 거리가 먼 것은?

① 관광자원은 자연자원, 인문자원 등 그 범위가 광범위하다.
② 관광자원은 시간과 가치관의 변화에 따라 변할 수 있다.
③ 관광자원은 보호 및 보존할 필요성이 있다.
④ 관광자원은 개발을 통해서 가치를 향상시킬 수 없다.

69.
다음에서 설명하는 요금방식을 바르게 짝지은 것은?

ㄱ. 객실과 식사요금을 별도로 구분하여 계산하는 요금방식
ㄴ. 객실요금에 아침식사가 포함되는 요금방식

① ㄱ : 유럽식 요금방식, ㄴ : 대륙식 요금방식
② ㄱ : 대륙식 요금방식, ㄴ : 미국식 요금방식
③ ㄱ : 대륙식 요금방식, ㄴ : 유럽식 요금방식
④ ㄱ : 유럽식 요금방식, ㄴ : 미국식 요금방식

70.
Stanley Plog가 분류한 5개의 관광객 집단 중 다양하고 새로운 것을 추구하며, 여행할 때도 완전히 다른 문화와 환경을 경험할 수 있고 새로운 기회를 제공하는 관광목적지를 선호하는 특성을 지닌 집단은?

① Fanatic-centric
② Mid-centric
③ Psycho-centric
④ Allo-centric

71.
고객불만을 처리하기 위한 응대원칙으로 옳은 것은?

① 책임전가의 원칙
② 신속해결의 원칙
③ 우선회피의 원칙
④ 논쟁우선의 원칙

72.
관광진흥법상 관광객 이용시설업이 아닌 것은?

① 관광공연장업   ② 관광유람선업
③ 전문휴양업   ④ 관광순환버스업

73.
관광이벤트의 특성으로 옳지 않은 것은?

① 긍정성   ② 비일상성
③ 비계획성   ④ 체험성

74.
관광진흥법령상 다음에서 설명하는 관광편의시설업의 종류는?

> 식품위생법령에 따른 일반음식점 영업의 허가를 받은 자가 관광객이 이용하기 적합한 음식 제공시설을 갖추고 관광객에게 특정 국가의 음식을 전문적으로 제공하는 업

① 관광유흥음식점업
② 관광극장유흥업
③ 외국인전용 유흥음식점업
④ 관광식당업

75.
외식산업의 특성으로 옳지 않은 것은?

① 상품의 부패용이성
② 낮은 인적 의존도
③ 높은 입지 의존성
④ 판매·소비의 동시성

76.
관광매체 중 시간적 매체로 분류하기 어려운 것은?

① 운송시설
② 숙박시설
③ 관광객이용시설
④ 관광편의시설

77.
관광교통서비스의 특성이 아닌 것은?

① 독점성
② 유형재
③ 수요의 편재성
④ 자본의 유휴성

78.
관광산업의 경제적 효과로 보기 어려운 것은?

① 고용창출 증대효과
② 인구구조 변화효과
③ 재정수입 증대효과
④ 국제수지 개선효과

79.
관광정보 제공방법과 가장 거리가 먼 것은?

① 통신서비스
② 문헌정보서비스
③ 생활정보서비스
④ 인적서비스

80.
관광산업의 사회·문화적 효과로 보기 어려운 것은?

① 직업구조의 다양화
② 지역개발 촉진
③ 이문화 간 의사소통 촉진
④ 국제친선의 증진

● **2020년 제1회**

제1과목
보건의료관광행정

1.
요양급여 심사제도의 목적으로 거리가 먼 것은?

① 과다한 요양급여 비용을 억제
② 보험재정 안정화
③ 건강보험제도의 성공적 발전
④ 진료체계 확립을 통한 과다진료 유도

2.
의료 해외진출 및 외국인환자 유치 지원에 관한 법령상 외국인환자를 유치하려는 의원급 의료기관이 의료사과배상책임보험을 가입할 때 그 보험의 연간 배상한도액 기준으로 옳은 것은?

① 5천만 원 이상 ② 1억원 이상
③ 2억원 이상 ④ 5억원 이상

3.
의료관광의 효과에 대한 설명으로 <u>틀린</u> 것은?

① 의료수입의 증가 및 국내 의료산업의 경쟁력 향상
② 의료서비스 및 관광 활동을 병행하며 연관 산업의 시너지효과를 활성화
③ 의료기관 및 의학 연구소 등과 네트워크를 통한 의료기술 발달로 생산시설 확충의 투자 불필요
④ 임상기술과 관광자원에 대한 대외 인지도 확산을 통한 국가 이미지 상승

4.
재외동포의 출입국과 법적 지위에 관한 법령상 국내 거소신고서에 필수기재 사항이 <u>아닌</u> 것은?

① 국적
② 여권번호
③ 사업자등록번호
④ 거주국내 주소

5.
Caroll이 구분한 임상적 리스크에 해당하지 않는 것은?

① 환자의 임상정보 비밀 누출
② 다른 환자, 보호자나 직원으로부터의 학대나 폭력
③ 환자 개인 물건의 도난이나 손실
④ 의료진과 병원에 대한 소송

6.
재원일수를 단축하기 위한 방안으로 거리가 <u>먼</u> 것은?

① 장기입원의 원인을 분석하고 결과에 따라 대책을 수립하여 시행한다.
② 입원수술이 필요하다고 판단되는 경우 입원시킨 후 수술에 필요한 검사를 실시하고 수술한다.
③ 상태가 호전되어 다른 의료기관에서 진료가 가능하다고 판단될 경우 협력병원으로 후송한다.
④ 입원 수속 후 입실하기 못하고 대기할 경우 기본적인 검사를 먼저 시행한다.

7.
관광진흥법상 외국인 의료관광에 관한 설명으로 <u>틀린</u> 것은?

① 문화체육관광부장관은 의료관광의 활성화를 위하여 공공의료기관에 국유재산을 무상으로 대부할 수 있다.
② 한국관광공사는 의료관광 유치·지원 관련 기관에 해당한다.
③ 문화체육관광부장관은 의료관광의 활성화를 위하여 지방자치단체의 장과 공동으로 해외 마케팅 사업을 추진할 수 있다.
④ 문화체육관광부장관은 의료관광 안내에 대한 편의를 제공하기 위하여 국내외에 외국인 의료관광 유치안내센터를 설치할 수 있다.

8.
진료비 환불 시 일반적인 확인사항으로 옳지 <u>않은</u> 것은?

① 환자가 진료를 거부할 경우 별도의 확인 없이 환불해준다.
② 처방전 입력의 오류가 있을 경우 해당 진료과에 입력확인을 요청한다.
③ 검사장비의 장애가 있을 경우 해당 검사실에 취소여부를 확인한다.
④ 장기외래진료비를 환불할 경우 외래진료과에서 처방 취소한 후 환불해준다.

9.
의료관광서비스를 위한 국제표준과 인증으로 대표적인 기관은?

① CIA ② WTO ③ JCI ④ FDA

10.
의료법령상 의료인이 될 수 있는 자는?

① 항정신성의약품 중독자
② 피성년 후견인
③ 「지역보건법」을 위반하여 금고 이상의 형을 선고받고 그 형의 집행이 종료된 자
④ 「약사법」을 위반하여 집행을 받지 아니하기로 확정되지 아니한 자

11.
의료관광의 결정요인 중 자국에서 해외로 나가게끔 밀어내는 요인(Push Factor)을 모두 고른 것은?

> ㄱ. 높은 의료비
> ㄴ. 높은 의료수준
> ㄷ. 제한적 의료서비스
> ㄹ. 특정 치료에 대한 부정적 시각
> ㅁ. 긴 대기시간

① ㄱ, ㄴ   ② ㄱ, ㄷ, ㄹ
③ ㄱ, ㄷ, ㄹ, ㅁ ④ ㄴ, ㄷ, ㄹ, ㅁ

12.
해외진출을 위한 한국의료의 특성으로 옳은 것은?

① 복합적 개발 투자역량을 갖춘 의료기관이 많다.
② 병원 진출을 뒷받침할 적합한 투자금융조달 체계가 확립되어 있다.
③ 의료법상 의료법인이 직접 해외투자를 하는 데 제한이 있다.
④ 외국어에 능숙한 의료인력이 많다.

13.

원무관리의 역할로 틀린 것은?

① 환자에게는 적정한 진료비를 지불하고 이에 상응하는 진료비를 편리하게 받을 수 있도록 한다.
② 의료진에게는 진료업무를 원활하게 수행할 수 있도록 지원을 한다.
③ 병원설립자에게는 적정한 이윤을 확보하여 조직의 유지·발전을 위한 적정한 수가관리를 할 수 있게 한다.
④ 병원 이해관계자들 중 병원설립자의 요구에 집중하여 업무를 수행한다.

14.
의료법령상 무면허 의료행위 등 금지에 관한 설명으로 틀린 것은?

① 외국의 의료인 면허를 가진 자로서 일정 기간 국내에 체류한 자는 의료행위를 할 수 있다.
② 의료인이 아니면 의사·치과의사·한의사·조산사 또는 간호사 명칭을 사용하지 못한다.
③ 누구든지 환자의 경제적 사정 등을 이유로 개별적으로 관할 구청장의 사전승인을 받아 환자를 유치하는 행위를 하여서는 아니 된다.
④ 보험업에 따른 보험회사는 외국인환자를 유치하기 위한 행위를 하여서는 아니 된다.

15.
의료관광코디네이터의 역할과 가장 거리가 먼 것은?

① 진료서비스 관리
② 리스크 관리
③ 질병을 치료하거나 예방하는 행위
④ 고객서비스 유지 및 관리

16.
의료사고 발생 시 대처 프로세스를 순서대로 바르게 나열한 것은?

```
ㄱ. 전문가 자문
ㄴ. 진료경위 확인
ㄷ. 리스크 감소계획 실행
ㄹ. 진료 경위서 작성
ㅁ. 결과보고 및 사후관리
```

① ㄱ, ㄴ, ㄷ, ㄹ, ㅁ
② ㄱ, ㄴ, ㄹ, ㅁ, ㄷ
③ ㄴ, ㄱ, ㄹ, ㄷ, ㅁ
④ ㄴ, ㄹ, ㄱ, ㄷ, ㅁ

17.
리스크 관리 시스템 구축에서 의료전달체계 확립에 관한 내용과 가장 거리가 먼 것은?

① 의료과실을 줄이기 위한 노력
② 직원에 대한 해고관련 소송의 제기
③ 의무기록의 정확한 기재와 보존
④ 행정실과의 원만한 커뮤니케이션

18.
외국에서 공부하는 동안 발생되는 각종 질병과 사고에 대비하여 학생들이 가입하는 국제의료보험은?

① 국제의료보험
② 국제학생보험
③ 여행자보험
④ 국제단체보험

19.
의료관광에 관한 설명으로 옳지 않은 것은?

① 건강과 안녕을 도모하기 위한 여행의 형태로 시작되었다.
② 의료서비스와 휴양·레저·문화활동 등 관광활동이 결합된 새로운 관광 형태를 의미한다.
③ 미용이나 성형, 건강검진, 간단한 수술과 관광을 연계하여 체류기간이 길고, 체류비용이 큰 특징이 있다.
④ 20세기 이후 의료관광의 아시아 시장 급부상에 정부지원은 영향을 미치지 않았다.

20.
리스크의 정의와 가장 거리가 먼 것은?

① 손해, 상해, 불이익 또는 파괴의 가능성
② 측정 가능한 불확실성
③ 비윤리적·비도덕적 심리적 상황
④ 기대되는 결과로부터 이탈할 가능성

제2과목
보건의료서비스지원관리

21.
건강보험 수가의 행위료 가산율 중 요양기관별 가산율로 옳지 않은 것은?

① 상급종합병원 : 30%
② 종합병원 : 25%
③ 병원 : 20%
④ 의원 : 10%

22.
외국인환자 진료의 효율성 제고를 위해 매뉴얼을 작성할 경우 얻을 수 있는 효과와 가장 거리가 먼 것은?

① 의료분쟁 예방
② 정보사용의 최대화
③ 병원 내부 인력 양성에 기여
④ 병원 인증평가에서 요구되는 기초자료 생산

23.
다음에 해당하는 간호활동의 기능은?

> 간호업무 수행에 대한 표준에 근거하여 성과를 측정하고, 표준과 성과 간의 차이를 파악하고, 교정활동을 수행한다.

① 간호기획기능   ② 간호조직기능
③ 간호지휘기능   ④ 간호통제기능

24.
다음 ( )에 들어갈 단어로 알맞지 않은 것은?

> 외국인환자 접수 시 비자종류와 체류기간을 확인하고 최초 진료 신청서를 작성한다. 이때, ( )등을 문진표를 통해 꼼꼼하게 체크하여 부작용이 일어날 수 있는 요인들을 확인하는 것도 의료사고를 예방하는 방법이다.

① 환자의 과거병력   ② 가족병력
③ 특이체질   ④ 경제수준

25.
Hosfede의 문화차원이론(Cultural Dimensions Theory)에서 국가 문화의 차원에 해당하지 않는 것은?

① 권력거리 지수
② 개인주의와 집단주의
③ 보수주의와 진보주의
④ 불확실성 회피 지수

26.
의료서비스의 종류나 양에 관계없이 어떤 질병의 진료를 위해 입원했는지에 따라 미리 정해진 일정액의 진료비만을 부담하는 의료비 지불 방식은?

① 행위별수가제   ② 인두제
③ 포괄수가제   ④ 총액계약제

27.

(우측)

300병상을 초과하는 종합병원의 필수진료과목으로만 구성된 것은?

① 마취통증의학과, 성형외과
② 영상의학과, 안과
③ 치과, 정신건강의학과
④ 소아청소년과, 내분비내과

28.
비언어적 커뮤니케이션의 신뢰에 영향을 미치는 요인과 가장 거리가 먼 것은?

① 서비스 제공자의 성격
② 커뮤니케이션 스타일
③ 상황적 요인
④ 전문성

29.
국가예방접종사업의 대상이 되는 감염병은?

① 콜레라   ② 백일해
③ 장티푸스   ④ 세균성이질

30.
환자와 대화 시 적절한 행동이 아닌 것은?

① 환자의 상태에 대하여 대화할 때 충분한 부연설명을 한다.
② 환자가 쉽게 궁금한 사항을 문의할 수 있도록 부드러운 분위기를 조성한다.
③ 환자의 상태와 고통을 이해하고 있음을 알리도록 한다.
④ 환자의 이해를 돕기 위해서 주로 정확한 전문용어를 사용한다.

31.
위험요인과 질병을 한 시점에서 동시에 조사하는 연구로 신속하고 쉽게 연구를 수행하는 장점을 가진 역학 연구 방법은?

① 환자 대조군 연구
② 코호트 연구
③ 실험연구
④ 단면조사연구

32.
다음에서 설명하는 의료서비스의 특성은?

> - 제품처럼 객관적으로 제시하거나 만져볼 수 없다.
> - 체험하기 전까지 내용과 품질을 판단하기 어렵고 주관적인 의미 부여가 강하다.

① 무형성   ② 이질성   ③ 동시성   ④ 소멸성

33.
외국인환자에게 제공되는 의료서비스의 핵심적인 편익에 해당하는 것은?

① 편안함   ② 접근성
③ 안전관리   ④ 질병치료

34.
문화차이로 인한 의사소통 장애요인으로 보기 <u>어려운</u> 것은?

① 사용되는 언어가 받아들이는 사람에 따라 다른 의미를 지니는 경우
② 억양이 상황에 따라 다르게 사용되는 경우
③ 사용되는 단어가 함축적인 의미를 가지는 경우
④ 여과를 통해 일부의 내용이 전달되지 않는 경우

35.
다음의 특징을 가진 국가는?

> - 당뇨병 환자가 많음
> - 금주가 관례임
> - 여성환자를 남자의료진에게 치료하는 것을 선호하지 않음

① 일본   ② 중국
③ 러시아   ④ 사우디아라비아

36.
미국에서 실시하고 있는 의료보장제도 중 메디케어(Medicare)에 관한 설명으로 옳은 것은?

① 노인과 신체장아재 등 소정의 자격 요건을 갖춘 사람을 대상으로 하는 것이다.
② 저소득층을 대상으로 하는 의료부조제도이다.
③ 지역주민에 대한 보건의료서비스를 선택적으로 제공하기 위한 민간의료보험제도이다.
④ 지역주민에 대한 보건의료서비스를 포괄적으로 제공하기 위한 민간의료보험제도이다.

37.
의료공급체계에 대한 설명으로 옳지 <u>않은</u> 것은?

① 수요자에게 적절한 의료를 효과적으로 제공할 수 있도록 하는 것이다.
② 지역별로 병·의원이 골고루 있어야 이상적이다.
③ 질병에 따른 전문 의료기관 방문보다는 주거지에서 가까운 곳으로 가는 곳이 중요하다.
④ 의료기관의 설비, 자원을 최대한 효율적으로 이용한다.

38.
병원조직의 특징이 <u>아닌</u> 것은?

① 다른 일반조직보다 다양한 인력이 일하는 노동집약적인 체계이다.
② 다양한 복수의 목표를 가진다.
③ 조직 내부의 요구와 아울러 사회의 요구도 수용해야 한다.
④ 다른 일반 조직보다 개방성이 강하다.

39.
동선별 커뮤니케이션의 내용으로 옳지 않은 것은?

① 접수 및 안내 시 세심한 배려와 자세한 설명이 필요하다.
② 진료상담 시에는 진료시간 단축을 위해 환영포시 및 안내멘트 없이 진료와 관련된 이야기만 한다.
③ 대기 시 환자의 불안감, 긴장을 줄여줄 수 있는 커뮤니케이션이 필요하다.
④ 검사실 및 치료실 담당 직원은 검사나 치료 시 시작을 알리고 중간 중간 대화를 할 수 있는 상황이라면 편안한 대화를 이어가면서 진행한다.

40.
종합검진서비스에 관한 설명으로 거리가 먼 것은?

① 합리적이고 체계적인 검사를 통해 조기발견 및 치료가 목적이다.
② 생활습관에서 비롯된 위험인자를 미리 발견하여 질병으로 진행되는 것을 막을 수 있다.
③ 건강검진센터들은 성별이나 연령과 무관하게 같은 검진을 일률적으로 실시하는 것을 지향한다.
④ 건강검진의 목적은 개인적인 건강증진과 더불어 삶의 질 향상에 도움을 주는 것이다.

제3과목
보건의료관광마케팅

41.
의료관광서비스에 대한 광고·홍보 전략은 마케팅 4P에서 어느 것에 해당되는가?

① Promotion ② Place
③ Price   ④ Product

42.
다음에서 설명하는 신제품 개발 과정은?

- 아이디어 창출 과정 이후에 실시함
- 취합된 아이디어의 우선순위를 평가하여 아이디어의 수를 줄이는 것을 목적으로 함

① 아이디어 스크리닝
② 제품컨셉 개발
③ 신제품 테스트
④ 비즈니스 분석

43.
마케팅 전략 수립 시 새 수요층을 몇 개의 동일 집단으로 시장을 세분화하는 목적이 아닌 것은?

① 판매저항의 최대화
② 시장기회 탐색
③ 소비자의 정확한 욕구 파악
④ 시장수요에 능동적 대처

44.
의료관광마케팅 자료수집에 관한 설명으로 가장 적합한 것은?

① 편의표본추출법은 확률표본추출 방법에 속한다.
② 설문도구 문항은 타당성과 신뢰성을 가져야 한다.
③ 우편조사법은 대면조사보다 응답률이 높다.
④ 응답률 제고를 위해 인구 통계적 질문은 앞에 둔다.

45.
관계마케팅 전략에 해당되지 않는 것은?

① 동반자적 관계 구축
② 규모의 경제 추구
③ 시장점유율에서 고객점유율로의 전환
④ 보상 프로그램 마련

46.
의료서비스 접근경로에 대한 설명으로 거리가 먼 것은?

① 재고가 존재하지 않기 때문에 창고기능이 필요 없다.
② 의료서비스의 소비자는 전달과정의 처음부터 끝까지 참여하며, 의사결정을 할 수도 있다.
③ 서비스제공자는 여러 경로로 동시에 서비스를 제공하기 쉽다.
④ 의료서비스는 공공재적 특성으로 정부의 정책적 규제가 적용될 수 있다.

47.
의료서비스 상품의 수명주기 중 해당 서비스 산업이 급속하게 성장하며 새로 개발한 서비스를 제공하고 있는 대부분의 병원은 현금흐름이 흑자가 되는 상황을 볼 수 있는 단계는?

① 도입기　　② 성장기
③ 성숙기　　④ 쇠퇴기

48.
다음에서 설명하는 신상품 수요예측방법은?

- 수요의 총량을 전문가의 직관으로 직접 추정하도록 하는 예측방법
- 해당 분야 전문가에게 반복적인 설문 조사를 수행하여 수요예측 결과를 산출
- 신상품 기술의 실현시기에 관한 예측과 같이 장기 수요예측에 적합

① 구매의향조사
② 델파이법
③ 테스트 마케팅조사
④ 인터뷰조사

49.
광고매체에 따른 분류에서 '목표고객이 정확하고 주의력과 관심도가 높으며 효과측정이 용이하다는 장점과 수신자가 유지관리가 어렵고 비용이 많이 드는 단점'을 가진 것은?

① 신문　　　　　　② 잡지
③ DM(Direct Mail)　④ 옥외광고

50.
병원 인적판매의 특징으로 틀린 것은?

① 직접적인 접촉을 통해 병원서비스 정보를 제공하고 고객이 선택할 수 있도록 하는 커뮤니케이션 활동이다.
② 병원의 인적자원 중 직접적인 진료행위를 하는 의료진을 제외한 코디네이터만을 활용한 촉진수단이다.
③ 병원서비스를 이미 인지하고 있는 고객을 대상으로 하는 활동이 보다 효과적이다.
④ 촉진의 속도가 매우 느리고 고객 1인당 촉진비용이 높다.

51.
의료관광시장 세분화의 기준에서 인구통계적 변수에 해당되지 않는 것은?

① 연령　　　② 소득
③ 교육수준　④ 라이프스타일

52.
통합적 마케팅 커뮤니케이션에 관한 설명으로 옳은 것을 모두 고른 것은?

ㄱ. 강화광고는 기존 사용자에게 브랜드에 대한 확신과 만족도를 높여 준다.
ㄴ. 가족 브랜딩(Familly Branding)은 개별 브랜딩과는 달리 한 제품을 촉진하면 나머지

제품도 촉진된다는 이점이 있다.
ㄷ. 촉진에서 풀(Pull) 정책은 제품에 대한 강한 수요를 유발할 목적으로 광고나 판매촉진 등을 활용하는 정책이다.
ㄹ. PR은 조직의 이해관계자들에게 호의적인 인상을 심어주기 위하여 홍보, 후원, 이벤트, 웹사이트 등을 사용하는 커뮤니케이션 방법이다.

① ㄷ, ㄹ   ② ㄱ, ㄴ, ㄷ
③ ㄱ, ㄴ, ㄹ   ④ ㄱ, ㄴ, ㄷ, ㄹ

53.
의료관광소비자의 구매 전 단계에서의 커뮤니케이션 목표와 가장 거리가 먼 것은?

① 인지적 부조화의 감소
② 기업 이미지의 개발
③ 구매 가능성의 증대
④ 구매 위험의 감소

54.
다음에서 설명하는 가격조정 전략은?

- 서비스를 원가 차이에 비례하지 않고, 2가지 이상의 가격으로 판매
- 고객의 수요 강도에 따른 가격결정, 구입량에 따른 가격결정, 고객 계층별 가격결정 방법이 존재

① 지역적 가격결정
② 가격할인과 공제
③ 촉진적 가격결정
④ 차별적 가격결정

55.
일반적인 의료관광소비자의 구매의사 결정과정을 바르게 나열한 것은?

ㄱ. 대안평가
ㄴ. 구매행동
ㄷ. 문제인식
ㄹ. 구매 후 평가
ㅁ. 정보탐색

① ㄱ, ㄴ, ㄹ, ㅁ, ㄷ
② ㄱ, ㄹ, ㅁ, ㄴ, ㄷ
③ ㄷ, ㅁ, ㄱ, ㄴ, ㄹ
④ ㄷ, ㄱ, ㅁ, ㄴ, ㄹ

56.
서비스접촉과 진실의 순간(Service Encounter and Moments of Truth) 개념과 가장 거리가 먼 것은?

① TQM(Total Quality MAnagement)
② 서비스 실패에 대한 신속한 복구
③ 서비스의 저장성
④ 고객과 서비스 전달자와의 상호작용

57.
의료관광시장 세분화를 위한 조건에 해당되지 않는 것은?

① 차별성   ② 접근성
③ 규범성   ④ 측정가능성

58.
다음에서 설명하는 글로벌 표적시장 진입 방법은?

- 소유주가 보유하고 있는 특허, 기업 노하우, 등록상표, 지식, 기술공정 등 가치 있는 상업적 자산권의 일정한 영역을 계약기간 동안 양도하는 것
- 계약을 통하여 소유주에게 로열티를 지급하며, 부여받은 권리는 법적으로 독접성, 배타성이 보장되는 독점적 이익을 얻을 수 있음
- 상표 등록된 재산권을 가지고 있는 개인 또는 단체가 다른 국가에 속한 타인에게 대가를 받

고 그 재산권을 사용할 수 있도록 상업적 권리를 부여하는 계약

① Foreign Direct Investment
② Franchising
③ Licensing
④ Exporting

59.
BCG 매트릭스에 관한 설명으로 옳은 것은?

① 현금젖소(Cash Cow)상황은 시장성장률은 낮지만 시장점유율이 높은 경우이다.
② 물음표(Question Mark)상황은 시장이 커질 가능성도 낮고, 수익도 거의 나지 않는 상황이다.
③ 개(Dog)상황은 현금유입은 적지만 현금유출이 많은 경우이다.
④ 별(Star)상황0[p 필요한 전략은 현상유지 전략이다.

60.
의료관광기업이 CRM활동을 통하여 얻을 수 있는 혜택이 아닌 것은?

① 고객의 서비스 구매빈도가 증가한다.
② 고객유지비용을 상승시킨다.
③ 고객유지비율이 증대된다.
④ 다양한 고객요구에 대한 적극적 대처가 가능하다.

제4과목
관광서비스지원관리

61.
관광서비스의 특징과 가장 거리가 먼 것은?

① 일반제조상품과는 달리, 구매 전에 성능이나 디자인 등을 평가하거나 감상하기 어렵고, 다른 사람의 경험에 의존해야 하는 경우가 많은 무형성을 가진다.
② 일단 서비스 내용이 정ㅎ애지면 쉽게 바뀌지 않는 일관성을 가진다.
③ 관광서비스는 현장에서 소비되거나 조우되어야 하므로 유지하거나, 저장할 수 없는 소멸성을 가진다.
④ 서비스 제공자를 서비스 자체로부터 분리할 수 없는 비분리성을 가진다.

62.
서비스의 품질은 누가, 언제 어디서 제공하는가에 따라 달라지는데 이는 서비스의 무슨 특징에 해당하는가?

① 소멸성
② 생산과 소비의 동시성
③ 무형성
④ 이질성

63.
외식업의 기능으로 거리가 먼 것은?

① 식욕의 충족
② 시간낭비
③ 과시욕구 충족
④ 사교와 휴식의 제공

64.
외국인 관광객의 국내여행 안내업무를 위한 필수 관광종사원 자격은?

① 국내여행안내사
② 국외여행인솔자
③ 관광통역안내사
④ 문화관광해설사

65.
외국인이 국내를 방문하여 관광하는 여행형태는?

① Special Interest Tourism
② Outbound Tourism
③ Inbound Tourism
④ Domestic Tourism

66.
외식업의 특성과 가장 거리가 먼 것은?

① 수요예측의 불확실성
② 높은 인적 의존도
③ 낮은 입지 의존성
④ 가맹사업의 용이성

67.
POS시스템의 도입효과가 아닌 것은?

① 업무처리의 간소화
② 매출 분석인력의 증가
③ 종업원의 부정방지
④ 계산의 실수방지

68.
관광교통에 관한 설명으로 옳지 않은 것은?

① 관광욕구를 충족시켜주는 관광대상이 되기도 한다.
② 관광정책과 관광산업 발전에 영향을 미친다.
③ 관광기업과 관광객을 연결시켜 주는 역할을 한다.
④ 관광활동을 다양하게 하는 역할을 한다.

69.
관광진흥법령상 관광사업의 종류에 해당하지 않는 것은?

① 호텔업
② 관광쇼핑업
③ 여행업
④ 국제회의업

70.
관광의사결정에 대한 외부환경 영향요인이 아닌 것은?

① 가족(Family)
② 사회계층(Social Class)
③ 준거집단(Reference Group)
④ 동기(Motive)

71.
관광사업은 꿈을 파는(Selling Dreams) 사업이라고 하는데 관광사업의 어떤 특성을 나타낸 것인가?

① 공익성
② 입지 의존성
③ 계절성
④ 서비스성

72.
관광산업의 환경적 효과를 설명한 것은?

① 관광자원의 효율적인 개발을 통해 기존 자원의 보호·보전 가능
② 전통문화에 대한 상품화로 인해 고유한 가치 상실
③ 지역물가의 상승
④ 외화획득 및 고용창출

73.
호텔조직에 대한 설명으로 틀린 것은?

① 호텔의 전통적인 기본구조는 객실부문, 식음료부문, 관리부문의 3가지로 구분된다.
② 대부분의 호텔조직은 크게 프론트 오브 하우스(Front of House), 백 오브 하우스(Back of House)로 구분한다.
③ 객실부문의 중요한 직무는 프론트 오피스, 현관서비스, 하우스키핑이다.
④ 우리나라 호텔조직은 일반적으로 영업부문은 스태프(Staff), 관리부분은 라인(Line) 조직으로 구성된다.

74.
와합(S. Wahab)이 제시한 관광객 분류에 대한 설명과 가장 거리가 먼 것은?

① 연령에 따라 청소년·성인 관광객
② 관광소비의 등급에 따라 부유층·저소득층 관광객
③ 성별에 따라 남성·여성 관광객
④ 여행 참가자의 수에 따라 개인·단체 관광객

75.
관광산업의 발전에 기여하는 이벤트의 긍정적 효과로 보기 어려운 것은?

① 관광목적지의 매력도 제고
② 관광비수기의 극복
③ 주요관광지에 집중화
④ 관광시설의 활성화

76.
항공수배업무 시 고려사항으로 거리가 먼 것은?

① 수배업무의 의뢰 및 지시는 포괄적이고 광범위해야 한다.
② 필요한 사하아을 완전하게 담아야 한다.
③ 수배의 우선순위를 정하여 신속하게 처리한다.
④ 의뢰사항을 상세하고 명확하게 이루어져야 한다.

77.
다음 설명에 해당하는 관광의 형태는?

- 휴양과 관광을 위한 일반 여행과 달리 재난과 참상지를 보며 반성과 교훈을 얻는 여행
- 미국 뉴욕 9.11 테러사건의 '그라운드 제로', 유대인 대학살 현장인 폴란드의 '아우슈비츠 수용소' 등이 대표적 사례

① Dark Tourism   ② Heritage Tourism
③ Mass Tourism   ④ Eco Tourism

78.
관광쇼핑상품이 갖추어야 할 조건으로 거리가 먼 것은?

① 구매 가치 창출   ② 방문 동기 부여
③ 양적 가치 창출   ④ 독특한 매력 보유

79.
항공운송사업의 특성으로 옳지 않은 것은?

① 고속성 : 단시간 내에 전 세계 주요도시를 연결함
② 정시성 : 타 교통수단에 비해 기상조건에 의한 제약이 크기 때문에 정시성 확보가 관건임
③ 경제성 : 시간가치와 서비스가치를 고려할 때 경제성이 높음
④ 노선개설의 어려움 : 국제협약 등에 의해 항공노선 개설이 어려움

80.
관광진흥법령상 객실 내 취사가 가능한 호텔업은?

① 관광호텔업   ② 한국전통호텔업
③ 소형호텔업   ④ 가족호텔업

● 2019년 제2회

제1과목
보건의료관광행정

1.
의료관광의 효과를 송출 국가와 목적지 국가로 구분할 때 송출 국가의 긍정적인 효과로 옳지 않은 것은?

① 보험자의 의료비 부담 감소
② 보건사업의 경쟁력 향상 자극
③ 고용주의 의료보험 분담비용 절감
④ 외화 수입 증대 관련 재정적 기여

2.

다음 설명에 해당하는 것은?

> 의사의 처방 정보를 전산망을 이용하여 정확하고 신속하게 전달하는 시스템으로 병원의 경영 효율과 환자에 대한 서비스 개선을 기대할 수 있는 병원정보시스템

① 처방전달시스템(OCS)
② 경영정보시스템(MIS)
③ 의학영상저장전송시스템(PACS)
④ 디지털의료영상전송시스템(DICOM)

3.

다음과 같은 사례를 방지하기 위한 리스트 예방 조치 사항으로 옳지 않은 것은?

> - 배경: 외국인 G씨는 평소 앓고 있던 지병(고혈압)의 치료 및 관광 병행차 한국의 Z병원에 입원
> - 상황
>   - Z병원에 도착, 검사결과 확인 후 합병증 발견
>   - Z병원 주치의 상담 시 통역사를 통해 추가시술 권유 및 음식물 섭취 금지 강조
>   - G씨는 음식물 섭취가 금지되었으나 몰래 음식물 섭취 후 급발작 증상 발생

① 통역사에 대한 통역오류 과실 입증
② 주의 대상 환자들에 대한 관리체계 점검
③ 통역사에 대한 의학용어 관련 사전교육훈련
④ 추가시술, 주의사항 등 진료상담 내용 녹음

4.

우리나라 국민건강보험의 특성과 가장 거리가 먼 것은?

① 단기보험
② 보험급여의 균등성
③ 보험료의 정액부담
④ 보험료징수의 강제성

5.

일반적으로 입원약정서에 포함될 사항과 가장 거리가 먼 것은?

① 진료비 납부 책임
② 의료분쟁에 대한 청구포기 동의서
③ 진료진의 의학적 판단에 따른 정당한 지시 협조
④ 입원 중 귀중품 소지금지 및 분실 시 책임소재

6.

Cohen이 분류한 의료관광객 유형 중에서 해외여행 중 발생한 사고나 질병으로 의료서비스를 받은 사람에 해당하는 것은?

① 단순환자(mere patient)
② 치료관광객(medicated tourist)
③ 여행환자(vacationing patient)
④ 전형적 의료관광객(medical tourist proper)

7.

국제의료보험 진료비 청구 시 고려사항에 대한 설명으로 옳지 않은 것은?

① 진료기록이 사실과 다르게 작성되어 수정이 필요한 경우에는 수정액을 사용하여 국제의료관광코디네이터가 수정한다.

② 병원은 해당 보험사의 체크리스트를 참조하여 불필요한 분쟁이 발생하지 않도록 주의한다.

③ 병원은 보험청구서 작성 후 해당 보험사에게 발송 시 국제우편물의 경우 발송서(Invoice) 사본을 잘 보관하여, 간혹 보험금 지급이 지연되거나 누락되는 경우 확인 자료로 이용한다.

④ 병원은 진료비 청구를 위해 환자기록 사본 일부를 해당 보험사에 제공할 경우 환자 본인의 승낙과 동의가 필요하며, 자필 서명 날인을 받아야 한다.

8.
재외동포의 출입국과 법적 지위에 관한 법률상 국내거소신고를 한 외국국적동포가 며칠 이상 대한민국 안에 체류하는 경우 건강보험을 적용받을 수 있는가?

① 15일 ② 30일 ③ 60일 ④ 90일

9.
의료법상 의료기관을 개설할 수 없는 자는?

① 약사 ② 조산사
③ 의료법인 ④ 지방자치단체

10.
의료법상 원격의료를 할 수 있는 의료인이 아닌 자는?

① 의사 ② 조산사
③ 한의사 ④ 치과의사

11.
재외동포의 출입국과 법적 지위에 관한 법률상 출입국과 체류에 대한 설명으로 옳은 것은?

① 재외동포체류자격에 따른 체류기간은 최장 2년으로 한다.
② 국내거소신고를 한 외국국적동포가 체류기간 내에 출국하였다가 재입국하는 경우에는 재입국허가가 필요하다.
③ 재외동포체류자격을 부여받은 외국국적동포의 경제활동은 사회질서 또는 경제안정을 해치지 아니하는 범위에서 허용된다.
④ 병역을 마치지 아니한 상태에서 대한민국 국적을 이탈 또는 상실하여 외국인이 된 남성의 경우 체류연장 기간을 최대 1년으로 제한한다.

12.
의료기관에서 발생할 수 있는 리스크의 유형 중 성희롱, 재해 관련 소송, 직업관련 재해 등이 발생할 수 있는 유형은?

① 재정적 리스크
② 임상적 리스크
③ 자산 관련 리스크
④ 직원 관련 리스크

13.
의료서비스 제공과정에서 환자에게 발생할 수 있는 손상, 안전 위협 요인을 제거하여 의료 서비스 제공자의 비용 손실 및 정신적 부담을 감소시키는 활동은?

① 동료심사(peer review)
② 적절성 평가지침(AEP)
③ 위험관리(risk management)
④ 주 진료경로(critical pathes)

14.
다음 설명에 해당하는 Lunt와 Carrera가 정의한 의료관광객의 유형은?

> 오랜 대기시간이나 서비스 부재로 인하여 의료기관이나 보험자에 의해 해외의 의료기관으로 이송된 환자

① 장기 거주자 ② 아웃소싱환자
③ 인접국 이동자 ④ 해외 임시 여행객

15.
리스크 상황을 방치하여 나타나는 결과와 가장 거리가 먼 것은?

① 원인 파악과 해결책 마련에 곤란을 겪게 된다.
② 지속적인 언론 노출로 조직 내부 문제가 사회 문제로 비화된다.
③ 조직의 명예와 신뢰가 손상됨으로써 조직이 존폐 위기에 놓이게 된다.
④ 재정적 손실을 발생되지 않으나 최고 경영자에 대한 불신감이 발생된다.

16.
국제의료관광사업의 발전요인과 가장 거리가 먼 것은?

① 국가 간 이동 용이
② 의료서비스의 표준화
③ 국제적 네트워크 활성화
④ 의료서비스의 산업화 및 의료기관의 마케팅 노력

17.
아시아 지역의 의료관광 활성화 요인과 가장 거리가 먼 것은?

① 진료비용과 대기시간의 증가
② IT 및 인터넷 시스템의 발달
③ 우수한 의료 관련 인프라의 확충
④ 국제인증 시스템 의료기관의 확대

18.
해외환자의 유인요인(pull factor)과 가장 거리가 먼 것은?

① 높은 의료수준
② 준거문화의 차이
③ 의료진에 대한 친숙성
④ 의료서비스의 선택 폭

19.
원무관리의 개념에 대한 설명과 가장 거리가 먼 것은?

① 원무관리는 병원행정사무 또는 병원 사무를 뜻한다.
② 병원의 서무, 인사, 교육, 홍보, 재무, 경리, 구매 사무를 포함한다.
③ 병원 활동에 필요한 자료를 수집, 처리, 분서가 또는 전달하는 정보활동이다.
④ 환자와 진료 및 진료비에 관한 병원만의 고유한 업무라 정의할 수 있다.

20.
진찰료 산정에 관한 설명으로 옳지 않은 것은?

① 진찰료에는 기본진찰료와 외래진찰료가 포함되어 있다.
② 동일 상병에 대하여 2인 이상의 의사가 동일 한 날에 진찰한 경우 진찰료는 1회 산정한다.
③ 해당 상병의 치료가 종결된 후 동일 상병으로 100일 이내 재내원한 경우 재진료를 산정한다.
④ 하나의 상병에 대한 진료를 계속 하던 중 다른 상병이 발생하여 동일 의사가 동시에 진찰한 경우 진찰료는 1회 산정한다.

제2과목
보건의료서비스지원관리

21.
Northouse가 주장한 의사와 환자의 커뮤니케이션 방해요인이 아닌 것은?

① 환자들의 신체적 고통은 정확하게 의사소통하는 데 어려움을 제공하게 된다.
② 환자는 역할에 어울리는 대화방식을 찾지 못하고 상호교류에 주저하게 된다.
③ 의료진이 쓰는 전문 의학용어는 환자가 이해하기 어려워 잘못 해석할 수 있다.
④ 환자들은 익숙하지 않은 의료세팅에서 자신에게 주어지는 새로운 역할이 무엇인지 모호함을 경험한다.

22.
의료기관 내 진단검사의학과의 검사 업무와 가장 거리가 먼 것은?

① 분자유전 검사
② 혈관조영 검사
③ 생화학 검사
④ 면역혈청 검사

23.
Roemer의 의료체계 분류 중 인구의 대부분에게 보건의료서비스를 제공하고 병원급 의료기관은 정부나 지방자치단체에서 관할하며 진료비 지불방식으로 제3자 지불제방식을 활용하는 유형은?

① 자유기업형　② 복지국가형
③ 개발도상국가형　④ 저개발국가형

24.
의료서비스의 특성 중 이질성(heterogeneity)에 대한 내용을 모두 고른 것은?

> ㄱ. 일정치 않은 의사의 의료서비스
> ㄴ. 보험설계사에 따라 달라지는 고객에 대한 의료서비스
> ㄷ. 의사와 환자의 여건에 따라 달라지는 동일 질병에 대한 의료서비스
> ㄹ. 환자가 없는 시간대의 진료서비스

① ㄱ, ㄴ　② ㄴ, ㄷ, ㄹ
③ ㄱ, ㄴ, ㄷ　④ ㄱ, ㄴ, ㄷ, ㄹ

25.
저소득 빈곤층을 위한 미국의 공공의료보험 제도는?

① Medicare
② Medicaid
③ Blue Cross
④ HMO(Health Maintenance Organization)

26.
의료관광객을 위한 의료서비스 과정에 대한 설명으로 옳지 않은 것은?

① 초기 접촉 과정은 홍보 및 환자 정보 수집 등이 이루어진다.
② 서비스 과정에는 환자 입국 시 공항영접 및 진료(치료)서비스 등이 이루어진다.
③ 환자가 치료를 마치고 퇴원한 후의 사후관리도 서비스 과정에 포함된다.
④ 확인 과정에는 치료계획 수입, 치료수가 산정 및 예상 치료비용 상담 등이 이루어진다.

27.
의료기관 현장(On-stage)에서 이루어지는 가시적인 서비스 행위와 가장 거리가 먼 것은?

① 고객에게 인사
② 진료실로 안내
③ 의무기록 차트 준비
④ 환자와의 상담

28.
아랍 여성 환자와 대화 시 남성 의료진이 눈 맞춤에 주의하는 것은 문화의 속성 중 무엇을 고려하는 것인가?

① 문화의 상징성　② 문화의 보편성
③ 문화의 공유성　④ 문화의 다양성

29.
감염병의 종류 중 즉시 격리가 필요한 감염병으로 주로 식수에 의해 감염되며 콜레라, 장티푸스, 세균성이질이 해당하는 것은?

① 제1급 감염병　② 제2급 감염병
③ 제3급 감염병　④ 제4급 감염병

30.
병원체가 한타바이러스(Hantaan Virus)로 발열, 출혈경향, 요통, 신부전 등의 증상이 나타나는 대표적인 가을철 급성 감염병은?

① 페스트
② 발진티푸스
③ 신증후군출혈열
④ 중증급성호흡기증후군

31.
의료법상 종합병원이 갖추어야 할 요건으로 옳은 것은?(단 100병상 이상 300병상 이하인 경우)

① 내과·외과·산부인과 중 2개 진료과목, 영상의학과, 진단검사의학과 또는 병리과를 포함한 5개 이상의 진료과목을 갖추고 각 진료과목마다 전속하는 전문의를 둘 것
② 내과·외과·소아청소년과·산부인과 중 3개 진료과목, 영상의학과, 마취통증의학과와 진단검사의학과 또는 병리과를 갖추고 각 진료과목마다 전속하는 전문의를 둘 것
③ 내과·소아청소년과·산부인과·영상의학과·진단검사의학과 또는 병리과·정신건강의학과 및 치과를 포함한 7개 이상의 진료과목을 갖추고 각 진료과목마다 전속하는 전문의를 둘 것
④ 내과·외과·소아청소년과·산부인과·영상의학과·마취통증의학과·진단검사의학과 또는 병리과·정신건강의학과 및 치과를 포함한 9개 이상의 진료과목을 갖추고 각 진료과목마다 전속하는 전문의를 둘 것

32.
의료서비스의 특성과 가장 거리가 먼 것은?

① 의료서비스 수요는 통상 예측이 어렵다.
② 의료서비스는 일반적으로 환자의 참여가 전제된다.
③ 의료인과 환자 간의 상호작용은 치료에 영향을 미치지 못한다.
④ 의료정보의 비대칭성으로 의사 위주의 의사결정 과정이 주로 이루어진다.

33.
Bruhn과 Georgi가 서비스가치사슬의 관계과정 요소로 언급한 것은?

① 고객보유   ② 고객통합
③ 서비스접촉 ④ 서비스회복

34.
다음 설명에 해당하는 의료기관의 역할은?

> 의료기관은 의료관광객의 유치를 위해 의료관광에이전시 또는 보험회사와 거래관계를 조정하고, 협약을 체결하는 역할을 수행한다.

① 협상자(negotiator)
② 혁신자(innovator)
③ 마케터(marketer)
④ 의료서비스 제공자(medical service provider)

35.
Northouse가 제시한 커뮤니케이션 유형 중 의사가 환자의 상태에 대해 환자보다 보호자에게 자세한 정보를 제공하는 것은?

① 여과적 대화   ② 정서적 대화
③ 특권적 대화   ④ 리스크 커뮤니케이션

36.
우리나라의 의료전달체계 중 다음에 해당하는 진료단계는?

> - 전체 질병의 약 70~80%를 차지한다.
> - 보건소·개인의원 등 외래진료를 위주로 하는 의원급의 기관에서 진료한다.

① 1차 진료단계   ② 2차 진료단계
③ 3차 진료단계   ④ 특수 진료단계

37.
진료예약제의 업무와 내용이 옳지 않은 것은?

ㄱ. 진료예약 업무: 고객의 진료예약 문의에 대한 안내와 상담 및 접수
ㄴ. 콜백(call black) 업무: 고객이 진료시간 변경 등 요청한 사항에 대하여 전화하여 업무 처리

ㄷ. 예약변경 통보 업무: 병원 사정상 예약이 변경되는 경우 고객에게 양해 및 통보

ㄹ. 병원비 수납 업무: 사전 진료비 청구를 통해 노쇼 고객 및 금전적 손실 방지

① ㄱ ② ㄴ ③ ㄷ ④ ㄹ

38.
의료법상 의원급 의료기관에 해당하지 않는 것은?

① 의원 ② 조산원 ③ 한의원 ④ 치과의원

39.
퇴원예고제의 장점이 아닌 것은?

① 병원은 퇴원약을 미리 준비할 수 있다.
② 환자는 퇴원에 대비해 지불금액을 미리 준비할 수 있다.
③ 환자는 진단서, 증명서를 누락시키지 않고 발급받을 수 있다.
④ 퇴원 당일에는 퇴원수속이 끝난 후에도 환자가 병실을 사용하여 휴식 시간을 가질 수 있다.

40.
다음 ( )안에 들어갈 알맞은 용어는?

( )이란 사람 간의 일반적인 커뮤니케이션을 기본 구조로 하면서 환자의 질병에 대한 진단 및 정보전달 의료적 결정 지원 등 의료인에게 부여된 의사소통을 말한다.

① 의료 커뮤니케이션
② 상향적 커뮤니케이션
③ 하향적 커뮤니케이션
④ 리스크 커뮤니케이션

제3과목
보건의료관광 마케팅

41.
SWOT 분석 요소가 잘못 배치된 것은?

S	W
·㉠ 높은 시장 지배력 ·차별화된 제품 ·충분한 현금자원	·노후화된 설비 ·핵심 기술부족 ·㉡ 낮은 제품 품질
O	T
·㉢ 경쟁자 증가 ·높은 시장 성장률 ·낮은 무역 장벽	·낮은 시장 성장률 ·㉣ 시장 규제 강화 ·기술적 위험

① ㉠ ② ㉡ ③ ㉢ ④ ㉣

42.
의료관광 마케팅에서 인적판매의 단점과 가장 거리가 먼 것은?

① 고객 한 사람당 비용이 많이 든다.
② 한 번에 대응할 수 있는 고객의 수가 제한적이다.
③ 인적판매 담당 직원의 관리 및 유지가 어렵다.
④ 어려운 기술이나 복잡한 정보를 전달하기가 어렵다.

43.
다음 상황에 적합한 판매예측 기법은?

A병원에서는 병원의 매출 추이 및 패턴이 주기적으로 변동하는지를 파악하여 이를 바탕으로 향후 판매를 예측하고자 한다.

① 델파이기법 ② 시계열 분석
③ 시장 테스트 ④ 포커스그룹 인터뷰

44.
다음 ( )에 들어갈 알맞은 것은?

> 고객만족(Customer satisfaction)서비스는 고객의 필요, 욕구, 기대에 부응하는 서비스를 제공하여 그 결과로 서비스의 재구매가 이루어지고, 이것이 반복하여 ( )(이)가 계속 유지되는 상태이다.

① 선각 수용자(early adopter)
② 인적 서비스(human service)
③ 고객 애호도(customer loyalty)
④ 고객 관찰(customer monitoring)

45.
의료관광산업의 거시환경에 속하지 않는 것은?

① 법과 규제   ② 경쟁 병원
③ 기술 환경   ④ 경제 환경

46.
의료관광 시장세분화의 전제조건으로 옳지 않은 것은?

① 세분시장은 수익성이 보장되어야 한다.
② 세분시장은 일관성과 지속성이 있어야 한다.
③ 세분시장은 정보의 측정 및 획득이 용이해야 한다.
④ 세분시장은 구분되지 않아야 하며 획일화된 반응성이 높아야 한다.

47.
올바른 인적 자원관리에 대한 내용으로 볼 수 없는 것은?

① 능력 중심의 인재 채용
② 직무 교육을 위한 적극적인 투자
③ 부서별 관리자의 통제 권한 강화
④ 공식화된 프로그램을 통한 직원의 직무분석

48.
의료관광 시장을 세분화할 때 활용되는 인구통계학적 변수가 아닌 것은?

① 소득   ② 성별   ③ 연령   ④ 인구밀도

49.
의료관광 신상품의 고가전략이 사용 가능한 상황으로 옳은 것은?

① 가격경쟁이 심각한 경우
② 기업 이미지가 약한 경우
③ 공급의 압박이 심한 경우
④ 상품의 차별성이 높은 경우

50.
다음과 같은 마케팅 유형은?

> - 의료관광을 선택하는 친구들과 가족의 추천에 가장 큰 영향을 받는다.
> - 인터넷과 스마트폰 사용이 증가함에 따라 온라인을 통한 고객의 의견과 평가가 중요시된다.
> - 소비자의 구매 결정권이 주로 여성에게 있다는 점에 착안하여 여성고객을 대상으로 건강강좌 또는 세미나로 병원의 브랜드를 알리는 방법을 채택하고 있다.

① 귀족마케팅   ② 직접마케팅
③ 구전마케팅   ④ 감성마케팅

51.
의료법상 의료기관 개설자가 하지 못하는 의료광고에 해당하지 않는 것은?

① 신의료기술평가를 받은 신의료기술에 관한 광고
② 수술 장면 등 직접적인 시술행위를 노출하는 내용의 광고
③ 다른 의료인등의 기능 또는 진료 방법과 비교하

는 내용의 광고
④ 신문, 방송, 잡지 등을 이용하여 기사(記事) 또는 전문가의 의견 형태로 표현되는 광고

52.
다음 ( )안에 들어갈 알맞은 용어는?

> ( )은 인적 서비스 자원이 중요하나 기업 등에서 직원을 내부고객이라 생각하여 기업의 구성원에게 행하는 마케팅 활동으로 그들로 하여금 보다 양질의 서비스를 제공하고 유지할 수 있도록 하는 경영전략이라 할 수 있다.

① machine marketing
② internal marketing
③ premium marketing
④ frequency marketing

53.
커뮤니케이션 예산 결정방법 중 접근 방식이 다른 하나는?

① 목표 및 과업 기준법
② 경쟁자 기준법
③ 매출액 비례법
④ 가용예산 활용법

54.
시장의 경쟁강도를 높이는 상황이 아닌 것은?

① 시장의 성장세가 둔한 경우
② 상품의 차별력이 적은 경우
③ 시장의 진입장벽이 높은 경우
④ 유사 규모의 경쟁자가 많은 경우

55.
새로운 의료관광서비스제품의 콘셉트(concept) 평가 기준과 가장 거리가 먼 것은?

① 제품의 우수성, 독창성
② 기업의 목적, 강점, 자원
③ 유통경로상의 공급자의 이익, 선호
④ 표적시장의 크기, 성장 및 경쟁 정도

56.
효과적인 고객관계관리(CRM)를 하기 위한 방법으로 틀린 것은?

① 고객의 요구를 정확하게 파악한다.
② 모든 고객을 대상으로 필요와 욕구를 만든다.
③ 고객의 가치가 계층과 집단별로 다르다는 것을 인식한다.
④ 고객의 가치가 긍정적인 영향을 가져올 것인가를 판단한다.

57.
전문품의 특성을 가진 의료관광상품의 집중화 경쟁전략을 추진하기 위해 가장 적합한 유통경로 유형은?

① 전속적 유통경로
② 개방적 유통경로
③ 집중적 유통경로
④ 선택적 유통경로

58.
의료서비스 유통경로 중 다음에서 설명하고 있는 것은?

> • 서로 다른 전문 과목의 의사들이 같은 건물에 모여 각각의 의료기관을 운영
> • 각각의 의료기관은 독립적으로 운영

① 의원가
② 의료전달체계
③ 병원합동관리체계
④ 프랜차이즈 시스템

59.
차별적 마케팅 전략에 대한 내용으로 옳지 않은 것은?

① 여러 종류의 마케팅 믹스를 개발하게 되므로 마케팅과 생산비용을 증가시킨다.
② 다수의 세분시장을 표적시장으로 선정하여 각 세분시장에 최적화된 마케팅 믹스를 설계하는 것을 말한다.
③ 단일 혹은 소수의 제품으로 전체 시장에 접근하게 되며 규모의 경제를 보다 효과적으로 실현할 수 있다.
④ 상이한 소비자의 욕구에 맞추어 여러 서비스를 제공하고 복수의 유통경로로 판매촉진을 실시하여 고객을 확보하는 특성이 있다.

60.
포괄적 의사결정(extended decision making) 또는 복잡한 의사결정(complex decision making)의 대상과 가장 거리가 먼 것은?

① 고가의 제품(자동차, 집)
② 지각된 위험이 높은 제품(보험, 관광, 수술)
③ 고도의 상징적 제품(화장품, 패션제품, 관광)
④ 습관적 구매 제품(설탕, 라면)

제4과목
관광서비스 지원관리

61.
외식업의 특성으로 볼 수 없는 것은?

① 인적 의존도가 높다.
② 시대별 유행에 둔감하다.
③ 점포의 위치가 운영의 관건이 된다.
④ 소비자의 기호가 강하게 영향을 미친다.

62.
항공운송 서비스 중 여행사의 예약업무 서비스에 대한 내용으로 옳지 않은 것은?

① 수요의 수입 단위를 고려한 선별예약을 실시하여 판매를 통제한다.
② 여행에 필요한 비행편 스케줄 등의 정보를 제공하고 항공기 좌석을 확보한다.
③ 항공여정 이외에 여객이 여행하면서 필요로 하는 각종 부대 서비스의 예약 및 편의를 제공한다.
④ 비행 중 유의사항, 비상장비 설명, 기내 면세품 판매 서비스 등의 항공기 내의 편의서비스를 제공한다.

63.
자연관광자원으로 볼 수 없는 것은?

① 기후 ② 목장 ③ 온천 ④ 동식물

64.
SIT(Special Interest Tour)여행의 특성이 아닌 것은?

① 활동 영역의 예측이 쉽다.
② 참여 지향적 성격을 가진다.
③ 여행의 질적 만족도를 추구한다.
④ 여행객이 다양한 정보를 갖고 있다.

65.
다음 중 관광교통 예약 시스템의 기능을 모두 고른 것은?

| ㄱ. 좌석예약 가능 |
| ㄴ. 부대서비스 예약 가능 |
| ㄷ. 수요와 공급을 조정하는 기능 |
| ㄹ. 고객의 특수사항 배려 기능 |

① ㄱ, ㄴ ② ㄱ, ㄴ, ㄹ
③ ㄱ, ㄷ, ㄹ ④ ㄱ, ㄴ, ㄷ, ㄹ

66.
관광안내소의 역할과 가장 거리가 먼 것은?

① 숙박역할
② 정보제공역할
③ 휴게공간역할
④ 전시·판매 역할

67.
다음의 시설이 해당하는 숙박업 조직의 구성부는?

- VIP 라운지
- 로비 라운지
- 연회장

① 객실부(Front of Division)
② 시설부(Engineering Division)
③ 조리부(Culinary Division)
④ 식음료부(Food & Beverage Division)

68.
항공수배업무에 대한 설명과 가장 거리가 먼 것은?

① GDS는 한 항공사의 운항스케줄만 보여준다.
② CRS는 여행일정의 서비스등급에 대한 운임과 운임규정 데이터베이스를 포함한다.
③ CRS와 GDS에 저장된 각 예약은 첨부된 승객정보를 갖고 있어야 한다.
④ CRS와 GDS를 통해 여행사 사무실에서 PNR작성과 전자항공권을 발급할 수 있다.

69.
관광진흥법령의 호텔업의 종류 중 배낭여행객 등 개별 관광객의 숙박에 적합한 시설로서 샤워장, 취사장 등의 편의시설과 외국인 및 내국인 관광객을 위한 문화·정보 교류시설 등을 함께 갖추어 이용하게 하는 것은?

① 호스텔업
② 관광호텔업
③ 소형호텔업
④ 의료관광호텔업

70.
항공사업법상 항공운송사업에 해당하지 않는 것은?

① 국내항공운송사업
② 국제항공운송사업
③ 대형항공운송사업
④ 소형항공운송사업

71.
관광쇼핑업의 특성을 설명한 것으로 옳지 않은 것은?

① 타업종에 비해 서비스 지향성이 매우 높은 편이다.
② 계절에 따른 수용변동이 있고 이를 전제로 생산·판매 활동이 이루어진다.
③ 관광활동의 상위서비스로 인식되며 타업종과의 경쟁관계가 매우 높다.
④ 타업종에 비해 참여가 매우 용이하므로 동일 업종 간 과잉경쟁이 많이 나타난다.

72.
마리스(Marris)의 정의에 따른 다음 이벤트의 종류는?

방문객 수 100만명 이상, 자본비용 5억 달러 이상으로서 반드시 관람하고 싶은 행사라는 명성이 있는 이벤트

① 메가 이벤트(Mega event)
② 홀마크 이벤트(Hallmark event)
③ 메이저 이벤트(Major event)
④ 지역 이벤트(Regional event)

73.
다음에 해당하는 메뉴는?

- 여러 종류의 메뉴를 내열해 놓고, 고객의 기호에 따라 한 품목씩 선택하여 주문에 의해서 제공되는 요리
- 고객이 선택한 품목의 가격만큼 지불

① 단수 메뉴(single menu)
② 일품요리 메뉴(a la carte menu)
③ 정식메뉴(the table d hote menu)
④ 콤비네이션 메뉴(combination menu)

74.
다음 내용에 해당하는 관광심리요인은?

- 관광행동을 일으키게 하는 중요한 요인으로서, 그 행동의 방향을 결정지을 수 있도록 활성화된 상태의 욕구이다.
- 관광자의 잠재욕구를 구체적으로 관광행동으로 나타나게 하는 힘으로서, 인간이 관광을 통해서 만족을 얻고자 할 때 일어난다.

① 관광만족   ② 관광위계
③ 관광원인   ④ 관광동기

75.
관광종사원의 자격을 취소하거나 정지할 수 있는 사유가 아닌 것은?

① 다른 사람에게 관광종사원 자격증을 대여한 경우
② 거짓이나 그 밖의 부정한 방법으로 자격을 취득한 경우
③ 관광진흥법에 따라 등록 또는 사업계획의 승인이 취소된 경우
④ 관광종사원으로서 직무를 수행하는 데에 부정 또는 비위(非違) 사실이 있는 경우

76.
관광진흥법상 의료관광에 대한 내용으로 옳은 것은?

① 「관광진흥개발기금법」에 따른 관광진흥개발기금의 대여는 자국민 의료관광 기관에 국한된다.
② 보건복지부장관은 의료관광의 활성화를 위하여 외국인 의료관광 관련 기관에 기금을 보조할 수 있다.
③ 의료관광이란 국내 의료기관의 진료, 치료, 수술 등 의료서비스를 받는 환자와 그 동반자가 의료서비스와 병행하여 관광하는 것을 말한다.
④ 의료관광 활성화 기금은 법령상 규정된 사항 이외에 필요한 사항에 대하여 국무총리령으로 정하여 보조할 수 있다.

77.
다음에 해당하는 관광산업의 효과는?

- 여성의 지위향상과 역할 변화
- 직업의 다양화
- 지역주민들 간의 갈등
- 지역의 미풍양속 저해

① 경제적 효과   ② 사회적 효과
③ 문화적 효과   ④ 환경적 효과

78.
다음 중 관광진흥법상 관광사업에 해당하는 것을 모두 고른 것은?

ㄱ. 여행업
ㄴ. 카지노업
ㄷ. 국제회의업
ㄹ. 유원시설업

① ㄱ, ㄴ   ② ㄱ, ㄷ
③ ㄱ, ㄴ, ㄹ   ④ ㄱ, ㄴ, ㄷ, ㄹ

79.
플로그(Plog)가 제시한 관광객의 유형을 psychocentric 과 allocentric으로 나눌 때 allocentric유형의 특징이 아닌 것은?

① 외향적이다.
② 여행을 자주한다.
③ 장시간의 여행을 한다.
④ 친숙하고 안전한 관광지를 선호한다.

80.
관광산업의 긍정적 효과로 볼 수 없는 것은?

① 고용창출
② 국제수지 개선
③ 조세수입의 증가
④ 경제적 대외 종속성 증대

● 2019년 제1회

제1과목
보건의료관광행정

1.
Lunt와 Carrera가 환자의 이동(patient mobility)를 기준으로 구분한 의료관광객에 대한 설명으로 틀린 것은?

① 해외 임시 여행객: 오랜기간 대기시간이나 서비스 부재로 인하여 의료기관이나 보험자에 의해 해외의 의료기관으로 이송된 환자를 의미한다.
② 장기거주자: 은퇴 후에 해외로 이주하여 거주하는 사람 혹은 해외로 취업하여 근무하는자로서 의료서비스를 이용하는 경우를 의미한다.
③ 인접국 이동자: 국경을 공유하는 국가 간에 교차 의료서비스를 인정하는 경우, 국경을 넘어 인접국의 서비스를 이용하는 경우를 의미한다.
④ 의료관광객: 자신의 의지로 결정하여, 해외의 의료기관을 이용한 환자를 의미한다.

2.
국민건강보험 급여의 종류 중 현금급여의 대상인 것은?
① 입원   ② 건강검진
③ 수술   ④ 장애인 보장구 급여비

3.
외국인 환자에게 원내조제가 허용되지 않는 의료인은?
① 치과의사   ② 성형외과전문의
③ 한의사   ④ 심장외과전문의

4.
의료기관에서 외국인 환자와의 의료분쟁 예방조치활동과 가장 거리가 먼 것은?

① 의료사고 발생 시 대처방법 및 조치방법을 매뉴얼화 한다.
② 리스크 관리 전담 조직을 구성하고 전담이력을 확보한다.
③ 의료기관 종사자를 대상으로 안전관리 교육을 정기적으로 실시한다.
④ 의료사고 발생 시 환자를 바로 격리 수용한다.

5.
의료관광 선도국가에 관한 설명으로 틀린 것은?

① 태국은 관광자원과 전문화된 의료기술이 결합된 상품개발 및 마케팅의 강점을 가지고 있다.
② 싱가포르는 뛰어난 의료기술과 국제적인 네트워크를 갖추고 있어서 환자 유치에 유리한 위치에 있다.
③ 인도는 동일 진료에 대한 의료비가 태국이나 싱

가포르에 비해 비싸다는 문제가 있으나 외국에서 훈련된 유능한 의료진이 많다는 것이 강점이다.
④ 의료관광 수요의 증가가 태국, 싱가포르 및 인도에서 기회요인으로 작용하고 있다.

6.
의료관광으로 인한 의료관광객 목적지 국가의 효과와 가장 거리가 먼 것은?

① 외화수입 효과
② 의료 인력의 질 향상
③ 환자 대기시간 단축
④ 의료기술의 발달

7.
의료 해외진출 및 외국인환자 유치 지원에 관한 법률상 외국인환자를 유치하고자 하는 자(의료기관 제외)가 가입하여야 하는 보증보험의 충족기준을 모두 고른 것은?

> ㄱ. 외국인 환자를 유치하는 과정에서 고의 또는 과실로 외국인환자에게 입한 손해에 대한 배상책임을 보장하는 보증보험이어야 한다.
> ㄴ. 보험업법에 따라 금융위원회의 허가를 받은 보험회사의 보증보험이어야 한다.
> ㄷ. 보험금액이 1억원 이상이어야 한다.

① ㄱ, ㄴ
② ㄱ, ㄷ
③ ㄴ, ㄷ
④ ㄱ, ㄴ, ㄷ

8.
외국의료보험회사의 협약을 체결하고자 할 때의 고려사항과 가장 거리가 먼 것은?

① 수가
② 할인율
③ 적용법률
④ 의사배상책임보험 가입 여부

9.
응급환자가 2인 이상일 경우 우선진료 판단으로 가장 적합한 것은?

① 먼저 도착한 순서대로 해야 한다.
② 의학적 판단에 기초한 위급의 정도에 따라 진료한다.
③ 생존확률이 높은 환자부터 우선 진료한다.
④ 외상정도가 심한 환자부터 진료한다.

10.
외국인환자 유치업자(의료기관 제외)로 등록하기 위하여 필요한 요건이 아닌 것은?

① 외국인환자를 유치하려는 진료과목별로 의료법에 따른 전문의를 1명 이상 둘 것
② 보건복지부령으로 정하는 보증보험에 가입하였을 것
③ 보건복지부령으로 정하는 규모 이상의 자본금을 보유할 것
④ 국내에 사무소를 설치하였을 것

11.
한방의료관광자원을 유형자원과 무형자원으로 구분할 때 무형자원에 해당하는 것은?

① 한방의료기술
② 한방전통음식
③ 약초
④ 십전대보탕

12.
리스크관리의 기대효과와 가장 거리가 먼 것은?

① 합리적이고 체계적인 대응
② 조직원의 사기저하
③ 손실비용 축소
④ 조직성과에 기여

13.
우리나라 건강보험의 특징과 가장 거리가 먼 것은?

① 가입의 자유로운 임의 가입
② 보험료 부담의 형평성
③ 수익자 부담
④ 보험료 징수의 강제성

14.
국제보험사가 피보험자 또는 의사, 의료기관 등에게 진료비 지불에 대하여 보증해 주는 서류로, 보험금 청구금 상환의 근거 서류가 되는 것은?

① 수혜내역 설명서(EOB)
② 지불 상세설명서(EOP)
③ 진료비 지불보증서(GOP)
④ 진료비 명세서(itemized bill)

15.
리스크로 인한 손실을 받아들이고 이를 복구하기 위해서 예비비를 전환하거나 외부 펀드를 빌려서 손실을 보전한 것은?

① 리스크 보존
② 리스크 전가
③ 비보험적 전가
④ 손실 감소

16.
병원진료 통계의 개념이 옳은 것은?

① 병상회전율: 입원과 외래를 동시에 평가할 수 있는 병상이용도 지표로 조정환자수를 적용하여 측정
② 병상이용률: 일정기간 중 환자를 수용할 수 있는 상태로 가동한 병상이 실제 환자에 의해 점유된 비율
③ 병원이용률: 연간 1병상당 다음 환자를 수용하는 데 평균적으로 걸리는 시간
④ 병상회전기간: 일정기간 중 1병상이 평균 몇 명의 입원환자를 수용하였는가를 나타내는 지표

17.
의료해외진출 및 외국인환자 유치 지원에 관한 법령상 1,200병상의 상급종합병원에서 외국인환자를 유치하고자 하는 경우, 유치할 수 있는 최대 병상수는?(단, 환자 1명만을 수용하는 입원실의 병상수는 제외)

① 40병상 ② 50병상 ③ 60병상 ④ 80병상

18.
출입국관리법상 사증 없이 입국할 수 있는 외국인을 모두 고른 것은?

> ㄱ. 재입국허가를 받은 사람 또는 재입국허가가 면제된 사람으로서 그 허가 또는 면제받은 기간이 끝나기 전에 입국하는 사람
>
> ㄴ. 대한민국과 사증면제협정을 체결한 국가의 국민으로서 그 협정에 따라 면제대상이 되는 사람
>
> ㄷ. 국제친선, 관광 또는 대한민국의 이익 등을 위하여 입국하는 사람으로서 대통령령으로 정하는 바에 따라 따로 입국허가를 받은 사람
>
> ㄹ. 난민여행증명서를 발급받고 출국한 후 그 유효기간이 끝나기 전에 입국하는 사람

① ㄱ, ㄴ, ㄹ   ② ㄱ, ㄷ, ㄹ
③ ㄴ, ㄷ   ④ ㄱ, ㄴ, ㄷ, ㄹ

19.
다음 ( )에 알맞은 것은?

> 재외동포의 출입국과 법정 지위에 관하나 법률상 주민등록을 한 재외국민과 국내거소신고를 한 외국국적동포가 ( ) 이상 대한민국 안에 체류하는 경우에는 건강보험 관계 법령으로 정하는 바에 따라 건강보험을 적용받을 수 있다.

① 15일 ② 30일 ③ 60일 ④ 90일

20.
OCS의 도입방법으로 적합하지 않은 것은?

① 병원의 업무를 표준화해야 한다.
② 개발자 위주로 구축되어야 한다.
③ OCS 시행 전에 직원의 교육 및 프로그램의 검증이 필요하다.
④ OCS의 도입은 업무의 완급을 가려 단계적으로 도입되어야 한다.

제2과목
보건의료서비스 지원관리

21.
의료서비스 중 일차예방서비스에 해당하지 않는 것은?

① 금연프로그램 서비스
② 정상분만서비스
③ 비만관리서비스
④ 운동처방서비스

22.
Parsons와 Fox가 제시한 전통적인 의사-환자의 관계 특성에 대한 설명으로 틀린 것은?

① 지원: 의사는 환자의 지원 요청을 받아 도움을 제공하는 역할을 한다.
② 관용: 환자가 질병기간 동안 자신의 고통을 표현하고 일상적이지 않은 행동이 허락된다.
③ 보상조작: 의사는 환자에게 치료기간의 단축이나 고통의 감소와 같은 보상혜택을 거론하여 의사의 지시사항을 환자가 순응하게 한다.
④ 상호관계 균등성: 의사는 우월한 상황적인 조건과 지식에도 불구하고 관계의 균등성을 인정한다.

23.
다음 중 의료의 질을 개선하기 위한 과정측면의 제도적 접근과 거리가 먼 것은?

① 의료기관 인증제도
② 임상진료지침 보급
③ 의료검사
④ 의료이용도 조사

24.
다음 중 병원조직의 특성과 가장 거리가 먼 것은?

① 이원적 지배구조
② 조직구성원의 다양성
③ 과업의 복잡성
④ 조직관리 목적의 일치성

25.
일차보건의료의 접근방법과 가장 거리가 먼 것은?

① 예방에 중점을 둔다.
② 쉽게 이용 가능해야 한다.
③ 자조·자립정신을 바탕으로 한다.
④ 국가는 하나의 단일화된 보건사업을 추진한다.

26.
우리나라의 의료서비스 지불방식과 가장 거리가 먼 것은?

① 인두제   ② 포괄수가제
③ 사회보험방식   ④ 행위별수가제

27.
의료법상 의료기관이 아닌 것은?

① 치과의원   ② 수련병원
③ 조산원   ④ 한방병원

28.
외국인 환자의 미흡한 데이터 준비로 인한 원격의료상담의 제약이나 지체에 대한 해결방법과 가장 거리가 먼 것은?

① 필요한 데이터 목록의 전달 여부를 확인한다.

② 미흡한 데이터 준비로 인한 원격의료상담 지연 가능성을 사전에 공지했는지 여부를 확인한다.

③ 배송회사명과 고유번호의 파악 여부를 확인한다.

④ 고객이 보유한 데이터가 부족할 경우 현지에서 검사를 받도록 독려한다.

29.
Neuliep이 제시한 이문화 역량이 아닌 것은?

① 심리운동성   ② 상황적 속성
③ 감성   ④ 의사소통

30.
의료관광서비스 프로세스 단계 중 최초연락(contact)시 준비해야할 사항으로 틀린 것은?

① 문의가 빈번한 각 언어별 숙련된 코디네이터를 배치시킨다.

② 외국인 고객을 위한 대표번호, 이메일, 팩스를 구축하여 병원 내·외 안내문(홈페이지, 브로슈어, 책자 등)에 동일하게 기재한다.

③ 주 대상국으로 하는 언어로 된 웹사이트를 구축하여 고객의 입장의 유용한 정보를 제공한다.

④ 고객이 고객과 병원을 연결해 주는 이익단체일 경우 본원과의 계약 여부를 확인할 필요없이 상호 간 계약 체결을 우선순위로 한다.

31.
의료커뮤니케이션의 질에 영향을 미치는 접촉순간(Moment of Truth)의 관리요인과 가장 거리가 먼 것은?

① 비공식성   ② 신뢰성
③ 반응성   ④ 유형자산

32.
다음 중 세계보건기구(WHO)에서 제시하는 보건의료체계 하부구조의 구성요소와 가장 거리가 먼 것은?

① 자원의 조직적 배치   ② 경제적 지원
③ 정보체계 구축   ④ 관리

33.
윈슬로우(C.E.A Winslow)가 제시한 공중보건의 정의에 해당하지 않는 것은?

① 조직적인 지역사회의 노력활동이다.
② 질병을 치료하고 근절시키는 과학이다.
③ 신체적, 정신적 효율을 증진시키는 기술이다.
④ 질병을 예방하고 수명을 연장하고자 하는 과학이다.

34.
Szasz와 Hollender가 제시한 의사 환자의 관계 모델 중 다음 설명에 해당하는 것은?

- 만성질환자의 경우에서 발견할 수 있음
- 환자가 질병치료과정에 의사와 공동으로 참여함
- 질병상황에 따라 의사와 환자가 다른 관계 양상을 보임

① 가부장적 모델   ② 상호참여 모델
③ 능동-수동 모델 ④ 지도-협력 모델

35.
다음 중 환자에게 효과적으로 피드백을 주기 위한 고려사항과 가장 거리가 먼 것은?

① 피드백은 강요적이어서는 안 된다.

② 피드백은 받아들이는 편이 그것을 소화하고 이해할 수 있는 것이어야 한다.

③ 피드백은 사실을 서술하는 방식으로 주어져야만 한다.

④ 피드백은 충분한 시간을 가지고 준비하여 주어지는 것이 효과적이다.

36.
공중보건의 역사에 대한 설명으로 옳은 것은?

① Edward Jenner는 결핵균을 발견하여 예방의학적 사상의 시작을 가능하게 했다.
② William Rathborne은 1848년 공중보건법을 제정하였다.
③ Bismark의 근로자 질병보험법은 사회보장제도를 마련하는 계기가 되었다.
④ Louis Pasteur는 실험위생학의 기초를 확립했다.

37.
다음은 서비스전략의 기초가 되는 이론적 모델로 가장 적합한 것은?

> 외국인환자는 비슷한 문화권의 환자들과 같은 병동에 위치하도록 배려해야 한다.

① gap model
② experience
③ servuction model
④ servicescape model

38.
수익창출을 기대하는 병원과 비용대비 최상의 의료서비스를 바라는 환자의 상충된 기대 사이에서 의사가 경험하는 것은?

① 역할갈등　　② 역할애매성
③ 역할과부하　④ 역할불확실

39.
서비스 프로세스를 표준화하고 정형화하여야 하는 이유와 가장 밀접한 의료서비스의 특성은?

① 무형성　　② 동시성
③ 이질성　　④ 소멸성

40.
응급환자 분류 기준에서 외과적 응급증상에 해당되지 않는 것은?

① 개복을 요하는 급성복증
② 심장질환으로 인한 급성 흉통
③ 광범위한 화상
④ 대퇴부 척추의 골절

제3과목
보건의료관광마케팅

41.
신상품 개발과정 중 아이디어 창출 방법으로 가장 적절한 것은?

① 시장의 규모와 성장성 여부 분석
② 소비자가 가지고 있는 이미지와 인지도 확인
③ 공략하고자 하는 시장의 크기와 잠재성장력 측정
④ 브레인스토밍 또는 소비자 면접

42.
유통경로의 기능에 대한 설명으로 틀린 것은?

① 유통경로는 생산자에게 규모의 경제를 실현할 기회를 제공한다.
② 유통경로는 거래를 표준화하는 역할을 한다.
③ 유통경로는 외상이나 할부판매를 통한 간접금융 기능을 제공함으로써 생산자의 위험이 증가한다.
④ 유통경로는 생산자에게 시장환경 요인들에 대한 정보를 제공하고, 소비자에게 상품에 대한 정보를 제공한다.

43.
의료관광과 신상품 개발과정과 가장 거리가 먼 것은?

① 아이디어 창출　② 시험 마케팅
③ 사업성 분석　　④ 표적시장 선정

44.
의료관광 소비자들의 일반적인 구매의사 결정과정을 바르게 나열한 것은?

① 정보탐색→필요인식→대안평가→구매→구매 후 행동
② 정보탐색→필요인식→구매→대안평가→구매 후 행동
③ 대안평가→정보탐색→필요인식→구매→구매 후 행동
④ 필요인식→정보탐색→대안평가→구매→구매 후 행동

45.
의료관광서비스업이 재포지셔닝(repositioning)이 필요한 상황을 모두 고른 것은?

ㄱ. 시장에서 바람직하지 않은 위치를 갖고 있는 경우
ㄴ. 이상적인 위치를 달성하고자 했으나 실패한 경우
ㄷ. 경쟁자의 진입으로 차별적 우위 유지가 힘들게 된 경우
ㄹ. 유망한 새로운 시장 적소나 기회가 발견되었을 경우

① ㄱ, ㄴ
② ㄱ, ㄷ, ㄹ
③ ㄴ, ㄷ, ㄹ
④ ㄱ, ㄴ, ㄷ, ㄹ

46.
다음 사례의 표준추출방법은?

한방의료관광 경험자를 대상으로 고객만족도 조사를 하기 위해 학력과 연령, 성별에 따라 분류하고 각 집단의 크기에 비례하는 수만큼 무작위로 추출하였다.

① 판단표본추출방법
② 할당표본추출방법
③ 층화표본추출방법
④ 계통표본추출방법

47.
효과적인 광고 목표를 달성하기 위해 고려해야 하는 소비자의 심리적 반응 단계를 바르게 나열한 것은?

ㄱ. 주의(attention)
ㄴ. 구매행동(action)
ㄷ. 욕구(desire)
ㄹ. 관심(interest)

① ㄱ, ㄷ, ㄹ, ㄴ
② ㄱ, ㄹ, ㄷ, ㄴ
③ ㄹ, ㄱ, ㄴ, ㄷ
④ ㄹ, ㄱ, ㄷ, ㄴ

48.
세분시장의 경쟁강도를 상대적으로 심화시키는 경우와 가장 거리가 먼 것은?

① 규모나 경쟁력이 비슷한 병원들이 많은 경우
② 세분시장이 빠른 성장을 하는 경우
③ 세분시장이 고가의 장비시설 등 높은 고정비를 필요로 하는 경우
④ 진료상품 간 차별성이 적어 소비자의 상표전환 비용이 작을 경우

49.
특정한 의료관광상품을 선택하는 이유를 이성적, 감성적 이유로 구분할 때 감성적 의사결정에 해당하는 것은?

① 지위 ② 비용 ③ 신뢰성 ④ 편리성

50.
마케팅 환경분석에서 거시적 환경요인과 가장 거리가 먼 것은?

① 정치적 요인
② 기술적 요인
③ 사회문화적 요인
④ 시장점유율 요인

51.
SWOT분석 요인이 틀리게 짝지어진 것은?

① S- Strength   ② O- Organization
③ W- Weakness   ④ T- Threat

52.
신상품 가격의 초기고가전략을 도입해야 하는 상황과 가장 거리가 먼 것은?

① 소비자들이 열망하는 명백한 특성을 갖추고 있을 때
② 수요가 비탄력적일 때
③ 신상품이 진입장벽에 의해 경쟁으로부터 보호받고 있을 때
④ 상품에 대한 치열한 경쟁이 이미 존재하거나 예상될 때

53.
마케팅 커뮤니케이션 활동인 촉진믹스(promotion mix)의 구성요소와 가장 거리가 먼 것은?

① 선별적 유통점포 개설
② PR(public relations)
③ 광고
④ 인적판매

54.
시장주기에 따른 의료관광상품의 수요와 재무매력도 평가에서 성숙기에 나타나는 마케팅전략 및 목표로 가장 적합한 것은?

① 브랜드 인지도 제고
② 시장점유율 확대
③ 이익 극대화, 시장점유율 방어
④ 투자 회수, 비용 절감

55.
다음 상황에 가장 적합한 매체는?

한방병원의 광고담당자 A씨는 해당 병원의 광고 예산과 표적시장의 관여도를 고려하여 광고 매체를 선택하는 전략을 수립했다. 이에 따라 라이프스타일에 따른 세분화가 가능하고 매개가치가 비교적 장시간 유지되며 자세한 설명이 가능한 광고매체를 찾고 있다.

① TV   ② 라디오   ③ 잡지   ④ 신문

56.
다음 설명에 해당하는 것은?

다양한 분석기법을 활용하여 고객 데이터로부터 개별고객의 가치, 욕구, 행동패턴 등을 예측하여 고객만족을 위한 고객관리전략을 수립하고 고객과의 관계를 지속하는 마케팅 방식

① RFM   ② EDLP   ③ CRM   ④ CRS

57.
다음 설명에 해당하는 시장세분화의 요건은?

시장부문의 규모가 크고 수익성이 커서 별도의 시장으로 개척할 가치가 있는 정도를 말한다. 세분된 각 시장부문에 대하여 상이한 마케팅 계획이 필요하고 이에 따라서 많은 비용이 소요되므로 하나의 시장부분을 가능한 동질적 욕구를 지닌 다수의 소비자로 구성되어 이익을 거둘 수 있는 규모가 되어야 한다.

① 유지가능성(substantiality)
② 측정가능성(measurability)
③ 접근가능성(accessibility)
④ 실행가능성(actionability)

58.
마케팅의 개념 중 '가장 좋은 제품을 생산한다면 고객이 반드시 그 제품을 구매한다.'는 원리에 기초를 둔 것은?

① 판매지향적 마케팅
② 고객지향적 마케팅
③ 제품지향적 마케팅
④ 사회지향적 마케팅

59.
다음 설명에 해당하는 가격전략은?

> 원래 가격이 100,000원이니 제품을 99,000원으로 할인하여 판매하면 소비자들은 이를 90,000원대의 제품으로 지각하여 구매할 수 있다.

① 관습가격
② 단수가격
③ 촉진가격
④ 준거가격

60.
단일상품보다 다수상품들로 상품라인을 구성하는 이유와 가장 거리가 먼 것은?

① 소비자욕구의 충족
② 원가우위 확보
③ 소비자의 가격민감도
④ 경쟁자 진입의 저지

제4과목
관광서비스지원관리

61.
한국표준산업분류에서 음식점 및 주점업(56)에 해당하는 경우를 모두 고른 것은?

> ㄱ. 숙박업에 결합되어 운영하는 식사제공 활동
> ㄴ. 철도 운수 사업체에서 철도 식당칸을 직접 운영하는 경우
> ㄷ. 조리사만을 공급하는 경우
> ㄹ. 음식을 조리하여 도매 및 소매사업체에 납품하는 경우

> ㅁ. 접객시설을 갖추고 주류, 다과류 및 비알코올 음료를 판매하는 활동

① ㄱ, ㄴ, ㄷ, ㄹ
② ㄱ, ㄷ, ㅁ
③ ㄴ, ㄹ
④ ㅁ

62.
항공사들 간 협력을 통해 구축한 지역연합 컴퓨터 예약시스템은?

① MIS(management information system)
② GDS(global distribution system)
③ CRS(compute reservation system)
④ CRM(customer relationship system)

63.
다음에서 설명하는 관광 의사결정 영향요인은?

> - 행동에 직·간접적으로 영향을 미치는 개인이나 집단을 말한다.
> - 학교동료, 직장동료, 종교집단 등이 해당할 수 있다.
> - 관광자는 이러한 구성원의 의견을 신뢰성 있는 정보원천으로 받아들인다.
> - 예를 들어, 유명 연예인을 광고에 등장시켜 신혼여행지 소개 시 예비신혼부부의 구매행동에 큰 영향력을 미친다.

① 가족
② 사회계측
③ 준거집단
④ 문화

64.
여행사 수배 업무와 가장 거리가 먼 것은?

① 고객의 특성을 파악하여 상품을 홍보하고 판매한다.
② 호텔 등급 수준과 객실종류, 객실 수 등을 정확히 확보한다.
③ 관광시설의 예약과 교통시설의 좌석을 확보한다.
④ 각종 예약사항의 확인 여부를 기록한다.

65.
다음 중 사회적 관광자원과 가장 거리가 먼 것은?

① 교육 ② 스포츠 ③ 농장 ④ 풍속

66.
예약한 좌석을 이용하지 않는 노쇼(no-show)에 대비한 항공사의 대응책으로 가장 적합한 것은?

① overbooking ② tariff
③ travel's check ④ security check

67.
관광종사원의 역할에 관한 설명으로 틀린 것은?

① 우수품질의 관광조사원 서비스가 동반되지 않으면 경쟁력을 상실하게 된다.
② 관광종사원의 역할이 기업의 성패에 큰 영향을 미친다.
③ 관광종사원은 하나의 관광상품이라고 할 수 있다.
④ 관광종사원의 친절, 전문성, 태도, 행동 중 하나만 수행해도 고객은 차별화된 서비스로 인식한다.

68.
관광객에 대한 설명으로 틀린 것은?

① 세계관광기구(UNWTO)는 관광지 방문객(Visitor)을 관광자, 당일관광자, 통과관광객 세 가지로 구분하였다.
② 경제개발협력기구(OECD)는 회원국의 관광통계방법 통일을 위해 국제관광자와 일시방문자로 한정시켜 분류하였다.
③ 관광객에 대한 공식적인 최초의 정의는 1937년 국제노동기구(ILO)에 의해 이루어졌다.
④ 경제개발협력기구(OECD)에서 규정한 일시방문자란 48시간 이상 1개월 이내로 체재하는 자를 말한다.

69.
관광산업의 긍정적 효과와 가장 거리가 먼 것은?

① 사회적 비용 감소효과
② 지역사회 개발과 관광승수효과
③ 국민경제 소득효과
④ 국제친선적 효과

70.
다음은 여행동기와 Maslow의 욕구이론과의 관계에 대한 설명이다. 어느 단계에 해당하는가?

> 인간이 신체적으로 안락하게 되고, 자신의 안전문제에 대한 두려움을 갖지 않게 된다면 유대감, 동료애, 사회적인 상호작용의 촉진, 개인 간의 관계성 유지 등의 동기로 인해 여행 행동이 나타난다.

① 안전 욕구 ② 자아실현 욕구
③ 존경 욕구 ④ 소속 욕구

71.
항공운송의 유형 중 운송 객체에 의한 유형이 아닌 것은?

① 여객항공운송업
② 정기항공운송업
③ 항공화물운송업
④ 항공우편운송업

72.
관광이벤트의 파급효과와 가장 거리가 먼 것은?

① 국가나 지역의 이미지 강화
② 국가 또는 지역 사람들의 역외 유출 증대
③ 관광지 비수기 대책 수단
④ 지역 관광개발의 촉매제 역할

73.
관광교통의 종류와 특징이 바르게 연결된 것은?

① 기차 : 가장 신속하고 안전하나 연착이 발생하는 경우가 빈번하여 정시성 확보가 어렵다.
② 전세관광버스 : 대량인원 수송이 가능하고, 고속성의 특징을 갖고 있다.
③ 항공 : 가장 불안전하다는 특징을 갖고 있으며, 저가로 이동이 가능하고 쾌적하지 않다는 단점이 있다.
④ 크루즈 : 숙박·음식·위락 등 관광객을 위한 시설을 갖추고 수려한 관광지를 여행한다.

74.
다음에서 설명하는 관광숙박업의 종류는?

- 관광객의 숙박과 취사에 적합한 시설을 갖추어 이를 그 시설의 회원이나 공유자, 그 밖의 관광객에게 제공
- 숙박에 부수되는 음식, 운동, 오락, 휴양 또는 공연 또는 연수에 적합한 시설 제공

① 관광호텔업
② 휴양 콘도미니엄업
③ 가족호텔업
④ 한국전통호텔업

75.
① FIT를 대상으로 하는 경우 아웃바운드 여행사의 수입원이 되기 어려운 것은?

① 선택관광 알선 수수료
② 숙박시설 알선 수수료
③ 쇼핑 알선 수수료
④ 항공권 판매 수수료

76.
관광서비스의 특성에 대한 설명으로 틀린 것은?

① 관광상품은 일반재와 달리 소비자의 체험으로 소비되는 관념적인 추억으로 무형적 특성을 갖는다.
② 관광상품은 생산 후 소비가 순차적으로 발생되므로 생산/소비의 비동시적인 특성을 갖는다.
③ 관광상품은 소비가 이루어지지 않으면 소멸되는 비저장성의 특성을 갖는다.
④ 관광상품은 인적 서비스를 재료로 제공자와 구입자 간의 감정이 상호 교류되어 이루어지는 주관적 특성을 갖는다.

77.
관광서비스의 구성요소에 대한 설명으로 틀린 것은?

① 고객 입장에서 관광상품은 고객이 관광과 관련하여 소유, 참가, 이용하는 모든 것들이다.
② 서비스 시스템에는 고객과 서비스 종사원의 상호작용이 반드시 필요하다.
③ 서비스 전달은 서비스 종사원 간의 협력을 의미한다.
④ 관광서비스 환경은 서비스를 둘러싸고 있는 환경으로 서비스 스케이프라고 한다.

78.
외식산업의 특성에 관한 설명으로 틀린 것은?

① 시간과 공간의 제약을 크게 받는다.
② 식자재의 보존방법이 까다롭다.
③ 외식산업은 업무의 특성상 타 산업에 비해 이직률이 비교적 높은 편이다.
④ 외식산업은 입지조건에 따라 영업실적의 차이가 나지 않는다.

79.
투숙객이 객실에 수하물을 두고 여행하는 경우나, 예약하고 도착이 늦어질 경우에 부과하는 객실요금은?

① Late check out charge
② Hold room charge
③ Midnight charge
④ Part day charge

80.
관광진흥법령상 관광 편의시설업에 포함되지 않는 것은?

① 관광유흥음식점업
② 관광사진업
③ 국제회의시설업
④ 여객자동차터미널시설업

● 2018년 제2회

제1과목 보건의료관광행정

1.
관광진흥법령상 의료관광호텔업의 등록기준으로 틀린 것은?

① 욕실이나 샤워시설을 갖춘 객실이 15실 이상일 것
② 객실별 면적이 19제곱미터 이상일 것
③ 외국어 구사인력 고용 등 외국인에게 서비스를 제공할 수 있는 체제를 갖추고 있을 것
④ 대지 및 건물의 소유권 또는 사용권을 확보하고 있을 것

2.
입원환자와 외래환자를 포함하여 포괄적인 조정환자 수로 나타낸 지표로서 입원환자와 외래 환자의 구성이 달라 발생할 수 있는 단점을 보완하기 위해 활용되는 것은?

① 병원이용률 ② 병상이용률
③ 병상회전률 ④ 병상회전간격

3.
의료관광을 해외로 나가게 하는 요인(push factor)이 아닌 것은?

① 높은 의료비
② 낮은 의료수준
③ 의료진에 대한 친숙성
④ 제한적 의료서비스

4.
의료인이 제공하는 서비스 항목별로 가격을 책정하고 그 양에 따라 진료비를 지불하는 방법은?

① 행위별수가제 ② 포괄수가제
③ 봉급제   ④ 총액계약제

5.
의료관광으로 인한 의료관광객 목적지 국가의 기대효과와 가장 거리가 먼 것은?

① 국민진료비 절감
② 의료서비스 발달
③ 외화수입 효과
④ 낙수효과

6.
의료법상 입원실 병상이 500개인 종합병원에서 반드시 설치해야 하는 중환자실 병상 수는?

① 10개 ② 15개 ③ 20개 ④ 25개

7.

의료서비스의 특성이 아닌 것은?

① 정보의 대칭성
② 의료수요발생의 예측 불가능성
③ 외부효과의 존재
④ 의료공급의 비탄력성

8.

외국인 환자 이동 시의 안전사고에 대한 대비로 적절하지 않은 것은?

① 병원과 대행업체의 계약 체결 여부 확인
② 고객의 암보험 가입 여부 확인
③ 대행업체의 탑승자에 대한 대인 상해보험 가입 여부 확인
④ 보험사의 보상 약관이 외국인도 동일하게 적용되는지 확인

9.

진료비 미수금의 대손(대손처리 대상채권) 요건과 가장 거리가 먼 것은?

① 채무자의 행방불명
② 채무자의 사업휴업
③ 채무자의 파산
④ 채무자의 실종

10.

의료관광의 결정요인 중 촉진요인과 가장 거리가 먼 것은?

① 교통의 발달
② 여행과 관련된 우려
③ 의료관광 보험상품의 출시
④ 의료관광 비자발급 절차 간소화

11.

원무관리자의 역할과 가장 거리가 먼 것은?

① 환자가 진료받는 데 있어 최대한의 편의 제공
② 진료수익증대를 위한 비급여 항목의 적극적인 개발과 적용
③ 의료진에 대한 진료지원책의 적극 모색
④ 적정이윤의 확보를 위한 적극적인 노력

12.

수급권자에 대한 진료, 조제 또는 투약을 담당하는 의료급여기관을 모두 고른 것은?

| ㄱ. 「지역보건법」에 따라 설치된 보건소 |
| ㄴ. 「농어촌 등 보건의료를 위한 특별조치법」에 따라 설치된 보건진료소 |
| ㄷ. 「약사법」에 따라 설립된 한국희귀의약품센터 |

① ㄱ, ㄴ
② ㄱ, ㄷ
③ ㄴ, ㄷ
④ ㄱ, ㄴ, ㄷ

13.

다음에서 설명하고 있는 의료기관의 역할은?

| 의료기관은 국제의료관광객 유치를 위해 의료관광에이전시나 보험회사와 조율하고, 협약을 체결하는 역할을 한다. |

① 의료서비스 제공자(medical service provider)
② 혁신자(innovator)
③ 마케터(marketer)
④ 협상자(negotiator)

14.

의료관광코디네이터의 역할과 가장 거리가 먼 것은?

① 외국인 환자의 의무기록 정보수집 업무
② 진료일정 및 입원 병실과 보호자 체류를 위한 예약 등 일정수립 업무
③ 입국한 외국인 환자의 치료 업무 및 부작용에 대한 주의사항 교육업무
④ 검사 후 차기 진료일정 조정 업무

15.
다음 리스크 관리의 단계를 바르게 나열한 것은?

> ㄱ. 리스크 관리방안 모니터 및 개선
> ㄴ. 리스크 대안 분석
> ㄷ. 리스크 관리방안 선정
> ㄹ. 리스크 확인 및 분석
> ㅁ. 리스크 관리방안 실행

① ㄱ, ㄴ, ㄷ, ㄹ, ㅁ
② ㄴ, ㄹ, ㅁ, ㄱ, ㄷ
③ ㄷ, ㄱ, ㅁ, ㄴ, ㄹ
④ ㄹ, ㄴ, ㄷ, ㅁ, ㄱ

16.
환자에 대한 진료행위를 중심으로 발생한 업무상의 자료나 진료 및 수술, 검사기록을 약속된 코드 등을 활용 가능한 형태로 전산에 기반하여 입력, 정리, 보관하며 입력된 자료를 통해 의사소통을 하는 시스템을 통칭하는 것은?

① 처방전달시스템(OCS)
② 의료영상저장전송시스템(PACS)
③ 전자의무기록시스템(EMR)
④ 유비쿼터스시스템(U-S)

17.
재외동포의 출입국과 법적 지위에 관한 법률상 체류기간 연장허가를 받지 않은 외국국적 동포의 재외동포체류자격에 따른 체류기간은 최장 몇 년 까지 인가?

① 1년 ② 2년 ③ 3년 ④ 4년

18.
의료 해외진출 및 외국인환자 유치 지원에 관한 법규상 외국인환자를 유치하려는 의료기관이 가입하여야 하는 의료사고배상책임보험의 연간 배상한도액 기준을 틀린 것은?

① 의원급 의료기관: 1억 원 이상
② 조산원: 1억 원 이상
③ 병원급 의료기관: 2억 원 이상
④ 종합병원: 2억 원

19.
다음 중 리스크 관리 시스템 구축을 위한 설명으로 틀린 것은?

① 업무의 혼란이 오지 않도록 의료진은 의료행위에만 전념토록 하며 리스크 관리를 행정부서에서 전담한다.
② 환자 사고 예방을 위해 환자관리 체크리스트를 마련하여 항상 점검하고 업무내용을 차트에 상세히 기록한다.
③ 진료지원 부문에서는 환자의 상태를 정확하게 검토할 수 있도록 의사의 지시에 따라 검진을 신속히 하고 결과를 정확히 피드백한다.
④ 의료법 및 관련 법상 의무 이행내용을 증명할 수 있도록 환자 진료시스템, 서면 증명자료 등을 정비한다.

20.
환자가 의료인에게 의료서비스를 제공받는 과정에서 발생한 예상하지 못한 악결과(惡結果)를 뜻하는 것으로 누구의 잘못이라는 평가를 전혀 내포하지 않은 가치중립적 용어를 뜻하는 말은?

① 의료사고 ② 의료분쟁
③ 의료과오 ④ 손해

제2과목
보건의료서비스지원관리

21.
다음 ( )에 알맞은 것은?

1단계 요양급여와 2단계 요양급여로 구분하고, 2단계는 환자들이 상급종합병원을 제외한 요양기관에서 진료를 받고 2단계에서는 상급종합병원에서 진료를 받게 되며, 2단계 요양급여를 받기 위해서는 (   )를 제출해야하며, 미제출 시에는 건강보험수가 기준금액으로 본인이 전액을 부담해야 한다.

① 요양급여의뢰서
② 입·퇴원 확인서
③ 수술확인서
④ 원외처방전

22.
국제의료관광서비스 과정의 초기접촉과정에 포함되는 절차와 가장 거리가 먼 것은?

① 고객자료 수집을 위한 원격의료상담
② 담당 의료진 선정
③ 대표 연락 창구 구축
④ 담당 코디네이터 배정

23.
보호자와의 의사소통에서 의료인의 행동으로 부적절한 것은?

① 진료결과에 좋지 않을 환자의 부정적 행동이나 인식은 직설적으로 언급하여 교정한다.
② 환자뿐만 아니라 보호자와도 충분한 대화를 시도한다.
③ 가족도 환자진료 과정에서 중요한 역할을 하게 됨을 인식시킨다.
④ 환자에 대한 정보를 수시로 주고 받는다.

24.
의료관광 프로세스와 가장 거리가 먼 것은?

① 치료 관련 견적서 제공
② 진료 관련 예약
③ 환자의 방문과 치료
④ 의료기관 인증추진

25.
Myers가 제시한 '양질의 의료'에 대한 정의 중 5가지 요소에 해당하지 않는 것은?

① 접근(용이)성
② 질적 적정성
③ 효율성
④ 응용성

26.
병원 내 의료커뮤니케이션을 모두 고른 것은?

ㄱ. 환자에게 진료 절차 설명
ㄴ. 의료보조원에 대한 지시
ㄷ. 환자에게 진료 절차 설명
ㄹ. 진료 및 수술의 협진을 위한 의료종사자 간 대화

① ㄱ, ㄴ, ㄷ
② ㄱ, ㄷ, ㄹ
③ ㄴ, ㄹ
④ ㄱ, ㄴ, ㄷ, ㄹ

27.
의료서비스가 완전 경쟁시장으로 성립되지 못하는 이유와 가장 거리가 먼 것은?

① 동질성
② 불확실성
③ 공급의 독점성
④ 소비자의 정보부족

28.
PACS의 의미로 옳은 것은?

① 처방전달시스템
② 의료영상저장전송시스템
③ 전자의무기록
④ 원격의료시스템

29.
보건의료서비스는 필요도(needs)에 일치시켜야 한다는 이념을 바탕으로 재원을 중앙정부의 일반재정으로 조달하는 특징을 갖는 보편형 의료체계를 갖춘 나라는?

① 태국　② 미국　③ 독일　④ 영국

30.
서비스에 대한 설명으로 옳은 것은?

① 서비스의 무형적인 요소가 가치창조를 주도한다.
② 서비스는 가시화하기가 용이하다.
③ 서비스는 생산과 동시에 실시간으로 고객들에게 전달되지 않는 특성이 있다.
④ 대부분의 서비스는 저장할 수 있다.

31.
대인적 커뮤니케이션인 상담에서 상담자가 주의를 기울여야 할 내용이 아닌 것은?

① 공감적 반응　② 자기노출
③ 자기수용　④ 경청

32.
환자와의 면담 커뮤니케이션에서 더 많은 정보를 얻기 위해 "팔이 아프다고 하셨는데, 팔의 어떤 부위가 아프며 언제부터 아프신가요?"처럼 구체적으로 질문하였다면, 이는 어떤 면담 방법을 활용한 것인가?

① 개방식 질문법
② 초점맞춤식 질문법
③ 건강관련 습관탐색법
④ 바꾸어 말하기법

33.
의료서비스의 정의로 가장 적합한 것은?

① 지역사회 혹은 인구집단의 건강을 보호하고 증진시키기 위한 조직적인 노력과 방법
② 의료인이 환자와의 상호작용을 통해 제공하는 치료, 예방, 재활 등의 진료활동과 관련된 직·간접적인 활동
③ 사람들로 하여금 건강에 대한 영향력 행사능력을 강화시키도록 도와주는 과정
④ 건강에 대한 신념, 태도, 행동에 영향을 주는 개인과 집단의 모든 경험과 노력

34.
우리나라 국민건강보험의 특징과 가장 거리가 먼 것은?

① 임의가입
② 보험급여의 균등한 수혜
③ 보험료 부담, 징수의 강제성
④ 부담능력에 따른 보험료 차등부담

35.
의료법상 의료기관의 분류에 대한 설명으로 틀린 것은?

① 의원급 의료기관이란 의사, 치과의사 또는 한의사가 주로 외래환자를 대상으로 각각 그 의료행위를 하는 의료기관을 말한다.
② 의원급 의료기관의 종류는 의원, 치과의원, 한의원, 요양원이다.
③ 병원급 의료기관이란 의사, 치과의사 또는 한의사가 주로 입원환자를 대상으로 의료행위를 하는 의료기관을 말한다.
④ 병원급 의료기관의 종류는 병원, 치과병원, 한방병원, 요양병원, 종합병원이다.

36.
법정감염병 중 간헐적으로 유행할 가능성이 있어 계속 그 발생을 감시하고 방역대책의 수립이 필요한 것은?

① 제1급 감염병　② 제2급 감염병
③ 제3급 감염병　④ 제4급 감염병

37.
다음 특성을 가진 서비스품질 측정방법은?

> ㄱ. 최소한의 자료수집 비용이 든다.
> ㄴ. 극단적인 불만이나 만족이 반영된다.
> ㄷ. 표본이 통계적으로 대표적인 사례가 아닐 수 있다.

① 코멘트카드　② 우편설문조사
③ 현장인터뷰　④ 미스터리쇼퍼

38.
미국의 메디케어(medicare)적용대상자가 아닌 것은?

① 65세 이상인 사람
② 저소득층으로 인정되는 사람
③ 65세 미만이고 특정한 질병을 가진 사람
④ 말기 신장 질환(ESRD)을 가진 모든 연령대의 사람

39.
의료법상 의료기관 인증기준이 아닌 것은?

① 환자만족도
② 의료기관의 중장기 비전
③ 환자의 권리와 안전
④ 의료서비스의 제공과정 및 성과

40.
Leavell&Clark의 질병의 자연사 5단계 중 불현성 감염기 단계의 예방조치로 적합한 것은?

① 건강증진　② 예방접종
③ 재활　④ 조기진단·치료

제3과목
보건의료관광마케팅

41.
고관여(high involvement) 제품의 구매의사결정 과정이 순서대로 나열된 것은?

① 문제인식→정보탐색→구매→대안평가→구매 후 행동
② 문제인식→정보탐색→대안평가→구매→구매 후 행동
③ 정보탐색→문제인식→구매→구매 후 행동→대안평가
④ 정보탐색→문제인식→구매→대안평가→구매 후 행동

42.
텔레마케팅에 관한 설명과 가장 거리가 먼 것은?

① 일반적으로 고객 데이터베이스를 기반으로 진행된다.
② 전화연결로 신속하나 인적 판매보다 많은 비용이 소요된다.
③ 기업이 필요로 하는 표적시장의 정보수집에 유용하다.
④ 양방향 커뮤니케이션으로 인한 대 고객 서비스 향상을 기대한다.

43.
의료관광상품의 평가 중 고객의 내원 후 지원사항이 아닌 것은?

① 외국인 고객이 내원 시 담당 코디네이터가 에스코트 서비스를 제공한다.
② 외국인 고객을 위한 전담 의료진이 편성되어 있다.
③ 외국인 고객을 위한 전용 병동을 운영하고 있다.
④ 외국인 고객의 방문계획 수립을 지원한다.

44.
전략을 수립하는 과정에서 기업외부의 기회와 위협요소들을 파악하고 기업내부의 강점 및 약점을 분석하는 기법은?

① BCG 분석　② SWOT 분석
③ GAP 분석　④ BEF 분석

45.
고객만족도 조사를 위한 자료수집방법을 결정하려고 한다. 다음 ( )에 알맞은 자료수집 방법은?

기준	㉠	㉡	㉢
비용	높음	보통	보통
응답자료의 정확성	높음	보통	낮음
응답률	높음	보통	낮음
대규모 표본관리	곤란	보통	용이

① ㉠: 전화조사, ㉡: 우편조사, ㉢: 면접조사
② ㉠: 전화조사, ㉡: 면접조사, ㉢: 우편조사
③ ㉠: 면접조사, ㉡: 전화조사, ㉢: 우편조사
④ ㉠: 면접조사, ㉡: 우편조사, ㉢: 전화조사

46.
다음 중 인적 커뮤니케이션에 해당하지 <u>않는</u> 것은?

① 텔레마케팅　② 구전
③ 판매촉진　　④ 고객교육

47.
BCG 매트릭스 기법에 관한 설명으로 옳지 <u>않은</u> 것은?

① 물음표 사업은 시장이 성장하고는 있지만 추가 투자에는 위험이 존재한다.
② 별 사업은 시장이 커지고 있어서 성장전략이 요구된다.
③ 현금젖소 사업은 시장이 더 이상 커지지 않으므로 시장에서 철수할 준비를 한다.
④ 개 사업은 시장이 커질 가능성도 낮고 수익도 거의 나지 않는다.

48.
서비스기업이 CRM활동을 통해 얻을 수 있는 직접적 혜택과 가장 거리가 <u>먼</u> 것은?

① 서비스 구매 빈도 및 구매량 증대
② 현재 및 잠재 고객을 충성고객으로 전환
③ 기존 거래 고객의 이탈가능성 감소
④ 서비스기업 내부고객의 만족도 향상

49.
시장세분화(segmentation)에서 고려해야 할 사항으로 <u>틀린</u> 것은?

① 시장의 규모　② 접근가능성
③ 차별화 전략　④ 측정가능성

50.
유통과정에서 중간상의 역할과 가장 거리가 <u>먼</u> 것은?

① 생산자에게 적정 이윤을 보장하는 역할을 한다.
② 생산자와 소비자 사이의 접촉 횟수를 줄이는 역할을 한다.
③ 생산자와 소비자 사이의 교환과정을 촉진하는 역할을 한다.
④ 생산자와 소비자 사이에서 수요와 공급을 조절하는 역할을 한다.

51.
수직적 마케팅시스템(vertical marketing system)에 관한 설명으로 <u>틀린</u> 것은?

① 유통조직의 생산시점과 소비시점을 하나의 고리 형태로 유통계열화하는 것이다.
② 프랜차이즈 시스템은 계약에 의해 통합된 수직적 마케팅 시스템이다.
③ 수직적 마케팅시스템의 유형에는 기업적 v m s, 관리적 v m s, 계약적 v m s 등이 있다.
④ 유통경로 구성원의 행동은 시스템 전체보다는 각자의 이익을 극대화하는 방향으로 조정된다.

52.
STP 전략의 활동을 순서대로 나열한 것은?

① 위치 정립→표적시장 선정→시장 세분화

② 시장 세분화→표적시장 선정→위치 정립
③ 표적시장 선정→위치 정립→시장 세분화
④ 시장 세분화→위치 정립→표적시장 선정

53.
다음 중 아이디어 수집을 통한 신상품 개발목적과 가장 거리가 먼 것은?

① 경쟁사의 상품에 대처하기 위해
② 매출증대와 생산비용 절감을 위해
③ 고객요구에 따른 상품구색을 위해
④ 경영에 부족한 예산을 줄이기 위해

54.
마케팅 커뮤니케이션 활동인 촉진믹스(promotion mix)와 가장 거리가 먼 것은?

① PR(public relations)
② 구매시점 진열
③ 선별적 유통점포 개설
④ 광고

55.
의료관광상품의 수명주기에서 성숙기 상품의 특징과 가장 거리가 먼 것은?

① 신규 수요가 아닌 대체 수요가 발생된다.
② 의료관광객이 가격에 민감해진다.
③ 경쟁의료기관의 서비스상품이 비슷해진다.
④ 의료기관 간 경쟁이 둔화된다.

56.
다음 중 서비스의 무형성으로 발생하는 마케팅상의 문제점과 가장 거리가 먼 것은?

① 상품재고처럼 저장이 불가능하다.
② 서비스의 진열과 전시가 어렵다.
③ 가격설정 기준이 명확하지 않다.
④ 수요와 공급 간에 균형과 조화를 이루기 어렵다.

57.
시장세분화의 기준 중 심리적 특성에 해당하는 것은?
① 태도   ② 나이   ③ 학력   ④ 성별

58.
의료광고에 대한 설명으로 틀린 것은?

① 신문, 방송, 잡지 등을 이용하여 기사 또는 전문가의 의견형태로 표현되는 광고는 금지되어 있다.
② 옥외광고물 중 현수막 벽보 등에 표시되는 광고는 사전에 심의를 받아야 한다.
③ 광고의 심의를 받으려는 자는 보건복지부령으로 정하는 수수료를 내야 한다.
④ 광고의 심의신청을 받은 심의기관은 의료광고심의위원회의 심의를 거쳐 심의 결과를 신청인에게 15일 이내에 통지하여야 한다.

59.
경쟁이 거의 없는 동안 최적 이익을 얻기 위하여 신제품 가격을 높게 책정하는 전략은?

① 스키밍 가격전략(skimming price strategy)
② 침투 전략(penetration strategy)
③ 고-저 가격책정전략(high-low pricing strategy)
④ 심리적 가격책정전략(psychological pricing strategy)

60.
A병원은 기존의 서비스상품에 신규상품을 추가하고자 한다. 다음 중 상품믹스의 길이(length)를 변경하는 사례에 해당하는 것은?

① 개인검진과 기업검진으로 구성된 건강검진서비스를 기존 외래 및 입원서비스 이외에 새롭게 추가한다.
② 각 진료과목별로 구성된 외래서비스에 외국인외래진료서비스를 추가한다.
③ 기존에 제공하는 외래 및 입원서비스 이외에 외래수술센터를 추가한다.
④ 개인건강검진서비스를 일반형, 골드형으로 구분하여 제공한다.

제4과목
관광서비스지원관리

61.
저가항공사의 일반적 특성과 가장 거리가 먼 것은?

① point to point 운영
② secondary airport 이용
③ online sale 활용
④ hub & spoke 운영

62.
관광상품의 특성과 그에 따른 대응방안이 틀리게 짝지어진 것은?

① 무형성: 관광목적지의 안내책자 및 사진 준비
② 생산과 소비의 동시성: 서비스인력의 숙련도 제고
③ 계절성: 성수기 가격할인
④ 소멸성: 초과예약

63.
관광사업의 파급효과와 가장 거리가 먼 것은?

① 국제수지 개선효과
② 국외 산업진흥효과
③ 문화적 관광자원 보호효과
④ 소득창출 및 지역경제 활성화효과

64.
관광산업의 정의로 가장 적합한 것은?

① 관광객과 관광기업의 상호적 커뮤니케이션을 바탕으로 이루어지는 비경제적인 활동의 총체이다.
② 관광기업이 사회적 책임을 완수하기 위한 과정을 일컬으며, 헌신과 봉사 속에서 글로벌 사회에 기여도를 높이는 활동들을 지칭한다.
③ 관광자원을 바탕으로 사람들의 관광욕구를 충족시키기 위하여 각종 서비스를 제공하는 것을 말한다.
④ 외화획득을 위한 슬로우 푸드 생산, 전통 수공예품 생산 그리고 쇼핑알선에 역점을 둔 활동을 의미한다.

65.
관광종사원에 대한 설명으로 틀린 것은?

① 관광종사원은 업무의 영역을 폭넓게 파악해야 한다.
② 관광종사원은 특별한 전문성을 갖추기 위해 투철한 관광 마인드를 가져야 한다.
③ 관광종사원은 관광객을 간접적으로 대면하는 종사원을 말한다.
④ 관광종사원은 관광객과 함께 관광현장에 존재하고 관광객의 관광경험의 일부가 된다.

66.
다음 설명에 해당하는 호텔경영 방식은?

본사와 가맹점 간 계약을 맺어 본사는 상표권과

전반적 시스템 및 경영노하우를 제공하고, 가맹점은 그에 따른 수수료를 지불하는 형태로 가맹점의 경영권은 독립성이 유지된다.

① 단독경영 ② 임차경영
③ 위탁경영 ④ 프랜차이즈경영

67.
외식업의 특성과 가장 거리가 먼 것은?

① 인적 구성요소의 비중이 큰 노동집약적 산업이다.
② 점포위치에 따라 경영에 영향을 받아 입지사업의 특성을 가진다.
③ 소품종 대량생산의 주문판매 사업이다.
④ 신규진입장벽이 낮다.

68.
이벤트 기획의 구성요소가 아닌 것은?

① 우연성 ② 논리성
③ 실현성 ④ 수익성

69.
항공운송사업의 특성에 관한 설명으로 틀린 것은?

① 안전성: 다른 교통수단에 비해 훨씬 안전하지만, 세계의 각 항공사들은 안전성 확보를 경영활동에서 최고의 중요시책으로 삼고 있다.
② 수요의 고정성: 항공운송사업은 예약 기반으로 운영되는 사업으로 일정한 수요의 고정성이 확보되는 사업이다.
③ 자본집약성: 항공기 도입과 같은 거대한 고정자본의 투하, 감가상각, 부품의 공급, 정비에 필요한 시설 등에 막대한 자본이 필요하다.
④ 정시성: 항공사 서비스에서 가장 중요한 품질이므로 항공사는 공표된 시간표를 준수한다.

70.
관광교통의 유형에 관한 설명으로 옳은 것은?

① 육상교통인 철도는 운영의 독점성이 낮다.
② 해상교통은 육상교통보다 단위당 운송비가 높다.
③ 항공교통은 타 교통수단보다 정기적인 운항을 하지 않는다.
④ 관광열차는 관광객을 주 대상으로 하며 수송량이 한정적이다.

71.
Plate Service로도 불리며, 고객주문에 따라 주방에서 조리된 음식을 접시에 담아 나가는 서비스는?

① American Service
② Russian Service
③ French Service
④ Counter Service

72.
관광자원의 유형과 구성요소가 틀리게 짝지어진 것은?

① 자연관광자원: 산악, 동굴
② 사회관광자원: 풍속, 생활관습
③ 문화관광자원: 국보, 보물
④ 산업관광자원: 공업단지, 사찰

73.
관광자원에 대한 설명으로 옳은 것은?

① 관광자원의 가치는 시대의 흐름과 무관하다.
② 형태가 없는 무형재는 자원의 가치를 갖지 못한다.
③ 관광자원의 범위는 자연자원과 유형적 자원으로 한정되어 있다.
④ 관광자원은 관광객의 관광욕구와 동기를 일으키는 매력성이 있어야 한다.

74.
다음 중 공공기관의 바람직한 관광서비스 활동과 가장 거리가 먼 것은?

① 고객중심의 감성과 가치기반의 관광서비스
② 공급자와 고객이 실시간 상호 소통하는 관광서비스
③ 고객의 안전을 중시하고, 권익을 보호하는 관광서비스
④ 우량고객 위주의 인적 네트워크 기반의 관광서비스

75.
관광 중 쇼핑안내 시 주의해야 할 사항과 가장 거리가 먼 것은?

① 쇼핑안내자가 평소에 친분이 있는 점포로 안내하여 다양하고 품질 좋은 상품을 소개한다.
② 무리한 쇼핑안내를 자제하고 고객의사를 반영한다.
③ 특별한 요청이 없는 한 물품 상담에 관여하지 않는다.
④ 단정적 선택의 단어와 표현을 피하고 최종선택은 여행객이 하도록 한다.

76.
관광주체와 관광객체 사이를 연결해주는 관광매체가 아닌 것은?

① 관광목적지   ② 여행사
③ 관광안내소   ④ 교통수단

77.
호텔예약과 관련한 용어의 설명으로 틀린 것은?

① No Show: 예약을 해놓고 아무 연락 없이 나타나지 않는 고객
② Cancellation Charge: 예약취소에 따라 지불하는 비용
③ Complimentary: 호텔 영업을 위한 목적 등으로 무료로 제공하는 객실 또는 기타 물질적 서비스
④ Over Booking: 객실 사용기간 초과요금

78.
관광(Tour)를 뜻하는 라틴어 어원은?

① touring(투어링)
② tornus(토르누스)
③ travail(트라베일)
④ trip(트립)

79.
공항서비스에서 CIQ로 옳은 것은?

① 화물(cargo)-출입국심사(immigration)-검역(quarantine)
② 세관(customs)-출입국심사(immigration)-검역(quarantine)
③ 화물(cargo)-일정(itinerary)-검역(quarantine)
④ 세관(customs)-일정(itinerary)-검역(quarantine)

80.
다음 내용에 해당하는 관광산업의 효과는?

- 국제친선
- 여성지위 향상
- 직업구조의 다양화

① 경제적 효과   ② 문화적 효과
③ 사회적 효과   ④ 정치적 효과

● 2018년 제1회

제1과목
보건의료관광행정

1.

진료예약제의 효과로 가장 거리가 먼 것은?

① 이용자 만족의 증대
② 병원이용 환자 감소
③ 병원관리의 용이성
④ 업무능률의 향상

2.
외국인진료예약확인서에 포함되는 일반적인 항목과 가장 거리가 먼 것은?

① 예약번호　　② 진료비 총액
③ 환자의 국적　④ 여권만료일

3.
재외동포의 출입국과 법적 지위에 관한 법률상 출입국과 체류에 대한 설명으로 틀린 것은?

① 재외동포체류자격에 따른 체류기간은 최장 3년까지로 한다.
② 국내거소신고를 한 외국국적동포가 체류기간 내에 출국하였다가 재입국하는 경우에는 「출입국관리법」에 따른 재입국허가를 받아야 한다.
③ 대한민국 안의 거소를 신고하거나 그 이전신고(移轉申告)를 한 외국국적동포에 대하여는 「출입국관리법」에 따른 외국인등록과 체류지변경신고를 한 것으로 본다.
④ 재외동포체류자격을 부여받은 외국국적동포의 취업이나 그 밖의 경제활동은 사회질서 또는 경제안정을 해치지 아니하는 범위에서 자유롭게 허용된다.

4.
리스크 관리 단계를 바르게 나열한 것은?

> ㄱ. 리스크 관리방안 선정
> ㄴ. 리스크 확인 및 분석
> ㄷ. 리스크 관리방안 실행
> ㄹ. 리스크 대안 분석
> ㅁ. 리스크 관리방안 모니터링 및 개선

① ㄱ, ㄴ, ㄷ, ㄹ, ㅁ
② ㄱ, ㄷ, ㅁ, ㄹ, ㄴ
③ ㄴ, ㄷ, ㄱ, ㅁ, ㄹ
④ ㄴ, ㄹ, ㄱ, ㄷ, ㅁ

5.
의료관광산업의 성장요인과 가장 거리가 먼 것은?

① 환자이동과 국제협정
② 인증을 통한 의료서비스의 표준화
③ 의료 공공성의 강조
④ 의료관광허브병원의 두각

6.
진료비에 관한 채권의 소멸시효로 옳은 것은?

① 2년　② 3년　③ 4년　④ 5년

7.
의료관광 활성화를 위하여 전통의학인 아유르베다와 결합한 의료관광상품을 특징으로 하는 국가는?

① 인도　② 중국　③ 일본　④ 태국

8.
관광진흥법상 외국인 관광객의 유치 촉진 등을 위하여 관광 활동과 관련된 관계 법령의 적용이 배제되거나 완화되고, 관광 활동과 관련된 서비스·안내 체계 및 홍보 등 관광 여건을 집중적으로 조성할 필요가 있는 지역은?

① 관광지　　　② 관광단지
③ 관광특구　　④ 기획관광지

9.
국제의료관광의 효과에 대한 설명 중 거리가 먼 것은?

① 영국인 의료관광객은 신속한 의료서비스를 제공받을 수 있다.
② 미국 보험회사는 가입자의 저렴한 해외진료로 인해 비용을 감소시킬 수 있다.
③ 목적지 국가의 주요한 외화수입원이 될 수 있다.
④ 목적지 국가의 국민은 의료서비스 접근의 형평성을 최우선적으로 확보할 수 있다.

10.
Caroll이 구분한 임상적 리스크에 해당하지 않는 것은?

① 환자의 임상정보 비밀 누출
② 다른 환자, 보호자나 직원으로부터 학대나 폭력
③ 환자 개인 물건의 도난이나 손실
④ 의료진과 병원에 대한 소송

11.
진료비 상환능력이 없거나 사실상 회수가 불가능한 사유에 해당하는 채권을 의료기관에서 손실 처리하는 데 소요된 비용은?

① 감가상각비용   ② 기회비용
③ 대손비용   ④ 수금비용

12.
국제의료관광코디네이터에게 요구되는 역량과 가장 거리가 먼 것은?

① 외국어 능력
② 마케팅 지식과 능력
③ 임상적 진단 능력
④ 문화적 역량

13.
90일을 초과하는 장기 의료서비스가 필요한 의료관광객이 신청해야 할 비자로 적합한 것은?

① G-1-10   ② E-4   ③ C-3-3   ④ D-2-1

14.
조직의 업무와 자원을 적절히 배정함으로써 손실 발생 시 조직 전체의 충격을 받지 않도록 하는 리스크 통제 방법은?

① 위기노출회피(Exposure Avoidance)
② 손실예방(Loss Prevention)
③ 손실감소(Loss Reduction)
④ 손실격리(Segregation of Loss Exposure)

15.
도덕적 해이나 권한남용 등과 같은 문제가 커지기 전에 사전에 알 수 있도록 모니터링 할 수 있는 리스크 관리 시스템은?

① 의사결정 리스크 관리시스템
② 부정 리스크 관리시스템
③ 운영 리스크 관리시스템
④ 재무 리스크 관리시스템

16.
다음 ( )에 알맞은 것은?

> 평균재원일수가 (㉠) 병상이용률은 높아지나 (㉡) 은 낮아지고 건당 진료비가 증가되는 반면 1인당 1일 평균진료비는 (㉢) 한다.

① ㉠: 길어지면, ㉡: 병상회전율, ㉢: 감소
② ㉠: 짧아지면, ㉡: 병상회전율, ㉢: 증가
③ ㉠: 길어지면, ㉡: 병상이용률, ㉢: 증가
④ ㉠: 짧아지면, ㉡: 병상이용률, ㉢: 감소

17.
다음 설명에 해당하는 것은?

> 우리나라에서 의무기록자료 및 사망원인 통계

조사 등 질병이환 및 사망자료를 그 성질에 따라 체계적으로 유형화한 것으로, 보건 및 인구동태 기록에 기재되어 있는 질병 및 기타 보건문제를 분류하는 데 이용하기 위하여 설정한 분류

① CDA ② ICD ③ KCD ④ OCS

18.
의료 해외진출 및 외국인 환자 유치 지원에 관한 법률상 외국인 환자 유치 의료기관의 등록을 취소할 수 있는 경우를 모두 고른 것은?

ㄱ. 외국인 환자가 아닌 자를 유치한 경우
ㄴ. 외국인 환자 유치업자가 아닌 자에게 외국인 환자와의 진료계약 소개·알선을 받은 경우
ㄷ. 다른 자에게 상호를 대여하여 외국인 환자를 유치하게 한 경우
ㄹ. 보건복지부장관의 시정명령을 이행하지 아니한 경우

① ㄱ, ㄴ ② ㄱ, ㄷ, ㄹ
③ ㄴ, ㄷ, ㄹ ④ ㄱ, ㄴ, ㄷ, ㄹ

19.
다음 ( )에 알맞은 것은?

의료 해외진출 및 외국인 환자 유치 지원에 관한 법률상 외국인 환자 유치 의료기관과 외국인 환자 유치업자는 보건복지부령으로 정하는 바에 따라 매년 ( )까지 전년도 사업실적을 보건복지부장관에게 보고하여야 한다.

① 2월 말 ② 3월 말 ③ 4월 말 ④ 6월 말

20.
의료기관이 건강보험심사평가원에 진료비를 청구하는 업무절차를 바르게 나열한 것은?

① 심사→요양급여 비용 청구→결정내역 통보→요양급여 비용 지급
② 요양급여 비용 청구→결정내역 통보→심사→요양급여 비용 지급
③ 요양급여 비용 청구→심사→결정내역 통보→요양급여 비용 지급
④ 결정내역 통보→요양급여 비용 청구→심사→요양급여 비용 지급

제2과목
보건의료서비스지원관리

21.
건강검진에 대한 설명으로 틀린 것은?

① 건강검진은 질병발생의 예방이 아닌 사후치료를 위한 것이다.
② 검진으로 여러 가지 시기의 병변을 발견함으로써 질병의 발생에서 사망에 이르기까지 자연사(Natural History)의 해명에 도움이 된다.
③ 질병이 없다는 것을 확인함으로써 안심을 얻는 긍정적 라벨링 효과(Labelling Effect)를 얻을 수 있다.
④ 질병을 조기에 발견함으로써 조기에 치료를 가능하게 하고 결과적으로 의료비를 감소시킬 수 있다.

22.
효과적인 환자와의 커뮤니케이션 방법과 가장 거리가 먼 것은?

① 신속한 의사결정과 의료서비스의 진행을 위해 치료방법을 미리 정해놓고 환자를 설득한다.
② 중요한 정보는 맨 처음 또는 맨 마지막에 설명한다.
③ 정보를 일정한 순서에 맞춰 설명한다.
④ 폐쇄형 질문보다는 개방형 질문 위주의 소통을 이어 나간다.

23.
초기접촉과정에서 치료계획 수립 시 의료관광코디네이터의 역할로 가장 적합한 것은?

① 매뉴얼 작성
② 비자발급 서비스 제공
③ 내원일정 수립
④ 의료관광 만족도 조사

24.
건강에 대한 개인의 책임이 중요시되는 자유주의적 사상에 대표적인 국가는?

① 영국   ② 뉴질랜드   ③ 스웨덴   ④ 미국

25.
만성질환의 특징과 가장 거리가 먼 것은?

① 원인이 명확하다.
② 유병률이 연령증가와 비례한다.
③ 기능장애를 동반한다.
④ 호전과 악화를 반복한다.

26.
의료관광객을 밀어내는 요인(Push Factor)에 해당하지 않는 것은?

① 높은 의료비   ② 낮은 의료수준
③ 짧은 대기시간   ④ 제한적 의료서비스

27.
의료커뮤니케이션에서 나중에 제시된 정보가 이전에 제시된 정보보다 사람의 기억에 더 큰 영향을 미치는 심리적 현상을 의미하는 것은?

① 최신효과   ② 초두효과
③ 편견효과   ④ 후광효과

28.
다음 중 의료영상 저장전송시스템은?

① OCS   ② EHR   ③ EMR   ④ PACS

29.
의료서비스의 종류나 양에 관계없이 어떤 질병의 진료를 위해 입원했는지에 따라 미리 정해진 일정액의 진료비만을 부담하는 의료비 지불방식은?

① 행위별 수가제   ② 인두제
③ 포괄수가제   ④ 총액계약제

30.
노인장기요양보험제도의 급여내용 중 재가급여에 해당하지 않는 것은?

① 방문목욕   ② 단기보호
③ 주·야간보호 ④ 가족요양비

31.
GATS(서비스 교역에 관한 일반 협정)의 분류에 따라 한 회원국의 서비스 공급자가 다른 회원국의 영토 내에서 서비스를 공급하는 것을 무엇이라고 하는가?

① 국경 간 공급   ② 해외소비
③ 자연인의 이동 ④ 상업적 주재

32.
의료커뮤니케이션을 위해 착용한 의상이나 날씨로 대화를 편안하게 시작하였다면 이는 커뮤니케이션의 어떤 과정에 해당하는가?

① 신뢰형성
② 해결책 모색
③ 전략적 질문하기
④ 아이스브레이킹

33.
병원 내에서 직원 및 의료인 간 발생할 수 있는 갈등의 원인과 가장 거리가 먼 것은?

① 상호인식하고 있는 역할을 차이
② 여러 학문 또는 전문분야에 대한 인식부족

③ 업무 자율성의 범위에 대한 이해의 차이
④ 보수교육 프로그램의 부족

34.
다음 중 외국인 환자가 내원하여 기본검사와 외래상담을 받는 단계에서 유의해야 할 내용이 <u>아닌</u> 것은?

① 내원 전 온라인 상담에서 제공했던 검사결과와 내원검사의 결과를 일치함을 가정한다.
② 고객이 원내 병동생활에 적응할 수 있도록 지속적으로 1:1 전담서비스를 제공한다.
③ 약속한 진료설계대로 순서에 착오 없이 진행한다.
④ 병원에서의 기본검사 진행의 이유와 필요성을 설명한다.

35.
다음 ( )에 알맞은 것은?

> 보건의료서비스란 국민의 건강을 ( ), ( )하기 위하여 보건의료인이 행하는 모든 활동을 말한다.

① 치료, 재활
② 개선, 완치
③ 보호, 증진
④ 안전, 치료

36.
의료기관의 급식관리기준에 대한 설명으로 <u>틀린</u> 것은?

① 환자의 식사는 일반식과 치료식으로 구분하여 제공하여야 한다.
② 환자의 음식은 뚜껑이 있는 식기나 밀폐된 배식차에 넣어 적당한 온도를 유지한 상태에서 공급하여야 한다.
③ 환자의 영양관리에 관한 사항을 심의하기 위하여 영양실(팀/과)장을 위원장으로 두는 영양관리위원회를 두어야 한다.
④ 수인성전염성환자의 남긴 음식은 소독 후 폐기하여야 한다.

37.
사회보험형 의료서비스 지불제도를 가지고 있는 국가는?
① 미국   ② 영국   ③ 일본   ④ 덴마크

38.
발병시기와 관계없이 조사 당시에 질병이 있는 모든 사람을 대상으로 계산하는 질병통계는?

① 발생률
② 발병률
③ 유병률
④ 치명률

39.
500병상을 운영하는 종합병원이 갖추어야 하는 진료과목으로 옳은 것은?

① 내과, 외과, 소아청소년과, 산부인과 중 3개, 영상의학과, 마취통증의학과, 진단검사의학과 또는 병리과를 포함한 7개 이상
② 내과, 외과, 소아청소년과, 산부인과 중 3개, 영상의학과, 마취통증의학과, 진단검사의학과 또는 병리과를 포함한 8개 이상
③ 내과, 외과, 소아청소년과, 산부인과, 영상의학과, 마취통증의학과, 진단검사의학과 또는 병리과, 정신건강의학과 및 치과를 포함한 9개 이상
④ 필수진료과목 9개와 선택진료과목 18개 중 20개 이상

40.
병원조직의 특성과 가장 거리가 먼 것은?

① 다양한 전문직종으로 구성되어 있다.
② 각 부서 업무 간 상호의존성이 강하다.
③ 단일 명령계통으로 구성되어 있다.
④ 초기투자비용이 높은 자본집약적 특성을 가진다.

제3과목
보건의료관광마케팅

41.
마케팅 믹스 중 촉진활동과 가장 거리가 먼 것은?

① 광고　　② 포지셔닝
③ 인적판매　④ 판매촉진

42.
수요예측 방법 중 정성적(Qualitative) 기법에 해당하지 않는 것은?

① 델파이법　　② 시계열분석법
③ 전문가패널법　④ 패널동의법

43.
고객만족도조사를 위한 설문지를 작성할 때 고려해야 하는 사항과 가장 거리가 먼 것은?

① 응답이 곤란한 질문이나 민감한 주제에 대해서도 깊이 있게 질문해야 한다.
② 응답자들이 전문용어를 이해할 것으로 가정해서는 안 된다.
③ 응답항목들 간에 내용상 중복이 있어서는 안 된다.
④ 선택성 질문은 가능한 모든 응답을 제시해 줄 수 있도록 작성해야 한다.

44.
통합적 마케팅 커뮤니케이션에 관한 옳은 설명을 모두 고른 것은?

ㄱ. 강화광고는 기존 사용자에게 브랜드에 대한 확신과 만족도를 높여 준다.
ㄴ. 가족 브랜딩(Family Branding)은 개별 브랜딩과는 달리 한 제품을 촉진하면 나머지 제품도 촉진된다는 이점이 있다.
ㄷ. 촉진에서 풀(Pull) 정책은 제품에 대한 강한 수요를 유발할 목적으로 광고나 판매촉진 등을 활용하는 정책이다.
ㄹ. PR은 조직의 이해관계자들에게 호의적인 인상을 심어주기 위하여 홍보, 후원, 이벤트, 웹사이트 등을 사용하는 커뮤니케이션 방법이다.

① ㄷ, ㄹ　　② ㄱ, ㄴ, ㄷ
③ ㄱ, ㄴ, ㄹ　④ ㄱ, ㄴ, ㄷ, ㄹ

45.
마이클 포터(Machael Porter)의 산업구조분석요소에 해당하지 않는 것은?

① 가치사슬 활동　② 공급자의 협상력
③ 구매자의 협상력　④ 대체재의 위협

46.
대중마케팅과 데이터베이스(DB) 마케팅의 비교설명으로 옳은 것은?

① 대중마케팅은 고객을 개별적으로 대우하고, DB마케팅은 고객을 동일한 집단으로 대우한다.
② 대중마케팅은 정량적 측정을 통한 지속적인 개선을 하고, DB마케팅은 정성적 측정 및 일회성 실행을 한다.
③ 대중마케팅은 쌍방적이고 고객과의 관계를 근간으로 하고, DB마케팅은 일회적인 거래를 근간으로 한다.
④ 대중마케팅은 고객의 수를 극대화하는 판매중심적이고, DB마케팅은 고객의 생애가치를 극대화한다.

47.
의료서비스 마케팅의 도입배경과 가장 거리가 먼 것은?

① 소비자의 의료에 대한 기대와 욕구 증가

② 의료기관 간의 경쟁 심화
③ 국제의료 전문인력 수급 불균형
④ 서비스분야에 대한 시장 개방

48.
신제품개발과정의 단계로 옳은 것은?

> ㄱ. 소비자요구분석
> ㄴ. 컨셉도출
> ㄷ. 아이디어창출
> ㄹ. 제품개발
> ㅁ. 신제품사업성 확인
> ㅂ. 상품화

① ㄱ→ㄴ→ㄷ→ㄹ→ㅁ→ㅂ
② ㄱ→ㄷ→ㄴ→ㅁ→ㄹ→ㅂ
③ ㄱ→ㄴ→ㄷ→ㅁ→ㄹ→ㅂ
④ ㄷ→ㄱ→ㄴ→ㅁ→ㄹ→ㅂ

49.
시장세분화의 기준 중 행동적 변수에 해당하지 않는 것은?

① 라이프스타일
② 구매 또는 사용상황
③ 소비자가 추구하는 편익
④ 제품사용경험

50.
유통경로전략을 수립할 때 일반적으로 직접유통경로(또는 유통단계의 축소)를 선택하는 경우와 가장 거리가 먼 것은?

① 제품의 기술적 복잡성이 클수록
② 경쟁의 차별화를 시도할수록
③ 제품이 표준화되어 있을수록
④ 소비자의 지리적 분산정도가 낮을수록

51.
다음 사례의 외생변수 통제방법은?

> A 한방병원의 브랜드에 대한 두 가지 광고유형 중 어느 것이 브랜드 태도 향상에 효과적인지를 실험을 통해 파악하고자 하는 경우, 외생변수로 작용할 수 있는 요인이 브랜드 인지도라는 것을 사전에 알고 실험집단 내 구성원들이 집단별로 동일한 브랜드 인지도 분포를 갖도록 함으로써 외생변수를 통제하였다.

① 제거(Elimination)
② 균형화(Matching)
③ 상쇄(Counter Balancing)
④ 무작위화(Randomization)

52.
소비자가 구매활동을 하기까지의 심리상태변화를 설명하는 모형인 AIDMA를 가장 바르게 설명한 것은?

① 인지→흥미→기억→욕구→구매행동
② 흥미→인지→욕구→기억→구매행동
③ 욕구→흥미→인지→기억→구매행동
④ 인지→흥미→욕구→기억→구매행동

53.
판매원을 통해 잠재고객에게 제품에 대한 정보를 제공하고 구매하도록 설득하는 인적 판매의 장점이 아닌 것은?

① 고객이 제품에 대한 많은 정보를 접할 수 있다.
② 단방향 커뮤니케이션으로 촉진의 속도가 빠르다.
③ 효과적으로 표적시장의 핵심고객을 겨냥할 수 있다.
④ 고객들과 장기적인 관계를 구축할 수 있다.

54.
의료서비스 구매과정에서 커뮤니케이션의 역할은 구매 전 단계, 소비단계, 구매 후 단계로 나누어진다. 구매 후 단계에서의 역할과 가장 거리가 먼 것은?

① 인지적 불일치를 감소시킨다.
② 긍정적 구전을 촉진시킨다.
③ 구매위험을 감소시킨다.
④ 재구매 행동을 증대시킨다.

55.
제품구매에 대한 심리적 불편을 겪게 되는 인지부조화(Cognitive Dissonance)에 관한 설명으로 옳은 것은?

① 반품이나 환불이 가능할 때 많이 발생한다.
② 구매제품의 만족수준에 정비례하여 발생한다.
③ 고관여 제품에서 많이 발생한다.
④ 사후서비스(A/S)가 좋을수록 많이 발생한다.

56.
제품-시장 메트릭스에서 새로운 시장에 신제품 출시를 통해 시장점유율을 제고하는 전략은?

① 다각화전략   ② 신제품개발전략
③ 시장개발전략   ④ 시장침투전략

57.
기업이 시장에서 재포지셔닝(Repositioning)을 필요로 하는 상황이 아닌 것은?

① 경쟁자의 진입에도 차별적 우위를 지키는 경우
② 이상적인 위치를 달성하고자 했으나 실패한 경우
③ 시장에서 바람직하지 않은 위치를 가지고 있는 경우
④ 진입하기 적합한 새로운 시장이나 기회가 발견된 경우

58.
고객들로 하여금 인터넷을 통해 자발적으로 친구나 주변사람들에게 제품을 홍보하도록 함으로써 제품홍보가 더 많은 네티즌 사이에 저절로 퍼져나가도록 하는 것은?

① 다이렉트마케팅
② 텔레마케팅
③ 바이럴마케팅
④ 데이터베이스마케팅

59.
관광마케팅의 환경분석에서 거시적 환경분석요인에 해당하지 않는 것은?

① 경제적 환경   ② 기업문화 환경
③ 사회문화적 환경 ④ 기술적 환경

60.
다음 설명에 해당하는 것은?

> 가격을 십진수 단위체계보다 통상 1~2 단위 낮춘 체계로 책정하는 것으로써, 예를 들어 100만원 대신에 99만원으로 가격을 정하고 소비자로 하여금 기업이 제품가격을 정확하게 계산하여 최대한 낮추었다는 인상을 주는 심리적 가격설정방법이다.

① 초기고가가격   ② 단수가격
③ 관습가격   ④ 준거가격

제4과목 관광서비스지원관리

61.
항공운송업의 특성과 가장 거리가 먼 것은?

① 항공수요의 균형성
② 항공시장의 세계화
③ 관광여행객의 지속적인 증가
④ 예약업무의 간소화, 정확한 좌석관리를 목적으로 컴퓨터예약시스템(CRS)개발

62.
관광산업의 특성과 가장 거리가 먼 것은?

① 서비스 지향성
② 고객과 종업원에 대한 고려
③ 특별한 종류의 노동력 요구
④ 높은 생산성

63.
관광의 구성요소 중 관광객체에 대한 설명으로 틀린 것은?

① 관광대상을 의미한다.
② 관광욕구를 충족시키는 역할을 한다.
③ 관광정보를 포함한다.
④ 관광자원과 관광시설을 포함한다.

64.
Dumazedier가 제시한 여가의 기능에 해당되지 않는 것은?

① 휴식기능　　② 기분전환기능
③ 자기계발기능　④ 사회적 책임기능

65.
내국인 관광객에게 관광안내, 관광통역 등의 서비스를 제공하는 '관광통역안내' 전화번호는?

① 1330　② 1331　③ 1332　④ 1333

66.
관광쇼핑상품이 갖추어야 할 조건과 가장 거리가 먼 것은?

① 규모의 경제성　② 구매가치 창출
③ 방문동기 부여　④ 독특한 매력 보유

67.
관광의 유형이 틀리게 짝지어진 것은?

① S.I.T: 특별목적관광
② Dark Tourism: 야간관광
③ Fair Travel: 공정여행
④ Incentive Travel: 포상여행

68.
다음 중 관광서비스 품질결정에 영향을 미치는 요인과 가장 거리가 먼 것은?

① 서비스를 받기 전 고객의 기대감
② 문제발생 시 고객의 경험
③ 고객이 서비스를 받은 후 직원의 기대감
④ 서비스를 받는 동안 고객이 겪는 경험

69.
항공운송업의 용어에 대한 설명으로 옳지 않은 것은?

① AP(Advance Purchase): 예약일을 기준으로 한 항공권 구매시한
② Cabin Class: 실제 항공편에 설치·운영되는 등급
③ F/B(Fare Basis): 운임의 종류를 나타내는 코드
④ Tariffs: 항공사의 공표된 운임

70.
객실예약을 하고서 나타나지 않는 고객을 뜻하는 것은?

① Go-Show Guest
② No-Show Guest
③ On-Confirm Guest
④ No-Confirm Guest

71.
다음 설명에 해당하는 것은?

> 인접한 객실과 객실 사이의 내벽에 서로 왕래할 수 있도록 문이 마련되어 있는 객실로 단체고객과 가족 등이 편리하게 사용할 수 있는 구조의 객실

① 스위트룸(Suite Room)
② 커넥팅룸(Connecting Room)
③ 스튜디오룸(Studio Room)
④ 인사이드룸(Inside Room)

72.
관광수요와 공급의 균형을 이루기 위한 수요관리전략과 가장 거리가 먼 것은?

① 차별요금제
② 예약시스템 구축
③ 성수기의 마일리지 사용 제한
④ 현장인력의 영업장 이동근무

73.
다음 ( )에 알맞은 것은?

> 관광진흥법상 ( )란 관광객의 이해와 감상, 체험 기회를 제고하기 위하여 역사·문화·예술·자연 등 관광자원 전반에 대한 전문적인 해설을 제공하는 자를 말한다.

① 국내여행안내사   ② 관광통역안내사
③ 국외여행인솔자   ④ 문화관광해설사

74.
외식산업의 일반적인 특성과 가장 거리가 먼 것은?

① 인적 자원에 대한 의존도가 높다.
② 입지조건에 대한 의존도가 높다.
③ 시간적 제약과 수요예측이 확실하다.
④ 종사자의 이직률이 높다.

75.
비수기 수요의 개발, 예약시스템의 도입은 관광서비스 특징 중 어떤 문제점을 극복하기 위한 마케팅 전략인가?

① 무형성(Intangibility)
② 비분리성(Inseparability)
③ 소멸성(Perishability)
④ 이질성(Heterogeneity)

76.
PNR(Passenger Name Record)의 구성요소에 해당하지 않는 것은?

① Itinerary Section(여정부분)
② Business Section(업종부분)
③ History Section(중요기록부분)
④ Data Section(자료부분)

77.
다음 관광자원을 바르게 분류한 것은?

> ㄱ. 카지노   ㄴ. 목장   ㄷ. 축제   ㄹ. 미술관

① ㄱ: 위락적 관광자원, ㄴ: 산업적 관광자원, ㄷ: 사회적 관광자원, ㄹ: 문화적 관광자원
② ㄱ: 산업적 관광자원 ㄴ: 사회적 관광자원, ㄷ: 문화적 관광자원, ㄹ: 위락적 관광자원
③ ㄱ: 산업적 관광자원 ㄴ: 위락적 관광자원, ㄷ: 사회적 관광자원, ㄹ: 문화적 관광자원
④ ㄱ: 위락적 관광자원 ㄴ: 사회적 관광자원, ㄷ: 문화적 관광자원, ㄹ: 산업적 관광자원

78.
관광이벤트의 특성에 대한 설명으로 틀린 것은?

① 긍정성: 즐거움 또는 좋은 일에 대한 축원의 의미가 있는 행사
② 계획성: 주어진 시간에 특정목적을 달성하기 위한 인위적으로 행해지는 계획된 행사
③ 비일상성: 일상생활과 구별되어 빈번히 발생되지 않는 개념의 행사
④ 차단성: 타지역문화를 배제하고 유대감과 동질성이 차단된 고유행사

79.
다음 설명에 해당하는 서비스는?

> 식당을 open kitchen으로 하여 고객이 직접 조

리과정을 지켜볼 수 있으며, 빠른 식사제공이 가능하다.

① 프렌치 서비스(French Service)
② 게리동 서비스(Gueridon Service)
③ 아메리칸 서비스(American Service)
④ 카운터 서비스(Counter Service)

80.
Cohen이 제시한 관광객유형에 대한 설명으로 틀린 것은?

① 조직적 단체관광객: 단체 패키지 여행상품을 이요하며 잘 알려진 유명관광지를 찾음
② 개별적 단체관광객: 단체 여행을 하지만 그 속에서 자유시간을 선호함
③ 탐험형 관광객: 여행의 세부일정을 계획하지 않고 현지주민과 다른 관광객과의 접촉을 선호함
④ 방랑형 관광객: 상업화된 관광시설이나 서비스에 의존하지 않고 모든 것을 현장에서 해결

● 2017년 제2회

제1과목
보건의료관광행정

1.
의료서비스의 국제교류가 활성화된 원인과 가장 거리가 먼 것은?

① 의료인의 국제적인 이동의 증가
② 서비스 교육에 관한 일반협정(GATS) 제정
③ 정보와 커뮤니케이션 기술의 발달
④ 의료서비스의 세계적 평준화

2.
의료관광의 의사결정 과정을 '밀어내는 요인(push factor)'과 방문국가의 '유인하는 요인(pull factor)'으로 구분할 때 '밀어내는 요인'에 해당하지 않는 것은?

① 높은 의료비
② 짧은 대기시간
③ 낮은 의료수준
④ 제한적인 의료수준

3.
JCI 인증 등 의료기관에 대한 인증제도의 편익을 모두 고른 것은?

ㄱ. 의료의 질적 수준 향상
ㄴ. 환자 만족도 향상
ㄷ. 병원의 홍보효과
ㄹ. 보험자 단체와 진료수가 협상 시 유리
ㅁ. 의무기록관리의 향상
ㅂ. 병원종사자의전문성 향상

① ㄱ, ㄴ, ㄷ, ㅁ
② ㄷ, ㄹ, ㅂ
③ ㄱ, ㄴ, ㄹ, ㅁ, ㅂ
④ ㄱ, ㄴ, ㄷ, ㄹ, ㅁ, ㅂ

4.
의료관광이 목적지 국가에 가져오는 긍정적 효과와 가장 거리가 먼 것은?

① 자국민의 의료서비스 이용에 접근 및 편의성이 증대된다.
② 의료와 관광산업에 동시에 영향을 미치므로 연관산업의 창조 및 발전을 가져온다.
③ 높은 의료수준을 세계에 알릴 수 있으며, 외화수입의 증가로 국가재정에 도움을 준다.
④ 의료기관의 인프라가 개선되고, 의료인력의 질 향상을 가져온다.

5.
다음 중 의료관광 에이전시의 역할과 가장 거리가 먼 것은?

① 의료관광을 고려하는 환자에게 의료기관이나 의사를 어떻게 선택해야 할지 정보를 제공하여 고객을 교육시키는 교육자의 역할
② 생소한 환경에서 예측하기 어려운 상황 발생 시 수행하는 대변자의 역할
③ 의료관광이 진행되는 전 과정에서 서비스의 매끄러운 연결이 되도록 조율하는 주최자의 역할
④ 의료관광과 관련한 임상적 리스크나 비즈니스 리스크에 수반되는 손실을 보장하는 안전판의 역할

6.
다음 중 무형적 특성의 한방의료관광자원에 해당하는 것은?

① 한방전통음식 ② 사상체질분류
③ 십전대보탕   ④ 약초(허브)

7.
의료의 특성상 의료진-환자 간 전문가 지배현상이 발생하는 원인으로 가장 적합한 것은?

① 정보의 비대칭성
② 외부효과
③ 수요의 불확실성
④ 공급의 법적독점

8.
병상회전간격(일)을 구하는 방법으로 옳은 것은?

① 퇴원환자총재원일수/총 퇴원실인원
② (연가동병상수-퇴원환자총재원일수)/퇴원실인원수
③ 초진환자수/연외래환자수
④ 총재원일수 / (입원실인원+퇴원실인원)÷2

9.
병원이 실제로 환자수를 수용하기 위해 사용하고 있는 병상수를 무엇이라 하는가?

① 허가병상수 ② 기준병상수
③ 점유병상수 ④ 가동병상수

10.
주한미군이 주둔지 인근 민간병원을 이용할 수 있도록 혜택을 부여하는 미국 국방부가 운영하는 군인 대상 건강보험 프로그램은?

① Medicare
② Worldwide Medical Insurance
③ TRICARE
④ BlueCross BlueShield

11.
외국 보험사에 진료비 청구 시 보험청구서 이외에 일반적으로 첨부되는 서류에 해당하지 않는 것은?

① 지불요구서   ② 영문진단서
③ 세부 진료비 명세서 ④ 예약확인증명서

12.
리스크 관리 과정의 순서로 옳은 것은?

```
ㄱ. 위험발견
ㄴ. 위험평가
ㄷ. 위험원인분석
ㄹ. 위험관리 및 개선활동
ㅁ. 활동의 재평가
```

① ㄱ, ㄴ, ㄷ, ㄹ, ㅁ
② ㄱ, ㄷ, ㄴ, ㅁ, ㄹ
③ ㄷ, ㄱ, ㄴ, ㄹ, ㅁ
④ ㄴ, ㄱ, ㄷ, ㄹ, ㅁ

13.
병원에서 리스크 관리의 개념과 가장 거리가 먼 것은?

① 환자, 병원직원, 의료진 및 방문객에게 손상을 줄 수 있는 영역을 발견하고 관리한다.
② 손상으로 인하여 발생할 수 있는 병원의 위험과 손실을 줄이려는 노력의 활동분야이다.
③ 의료서비스의 질 향상과는 별도로 위험과 손실을 줄이는 노력이다.
④ 의료사고 및 과실, 배상청구관리, 병원의 자산파괴 또는 안전관리 부분 등이 리스크 관리의 범위에 해당된다.

14.
의료법상 '의료인'에게 해당하지 않는 자는?

① 의사 ② 간호사 ③ 약사 ④ 조산사

15.
병원정보시스템의 주요 구성요소와 가장 거리가 먼 것은?

① 업무 및 재무 시스템
② 의무기록 시스템
③ 지역보건 시스템
④ 진료지원 시스템

16.
외국인 환자가 의료분쟁의 조정을 신청할 수 있는 한국의료분쟁조정중재원의 업무를 모두 고른 것은?

> ㄱ. 의료사고 감정
> ㄴ. 손해배상금 대불
> ㄷ. 의료분쟁과 관련된 제도와 정책의 연구
> ㄹ. 의료분쟁에 관한 국제협력
> ㅁ. 불가항력 의료사고 보상 재원 등 자산의 관리 운영

① ㄱ, ㄷ, ㄹ   ② ㄴ, ㅁ
③ ㄷ, ㄹ   ④ ㄱ, ㄴ, ㄷ, ㄹ, ㅁ

17.
병원의 임상적 리스크 사전예방 정책과 가장 거리가 먼 것은?

① 의료인의 주의의무와 설명의무에 충실하도록 한다.
② 동의서나 진료계약서 등의 양식을 구체적이고 명확히 준비한다.
③ 위험요인별 사전 체크리스트를 준비하여 활용한다.
④ 양방과 한방의 협진진료 체계를 구축한다.

18.
관광진흥법상 의료관광 활성화를 위해 관광진흥개발기금을 대여하거나 보조할 수 있는 관련 기관이 아닌 것은?

① 의료 해외진출 및 외국인 환자 유치 지원에 관한 법률에 따라 등록한 외국인 환자 유치 의료기관
② 의료 해외진출 및 외국인 환자 유치 지원에 관한 법률에 따라 등록한 외국인 환자 유치업자
③ 출입국 관리법에 따른 사회통합 프로그램 운영 기관
④ 한국관광공사법에 따른 한국관광공사

19.
의료법상 의료기관인증에 대한 설명으로 틀린 것은?

① 보건복지부장관은 의료의 질과 환자 안전의 수준을 높이기 위하여 병원급 의료기관에 대한 인증을 할 수 있다.
② 인증등급은 인증, 조건부인증 및 불인증으로 구분된다.
③ 인증의 유효기간은 1년으로 하고, 조건부인증의 경우에는 1개월로 한다.
④ 의료기관 인증기준에 환자만족도도 포함된다.

20.
다음 ( ) 안에 알맞은 것은?

> 재외동포의 출입국과 법적 지위에 관한 법률상 국내거소신고를 한 외국국적동포가 ( )일 이상 대한민국 안에 체류하는 경우에는 건강보험 관계 법령으로 정하는 바에 따라 건강보험을 적용받을 수 있다.

① 60 ② 75 ③ 90 ④ 120

제2과목
보건의료서비스지원관리

21.
병원체가 감염된 숙주에게 질병을 발생시키는 능력은?

① 독력 ② 면역성
③ 감염력 ④ 병원력

22.
다음 중 국가예방접종사업의 대상이 되는 감염병은?

① 콜레라 ② 백일해
③ 장티푸스 ④ 세균성이질

23.
의료기관의 개설에 대한 설명으로 옳은 것은?

① 조산사는 의료기관을 개설할 수 없다.
② 종합병원의 개설은 구청장에게 신고하여야 한다.
③ 원칙적으로 의료인은 어떠한 명목으로도 둘 이상의 의료기관을 개설 운영 할 수 없다.
④ 약국의 시설이나 부지 일부를 분할 변경하여 의료기관을 개설할 수 있다.

24.
국가보건체계 중 국민보건사업형(national health service)에 대한 설명으로 틀린 것은?

① 일반 조세로 재원을 조달한다.
② 원칙적으로 의료서비스는 무료이다.
③ 병원은 대부분 민간 소유이다.
④ 보건의료서비스의 수혜자는 전체 국민이다.

25.
의료비 지불제도 중 행위별수가제(fee for service)의 장점과 가장 거리가 먼 것은?

① 과잉진료 지양
② 의료서비스 질 향상
③ 의료인의 재량권 확대
④ 새로운 의료기술 개발에 기여

26.
의원급 의료기관의 종류에 해당하지 않는 것은?

① 의원 ② 치과의원
③ 한의원 ④ 소아과의원

27.
재활의학과 환자를 대상으로 하는 검사로서, 마비와 통증의 원인질환을 밝히고 신경손상정도 및 회복에 대한 예후 판정의 도구로 사용되는 것은?

① 통증검사 ② 근전도검사
③ 작업치료검사 ④ 운동치료검사

28.
국민건강보험법에 근거하여 보험 가입자와 피부양자에 대해 실시하는 건강검진 종류가 아닌 것은?

① 근로자 수시건강진단
② 영유아 건강검진
③ 일반건강검진
④ 암검진

29.
도나베디안(Donabedian)의 의료서비스 질 관리 모델에서 환자만족도 관리는 어느 차원에 속하는가?

① 구조(structure)
② 과정(process)
③ 결과(outcome)
④ 기능(function)

30.
의료영상을 획득, 저장, 전송, 조회하는 시스템은?

① OCS ② EMR
③ EIS ④ PACS

31.
다음 활동에 해당하는 마케팅 믹스는?

> 외국인 환자를 위해 병원 내에 다국어 안내표지, 다국어 의료체계 설명책자 등을 만들어 비치하였다.

① 제품 ② 유통
③ 가격 ④ 물리적 증거

32.
병원에서 제공하는 의료서비스의 특징과 가장 거리가 먼 것은?

① 서비스인력의 높은 책임성과 윤리성이 요구된다.
② 연기가 불가능하고 응급성을 요한다.
③ 의료기술의 복잡성이 높은 특징이 있다.
④ 품질관리와 성과관리가 용이하다.

33.
샤인(Schein)이 제시한 문화의 요소 중 너무나 당연시 여겨지고 무의식적인 것은?

① 가치 ② 가정
③ 인공물 ④ 창작물

34.
커뮤니케이션 장애를 극복하기 위해 송신자가 해야 할 일을 모두 고른 것은?

> ㄱ. 의사소통의 목적을 분명하게 설정한다.
> ㄴ. 상황에 맞는 언어를 적절하게 사용한다.
> ㄷ. 사전에 상대방에 대하여 충분히 알고 의사소통을 한다.
> ㄹ. 송신자 스스로 업무적으로나 개인적으로 신뢰성을 회복해야 하며, 커뮤니케이션 시에는 수신자에게 피드백을 요구한다.
> ㅁ. 상황과 목적에 맞는 적절한 매체를 사용해야 한다.

① ㄱ, ㄴ, ㄷ, ㄹ, ㅁ ② ㄱ, ㄴ, ㄷ, ㄹ
③ ㄱ, ㄴ, ㄹ ④ ㄴ, ㄹ, ㅁ

35.
의료관광서비스 과정의 초기접촉 과정에 포함되는 절차와 가장 거리가 먼 것은?

① 원격의료상담
② 담당 의료진 선정
③ 대표연락창구 구축
④ 담당 코디네이터 배정

36.
비언어적 커뮤니케이션 요소에 해당하지 않는 것은?

① 얼굴표정 ② 공간적 행위
③ 접촉 ④ 말하기

37.
외국인 환자에게 제공되는 의료서비스의 핵심적인 편익에 해당하는 것은?

① 편안함 ② 접근성
③ 안전관리 ④ 질병치료

38.
다음 사례에 해당하는 GATS(서비스교역에 관한 일반협정)의 모드는?

> 쿠바나 인도는 일찍이 원격상담 및 진단서비스를 선진국에 제공하기 시작하였고, 필리핀은 타국가의 의무기록을 위탁·관리하는 서비스를 제공하고 있다.

① 국경 간 공급　② 해외소비
③ 상업적 주재　④ 자연인의 이동

39.
조직 내 비공식적 의사소통의 순기능과 가장 거리가 먼 것은?

① 인간관계 향상 및 사교적 분위기 증진
② 개인의 인사 정보를 신속하게 전달
③ 조직 구성원들 간의 유대감 형성
④ 공식채널에서 다루지 못하는 정보와 아이디어 발굴 가능

40.
의료진과 환자 간의 원활한 커뮤니케이션을 방해하는 요소를 모두 고른 것은?

> ㄱ. 역할 불확실
> ㄴ. 책임소재 관련 갈등
> ㄷ. 권력의 차이
> ㄹ. 역할 스트레스

① ㄱ, ㄷ　② ㄴ, ㄹ
③ ㄱ, ㄴ, ㄷ　④ ㄱ, ㄴ, ㄷ, ㄹ

제3과목
보건의료관광마케팅

41.
의료서비스마케팅이 필요한 배경과 가장 거리가 먼 것은?

① 의료종사자 인력의 증가
② 의료소비자의 기대와 욕구의 변화
③ 의료기관 간 경쟁의 심화
④ 의료기관의 경영수지 악화

42.
국제의료관광마케팅 조사내용에 해당하는 것을 모두 고른 것은?

> ㄱ. 시장의 잠재력 측정
> ㄴ. 시장의 수요예측
> ㄷ. 광고의 효과평가
> ㄹ. 가격변화의 효과평가
> ㅁ. 소비자의 욕구파악

① ㄱ, ㄴ　② ㄴ, ㄷ, ㄹ, ㅁ
③ ㄱ, ㄷ, ㄹ, ㅁ　④ ㄱ, ㄴ, ㄷ, ㄹ, ㅁ

43.
목표시장 선정에서 비차별화 전략의 장점에 해당하는 것은?

① 소비자의 충성도를 높일 수 있다.
② 특정시장의 욕구와 필요를 경쟁자보다 잘 알 수 있다.
③ 규모의 경제를 실현함으로써 마케팅비용절감의 효과를 얻을 수 있다.
④ 소비자의 필요와 요구에 따라 상품과 서비스를 다양한 가격과 형태로 제공하여 많은 소비자를 확보할 수 있다.

44.
일반적인 의료관광 소비자의 구매의사결정과정을 바르게 나열한 것은?

> ㄱ. 대안평가
> ㄴ. 구매행동
> ㄷ. 문제인식
> ㄹ. 구매 후 평가
> ㅁ. 정보탐색

① ㄱ, ㄴ, ㄹ, ㅁ, ㄷ
② ㄱ, ㄹ, ㅁ, ㄴ, ㄷ
③ ㄷ, ㅁ, ㄱ, ㄴ, ㄹ
④ ㄷ, ㄱ, ㅁ, ㄴ, ㄹ

45.
의료관광국가와 핵심역량이 잘못 연결된 것은?

① 인도– 체험의료 프로그램
② 싱가포르(동남아시아)- 풍부한 관광자원
③ 아프리카– 최신 의료인프라 구축
④ 유럽– 특수 의료분야의 전문성과 오랜 의료역사

46.
다음 중 의료관광시장 세분화를 위한 조건과 가장 거리가 먼 것은?

① 접근성
② 가치성
③ 측정성
④ 차별성

47.
다음 (   )에 알맞은 것은?

> 가격 결정 정책을 수립할 때 판매자는 반드시 활용 가능한 가격책정의 조건들을 모두 고려해야만 한다. 고객의 수요에 대한 고려는 (   )가(이) 된다.

① 변동비
② 원가경쟁
③ 가격의 범위
④ 가격상한성

48.
판매사원의 의견수렴을 통한 질적 판매예측기법에 대한 설명으로 틀린 것은?

① 시장상황에 대해 현실적인 파악이 가능하다.
② 시장을 개인 상황에 따라 편향적으로 판단하기 때문에 예측이 빗나갈 수 있다.
③ 미래에 형성될 경제의 변화로 인해 시장상황의 폭넓은 이해가 가능하다.
④ 주로 고객과 접촉하는 데 많은 시간이 소요되어 판매예측에 많은 시간을 투자하기 곤란하다.

49.
신상품 콘셉트 개발 및 평가에 대한 설명으로 틀린 것은?

① 선별된 아이디어는 신상품 콘셉트로 전환해야 한다.
② 신상품 콘셉트는 소비자가 느끼는 편익을 개념화한 것이다.
③ 신상품 콘셉트는 소비자에게 독특해야 한다.
④ 신상품 콘셉트는 무형적이고 혁신적인 형태이어야 한다.

50.
다음은 의료관광 상품의 수명주기 중 어느 단계에 관한 설명인가?

> • 판매량이 급속도로 증가한다.
> • 기업은 수익성을 감안하기 시작한다.
> • 경쟁자들이 시장에 등장하게 되고, 경쟁이 증가하기 시작한다.

① 도입기
② 성장기
③ 성숙기
④ 쇠퇴기

51.
다음 중 신상품의 상대적인 고가전략이 효과적인 경우는?

① 경쟁상대의 추격이 쉬울수록
② 기존 상품과 차별성이 작을수록
③ 서비스기업의 이미지가 낮을수록
④ 통제가능한 유통경로를 이용할수록

52.
유통경로 설계과정을 바르게 나열한 것은?

```
ㄱ. 경로서비스에 대한 고객욕구 분석
ㄴ. 경로서비스의 목표 설정
ㄷ. 주요 경로서비스 대안의 식별
ㄹ. 경로대안의 평가
```

① ㄱ, ㄴ, ㄷ, ㄹ   ② ㄴ, ㄷ, ㄱ, ㄹ
③ ㄱ, ㄹ, ㄴ, ㄷ   ④ ㄴ, ㄹ, ㄱ, ㄷ

53.
통합적 마케팅 커뮤니케이션(IMC)의 등장배경과 가장 거리가 먼 것은?

① 데이터베이스 마케팅의 급성장
② 커뮤니케이션 전문가의 등장
③ 광고 중심 접근에서의 탈피
④ 인터넷의 급속한 성장

54.
광고매체 적합성 평가기준과 가장 거리가 먼 것은?

① 노출 빈도
② 메시지의 단속성(discontinuity)
③ 접근 범위
④ 리드타임(lead time)과 융통성

55.
다음 설명에 해당하는 것은?

```
기업이 자사의 이미지를 제고한다든지, 자사에 대한 호의적인 평판을 얻거나 비호의적인 평판을 제거 내지 완화시키기 위해 커뮤니케이션 활동을 추진함으로써 기업과 직접적 또는 간접적으로 관련이 있는 여러 유형의 집단들과 좋은 관계를 유지해 나가는 것이다.
```

① PR(public relations)
② 인적판매(personal selling)
③ 판매촉진(sales promotion)
④ 직접마케팅(direct marketing)

56.
의료관광시장을 세분화할 때 활용되는 인구통계학적 변수가 아닌 것은?

① 인구밀도   ② 직업
③ 성별   ④ 연령

57.
다음 사례에 해당하는 조사방법은?

```
해외환자를 유치하는 한방병원 A는 2010년 실시한 옥외광고를 보고 의료관광서비스를 제공받은 15명의 의료관광객을 응답자로 설정하고, 매년 옥외광고의 메시지에 대해 반복조사한다.
```

① 패널(panel)조사   ② 인서트(insert)조사
③ 콜인(call in)조사   ④ 출구조사(exit poll)

58.
다음 사례에서 측정의 수준은?

```
ㄱ. 중국 의료관광객에게 실제 지불한 의료관광비용에 대해 (1)적음, (2)적당함, (3)많음 이라는 세가지 응답범주로 답하도록 하였다.

ㄴ. 호주 의료관광객에게 환자 개인이 부담한 의료관광비용을 원화로 적도록 하였다. 개인이 부담한 비용이 없는 경우는 0으로 처리한다.
```

① ㉠: 명목측정, ㉡: 서열측정
② ㉠: 서열측정, ㉡: 비율측정
③ ㉠: 등간측정, ㉡: 비율측정
④ ㉠: 서열측정, ㉡: 등간측정

59.
다음 특징을 가지는 소비재 유형은?

- 소비자 구매행동: 강력한 상표선호성과 충성도
- 유통: 시장지역에 1~2개의 판매점으로 독점적인 유통

① 편의품　　② 선매품
③ 전문품　　④ 비탐색품

60.
RFM 분석법의 평가요소에 해당하지 않는 것은?

① 최근 구입여부
② 구입횟수
③ 제품구입액의 정도
④ 구입제품의 인지도

제4과목
관광서비스지원관리

61.
관광의 개념에 대한 설명으로 틀린 것은?

① 경제적 관점에서의 관광은 관광객 수, 관광객 지출액, 체류기간 등과 같은 경제현상을 포함한다.
② 관광의 정의가 관심을 받기 시작한 것은 2차 세계대전 후 세계관광기구(UNWTO)에 의해서이다.
③ Leiper는 관광을 관광, 관광발생지역, 관광목적지와 관광객 사이의 관광여행 통과루트, 여행과 관광산업의 구성으로 보았다.
④ 사회문화적 관점에서의 관광의 정의는 관광지 지역주민과 관광사업자 간의 상호작용에 초점을 두고 있다.

62.
국제관광통계에서 제외되는 비관광객에 해당하는 사람은?

① 국경지대에 거주하면서 인접국에 수시로 출입국하는 국경통근자
② 친지방문, 보양을 위해 여행을 하는 사람
③ 사업상의 이유로 여행하는 사람
④ 24시간 이상 체재하며, 방문목적이 오락, 스포츠, 회의참석 등인 자

63.
관광서비스의 특성과 가장 거리가 먼 것은?

① 관광서비스는 고객의 추상적 기대를 알아내어 최대한 체험할 수 있도록 해야한다.
② 관광서비스는 고객이 관광활동에 수동적으로 참여할수록 고객만족이 증가한다.
③ 관광서비스는 고객과 종사원이 상호작용을 하면서 서비스가 추가되거나 변경될 수 있다.
④ 관광서비스는 고(高)접촉 서비스로 고객만족을 위한 시간제약이 따른다.

64.
관광객들이 동일한 관광종사원에게 서비스를 제공받는다고 해도 관광지의 환경, 경제, 문화, 사회적 환경, 관여정도에 따라 다른 이유는 관광서비스의 어떠한 특성과 가장 밀접한가?

① 계절성　　② 생산과 소비의 분리성
③ 이질성　　④ 소멸성

65.
국외여행 중 분실 도난사고의 방지와 대책으로 적절하지 않은 것은?

① 여권은 원칙적으로 TC(tour conductors)의 책임 하에 한꺼번에 보관하도록 하여야 한다.

② 여권 분실 시 단체 명 list, 여권번호, 발급년월일, 재발급 신청서, 분실사유서, 여권용 사진 등 여행지 주재 한국 영사관에 제출하여야 한다.

③ 현금(귀중품)을 큰 가방에 넣지 말고, 호텔의 금고(safety box)에 두고 다니도록 안내한다.

④ 관광자 수표는 메모하여 보관하고, 분실하면 즉시 은행에 신고하도록 한다.

66.
관광진흥법상 관광사업의 유형이 아닌 것은?

① 관광숙박업　② 여행업
③ 관광쇼핑업　④ 국제회의업

67.
관광산업에서 여행사의 시스템구조가 틀리게 짝지어진 것은?

① 도매업자 – wholesaler
② 소매업자 – retailer
③ 현지 여행사 – travel agency
④ 현지 가이드 – tour conductor

68.
관광산업의 경제적 효과에 해당하지 않는 것은?

① 국제수지 개선효과
② 여가생활 증대효과
③ 조세수입 증가효과
④ 고용창출효과

69.
운송객체에 따른 항공운송업의 유형에 해당하지 않는 것은?

① 여객항공운송업
② 항공화물운송업
③ 부정기항공운송업
④ 항공우편운송업

70.
전자항공권의 장점과 가장 거리가 먼 것은?

① 항공권 분실을 걱정할 필요가 없다.

② 종이항공권 수령 시 발생할 수 있는 부대비용(우편료 등)이 발생하지 않는다.

③ 여러 사람의 여정 운임 영수증을 한 장으로 사용할 수 있다.

④ 항공사에서 전자항공권에 대한 특별할인 요금을 적용하여 종이항공권에 비해 저렴할 수 있다.

71.
다음 설명에 해당하는 호텔업의 종류는?

> 배낭여행객 등 개별 관광객의 숙박에 적합한 시설로서 샤워장, 취사장 등의 편의시설과 외국인 및 내국인 관광객을 위한 문화, 정보 교류시설 등을 함께 갖추어 이용하게 하는 업

① 관광호텔업　② 가족호텔업
③ 호스텔업　　④ 휴양콘도미니엄업

72.
호텔의 직무에 대한 설명으로 옳은 것은?

① 도어맨: 각종 메시지 전달과 고객요구에 의한 안내업무를 맡는다.

② 룸 인스펙터: 객실 청소 및 정비를 담당한다.

③ 컨시어지: 고객에게 관광, 쇼핑 등에 관한 각종 정보를 제공한다.

④ 룸 클럭: 객실부의 총 책임자로, 객실상품의 생산

과 판매에 대한 책임을 가진다.

73.
다음 설명에 해당하는 관광교통수단으로 가장 적합한 것은?

- 여정에 따른 관광활동 보장
- 단체관광자의 이동편리성
- 관광안내원의 관광안내
- 대형사고의 위험성 상존

① 전세버스 ② 승용차
③ 열차 ④ 항공기

74.
한국표준산업분류상 음식점업(소분류)에 포함되지 않는 것은?

① 서양식 음식점업
② 생맥주 전문점
③ 출장 음식 서비스업
④ 제과점업

75.
외식업의 특성과 가장 거리가 먼 것은?

① 수요예측의 불확실성
② 높은 인적 의존도
③ 낮은 입지 의존성
④ 가맹사업의 용이성

76.
관광쇼핑상품이 갖추어야 할 특성과 가장 거리가 먼 것은?

① 다양한 관광객 기호를 충족시켜야 한다.
② 보존성이 좋아야 한다.
③ 미관과 포장이 좋고, 가격이 적절해야 한다.
④ 공급자의 미적 기준을 충족시켜야 한다.

77.
다음 서비스를 제공하는 관광안내 전화번호는?

- 전화로 전국의 관광안내정보를 받을 수 있다.
- 관광지, 숙박, 교통, 음식점 등의 관광정보를 얻을 수 있다.
- 한국어와 영어, 일어, 중국어 등 외국어로도 이용이 가능하다.

① 1130 ② 1230
③ 1330 ④ 1430

78.
관광종사원의 기본적 수행기능에 관한 설명으로 적합하지 않은 것은?

① 고객관계 기능: 고객 안심과 위안의 제공
② 업무수행 기능: 가이드의 관광안내능력
③ 정보활용 기능: 정보저장 및 판매
④ 외국어 기능: 외국어 능력 및 활용

79.
관광동기와 욕구에 관한 연결로 가장 적합한 것은?

① 심정적 동기– 사향심, 교류심
② 경제적 동기– 사업목적, 운동욕구
③ 정신적 동기– 교류심, 견문욕구
④ 신체적 동기– 사향심, 지식욕구

80.
다음 중 문화이벤트로 가장 거리가 먼 것은?

① 퍼레이드 ② 종교행사
③ 산업전시회 ④ 축제

2017년 제1회

제1과목
보건의료관광행정

1.
다음 ( )에 알맞은 것은?

> 재외동포의 출입국과 법적 지위에 관한 법률상 주민등록을 한 재외국민과 국내거소신고를 한 외국국적동포가 ( ) 이상 대한민국 안에서 체류하는 경우에는 건가보험 관계 법령으로 정하는 바에 따라 건강보험을 적용받을 수 있다.

① 30일 ② 45일 ③ 60일 ④ 90일

2.
다음 설명에 해당하는 것은?

> 의사의 처방정보를 전산망을 이용하여 정확하고 신속하게 전달하는 시스템으로 병원의 경영 효율과 환자에 대한 서비스개선을 기대할 수 있는 병원정보 시스템

① ① 경영정보시스템(MIS)
② ② 의학영상저장전송시스템(PACS)
③ ③ 디지털의료영상전송시스템(DICOM)
④ ④ 처방전달시스템(OCS)

3.
서비스 교역에 관한 일반협정(GATS)에서 규정하고 있는 의료서비스 무역의 4가지 모드와 그 예가 틀리게 짝지어진 것은?

① 국경 간 공급-원격의료
② 해외소비-의료관광
③ 상업적 주재-병원플랜트 수출
④ 자연인의 이동-인터넷 기술의 발달

4.
Caroll이 제시한 의료기관에서 발생할 수 있는 리스크의 유형 중 임상적 리스크에 해당하는 것은?

① 의료진과 병원 간 소송
② 환자의 임상정보 비밀 누출
③ 자연재해로 인한 병원 자산 손실
④ 치료비 미수

5.
다음 중 리스크에 관한 설명으로 가장 거리가 먼 것은?

① 리스크란 통상적으로 의료와 관계되는 장소에서 의료행위 중 발생하는 사고를 의미한다.
② 리스크란 발생여부가 불확실하지만 실제로 발생할 경우 경영활동에 영향을 줄 수 있는 사건 혹은 상황을 말한다.
③ 리스크 관리란 개인이나 조직에게 위기를 가져다 줄 수 있는 경우가 발생할 때 피해를 최소화 시키기 위한 신속한 조치를 하는 활동이다.
④ 리스크 관리란 금전적 피해의 최소화를 목적으로 하는 협의의 관리를 넘어 모든 위기상황에 사전에 종합적이고 효율적인 안전대책을 구축하는 광의의 관리를 포함한다.

6.
병상이용도 지표에 대한 설명으로 옳은 것은?

① 병원이용률은 일정기간 중 환자를 수용할 수 있는 상태로, 가동병상이 실제 환자에 의해 점유된 비율을 말한다.
② 병상이용률을 입원과 외래를 동시에 평가하는 지표이다.
③ 조정환자수를 연간 가동병상수로 나누어 병원이용률을 구한다.

④ 병상회전간격은 일정기간 중 1병상이 평균 몇 명의 입원환자를 수용하는가를 나타내는 지표이다.

7.
다음 특징에 해당하는 국가는?

- 경제위기를 극복하기 위해 90년대부터 정부가 적극적으로 의료관광산업 육성
- 아유르베다, 무술, 음식 등을 스파와 결합한 패키지상품인 문화스파(cultural spa)개발
- 의료서비스와 고나광자원을 접목하여 자국의 브랜드 구축
- 전통적인 마사지 서비스를 주요 웰니스 관광 상품으로 활용

① 인도 ② 터키 ③ 일본 ④ 태국

8.
진료행위가 종료된 시점에서 의료기관 수익으로 인식되지만 현금화되지 못한 비용은?

① 본인부담금   ② 의료미수금
③ 의료부대수익   ④ 임대료 수익

9.
다음 중 예약관리의 효과와 가장 거리가 먼 것은?

① 고객정보 파악이 용이하다.
② 비용절감효과를 가져올 수 있다.
③ 효율적인 인적자원 활용이 가능하다.
④ 진료대기시간의 증가를 가져와 마케팅 기회가 증가한다.

10.
의료 해외진출 및 외국인 환자 유치 지원에 관한 법령상 외국인 환자 유치업자가 보건복지부장관에게 보고해야 하는 전년도 사업실적에 해당하지 않는 것은?

① 외국인 환자의 국적
② 외국인 환자의 진료과목
③ 외국인 환자의 주상병명
④ 외국인 환자의 입국일 및 출국일

11.
국제의료관광을 활성하기 위한 요소와 가장 거리가 먼 것은?

① 상대적으로 저렴한 의료비
② 외국인 환자 모국의 의사 의무 고용
③ 전통적인 대체의학의 발달
④ 의료보험 혜택 확대

12.
의료관광 에이전시의 업무에 해당하지 않는 것은?

① 외국인 환자 문의 응답
② 외국인 환자 입국일정 상담
③ 의료기관 예약과 비자 관련 업무
④ 외국인 환자의 사상체질 진단

13.
원무관리의 발전 배경과 가장 거리가 먼 것은?

① 병원규모의 대형화
② 의료기술의 발전
③ 사회보장제도의 확대
④ 진료과목의 표준화

14.
다음 중 해외환자의 유인요인(pull factor)과 가장 거리가 먼 것은?

① 준거문화의 차이
② 높은 의료수준
③ 의료진에 대한 친숙성
④ 의료서비스의 선택 폭

15.
의료 해외진출 및 외국인 환자 유치 지원에 관한 법령상 지정 유치기관 표시에 관한 설명으로 틀린 것은?

① 보건복지부장관이 외국인 환자 유치 의료기관 및 외국인 환자 유치업자를 평가하여 일정수준을 충족한 유치기관으로 지정받았음을 나타내는 표시이다.
② 지정표시는 이미지의 변질이나 왜곡이 없도록 정확하게 재생하여 사용하여야 한다.
③ 지정표시를 재생할 때에는 원칙적으로 사진제판 방식, 투사복제 방식 또는 컴퓨터를 이용한 원고출력 방식에 따라야 하며, 특별히 크게 확대하여 사용하는 경우에는 그리드 스케일 비례규정에 맞게 재생하여야 한다.
④ 지정표시의 색상은 적용매체와 상관없이 동일한 전용색상을 표현해야 한다.

16.
의료해외진출 및 외국인 환자 유치 지원에 관한 법령상 외국인 환자를 유치하려는 의원급 의료기관이 의료사고배상책임보험을 가입 할 때 그 보험의 연간 배상한도액 기준으로 옳은 것은?

① 5천만 원 이상   ② 1억 원 이상
③ 2억 원 이상   ④ 5억 원 이상

17.
외국인 환자에 대한 위기대응 시스템 적용에 관한 설명으로 틀린 것은?

① 환자의 국적별 관리가 필요한 사항은 환자의 미입국에 대응하기 위해 사전점검을 하지 않는다.
② 국내환자에 비해 외국인 환자는 입국절차부터 진료 후 사후관리까지 세심한 점검 및 관리가 필요하다.
③ 외국인 환자와의 의료분쟁 발생 시 국가 간 신뢰문제와 직결되므로 진료 시 발생할 수 있는 분쟁요소를 사전에 예방할 수 있는 방안이 필요하다.
④ 글로벌 시대 국제병원은 사전예방 및 사후대책 매뉴얼관리를 통해 국내 신뢰도 및 국가 경쟁력을 확보하는 데 노력해야 한다.

18.
관광진흥법상 의료관광에 관한 설명으로 틀린 것은?

① 문화체육관광부장관은 외국인 의료관광의 활성화를 위하여 외국인 의료관광 유치 지원 관련 기관에 고용보험기금을 대여하거나 보조할 수 있다.
② 문화체육관광부장관은 외국인 의료관광 안내에 대한 편의를 제공하기 위하여 국내외에 외국인 의료관광 유치 안내센터를 설치 운영할 수 있다.
③ 문화체육관광부장관은 외국인 의료관광을 지원하기 위하여 외국인 의료관광 전문인력을 양성하는 전문교육기관 중에서 우수 전문교육기관이나 우수 교육과정을 선정하여 지원할 수 있다.
④ 문화체육관광부장관은 의료관광의 활성화를 위하여 지방자치단체의 장이나 외국인 환자 유치 의료기관 또는 유치업자와 공동으로 해외마케팅 사업을 추진할 수 있다.

19.
우리나라 국민건강보험의 특성과 가장 거리가 먼 것은?

① 보험료징수의 강제성
② 단기보험
③ 보험료의 정액부담
④ 보험급여의 균등성

20.
국제의료관광의 직접적 이해관계자와 가장 거리가 먼 것은?

① 의료관광객   ② 국제의료관광코디네이터
③ 군의관   ④ 의료기관

제2과목
보건의료서비스지원관리

21.
Leavell과 Clark가 제시한 질병의 단계별 예방에 관한 설명으로 옳은 것은?

① 1차적 예방단계: 질병에 대한 정보를 수집하는 단계
② 2차적 예방단계: 질병의 조기 발견 및 조기치료를 통해 질병의 악화를 예방하는 단계
③ 3차적 예방단계: 질병을 치료하는 단계
④ 4차적 예방단계: 재활 의학적 예방 및 질병의 재발을 방지하는 단계

22.
Hofstede의 문화차원이론(cultural dimensions theory)에서 국가문화의 차원에 해당하지 <u>않은</u> 것은?

① 권력거리
② 개인주의와 집단주의
③ 보수주의와 진보주의
④ 불확실성과 회피

23.
다음 상황에서의 고객만족도 향상방안과 가장 거리가 <u>먼</u> 것은?

- 환자들의 불만 대부분은 대기시간에 영향을 받는 것으로 조사되었다.
- 단기적 또는 중 장기적 관점에서도 환자의 수요는 일정할 것으로 예상된다.

① 물리적 수용능력을 확대한다.
② 대기구역에 비치된 의자, TV 등 환경을 개선한다.
③ 예약시스템의 효율성을 제고한다.
④ 대기 중 고객들에게 제공할 수 있는 현장서비스를 개발한다.

24.
보건의료체계의 특성으로 가장 적합한 것은?

① 수요예측 가능성
② 서비스공급의 탄력성
③ 지식과 정보의 대칭성
④ 소비적 요소와 투자적 요소의 혼재

25.
다음에 해당하는 간호활동의 기능은?

| 간호업무수행에 대한 표준에 근거하여 성과를 측정하고, 표준과 성과 간의 차이를 파악하고, 교정활동을 수행한다. |

① 간호기획가능
② 간호조직기능
③ 간호지휘기능
④ 간호통제기능

26.
의료서비스 품질에 관한 특성 중 외국인 환자의 입장을 이해하고 관심과 배려를 해주는 것과 관련된 것은?

① 대응성
② 확신성
③ 공감성
④ 유형성

27.
Roemer의 의료체계 분류 중 인구의 대부분에게 보건의료서비스를 제공하고 병원급 의료기관의 정부나 지방자치단체에서 관할하며 진료비 지불방식으로 제3자 지불제 방식을 활용하는 유형은?

① 자유기업형
② 복지국가형
③ 개발도상국가형
④ 저개발국가형

28.
다음은 언어의 어떤 특성을 보완한 것인가?

> 외국인 환자에게 의료의 우수성을 홍보할 때, 구체적인 생존률이나 시술건수 등을 언급하는 것이 좋다.

① 사회성 ② 추상성
③ 상황성 ④ 상징성

29.
병원의 고유 기능과 가장 거리가 먼 것은?

① 고용기회 제공 ② 진료
③ 교육 ④ 임상연구

30.
의료사고 발생 시 환자와의 커뮤니케이션 방법과 가장 거리가 먼 것은?

① 환자의 눈높이에 맞춘다.
② 의사소통 창구를 다원화한다.
③ 의사소통의 일관성을 유지한다.
④ 커뮤니케이션 주체의 신뢰성을 확보한다.

31.
다음 설명에 해당하는 의료기관의 역할은?

> 의료기관의 의료관광객의 유치를 위해 의료관광 에이전시 또는 보험회사와 거래관계를 조정하고, 협약을 체결하는 역할을 수행한다.

① 의료서비스 제공자(medical service provider)
② 혁신자(innovator)
③ 협상자(negotiator)
④ 마케터(marketer)

32.
의료서비스에 대한 설명으로 틀린 것은?

① 병원에서 이루어지는 의료 및 진료행위를 의미한다.
② 의료 본질적인 행위인 진단과 치료를 의미한다.
③ 보건 관련 전문인에 의해 신체적 정신적 안녕상태로 보존하게 해주는 것이다.
④ 치료를 제공하는 의료인이 중심이 되는 유형의 상품이다.

33.
의료관광서비스 과정을 '초기접촉-확인-시술 전-시술 후' 단계로 구분할 때 사증(visa) 발급 지원에 관한 업무는 어느 단계에 해당하는가?

① 초기접촉 단계 ② 확인 단계
③ 시술 전 단계 ④ 시술 후 단계

34.
저소득 빈곤층을 위한 미국의 공공의료보험 제도는?

① Medicare
② Medicaid
③ Blue Cross
④ HMO(Health Maintenance Organization)

35.
병원체가 한탄바이러스(Hantan Virus)로 발열, 출혈경향, 요통, 신부전 등의 증상이 나타나는 대표적인 가을철 급성 감염병은?

① 발진티푸스
② 중증급성호흡기증후군
③ 신증후군출혈열
④ 페스트

36.
의료커뮤니케이션에 관한 설명으로 틀린 것은?

① 사람 간의 일반적인 커뮤니케이션을 기본 구조로 한다.

② 의사가 환자의 건강정보 이해능력을 정확하게 파악하는 것이다.
③ 환자의 언어적, 비언어적 신호를 정확하게 해석하면서 진행하는 과정이다.
④ 의사의 환자에 대한 깊은 신뢰는 효과적인 치료 과정을 진행하게 해준다.

37.
병원업무의 특성과 가장 거리가 먼 것은?

① 고객과의 협력적 관계
② 업무의 연속성
③ 과업(직무)의 전문화
④ 직종 간 동질성이 높은 인력구조

38.
다음 중 의료진 사이의 커뮤니케이션 방해요소와 가장 거리가 먼 것은?

① 의학용어의 사용
② 역할 스트레스
③ 의료 전문직 간의 상호이해 부족
④ 자율성 확보를 위한 갈등

39.
다음 중 의약품 정보활동과 가장 거리가 먼 것은?

① 약사위원회에서 사용되는 자료의 작성
② 의과대학 학생, 약학대학 학생, 인턴 등에 대학 교육과 정보 제공
③ 적정 재고수준 유지를 위한 의약품 관리
④ 의사 및 의료관계자의 질문에 대한 정보제공

40.
서비스품질 격차(gap)모형에 대한 설명으로 옳은 것은?

① 지식격차(knowledge gap): 고객의 기대를 반영하지 못하는 서비스품질기준을 명기하는 경우
② 표준격차(standard gap): 서비스의 실제 성과가 서비스명세서와 일치하지 않는 경우
③ 전달격차(delivery gap): 고객이 기대하는 바를 알지 못하는 경우
④ 커뮤니케이션 격차(communication gap): 마케팅 커뮤니케이션에서 약속한 수준을 서비스 성과가 따르지 못하는 경우

제3과목
보건의료관광마케팅

41.
제품의 구매나 사용이 소비자들의 사회적 관계에서의 상징적 의미를 강조하고자 할 때 가장 적합한 포지셔닝 유형은?

① 제품속성에 의한 포지셔닝
② 제품가격에 의한 포지셔닝
③ 제품사용자에 의한 포지셔닝
④ 경쟁에 의한 포지셔닝

42.
Porter의 산업구조분석 모델에서 산업의 경쟁력을 결정하는 요소가 아닌 것은?

① 잠재적 진입자
② 공급자
③ 대체재
④ 차별화

43.
의료관광소비자의 구매의사결정과정으로 옳은 것은?

① 문제인식→대안평가→대안선택→구매 후 평가
② 문제인식→대안선택→대안평가→구매 후 평가
③ 문제인식→정보탐색→대안평가→대안선택→구매 후 평가
④ 문제인식→정보탐색→대안선택→대안평가→구매 후 평가

44.
BCG 매트릭스에 관한 설명으로 옳은 것은?

① 현금젖소(cash cow) 상황은 시장성장률은 낮지만, 시장점유율이 높은 경우이다.
② 물음표(question mark) 상황은 시장이 커질 가능성도 낮고, 수익도 거의 나지 않는 상황이다.
③ 개(dog) 상황은 현금유입은 적지만, 현금유출이 많은 경우이다.
④ 별(star) 상황에 필요한 전략은 현상유지 전략이다.

45.
목표시장 선정에서 비차별화 전략의 장점에 해당하는 것은?

① 소비자 충성도를 높일 수 있다.
② 특정시장의 욕구와 필요를 경쟁자보다 잘 알 수 있다.
③ 규모의 경제를 실현함으로써 마케팅비용절감의 효과를 얻을 수 있다.
④ 소비자의 필요와 요구에 따라 상품과 서비스를 다양한 가격과 형태로 제공하여 많은 소비자를 확보할 수 있다.

46.
새로운 의료관광서비스제품의 콘셉트(concept) 평가 기준과 가장 거리가 먼 것은?

① 기업의 목적, 강점, 자원
② 표적시장의 크기, 성장 및 경쟁 정도
③ 유통 경로상의 공급자의 이익, 선호
④ 제품의 우수성, 독창성

47.
RFM 분석에서 측정하는 항목이 아닌 것은?

① 고객이 얼마나 최근에 구입했는가
② 고객이 얼마나 자주 우리 상품을 구입했는가
③ 고객이 구입했던 총 금액을 어느 정도인가
④ 고객이 제품 구입 후 클레임을 제기했는가

48.
광고매체 선택을 위한 평가요소와 가장 거리가 먼 것은?

① 매체별 소요 비용
② 매체의 수
③ 광고 대상자의 매체에 대한 습관
④ 매체별 효과성

49.
효과적인 고객관계관리(CRM)를 하기 위한 방법으로 틀린 것은?

① 고객의 요구를 정확하게 파악한다.
② 모든 고객을 대상으로 필요와 욕구를 만든다.
③ 고객의 가치가 계층과 집단별로 다르다는 것을 인식한다.
④ 고객의 가치가 긍정적인 영향을 가져올 것인가를 판단한다.

50.
온라인 마케팅조사에 대한 설명으로 틀린 것은?

① 응답 여부를 확인할 수 있고 늦어질 경우 독촉 메일과 같은 후속조치를 할 수있다.
② 응답자의 신분을 확인 할 방법이 제한되어 있어 응답자 적격성 문제가 발생할 수 있다.
③ 온라인 마케팅조사에는 전자우편조사, 전자설문조사 등이 포함된다.
④ 표본편중의 문제를 쉽게 해결할 수 있다.

51.
다음 중 설문지의 개별문항으로 적합하지 않은 것은?

ㄱ. 귀하의 성별은?
  ㉮ 남자
  ㉯ 여자

ㄴ. 귀하는 본 한방건강검진서비스의 적정가격은 어느 정도라고 생각하십니까?
  ㉮ 10만 원 미만
  ㉯ 10만 원 ~ 20만 원
  ㉰ 20만 원 ~ 50만 원
  ㉱ 50만 원 이상

ㄷ. 귀하는 향후 한방건강검진서비스를 받을 의향이 있으십니까?
  ㉮ 있음
  ㉯ 없음
  ㉰ 모름

ㄹ. 귀하의 자녀는 몇 명입니까?
  ㉮ 없음
  ㉯ 1명
  ㉰ 2명
  ㉱ 3명 이상

① ㄱ   ② ㄴ   ③ ㄷ   ④ ㄹ

52.
의료관광소비자의 '구매 전 단계'에서의 커뮤니케이션 목표와 가장 거리가 먼 것은?

① 인지적 부조화의 감소
② 기업 이미지의 개발
③ 구매 가능성의 증대
④ 구매 위험의 감소

53.
Kotler의 마케팅 정의에서 제품이나 가치를 창조하거나 다른 사람과의 교환과정을 통하여 소비자에게 충족시키는 것은?

① 필요(needs)와 제품(goods)
② 필요(needs)와 욕구(wants)
③ 욕구(wants)와 서비스(service)
④ 제품(goods)과 서비스(service)

54.
의료관광시장을 세분화할 때 활용되는 인구통계학적 변수가 아닌 것은?

① 소득   ② 인구밀도   ③ 성별   ④ 연령

55.
다음 특성을 가지는 커뮤니케이션 수단은?

- 높은 신뢰도
- 통제의 어려움
- 간접효과

① 광고   ② 홍보(PR)
③ 판매촉진   ④ 인적판매

56.
인적판매의 특징으로 틀린 것은?

① 고객의 요구에 즉각적으로 그리고 융통성 있게 대처할 수 있다.
② 고객이 될 가능성이 높은 사람에게만 초점을 맞추어 접근할 수 있다.
③ 한 번에 대응할 수 있는 고객의 수가 많아 고객 1인동 촉진비용이 낮다.
④ 고객의 선택을 즉시에 실시간으로 유도할 수 있다.

57.
신상품 아이디어 수집을 위한 1차 자료조사방법과 가장 거리가 먼 것은?

① 관찰법   ② 설문법
③ 실험법   ④ 문헌조사법

58.
스키밍(skimming)가격 정책은 주로 언제, 어떻게 하는 전략인가?

① 도입기 – 높은 가격
② 성장기 – 낮은 가격
③ 성숙기 – 높은 가격
④ 쇠퇴기 – 낮은 가격

59.
전문품의 특성을 가진 의료관광상품의 집중화 경쟁전략을 추진하기 위해 가장 적합한 유통경로 유형은?

① 개방적 유통경로
② 집중적 유통경로
③ 전속적 유통경로
④ 선택적 유통경로

60.
다음 중 의료관광제품의 상대적인 고가격 전략이 적합한 경우는?

① 규모의 경제효과를 통한 이득이 미미할 경우
② 시장수요의 가격탄력성이 높은 경우
③ 원가우위를 확보하고 있어 경쟁기업이 자사가격만큼 낮추기 어려운 경우
④ 소비자의 본원적 수요(primary demand)를 자극고자 하는 경우

제4과목
관광서비스지원관리

61.
McIntosh가 분류한 관광동기에 해당하지 않는 것은?

① 휴식, 스포츠 참여 등 신체적 동기
② 다른 고장이나 국가를 여행하려는 문화적 동기
③ 쇼핑을 통해 합리적 소비를 탐구하기 위한 소비자주권 회복 동기
④ 일상적인 생활을 떠나 친구나 친지 또는 새로운 사람들을 만나기 위한 사회적 동기

62.
항공사를 대상으로 운임 및 서비스의 조건, 운송절차, 대리점에 관한 규정 등의 구속력을 가지고 있는 국제항공운송협회는 무엇인가?

① ICAO   ② IATA   ③ ASTA   ④ PATA

63.
외식산업의 성장요인과 가장 거리가 먼 것은?

① 경제성장과 국민소득 증대
② 여성의 사회진출 증가
③ 포장기술 및 설비의 발달
④ 수입규제 및 대내외적 경쟁력 약화

64.
관광이벤트의 주요 구성요소와 가장 거리가 먼 것은?

① 관광이벤트 조직자
② 이벤트 방문객
③ 국가
④ 관광이벤트 지원 후원그룹

65.
관광진흥법령상 의료관광호텔업의 등록기준으로 틀린 것은?

① 의료관광객의 출입이 편리한 체계를 갖추고 있을 것
② 의료관광호텔 시설(의료법에 따른 의료기관이 호텔 부대시설인 경우 제외)은 의료기관 시설과 분리될 것
③ 욕실이나 샤워시설을 갖춘 객실이 20실 이상일 것
④ 객실별 면적이 19제곱미터 이하일 것

66.
UN의 관광객 분류(1967년)에서 관광객으로 포함되지 <u>않는</u> 자는?

① 방문객(visitor): 자기의 거주지가 아닌 국가를 방문하되, 그 주된 목적이 방문국 내에서의 취업 활동을 고려하지 않는 사람
② 관광객(tourist): 방문객으로서 방문국에서 24시간 이상 체재하며, 그 방문목적이 휴양, 휴가, 스포츠 등의 참여인 자
③ 당일관광객(excursionist): 해상여행자를 포함하여 방문국에서 24시간 미만 체재하는 자
④ 통과관광객(overland tourist): 육로나 선박을 이용하여 입국한 외국인 승객으로 A지역에서 B지역으로 이동하는 사이 임시 상륙하여 관광하는 자

67.
입지에 의한 호텔의 분류에 해당하지 <u>않는</u> 것은?

① 시티 호텔(city hotel)
② 에버리지 호텔(average hotel)
③ 터미널 호텔(terminal hotel)
④ 서버번 호텔(suburban hotel)

68.
관광서비스의 특성과 가장 거리가 <u>먼</u> 것은?

① 재량권이 없는 서비스
② 추상적인 기대를 갖는 서비스
③ 사람에 대한 복합적 활동 서비스
④ 참가에 의한 접촉도가 높은 서비스

69.
관광진흥법령상 관광사업의 종류에 관한 설명으로 <u>틀린</u> 것은?

① 여행업은 일반여행업, 국외여행업, 국내여행업으로 세분한다.
② 관광객 이용시설업은 전문휴양업, 종합휴양업, 관광유람선업, 관광공연장업 등으로 세분한다.
③ 관광편의시설업은 자동차 야영장업, 외국인 전용 관광기념품업, 카지노업 등으로 세분한다.
④ 국제회의업은 국제회의시설업, 국제회의기획업으로 세분한다.

70.
다음에 해당하는 관광서비스의 특성은?

> 관광서비스의 질은 서비스를 전달하는 사람, 시간, 그리고 장소에 따라 달라질 수 있으므로 서비스의 표준화가 어렵다.

① 무형성　　② 이질성
③ 비분리성　④ 소멸성

71.
다음에 해당하는 항공운송 용어는?

> - 예약접수 당시 개개단위의 승객의 예약기록
> - 성명, 여정, 주소, 승객의 요청사항, time limit 등이 포함됨

① PNR　② MCO　③ CRS　④ MSP

72.
관광자원의 분류와 해당 관광자원이 바르게 연결된 것은?

① 사회적 관광자원 – 풍속, 문화행사, 생활, 예술
② 산업적 관광자원 – 캠프장, 수영장, 놀이시설
③ 문화적 관광자원 – 천연자원, 천문자원, 동식물
④ 자연적 관광자원 – 고고학적 유적, 사적, 사찰

73.
관광객이 관광상품을 구매한 후 부조화를 느끼는 이유와 가장 거리가 먼 것은?

① 관광객이 선택한 대안의 단점이 부각될 때
② 관광객이 선택하지 않은 대안의 장점이 클 때
③ 관광객의 의사결정에 대한 취소가 쉬울 때
④ 구매한 상품에 대한 취소 비용이 많이 들 때

74.
관광교통의 기본 성격과 가장 거리가 먼 것은?

① 즉시재 또는 무형재
② 공급의 편재성
③ 자본의 유휴성
④ 독점성

75.
관광쇼핑상품의 특성과 가장 거리가 먼 것은?

① 다양한 관광객 기호를 충족시켜야 한다.
② 관광객이 수용할 수 있는 가격이어야 한다.
③ 보존성이 좋아야 한다.
④ 튼튼하고 부피가 커야 한다.

76.
관광의 구성요소와 내용이 틀리게 짝지어진 것은?

① 관광의 매체 – 관광교통
② 관광의 매체 – 여행사
③ 관광의 객체 – 관광시설
④ 관광의 객체 – 관광정보

77.
관광정보를 정보의 주기에 따라 구분할 때 동태적인 정보로만 이루어진 것은?

① 날씨, 가격, 관광지의 소재, 행사
② 위락시설의 종류, 개장시간, 가격
③ 접근소요시간, 편의시설, 숙박시설
④ 개장시간, 가격, 행사

78.
관광산업의 경제적 효과와 가장 거리가 먼 것은?

① 지역개발 촉진
② 직업형태의 변화
③ 국제수지 개선
④ 고용증대

79.
다음에 해당하는 메뉴는?

- 여러 종류의 메뉴를 나열해 놓고, 고객의 기호에 따라 한 품목씩 선택하여 주문에 의해서 제공되는 요리
- 고객이 선택한 품목의 가격만큼 지불

① 콤비네이션 메뉴(combination menu)
② 정식 메뉴(table d'h te menu)
③ 일품요리 메뉴(la carte menu)
④ 단수 메뉴(single menu)

80.
관광종사원의 역할 및 자세와 가장 거리가 먼 것은?

① 정확한 정보제공
② 전문적인 지식습득
③ 조직목표에 부합하는 노력
④ 고객이 요구에 대한 무조건적 수용

● 2016년 제2회

제 **1** 과목
보건의료관광행정

1.
의료분쟁 예방을 위한 의료기관 행정부서의 노력과 가장 거리가 먼 것은?

① 위험관리 시스템 확립
② 환자관리, 장비점검
③ 의료에 대한 이해 교육
④ 의무기록의 정확한 기재

2.
의료관광코디네이터의 언어능력 자질에 해당하지 않는 것은?

① 외국어 교육(teaching)능력
② 외국어 구사(speaking)능력
③ 외국어 작문(writing)능력
④ 외국어 읽기(reading)능력

3.
환자를 유치하기 위해 의료기관에서 웹사이트를 구축할 때 고려할 내용과 가장 거리가 먼 것은?

① 의료기관의 특징을 표현할 수 있도록 웹사이트를 디자인한다.
② 새로운 소식을 게시하고 주기적으로 관리한다.
③ 환자의 다양한 체험수기를 게시한다.
④ 전문성 확보를 위해 구체적인 의학용어를 사용하여 구축한다.

4.
원격의료의 활성화를 위한 과제와 가장 거리가 먼 것은?

① 개인 사생활 침해에 따른 보안문제의 해결
② 원격의료에 대한 적절한 의료수가의 책정
③ 모든 의료인을 전산 전문인으로 육성
④ 적절한 법제도의 정비

5.
아시아 지역의 의료관광 활성화 요인과 가장 거리가 먼 것은?

① 우수한 의료 관련 인프라의 확충
② IT 및 인터넷 시스템의 발달
③ 국제인증 시스템 의료기관의 확대
④ 진료비용과 대기시간의 증가

6.
다음과 같은 목적으로 진료대기 시간을 단축시키고자 시행하는 제도로 가장 적합한 것은?

- 요양기관 자원의 효율적 사용
- 이용자 불편해소
- 주차 등 병원관리 문제 관리
- 양질의 의료서비스 제공을 위한 방문환자 수 조절
- 이용자가 원하는 시간에 진료실시

① 선택 진료제도
② 야간 진료제도
③ 시간외 연장진료제도
④ 진료 예약제도

7.
재외동포의 출입국과 법적 지위에 관한 법률상 국내거소신고를 한 외국국적동포가 며칠 이상 대한민국 안에 체류하는 경우 건강보험을 적용받을 수 있는가?

① 15일 ② 30일 ③ 60일 ④ 90일

8.
다음 (   )에 알맞은 것은?

의료법상 의료인은 임신 (   )주 이전에 태아나 임부를 진찰하거나 검사하면서 알게 된 태아의 성(性)을 임부, 임부의 가족, 그 밖의 다른 사람이 알게 하여서는 아니 된다.

① 12 ② 18 ③ 24 ④ 32

9.
서비스 교역에 관한 일반협정(GATS)에서 의료서비스 무역의 4가지 모드 중 의료관광이 해당되는 것은?

① 국경 간 공급 ② 해외소비
③ 상업적 주재 ④ 자연인의 이동

10.
다음 중 임상적 리스크에 해당되지 않는 것은?

① 다른 환자로부터의 학대
② 의료진과 병원 간 소송
③ 특정 종교를 가진 환자에 대한 차별
④ 환자 위급 시 대처 부실

11.
관광진흥법에서 사용하는 용어의 정의로 틀린 것은?

① '관광사업자'란 관광사업을 경영하기 위하여 등록 허가 또는 지정받거나 신고한 자를 말한다.
② '기획여행'이란 여행업을 경영하는 자가 국내여행을 하려는 여행자를 위하여 여행의 목적지 일정, 여행자가 제공받을 서비스 내용과 그 요금 등을 미리 정하고 이에 참가하는 여행자를 모집하여 실시하는 여행을 말한다.
③ '관광지'란 자연적 또는 문화적 관광자원을 갖추고 관광객을 위한 기본적인 편의시설을 설치하는 지역으로서 이 법에 따라 지정된 곳을 말한다.
④ '문화관광해설사'란 관광객의 이해와 감상, 체험 기회를 제고하기 위하여 역사 문화 예술 자연 등 관광자원 전반에 대한 전문적인 해설을 제공하는 자를 말한다.

12.
진료수입의 회계처리방법 중 발생주의에 관한 설명으로 옳은 것은?

① 입금된 현금만을 수입으로 계산하는 방법으로 업무처리가 매우 단순하고 편한 장점이 있다.
② 진료미수금과 현금 납부액을 포함한 총 진료수입을 관리하므로 착오와 부정의 발생을 최소화할 수 있다.
③ 회계의 기본공준의 하나인 회계기간의 공준에 어긋나는 방법이다.
④ 퇴원진료비의 정산이 늦어질 가능성이 높다.

13.
환자가 입원이 결정되면 보호자로 하여금 작성하게 하는 것으로 의료제공에 대한 대가인 진료비 납부, 병원의 규정과 절차를 이행할 것을 약속하는 쌍방 계약으로, 환자 인적 사항과 연대보증인 등을 기입하는 서식은?

① 간호기록지
② 미수금 대불 청구서
③ 입원약정서
④ 선택진료 신청서

14.
의료관광 서비스를 위한 국제 표준과 인증으로 대표적인 기관은?

① CIA ② WTO ③ JCI ④ FDA

15.
국민건강보험 급여의 종류 중 현금급여의 대상인 것은?

① 입원 ② 건강검진
③ 수술 ④ 장애인 보장구 급여비

16.
의료관광산업의 발전 요인과 가장 거리가 먼 것은?

① 국가 간 이동 용이
② 국제적 네트워크 활성화
③ 의료서비스의 산업화 및 의료기관의 마케팅 노력
④ 의료서비스의 표준화

17.
원무관리의 개념에 대한 설명과 가장 거리가 먼 것은?

① 원무관리는 병원행정사무 또는 병원 사무를 뜻한다.
② 병원의 서무, 인사, 교육, 홍보, 재무, 경리, 구매 사무를 포함한다.
③ 병원 활동에 필요한 자료를 수집, 처리, 분석 또는 전달하는 정보활동이다.
④ 환자와 진료과 접수 및 진료비에 관한 병원만의 고유한 관리 업무라 정의할 수 있다.

18.
국내 의료관광환경에 대한 설명과 가장 거리가 먼 것은?

① 수준 높은 외국어 실력을 갖춘 다수의 의료관광 전문 인력 보유
② 높은 의료수준과 상대적으로 낮은 의료수가
③ 전통 의학 및 대체의학 분야로서 한방 부분의 발달
④ 수준 높은 의료진과 전문분야별 다양한 의료기관, 의료서비스 수준

19.
한방의료관광자원을 유형자원과 무형자원으로 구분할 때 무형자원에 해당하는 것은?

① 한방의료기술   ② 한방전통음식
③ 약초   ④ 십전대보탕

20.
의료관광의 이해관계자에 해당하는 항목을 모두 고른 것은?

ㄱ. 의료관광객
ㄴ. 의료인
ㄷ. 의료기관
ㄹ. 의료관광코디네이터
ㅁ. 의료관광에이전시

① ㄱ, ㄴ, ㅁ
② ㄴ, ㄷ, ㄹ
③ ㄱ, ㄷ, ㅁ
④ ㄱ, ㄴ, ㄷ, ㄹ, ㅁ

제2과목
보건의료서비스지원관리

21.
의료관광과 치료요양을 목적으로 신청하는 비자의 종류를 바르게 짝지은 것은?

① C-3-3, G-1-10   ② C-4, E-1
③ F-1-3, F-2-2   ④ D-5, D-6

22.
보건의료체계의 수렴화 현상을 국가별로 설명한 내용으로 가장 거리가 먼 것은?

① 미국은 민간부문 확대를 추진하는 방향으로 제도를 개혁하여 원칙적으로는 공공성과 형평성을 추구하되 경쟁성과 효율성 면에서도 확대 증진시켜 나가고 있다.
② 영국은 국가주도의 NHS(National Health System)의 한계인 비효율성과 서비스의 질적 향상을 위해 내부시장 등 경쟁원리를 일부 도입하여 운영하고 있다.
③ 독일은 사회보험제도와 함께 최상위 계층에 대한 민간보험을 허용하고 있으며, 환자본인부담금을 인상하여 의료서비스에 대한 개인부담 비율을 높이고 있다.
④ 일본은 1970년대 노인의료서비스를 무상으로 제공하였으나, 재정적인 부담과 의료서비스 이용의 효율성을 제고하기 위해 1990년대 골드플랜 시행 이후 본인부담금을 인상하여 운영중에 있다.

23.
진료내용에 따른 병원의 분류 중 일반병원에 해당하는 것은?

① 적십자 병원   ② 보훈병원
③ 결핵병원   ④ 정신병원

24.
양질의 의료를 구성하는 특징과 거리가 먼 것은?

① 접근성(accessibility)
② 포괄성(comprehensiveness)
③ 서비스품질(quality)
④ 무형성(intangibility)

25.
의료기관 내 진단검사의학과의 검사 업무와 가장 거리가 먼 것은?

① 분자유전 검사   ② 혈관조영 검사
③ 생화학 검사   ④ 면역혈청 검사

26.
의료소비자와의 커뮤니케이션 방법 중 가장 우선시 되어야 하는 것은?

① 읽기 ② 쓰기 ③ 듣기 ④ 말하기

27.
치료까지 걸리는 시간이 평균 18주가 소요된 것으로 조사된 것(2006년)과 같이 부족한 의료자원의 공급 때문에 긴 대기시간이라는 의료제도상의 문제점을 가진 나라는?

① 캐나다 ② 독일 ③ 한국 ④ 미국

28.
의료전달체계를 실시하는 목적과 가장 거리가 먼 것은?

① 관리혁신을 통해 의료시스템의 비용을 감소시키고자 함이다.
② 공공부문의 의료기관에 환자를 집중시키는 데 있다.
③ 의료의 수요와 공급 수준을 적절한 선에서 이루어지게 하여 불필요한 낭비요소를 제거함으로써 의료시스템의 효율을 극대화하고자 하는 것이다.
④ 경증질환의 환자는 1,2차 의료기관에서 진료를 받도록 하기 위함이다.

29.
퇴원예고제의 장점이 아닌 것은?

① 퇴원 당일에는 퇴원수속이 끝난 후에도 환자가 병실을 사용하여 휴식의 시간을 가질 수 있다.
② 퇴원약을 미리 준비할 수 있다.
③ 당일 처방을 감액시키는 번거로움이 없다.
④ 환자는 진단서, 증명서를 누락시키지 않고 발급받을 수 있다.

30.
의료관광객을 위한 의료서비스 과정에 대한 설명으로 틀린 것은?

① 초기접촉과정은 홍보 및 환자 정보 수집 등이 이루어진다.
② 서비스 과정에는 환자 입국 시 공항영접 및 진료(치료) 서비스 등이 이루어진다.
③ 확인 과정에는 치료계획 수립, 치료수가 산정 및 예상 치료비용 상담 등이 이루어진다.
④ 환자가 치료를 마치고 퇴원한 후의 사후관리도 서비스 과정에 포함된다.

31.
다음 중 의료분쟁을 예방하기 위한 의료행위 설명 시의 원칙과 가장 거리가 먼 것은?

① 주치의가 책임지고 진료에 관한 모든 설명을 환

자나 보호자에게 한다.

② 의료행위 중이나 결과에 나타날 어려움을 미리 실제보다 과장히여 설명해둠으로써 민일의 사태에 대한 책임에 대비한다.

③ 환자나 보호자가 문제에 대해 이해하기 좋게 쉽게 설명한다.

④ 환자에게 다른 치료법에 대해서도 설명해준다.

32.
의료전달체계별 진료 특성에 관한 설명으로 옳은 것은?

① 진료전달체계는 행정구역과 생활권에 따라 1차, 2차, 3차로 구분한다.

② 진료권 설정은 의료자원 균등배치와 효율적인 활용을 목적으로 한다.

③ 전문화된 의료시설에서 3차 진료를 받기 위해 1차, 2차 진료를 순차적으로 거쳐야 한다.

④ 2차 진료를 받기 위해서는 1차 진료 시 발급받은 진료의뢰서를 지참해야 한다.

33.
의료기관이 일본인 환자의 치료 후, International SOS에 지불보증을 확인하기 위해 보내는 서류가 아닌 것은?

① 진료비 영수증   ② 진단서
③ 보험청구서   ④ 보험증서 사본

34.
Neuliep이 제시한 이문화 역량이 아닌 것은?

① 심리운동성   ② 상황적 속성
③ 감성   ④ 의사소통

35.
다음 중 역사적으로 가장 빠른 내용은?

① 비스마르크에 의한 질병보호법
② 스웨덴의 국세조사제도 시작
③ 제너의 우두 종두법 개발
④ 페텐코프의 위생학교실 설치

36.
세계보건기구(WHO)의 건강증진 원칙과 가장 거리가 먼 것은?

① 양질의 의료기반 조성 및 첨단 의료기기 활용의 확대로 건강증진을 위한 의료적 지원

② 개인과 사회가 건강과 관련된 요인을 이해하여 생활양식개선 등 스스로 건강증진을 위한 노력을 경주하도록 유도하는 교육적 지원

③ 공기, 물 등 건강증진을 위한 물리적 환경의 개선을 지원하는 환경적 지원

④ 범사회적 동참을 유도하는 행정적 지원

37.
다음 중 슈람(Schramm)의 의사소통 모델이 쉐넌과 위버(Shannon&Weaver)의 의사소통 모델과 구별되는 요소는?

① 부호화   ② 해독   ③ 잡음원   ④ 경험의 장

38.
환자와 대화 시 적절한 행동이 아닌 것은?

① 환자의 상태에 대하여 대화할 때 충분한 부연설명을 한다.

② 환자가 쉽게 궁금한 사항을 문의할 수 있도록 부드러운 분위기를 조성한다.

③ 환자의 상태와 고통을 이해하고 있음을 알리도록 한다.

④ 환자의 이해를 돕기 위해서 주로 정확한 전문용어를 사용한다.

39.
외국인 환자가 자신의 건강습관과 인식의 문제점을 솔직히 나타내 보이는 행동은?

① 자기이해　　② 자기수용
③ 자기개방　　④ 자기주장

40.
대규모 병원조직은 조직구조의 형태로 볼 때 전형적인 매트릭스 형태를 띠는 경우가 일반적이다. 매트릭스 조직의 단점으로 틀린 것은?

① 구성원들 간의 성과평가를 담당자가 결정하기 어렵다.
② 구성원들의 역할과 관련된 갈등이 발생할 가능성이 높다.
③ 조직구성원의 능력을 최대한 활용할 수 있는 기능적 효율성이 떨어진다.
④ 의사결정 자체가 복잡해지고 기능부서 간에 마찰이 발생할 가능성이 높다.

제3과목
보건의료관광 마케팅

41.
다음과 같은 고객행동의 심리적 요인은?

- 욕구로부터 촉발된 긴장상태를 해소하려는 목적지향적인 능동적 활력
- 인간의 내적 긴장상태를 감소시키기 위한 적극적이고 능동적인 추진력

① 학습　② 태도　③ 개성　④ 동기

42.
의료관광 마케팅 믹스에 대한 설명으로 틀린 것은?

① 기본적인 마케팅 믹스는 4P이며 이는 제품, 가격, 촉진, 유통으로 구성된다.
② 기본적인 마케팅 믹스의 4P는 마케팅을 계획하는 데 있어 핵심적인 결정 변수로 이들 간의 상호의존성이 매우 높다.
③ 확장된 마케팅 믹스 7P는 기존의 4P에 사람, 물리적 증거, 장소가 추가적으로 포함된다.
④ 확정된 마케팅 믹스 7P의 사람은 종업원뿐만 아니라 고객 모두를 포함한다.

43.
다음 중 시장의 경쟁강도를 높이는 상황이 아닌 것은?

① 시장의 성장세가 둔한 경우
② 상품의 차별성이 적은 경우
③ 시장의 이탈 장벽이 낮은 경우
④ 유사 규모의 경쟁자가 많은 경우

44.
다음 사례의 표본 추출방법은?

> 한방의료관광 경험자를 대상으로 고객만족도조사를 하기 위해 학력과 연령, 성별에 따라 분류하고 각 집단의 크기에 비례하는 수만큼 무작위로 추출하였다.

① 판단표본추출법(judgment sampling)
② 할당표본추출법(quota sampling)
③ 층화표본추출법(stratified sampling)
④ 계통표본추출법(systematic sampling)

45.
다음 중 높은 선별성, 상호작용성, 저비용의 이점을 가지는 광고매체는?

① TV광고　　② 인터넷광고
③ 옥외광고　　④ 인쇄매체광고

46.
다음 중 인적판매의 장점이 아닌 것은?

① 고객 1인당 드는 비용이 저렴하다.
② 고객 요구에 즉각적으로 대처할 수 있다.
③ 고객의 선택을 실시간으로 유도할 수 있다.
④ 고객이 될 만한 사람에게 초점을 맞출 수 있다.

47.
다음 중 시장에서 이미 서비스에 대한 인지도가 높고 소비자의 욕구가 높은 경우에 효과적인 커뮤니케이션 믹스로 올바르게 구성된 것은?

```
ㄱ. 인적판매
ㄴ. 판매촉진
ㄷ. 광고
ㄹ. 홍보(Publicity)
ㅁ. 공공관계유지(Public Relation: PR)
```

① ㄱ, ㄴ
② ㄱ, ㄷ, ㄹ
③ ㄹ, ㅁ
④ ㄴ, ㄷ, ㅁ

48.
의료관광 상품의 개발전략과 가장 거리가 먼 것은?

① 건강지향적인 테마상품 개발이 필요하다.
② 유관단체나 조직들과의 협력관계를 구축하는 것이 필요하다.
③ 상품개발 초기단계는 물론 이후에도 민간보다는 정부 주도로 이루어져야 한다.
④ 다양한 국적과 문화를 가진 고객들을 위해 보다 다양한 상품개발이 필요하다.

49.
다음 중 의료관광 유치업체가 제공하는 서비스와 가장 거리가 먼 것은?

① 의료관광 컨시어지 서비스
② 의료관광 마케팅 서비스
③ 의료관광 원무관리 서비스
④ 의료관광 코디네이터 서비스

50.
의료관광서비스 마케팅의 특성과 가장 거리가 먼 것은?

① 보거나 만질 수 없는 무형성
② 생산과 소비가 동시에 일어나는 비분리성
③ 생산자와 소비자에 따라 다른 이질성
④ 사전예약으로 재고 관리가 가능한 영속성

51.
SWOT 분석 결과에 따른 의료기관의 마케팅 전략 연결로 틀린 것은?

① Strength-Threat: 다각화 전략
② Strength-Opportunity: 공격적 전략
③ Weakness-Opportunity: 유지 전략
④ Weakness-Threat: 방어적 전략

52.
다음 상황에 적합한 판매예측 기법은?

```
A병원에서는 병원의 매출 추이 및 패턴이 주기적으로 변동하는지를 파악하여 이를 바탕으로 향후 판매를 예측하고자 한다.
```

① 델파이기법
② 포커스그룹 인터뷰
③ 시장테스트
④ 시계열 분석

53.
CRM을 위한 고객분석에 관한 설명으로 틀린 것은?

① 고객분석에는 RFM분석과 고객평생가치분석(LTV)등이 있다.
② RFM에서 M은 monetary로 고객의 평균소비금액을 의미한다.
③ 고객평생가치는 기업이 고객에게 평생 제공하는 가치를 말한다.
④ 단독 분석보다는 여러 분석을 종합한 분석이 합리적이다.

54.
다음과 같은 마케팅 유형은?

- 의료관광을 선택하는 친구들과 가족의 추천에 가장 큰 영향을 받는다.
- 인터넷과 스마트폰 사용이 증가함에 따라 온라인을 통한 고객의 의견과 평가가 중요시 된다.
- 소비자의 구매 결정권이 주로 여자에게 있다는 점에 착안하여 여성고객을 대상으로 건강강좌 또는 세미나로 병원의 브랜드를 알리는 방법을 채택하고 있다.

① 귀족마케팅　　② 직접마케팅
③ 구전마케팅　　④ 감성마케팅

55.
의료관광 서비스의 가격세분화 기준에 관한 설명으로 틀린 것은?

① 세분시장이 충분히 커야 한다.
② 상이한 세분시장의 고객들은 가격의 변화에 대해 동일하게 반응해야 한다.
③ 세분시장을 확인할 수 있어야 하고, 차별적으로 가격을 책정할 수 있는 수단이 마련되어야 한다.
④ 특정 세분시장에서 저가격에 상품 또는 서비스를 구매한 고객이 다른 세분시장의 고객에게 동일한 서비스를 판매할 기회를 주어서는 아니 된다.

56.
고객생애단계별 가격전략에 관한 설명으로 옳은 것은?

① 고객유지 단계는 고객이 기업과 관계를 형성하고 이를 제고 시켜 나가는 단계이다.
② 고객강화 단계에서는 업셀링과 교차판매를 위한 마케팅 프로그램이 사용된다.
③ 고객유지 단계에서는 차별화된 고객대우와 더불어 프리미엄 가격을 적용하여 수익성의 극대화가 가능하다.
④ 고객강화 단계는 고객이 기업과의 거래를 필수적으로 여기면서 가격에 덜 민감해지고 고객이탈 위험이 줄어든다.

57.
다음 중 성형외과에서 가능한 판매촉진의 유형이 아닌 것은?

① 회원카드발급
② 무료 체험시술
③ 사후보증
④ 간호사의 방문시술

58.
다음 중 구매연관성을 이용한 상품판매 전략으로 틀린 것은?

① 한방차 구매고객에게 다기세트를 권한다.
② 쌍꺼풀 수술환자에게 눈매교정술을 권한다.
③ 동시구매가 가능한 의료관광상품을 개발한다.
④ 무릎관절 치료 환자에게 등산여행을 권한다.

59.
의료관광 고객의 구매의사 결정과정의 단계를 바르게 나열한 것은?

ㄱ. 문제인식
ㄴ. 구매결정
ㄷ. 정보탐색
ㄹ. 구매 후 행동
ㅁ. 대안평가

① ㄱ→ㄷ→ㅁ→ㄴ→ㄹ
② ㄷ→ㄱ→ㅁ→ㄴ→ㄹ
③ ㄷ→ㅁ→ㄴ→ㄱ→ㄹ
④ ㄱ→ㅁ→ㄷ→ㄴ→ㄹ

60.
의료관광상품의 원스톱서비스 과정에 해당하지 않는 것은?

① 전문상담, 입국 전 서비스
② 입국서비스
③ 호텔, 차량, 식이요법 서비스
④ 의료관광 전문인력 양성 서비스

제4과목
관광서비스 지원관리

61.
관광의사결정에 대한 외부환경 영향요인이 아닌 것은?

① 가족(family)
② 사회계층(social class)
③ 준거집단(reference group)
④ 동기(motive)

62.
관광상품의 특징과 가장 거리가 먼 것은?

① 계절성
② 저장가능성
③ 가격체계의 불안정성
④ 유사성과 모방성

63.
다음에 해당하는 관광산업의 효과는?

- 여성의 지위향상과 역할변화
- 직업의 다양화
- 지역주민들 간의 갈등
- 지역의 미풍양속 저해

① 경제적 효과　② 사회적 효과
③ 문화적 효과　④ 환경적 효과

64.
관광진흥법상 관광사업의 종류에 해당하지 않는 것은?

① 관광숙박업　② 관광쇼핑업
③ 여행업　　　④ 국제회의업

65.
의료관광동기 중 pull-factor에 해당하는 것은?

① 다양한 쇼핑 기회
② 건강지식 향상 욕구
③ 정식적 휴식
④ 새로운 도전

66.
관광안내소의 역할과 가장 거리가 먼 것은?

① 숙박역할　　② 정보제공역할
③ 휴게공간역할　④ 전시 판매 역할

67.
크라우슨(clawson)의 관광자원분류에 대한 설명으로 틀린 것은?

① 관광행동의 유형에 따라 이용자중심형, 중간형, 자원중심형으로 구분하였다.
② 이용자중심형은 일과 후에 쉽게 접근할 수 있는 소규모의 공간 또는 시설지역으로 놀이터와 근린 도시공원 등이 있다.
③ 중간형은 보통 거주지에서 1~2시간 정도 소요되는 거리에 위치하면서 이용자활동과 자연자원매력도가 대등한 조건의 갖는 지역이다.
④ 자원중심형은 관광활동보다 자원의 질을 우선적으로 고려하는 지역으로, 주로 공원법으로 규정하여 보호하고 있는 지역이다.

68.
관광교통 예약시스템의 기능이 아닌 것은?

① 비행기편의 일정과 예약 가능 편에 대한 정보 제공
② 예약기록의 중앙집중 저장 및 관리
③ 고객의 개인 이력정보 제공
④ 비행편 운항정보의 제공

69.
관광진흥법령상 관광숙박업 종사원 업무별 자격기준이 틀리게 짝지어진 것은?
(단 자격기준은 의무사항이 아닌 권고사항이다.)

① 호텔서비스사– 3성급 이하의 관광호텔업의 총괄관리 업무
② 호텔관리사– 3성급 이하의 소형호텔업의 경영업무
③ 호텔경영사– 4성급 이상의 관광호텔업의 객실관리 책임자 업무
④ 호텔경영사– 4성급 이상의 관광호텔업의 총괄관리 및 경영 업무

70.
관광진흥법령상 호텔업의 종류가 아닌 것은?

① 의료관광호텔업
② 수상관광호텔업
③ 한국전통호텔업
④ 민간호텔업

71.
항공업무에서 예약코드 중 'HS'는 어떤 상태를 나타내는가?

① 좌석 및 부대 서비스 요청 시 사용하는 가장 기본적인 요청코드
② 대기자로 예약할 경우 사용하는 코드
③ 좌석을 판매한 상태로 confirm을 나타내는 코드
④ 해당항공사로는 취소 전문을 전송하지 않고 TOPAS PNR상에서만 해당 여정 취소 코드

72.
외식업에 대한 설명과 가장 거리가 먼 것은?

① 음식을 생산하는 제조업과 서비스를 통해 고부가가치를 창출하는 산업이다.
② 다양한 서비스업이 복합된 인적 물적 산업이다.
③ 점포의 형태로 운영되는 특징을 갖는다.
④ 외식업은 시스템적 경영능력을 갖추어도 성장 발전하기에는 한계가 있다.

73.
세계관광기구(UNWTO)가 정한 관광객(Tourist)의 방문국 체류기간 기준은?

① 6시간 이상   ② 12시간 이상
③ 18시간 이상   ④ 24시간 이상

74.
마리스(Marris)의 정의에 따른 다음 이벤트의 종류는?

> 방문객 수 100만 명 이상, 자본비용 5억 달러 이상으로서 반드시 관람하고 싶은 행사라는 명성이 있는 이벤트

① 메가 이벤트(mega event)
② 홀마크 이벤트(hallmark event)
③ 메이저 이벤트(major event)
④ 지역 이벤트(regional event)

75.
스타틀러(E. M. Statler)의 호텔경영방식 및 성공요인과 가장 거리가 먼 것은?

① 호화성과 고가성을 유지하면서 편리성과 쾌적성 등 운영기술을 창안
② 호텔 건설에 대한 투자 시 계획단계에서부터 수익성을 고려

③ 식당서비스 스탠드의 개발로 노동거리 단축

④ 객실마다 전화기 설치 및 객실에 신문 배부

76.
국가별 외식문화의 일반적인 특징과 가장 거리가 먼 것은?

① 아프리카 등의 원주민들은 식사 시 손으로 음식을 집어서 먹는 것이 보편화되어 있다.

② 인도는 식사 시 주로 오른손을 사용하여 먹는다.

③ 일본은 숟가락은 사용하지 않고 젓가락을 주로 사용한다.

④ 중국음식문화는 각 지방마다 특색이 없고 조리방법이 거의 비슷하다.

77.
다음은 공항의 어떤 시설에 해당하는가?

> 공항의 중앙통제 부서로 주로 여객 터미널에 인접해 있으며, 유리로 둘러싸인 위쪽 꼭대기에 교통지시를 위한 표시등, 레이더, 라디오 등이 있다.

① cargo terminal
② control tower
③ hangar
④ apron

78.
관광진행 중 사고발생과 같은 부득이한 일이 발생했을 때 TC(Tour Conductors)의 행동요령과 가장 거리가 먼 것은?

① 사고에 관하여 회사 측에 법적 책임이 있을 때에는 관광자들에게 정중히 사과한다.

② 상황이나 객관적인 정세에 대하여 한시라도 빨리 정확한 정보를 수집하고 대책을 검토한다.

③ 관광일정 변경 등에 수반된 필요한 수배는 본사에서 처리하도록 한다.

④ 향후 일정에 대한 수정이 필요한 경우 관광계약과 약관을 준수한다.

79.
관광산업의 긍정적 파급 효과와 가장 거리가 먼 것은?

① 지역 및 국가 경제성장에 기여
② 국제수지개선과 국제무역진흥의 기능
③ 민간소비활성화로 물가안정에 기여
④ 고용창출효과 및 조세 수입증대

80.
관광 서비스의 유형이 아닌 것은?

① 상담업무 서비스
② 예약 서비스
③ 운송 서비스
④ 추심 서비스

● 2016년 제1회

제1과목
보건의료관광행정

1.
다음 중 입·퇴원관리에 관한 설명으로 틀린 것은?

① 입원약정서에는 진료비 납부 책임, 병실등급 등을 포함시킨다.

② 입원수속 시 환자종별로 해당 보험증을 제출받아 수급자격을 철저히 확인한다.

③ 병상의 배정은 환자의 상병상태, 경증정도, 격리여부, 진료과별, 남녀노소 등을 고려하여 배정한다.

④ 환자상병이 치유되었거나 외래통원진료로 전환할지의 여부는 담당 코디네이터가 결정한다.

2.
의료기관이 건강보험심사평가원에 진료비를 청구하는 업무의 절차를 바르게 나열한 것은?

① 요양급여 비용 청구→심사→결정내역 통보→요양급여 비용 지급
② 심사→요양급여 비용 청구→결정내역 통보→요양급여 비용 지급
③ 요양급여 비용 청구→결정내역 통보→심사→요양급여 비용 지급
④ 결정내역 통보→요양급여 비용 청구→심사→요양급여 비용 지급

3.
국제보험사가 피보험자 또는 의사, 의료기관 등에게 진료비 지불에 대하여 보증해 주는 서류로, 보험금 청구금 상환의 근거 서류가 되는 것은?

① 수혜내역 설명서(EOB)
② 지불 상세설명서(EOP)
③ 진료비 지불보증서(GOP)
④ 진료비 명세서(itemized bill)

4.
병원의 위험관리 개념 중 환자의 질병과정, 환자상태와 무관한 예측되지 않은 사망이나 영구적인 기능손실을 야기하는 사건은?

① 근접오류(near miss)
② 오류(error)
③ 위해사건(adverse event)
④ 적신호사건(sentinel event)

5.
환자의 인적사항, 병력, 건강상태 및 진료 및 입 퇴원 등의 모든 정보를 전산화하여 입력, 관리하는 시스템은?

① PACS ② OCS ③ EMR ④ CRM

6.
의료행위 시 의사가 환자의 생명과 건강 침해 위험성을 예견하여 그 위험성을 방지하는 데 필요한 행위의무는?

① 결과예견의무 ② 결과회피의무
③ 설명의무 ④ 신뢰의무

7.
리스크 상황을 방치하여 나타나는 결과와 가장 거리가 먼 것은?

① 지속적인 언론 노출로 조직 내부 문제가 사회 문제로 비화된다.
② 조직의 명예와 신뢰가 손상됨으로써 조직이 존폐 위기에 놓이게 된다.
③ 재정적 손실은 발생되지 않으나 최고 경영자에 대한 불신감이 발생된다.
④ 원인 파악과 해결책 마련에 곤란을 겪게 된다.

8.
외국인 환자 중심 병원의 외래업무 환경조성 시 고려사항과 가장 거리가 먼 것은?

① 쾌적한 시설과 공간을 확보한다.
② 정확한 업무처리를 위한 해당국 외국어로 된 안내 서류 및 참고자료를 준비한다.
③ 창구는 외국인과 내국인 창구를 일원화하여 업무의 효율성을 확보한다.
④ 진료절차 및 시설 안내표지판, 방향안내선, 대기순서 발행기 등은 영어를 포함한 다국어로 개발하여 설치한다.

9.
Leiper가 제시한 의료관광시스템모델(MTSM)의 4가지 구성요소가 아닌 것은?

① 의료관광객

② 의료관광객발생지(MTGR)
③ 의료관광목적지(MTDR)
④ 의료인

10.
의료분야의 리스크에 관한 설명으로 틀린 것은?

① 보통 우연한 사고 발생의 불확실성 또는 그 가능성을 의미한다.

② 현대 의학의 발전에 따라 의료분야의 리스크에는 다양성과 복잡성이라는 특징이 있다.

③ 현재는 환자의 권리 보호를 위한 법규 등의 강화로 의료분야에서의 리스크가 감소되는 추세이다.

④ 경제적인 관점에서는 손실, 바람직하지 않은 사건이나 그러한 사건의 발생에 관한 불확실성을 포함한 상황을 의미한다.

11.
재외동포의 출입국과 법적 지위에 관한 법률에 관한 설명으로 틀린 것은?

① 재외동포체류자격에 따른 체류기간은 원칙적으로 최장 5년까지로 한다.

② 정부는 재외동포가 대한민국 안에서 부당한 규제와 대우를 받지 아니하도록 필요한 지원을 하여야 한다.

③ 외국국적동포가 국내거소신고증을 지닐 필요가 없게 된 때에는 대통령령으로 정하는 바에 따라 그 사유가 발생한 날부터 14일 이내에 지방출입국 외국인관서의 장에게 국내거소신고증을 반납하여야 한다.

④ 주민등록을 한 재외국민과 국내거소신고를 한 외국국적동포가 90일 이상 대한민국 안에 체류하는 경우에는 건강보험 관계 법령으로 정하는 바에 따라 건강보험을 적용받을 수 있다.

12.
국제의료관광코디네이터의 역할과 가장 거리가 먼 것은?

① 의료관광상품에 대한 이해를 바탕으로 직 간접 홍보마케팅을 시행하는 홍보 및 마케팅 전문가(marketer)

② 병원경영의 제 분야에 전문지식을 가진 병원관리자(hospital manager)

③ 입국 전 후 전문 진료통역을 수행하는 통 번역사(interpreter & translater)

④ 전문인과 일반인 사이의 의사소통을 촉진하는 상담사(counselor)

13.
출입국관리법상 외국인 환자의 체류기간을 초과해서 계속 연장하려면 누구의 연장허가를 받아야 하는가?

① 보건복지부장관
② 문화체육관광부장관
③ 기획재정부장관
④ 법무부장관

14.
의료법상 의료인을 모두 고른 것은?

| ㄱ. 의사 |
| ㄴ. 치과의사 |
| ㄷ. 한의사 |
| ㄹ. 조산사 |
| ㅁ. 간호사 |
| ㅂ. 의료기사 |

① ㄱ, ㄷ, ㄹ
② ㄱ, ㄴ, ㄷ, ㅂ
③ ㄱ, ㄴ, ㄷ, ㄹ, ㅁ
④ ㄱ, ㄴ, ㄷ, ㄹ, ㅁ, ㅂ

15.
의료분쟁으로 인한 부작용으로 옳지 <u>않은</u> 것은?

① 방어적 의료 행위
② 사회적 비용 증가
③ 응급환자의 기피현상
④ 소비자의 무지

16.
의료관광 선도국가에 관한 설명으로 <u>틀린</u> 것은?

① 태국은 관광자원과 전문화된 의료기술이 결합된 상품개발 및 마케팅의 강점을 가지고 있다.
② 싱가포르는 뛰어난 의료기술과 국제적인 네트워크를 갖추고 있어서 환자 유치에 유리한 위치에 있다.
③ 인도는 동일 진료에 대한 의료비가 태국이나 싱가포르에 비해 비싸다는 문제가 있으나 외국에서 훈련된 유능한 의료진이 많다는 것이 강점이다.
④ 의료관광 수요의 증가가 태국, 싱가포르 및 인도에서 기회요인으로 작용하고 있다.

17.
원무관리의 역할과 가장 거리가 <u>먼</u> 것은?

① 병원홍보 및 마케팅업무
② 진료비 관리업무
③ 진료예약지원업무
④ 병원수익관리업무

18.
GATS의 의료서비스 무역 모형 중 다음에서 설명하고 있는 것은?

- 다른 회원국의 영토 내에서 의료서비스를 공급하는 것
- 대표적인 예로 병원 플랜트 수출
- 우리나라에서도 지속적으로 증가 추세

① 국경 간 공급   ② 해외소비
③ 상업적 주재   ④ 자연인의 이동

19.
의료관광의 효과가 잘못 연결된 것은?

① 경제적 효과– 세수 확대
② 사회 문화적 효과– 국가 이미지 제고
③ 의료사업 효과– JCI 등 국제인증 획득 용이
④ 산업 측면 효과– IT 기술활용 증대

20.
다음 중 포터(Poter)의 국가경쟁력에 관한 다이아몬드 모형에 의료산업의 국가 경쟁력을 강화하기 위한 방안을 적용할 경우 가장 관련이 <u>적은</u> 요소는?

① 의료 자본투자 유도: 생산요인
② 내국인의 의료수준에 대한 높은 기대: 내수시장의 크기와 질
③ 내국인의 고령화
④ 국내 의료기관 간의 경쟁 정도: 기업 전략, 구조 및 경쟁양상

제2과목
보건의료서비스지원관리

21.
세계보건기구가 제시한 병원의 기능을 모두 고른 것은?

| ㄱ. 입원/외래환자의 진료 |
| ㄴ. 가정진료서비스의 제공 |
| ㄷ. 보건종사자의 훈련 |
| ㄹ. 생물/사회학적 연구 |

① ㄱ   ② ㄴ, ㄹ
③ ㄱ, ㄴ, ㄷ   ④ ㄱ, ㄴ, ㄷ, ㄹ

22.
Myers가 제시한 '양질의 의료'에 대한 정의의 5가지

요소에 해당하지 않는 것은?

① 접근(용이)성 ② 질적 적정성
③ 효율성 ④ 응용성

23.
의료커뮤니케이션의 이론에 관한 설명으로 옳은 것은?

① Parson: 접점에서 중요한 것은 첫인상이다.
② Cassell: 의사의 커뮤니케이션에 의한 치료효과를 부각시켰다.
③ Pendelton: 의사는 기술적 전문성을 발휘하고, 감성적 중립성을 유지한다.
④ Stephen & Adams: 의사와 환자와의 교류를 연구하는 방식을 묘사했다.

24.
세계보건기구(WHO)의 '건강'에 대한 정의이다. ( )에 알맞은 것은?

> 건강이란 질병이 없거나 허약하지 않은 것만 말하는 것이 아니라 ( ), ( ), ( )으로 완전히 안녕한 상태에 놓여 있는 것이다.

① 신체적, 환경적, 정신적
② 사회적, 물질적, 환경적
③ 사회적, 경제적, 환경적
④ 신체적, 정신적, 사회적

25.
진료비 지불제도의유형 중 포괄수가제에 관한 설명으로 틀린 것은?

① 의료비의 사전 예측이 가능하다.
② 의료비를 절감할 수 있다.
③ 병원들은 환자의 재원일수를 증가시키게 된다.
④ 진료비 청구 및 심사업무가 간소화된다.

26.
의료진과 환자 사이의 커뮤니케이션 방해요소와 가장 거리가 먼 것은?

① 책임소재 관련 갈등
② 역할 스트레스
③ 권력의 차이
④ 시각의 차이

27.
의료체계의 구성 요소가 아닌 것은?

① 자원의 조직화(organized arrangement of resource)
② 경제적 지원(economic support)
③ 정책 및 관리(management)
④ 건강 행동(health behavior)

28.
미국에서 실시하고 있는 의료보장제도 중 메디케어(medicare)에 관한 설명으로 옳은 것은?

① 노인과 신체장애자 등 소정의 자격 요건을 갖춘 사람을 대상으로 하는 것이다.
② 저소득층을 대상으로 하는 의료부조제도이다.
③ 지역주민에 대한 보건의료서비스를 포괄적으로 제공하기 위한 민간의료보험 제도이다.
④ 지역주민에 대한 보건의료서비스를 포괄적으로 제공하기 위한 공공의료보험 제도이다.

29.
다음 중 병원조직의 특성과 가장 거리가 먼 것은?

① 이원적 지배구조
② 조직구성원의 다양성
③ 과업의 복잡성
④ 조직관리 목적의 일치성

30.
의료서비스가 완전 경쟁시장으로 성립되지 못하는 이유와 가장 거리가 먼 것은?

① 동질성　　② 불확실성
③ 공급의 독점성　④ 소비자의 정보부족

31.
병원의 진료예약제는 의료서비스의 어떤 특성과 가장 관련이 있는 것인가?

① 무형성　　② 이질성
③ 소멸성　　④ 비분리성

32.
병원의 의료수요를 추계하는 대표 지표로서 지역주민의 특정 병원 이용 선호도를 의미하는 것은?

① 친화도　　② 병상이용율
③ 병상회전율　④ 외래환자초진율

33.
고객과 접촉하는 순간(moment of truth)이 서비스의 질을 결정한다. 이 순간을 구성하는 차원이 아닌 것은?

① 보증(assurance)
② 신뢰성(reliability)
③ 유형자산(tangibles)
④ 아이스브레이킹(ice braking)

34.
우리나라 의료서비스 지불방식과 관계 없는 것은?

① 인두제
② 포괄수가제
③ 사회보험방식
④ 행위별수가제

35.
의료체계의 재원조달을 건강보험료 부과로 조달하는 경우의 장점이 아닌 것은?

① 질병치료에 용도를 한정하여 사용할 수 있다.
② 모든 거래에 부과하여 수입원이 투명하다.
③ 여타 정부지출과 분리하여 운영할 수 있다.
④ 재정운영의 독립성이 강하다.

36.
환자관리의 방법으로 틀린 것은?

① 미상환자가 내원한 경우 연고자가 나타나기 전이라도 건강보험을 적용하여 진료한다.
② 상해 및 자해환자가 건강보험 급여를 요청할 경우 급여제한 여부를 조회한다.
③ 행려환자의 내원 시 동행자의 연락처 및 발견 장소, 상태 등을 기록하고 관할 파출소에 연고지 및 연고자를 확인 의뢰한다.
④ 의료사고를 주장하는 환자는 의료진에게 진료경과를 문의한 후 과실여부를 먼저 판단한다.

37.
Clark의 질병생성의 삼원론에 해당하는 요소가 아닌 것은?

① 병인　② 환경　③ 숙주　④ 위생

38.
의료서비스 과정 매뉴얼 작성의 효과와 가장 거리가 먼 것은?

① 지속적인 개선을 위한 도구로 활용 가능
② 효율적인 업무 진행이 가능
③ 의료 분쟁의 예방
④ 예상 수익 산출이 용이

39.
다음 중 외국인 환자의 퇴원 시 병원에서 준비해야 할 사항과 가장 거리가 먼 것은?

① 신원보증서 발급
② 의무기록 발급
③ 예약확인서 발급
④ 의사진단서 발급

40.
대인적 커뮤니케이션인 상담에서 상담자가 주의를 기울여야 할 내용이 아닌 것은?

① 공감적 반응   ② 자기노출
③ 자기수용   ④ 경청

제3과목
보건의료관광마케팅

41.
커뮤니케이션에서 발신자가 전혀 의도하지 않았거나 왜곡된 메시지를 수신자가 받게 되는 방해 요소는?

① 반응(response)
② 피드백(feedback)
③ 해석화(decoding)
④ 잡음(noise)

42.
다음 사례에서 A 한방병원의 가장 적합한 유통경로는?

> A 한방병원은 새로운 한방건강검진서비스 상품을 개발하여 특정 국가의 소수 VIP만을 대상으로 판매하고자 한다. 또한 이 상품의 가격을 고가로 통제하여 높은 이윤을 취하면서, 해당 상품 및 병원의 이미지 향상을 목표로 한다.

① 집중적 유통   ② 전속적 유통
③ 차별적 유통   ④ 선택적 유통

43.
의료관광상품 구매 후 사적인 불평행동단계에 해당하지 않는 것은?

① 구전   ② 구매중지
③ 구매전환   ④ 배상요구

44.
의료관광 신상품 수요예측 방법으로 적합하지 않은 것은?

① 구매의향조사: 가상의 신상품을 설명한 후에 구매의향을 조사한다.
② 테스트마케팅: 시장에 신상품 투입 후에 반응을 보고 수요를 예측한다.
③ 델파이법: 전문가들의 통합된 의견을 근거로 미래 판매량을 예측한다.
④ 인터뷰조사: 많은 대상을 상대로 개괄적 자료를 수집하여 수요를 예측한다.

45.
다음 ( )에 들어갈 것으로 가장 적합한 것은?

> 고객만족(customer satisfaction)서비스는 고객의 필요, 욕구, 기대에 부응하는 서비스를 제공하여 그 결과로 서비스의 재구매가 이루어지고, 이것이 반복하여 ( )(이)가 계속 유지되는 상태이다.

① 인적 서비스(human service)
② 고객 애호도(customer loyalty)
③ 고객 관찰(customer monitoring)
④ 선각 수용자(early adopter)

46.
의료서비스 상품의 수명주기 중 해당 서비스산업이 급속하게 성장하며 새로 개발한 서비스를 제공하고 있는 대부분의 병원은 현금흐름이 흑자가 되는 상황을 볼 수 있는 단계는?

① 도입기   ② 성장기
③ 성숙기   ④ 쇠퇴기

47.
서비스접촉과 진실의 순간(Service encounter and moment of truth) 개념과 가장 거리가 먼 것은?

① TQM(total quality management)
② 서비스 실패에 대한 신속한 복구
③ 서비스의 저장성
④ 고객과 서비스 전달자와의 상호작용

48.
포괄적 의사결정(extended decision making) 또는 복잡한 의사결정(complex decision marking) 대상과 가장 거리가 먼 것은?

① 고가의 제품(자동차, 집)
② 지각된 위험이 높은 제품(보험, 관광, 수술)
③ 고도의 상징적 제품(화장품, 패션제품, 관광)
④ 습관적 구매 제품(설탕, 라면)

49.
Cowell의 7P중 확장된 서비스마케팅 믹스가 아닌 것은?

① 사람(people)
② 실행(practice)
③ 유형적 증거(physical evidence)
④ 과정(process)

50.
다음 상황에 가장 적합한 매체는?

> 한방병원의 광고담당자 A씨는 해당 병원이 광고예산과 표적시장의 관여도를 고려하여 광고매체를 선택하는 전략을 수립했다. 이에 따라, 라이프스타일에 따른 세분화가 가능하고 매체가치가 장시간 유지되며 자세한 설명이 가능한 광고매체를 찾고 있다.

① TV   ② 라디오   ③ 신문   ④ 잡지

51.
신상품의 테스트와 사후평가에 대한 설명과 가장 거리가 먼 것은?

① 사후평가는 잠식화(canibalizaion)분석까지 포함된다.
② 사후평가에는 신상품의 판매량 및 수익 예측이 포함된다.
③ 신상품 테스트에 실험시장기법이 포함되는 것이 바람직하다.
④ 실험시장기법은 전문가에게 신상품 시장전망을 묻는 기법이다.

52.
신상품의 가격결정 시 초기고가전략(market skimming pricing)의 성공요인과 가장 거리가 먼 것은?

① 제품의 표준화 가능성이 높아야 한다.
② 경쟁자들이 들어올 가능성이 낮아야 한다.
③ 소비자들의 가격-품질에 대한 연상이 강해야 한다.
④ 대량생산으로 인한 원가절감 효과가 크지 않아야 한다.

53.
병원 인적판매에 관한 설명으로 틀린 것은?

① 직접적인 접촉을 통해 병원 서비스 정보를 제공하고 고객이 선택할 수 있도록 하는 커뮤니케이션 활동이다.
② 직접적인 진료행위를 하는 의료진을 제외한 의료코디네이터 등 병원의 인적자원을 활용한 촉진수단이다.
③ 병원서비스를 이미 인지하고 있는 고객을 대상으로 하는 활동이 보다 효과적이다.
④ 촉진의 속도가 매우 느리고 고객 1인동 촉진비용이 높다.

54.
개별 의료관광객을 만족시키기 위해 사용하는 마케팅 기법이 아닌 것은?

① 매스(mass)마케팅
② 관계(relationship)마케팅
③ 일대일(one-to-one)마케팅
④ 데이터베이스(database)마케팅

55.
효과적인 시장세분화를 위한 세분시장의 전제조건이 아닌 것은?

① 측정가능성　　② 접근가능성
③ 성공가능성　　④ 실행가능성

56.
의료관광 산업의 경쟁력 강화를 위해 필요한 사항과 가장 거리가 먼 것은?

① JCI 인증 등 국제적 인증 병원 확대
② 첨단 장비 및 높은 의료 기술 확보
③ 전문 인력 및 질 높은 서비스 유지
④ 법적 제도 및 규제의 강화

57.
마케팅에서 시장크기를 분석하는 방법에 해당하는 것은?

① 가격분석　　② 홍보분석
③ 포지셔닝　　④ 시장수요예측

58.
고객이 동시에 구매할 가능성이 높은 상품들을 찾아내어 함께 판매되도록 하는 것은?

① 교차판매　　② 순차적 판매
③ 상품연관성행렬　　④ CRM

59.
의료관광서비스의 특성 중 '무형성'을 극복하기 위한 대안과 가장 거리가 먼 것은?

① 유형적 단서 강조
② 구전촉진과 평판의 개발
③ 시장세분화 및 목표시장의 설정
④ 의사소통수단의 효율적 활용

60.
서비스기업이 CRM활동을 통해 얻을 수 있는 직접적 혜택과 가장 거리가 먼 것은?

① 서비스 구매 빈도 및 구매량 증대
② 현재 및 잠재 고객을 충성고객으로 전환
③ 기존 거래 고객의 이탈가능성 감소
④ 서비스기업 내부직원의 만족도 향상

제4과목
관광서비스지원관리

61.
관광진흥법령상 호텔업의 종류가 아닌 것은?

① 관광호텔업　　② 수상관광호텔업
③ 호스텔업　　　④ 관광펜션업

62.
관광자원의 개념으로 적합하지 않은 것은?

① 관광동기를 일으켜 준다.
② 광광객의 욕구를 충족시켜 준다.
③ 절대적 개념의 경제적 가치를 제공한다.
④ 위락적 및 문화적 가치 등을 제공한다.

63.
관광서비스의 특징과 가장 거리가 먼 것은?

① 일반제조상품과는 달리, 구매 전에 성능이나 디자인 등을 평가하거나 감상하기 어렵고, 다른 사람의 경험에 의존해야 하는 경우가 많은 무형성을 가진다.
② 일단 서비스 내용이 정해지면 쉽게 바뀌지 않는 일관성을 가진다.
③ 관광서비스는 현장에서 소비되거나 조우되어야 하므로 유지하거나, 저장할 수 없는 소멸성을 가진다.
④ 서비스 제공자를 서비스 자체로부터 분리할 수 없는 비분리성을 가진다.

64.
호텔 숙박예약 업무에 대한 설명으로 틀린 것은?

① 예약의 취소는 해당 숙박업체의 숙박약관 및 국제 호텔 약관에 따라서 예약취소를 접수 처리한다.
② 고객이 투숙하고자 하는 날의 객실상황을 고려하여 예약변경을 하여야 한다.
③ 예약 후 나타나지 않는 no-show 고객의 비율을 고려하여 초과예약을 받을 수 있다.
④ 예약 취소 시에는 위약금을 일괄적으로 객실요금의 10%를 부과한다.

65.
관광교통의 기본적 성격과 가장 거리가 먼 것은?

① 무형재   ② 수요의 편재성
③ 자본의 융통성   ④ 독점성

66.
관광진흥법상 식품위생법령에 따른 유흥주점 영업의 허가를 받은 자가 관광객이 이용하기 적합한 한국 전통 분위기의 시설을 갖추어 그 시설을 이용하는 자에게 음식을 제공하고 노래와 춤을 감상하게 하거나 춤을 추가 하는 업은?

① 관광극장유흥업
② 관광유흥음식점업
③ 한국전통문화상설업
④ 관광식당업

67.
국제노동기구(ILO)의 정의를 기준으로 할 때 관광객으로 볼 수 없는 자는?

① 사업상의 목적으로 여행하는 자
② 선박으로 각지에서 순회 중 입국하는 자
③ 국경지대에 거주하면서 인접국에 수시로 입·출국하는 자
④ 건강상의 이유로 해외에 여행하는 자

68.
관광사업(Tourism Business) 및 관광산업(Tourism Industry)의 정의와 가장 거리가 먼 것은?

① 관광산업은 관광을 대상으로 하는 서비스 산업을 총칭한다.
② 관광사업은 생산과 비영리를 목적으로 지속하는 경제활동을 말한다.
③ 관광사업은 관광공급의 분야를 중심으로 관광객에게 용역을 제공하거나 기타 부수적인 시설을 갖추어 이를 이용하게 하는 업을 말한다.
④ 관광진흥법상 관광사업이란 관광객을 위하여 운송 숙박 음식 오락 휴양 또는 용역을 제공하거나 그 밖에 관광에 딸린 시설을 갖추어 이를 이용하게 하는 업을 말한다.

69.
항공운송업의 특성과 가장 거리가 먼 것은?

① 높은 생산탄력성   ② 공익성
③ 안정성   ④ 경제성

70.
관광쇼핑상품이 갖추어야 할 조건과 가장 거리가 먼 것은?

① 구매 가치 창출
② 방문 동기 부여
③ 양적 가치 창출
④ 독특한 매력 보유

71.
항공권에 표기된 Endorsement의 의미는?

① 티켓의 미사용분에 대한 금액을 구매자에게 환불해 주는 것
② 항공권에 기재된 탑승 예정 항공기의 운항 경로는 변경하는 것
③ 항공권의 일부로서 관광자가 탑승하는 구간을 표시하는 것
④ 항공회사 간 항공권의 권리를 양도하기 위한 것

72.
국제의료관광코디네이터가 갖추어야 할 능력이 아닌 것은?

① 마케팅 능력
② 의료행정절차관리 능력
③ 진료서비스 능력
④ 관광상품상담 능력

73.
관광진흥법령상 관광 편의시설업에 포함되지 않는 것은?

① 관광유흥음식점업
② 관광식당업
③ 국제회의 시설업
④ 여객자동차터미널시설업

74.
생태관광의 개념적 특성과 가장 거리가 먼 것은?

① 환경과 인간이 상호 공존하는 유기체가 되도록 유도하므로 자연보존의 효과가 크다.
② 관광을 통한 자연보전과 생태계의 지속적인 유지란 측면에서 목표 추구적 성격이 강한 관광활동이다.
③ 독특한 자연환경에 관심을 갖는 관광자를 유인하며, 이를 위하여 매우 적극적이고 개방적인 개발과 활발한 마케팅기법을 추구한다.
④ 자연중심관광으로서 특정한 지역에 있는 자연자원을 기초로 하는 여가활동이다.

75.
외식업의 특징과 거리가 먼 것은?

① 입지조건의 의존도가 높다.
② 신규 진입장벽이 낮다.
③ 인적의존도가 낮고, 설비에 대한 의존도가 높다.
④ 생산, 판매 및 소비가 동시에 이루어진다.

76.
이벤트 기획의 구성요소가 아닌 것은?
① 우연성   ② 논리성
③ 실현성   ④ 수익성

77.
관광진흥법상 관광사업의 종류가 아닌 것은?

① 여행업
② 관광숙박업
③ 관광객 이용시설업
④ 영상정보업

78.
다음 내용에 해당하는 관광심리요인은?

- 관광행동을 일으키게 하는 주요한 요인으로서, 그 행동의 방향을 결정지을 수 있도록 활성화된 상태의 욕구이다.
- 관광자의 잠재욕구를 구체적인 관광행동으로 나타나게 하는 힘으로서, 인간이 관광을 통해서 만족을 얻고자 할 때 일어난다.

① 관광만족 ② 관광욕구
③ 관광원인 ④ 관광동기

79.
관광산업의 사회 문화적 효과와 가장 거리가 먼 것은?

① 직업형태의 변화
② 지역개발 촉진
③ 소비형태의 변화
④ 국제친선의 증진

80.
호텔 경영 형태에 대한 설명으로 틀린 것은?

① 리퍼럴 조직경영호텔은 조합에 의한 경영방식으로 각각의 업자들로 구성된 조합의 성격을 띤 형태를 말한다.
② 임차경영호텔은 개인이나 비교적 작은 기업에서 도입이 되어 이용된 형태로 작은 기업들에 대해 일정한 장소에서 권리나 특권을 사용할 수 있도록 허가해주는 제도를 말한다.
③ 체인경영호텔은 본부의 위탁경영 및 건설 기술 도입의 성격을 가지고 있으며 위탁 경영수수료의 비용지출, 계약조건에 따른 법적 분쟁의 발생가능성이 있다.
④ 단독경영호텔은 모든 호텔들이 1개의 소유로 운영되거나 그룹사의 경우 호텔기업에 투자해서 관리하는 경영형태이다.

● 2015년 제2회 기출문제

제1과목
보건의료관광행정

1.
의료관광의 유형을 의료관광, 의료여행, 웰니스관광 및 웰니스 관광 및 건강관광으로 구분할 때, 웰니스관광의 정의로 가장 적합한 것은?

① 개인이 레저나 비즈니스 등에 직간접적으로 관여하면서 의료서비스를 받기 위해 장거리를 이동하거나 국경을 넘는 일련의 행위
② 목적지에 상관없이 의료서비스를 위해 이동하는 현상
③ 건강한 사람이 자신의 안녕상태를 유지하기 위한 치료를 위해 이동하는 행위
④ 개인의 마음과 신체의 안녕을 유지, 강화하고 회복시키기 위해 거주 지역을 벗어나 여행을 하는 행위

2.
환자진료시스템, 서면 양식의 정비 및 응급상황에 대비한 전달체계 확립 등과 같은 내용을 관리해야 하는 리스크 관리 주체자는?

① 의사
② 간호사
③ 진료지원 의료기사
④ 의무기록사

3.
의료법상 외국인 환자 유치업 등록요건으로 옳은 것은?

① 의료기관은 외국인 환자를 유치하고자 하는 진료과목별로 전문의 1인 이상 보유하며, 모든 의

료기관은 외국인 환자 유치에 대한 병상수의 제한을 받지 않는다.

② 「전문의의 수련 및 자격인정 등에 관한 규정」제3조에 따른 전문과목이 아닌 진료과목은 전문의가 없어도 외국인 환자를 유치할 수 있다.

③ 외국인 환자 유치업자가 진료를 포함하여 외국인 환자를 유치하는 과정에서 고의로 외국인환자에게 입힌 손해에 대하여만 배상책임을 보장하는 보증보험에 가입하여야 한다.

④ 외국인 환자 유치업자는 1억 원 이상의 자본금을 보유하며, 가입해야 하는 보증보험은 보험금액 1억 원 이상이고, 보험계약기간은 1년 이하로 가입해야 한다.

4.
해외로 의료관광을 나가게 하는 요인(push factor)이 아닌 것은?

① 높은 의료비
② 낮은 의료수준
③ 의료진에 대한 친숙성
④ 제한적 의료서비스

5.
원무관리 발전의 환경적 요인에 대한 설명과 가장 거리가 먼 것은?

① 의료인력의 증가와 더불어 의료기관의 수적 증가, 대형병원의 지속적 설립으로 인하여 환자들로 하여금 양질의 의료서비스를 하는 의료기관을 선택하게 하고 있다.

② 병원 규모의 대형화는 외래진료 기능 뿐 아니라 입원진료 기능의 확대로 환자수, 업무량 및 인력의 증가에 따른 조직적인 통제가 필요하게 되었다.

③ 사회보장제도의 적용 확대로 인한 관련 법령의 제정 및 공포에 따라 진료비 관리업무 처리가 간소화되었다.

④ 병원 경영의 효율화는 제반 관리 및 인건비의 증가와 자본 투자 및 의료분쟁 증가 등으로 인해 보다 효율적인 경영 전략 마련이 절실하게 되었다.

6.
외국인 및 재외국인 국내 건강보험 지역가입 적용 기준에 대한 설명으로 옳은 것은?

① 출입국관리사무소 거소신고 즉시 가입 및 적용 가능
② 출입국관리사무소 거소신고 후 국내체류 3개월 이후 가입 및 적용 가능
③ 출입국관리사무소 거소신고 후 국내체류 6개월 이후 가입 및 적용 가능
④ 출입국 관리사무소 거소신고 후 국내체류 12개월 이후 가입 및 적용 가능

7.
원무관리 지표에 대한 계산공식이 잘못된 것은?

① 병상이용률(%)=(총재원일수/연가동병상수)×100

② 1일 평균 외래환자수(명)=연외래환자수/외래진료일수

③ 외래환자 초진율(%)=(초진환자수/연외래환자수)×100

④ 응급환자율(%)=(응급환자연인원수/연입원환자수)×100

8.
우리나라 건강보험제도의 특징으로 옳지 않은 것은?

① 법률에 의한 강제
② 보험료 부담의 형평
③ 보험급여의 균등성
④ 보험가입의 탈퇴 자유

9.
의료사고에 대비해서 의사들이 가입하는 보험의 종류는?

① 의사배상책임보험
② 건강보험
③ 의료보험
④ 사고보험

10.
선택적 진료에 대한 설명과 가장 거리가 먼 것은?

① 관광이 배제된 질병치료서비스만 제공받기를 원하는 형태
② 치료이지만 질병치료 개념이 아닌 선택진료를 목적으로 하는 유형
③ 간단한 미용수술이나 개인의 심리적 만족을 위한 의료서비스 형태
④ 성형수술 또는 안과, 치과치료와 현지 여행을 겸해 타국을 방문하는 환자

11.
상급종합병원의 외국인 환자 유치 가능 병상수는?

① 전체 병상수 100분의 5
② 전체 병상수 100분의 10
③ 전체 병상수 100분의 15
④ 제한 없음

12.
한방병원의 의료광고에 대한 설명으로 옳지 않은 것은?

① 의료법인, 의료기관 또는 의료인이 아닌 자는 의료에 대한 광고를 하지 못한다.
② 다른 의료법인, 의료기관 또는 의료인을 비방하는 내용의 광고는 하지 못한다.
③ 다른 의료기관, 의료인의 기능 또는 진료방법과 비교하는 내용의 광고는 가능하다.
④ 의료광고를 하려는 경우 미리 보건복지부 장관의 심의를 받아야 한다.

13.
의료관광 서비스의 특징이 아닌 것은?

① 높은 부가가치 사업
② 고도의 기술
③ 경쟁이 없는 독점 사업
④ 인적 물적 자원의 집약체

14.
재외동포의 출입국과 법적 지위에 관한 법률상 재외국민과 재외동포체류자격으로 입국한 외국국적동포에게 지방출입국 외국인관서의 장이 국내거소신고증을 발급할 때 적는 사항이 아닌 것은?

① 국내거소신고번호
② 성 별
③ 나 이
④ 대한민국 안의 거소

15.
싱가포르 의료 자문단에서 자국의 의료관광 활성화와 경쟁력 강화를 위해 제시한 5가지 정책 제안에 해당하지 않은 것은?

① 가격 투명성 확보
② 의사인력 확보
③ 대체 의학시장의 확대
④ 해외 환자 입국절차 간소화

16.
리스크 관리의 정의와 가장 거리가 먼 것은?

① 손해를 발생하게 하는 우연한 사고를 말하는 것으로 보험에서 담보하고 있는 위험사고가 발생할 수 있는 상황을 말한다.
② 개인이나 조직에 위기를 초래할 수 있는 경우가 발생할 때 이에 적절하고 효율적으로 대처하여, 바람직하지 못한 결과나 피해를 최소화시키기 위

해 신속한 조치를 하는 활동을 말한다.

③ 보건의료산업에서 리스크 관리의 개념은 환자 및 방문객, 직원, 조직의 자산에 대한 위험을 사전에 확인하고 평가하며 이러한 위험요인을 줄이기 위한 체계적인 노력을 말한다.

④ 경제적 손실을 줄이기 위해 예방 가능한 사고와 손상의 발생을 줄이기 위해 만들어진 프로그램을 말한다.

17.
의료관광코디네이터의 역할과 가장 거리가 먼 것은?

① 외국인 환자의 진단이 정확한지 현지병원의 진료기록들에 대한 정보 수집 업무
② 진료(치료) 날짜를 잡고 입원 병실과 보호자 체류를 위한 예약 및 일정수립 업무
③ 입국한 외국인 환자의 진료(치료) 업무 및 부작용에 대한 주의사항 교육 업무
④ 환자에게 맞는 전문 진료 분야 의사선정, 검사 후 차기 진료일정 조정 업무

18.
한방병원의 의료분쟁 방지를 위한 내용과 가장 거리가 먼 것은?

① 환자와의 원만한 관계 유지
② 의료분쟁에 대한 교육 강화
③ 충실한 설명 및 철저한 의무기록
④ 입 출국 절차의 세심한 주의

19.
입원수속 시 확인하여야 하는 사항과 가장 거리가 먼 것은?

① 예상되는 진료비
② 비급여대상 상병확인
③ 제3자 행위에 의한 상병여부
④ 상급병실 사용 여부

20.
효과적인 퇴원계획으로 얻을 수 있는 효과가 아닌 것은?

① 입원기간의 단축
② 입원비용의 감소
③ 재입원의 필요성 증대
④ 가정으로의 복귀나 다음 단계의 시설로의 이동에 있어 편안함 부여

제2과목
보건의료서비스지원관리

21.
다음의 특성을 가진 서비스품질 측정방법은?

> ㄱ. 최소한의 자료수집 비용이 든다.
> ㄴ. 극단적인 불만이나 만족이 반영된다.
> ㄷ. 표본이 통계적으로 대표적인 사례가 아닐 수 있다.

① 코멘트카드
② 우편설문조사
③ 현장인터뷰
④ 미스터리쇼퍼

22.
의료서비스의 정의로 가장 적합한 것은?

① 지역사회 혹은 인구집단의 건강을 보호하고 증진시키기 위한 조직적인 노력과 방법
② 의료인이 환자와의 상호작용을 통해 제공하는 치료, 예방, 재활 등의 진료활동과 관련된 직 간접적인 활동
③ 사람들로 하여금 건강에 대한 영향력 행사능력을 강화시키도록 도와주는 과정
④ 건강에 대한 신념, 태도, 행동에 영향을 주는 개인과 집단의 모든 경험과 노력

23.
의료서비스의 유형에 대한 설명으로 옳은 것은?

① 기술개발 영역: 의료기술에 대한 연구개발
② 공공사업적 영역: 노인의 퇴행성 질환 영역
③ 보험수리적 영역: 치료과정에서 서비스 이용편의를 높일 수 있는 영역
④ 요양 및 간호영역: 국민의 건강권 보호차원의 국가적 서비스 영역

24.
건강증진사업이 중요시 된 배경과 가장 거리가 먼 것은?

① 국민의 건강욕구 증대
② 의료비의 급격한 증가
③ 치료기술의 발전
④ 생활습관병의 증가

25.
그림에 해당하는 병원의 조직형태는?

① 라인 조직   ② 라인-스태프 조직
③ 부문별 조직 ④ 매트릭스 조직

26.
의료이용자의 도덕적 해이를 극복하기 위해 마련된 것으로 건강보험 환자가 부담하여야 할 비용은?

① 현금급여   ② 비급여 의료서비스
③ 지정진료   ④ 법정본인부담금

27.
일본의 의료문화 특성에 대한 설명으로 가장 적합한 것은?

① 한방치료를 목적으로 하는 진료, 건강진단 등은 의료보험의 대상이다.
② 국민건강 피보험자는 치료목적으로 해외로 출국하여 치료를 받더라도 전액 지원받는다.
③ 고령화로 인해 국민 의료비가 매년 증가하며 의료비의 자기 부담률이 높아지고 있다.
④ 의사가 진료과별, 지역별로 분포되어 있어 고르게 의료혜택을 받고 있다.

28.
'건강증진과 개발/수행역량 격차해소'라는 주제로 지역사회 권능부여, 건강지식 및 건강행동, 보건시스템 강화 등이 집중논의된 건강증진국제회의는?

① 케냐-나이로비 회의
② 캐나다-오타와 회의
③ 멕시코-멕시코시티 회의
④ 인도네시아-자카르타 회의

29.
해외고객(환자)이 입원절차 진행 시, 여러 상황들로 인하여 입원시간이 지연된 상황이다. 이에 대한 해결방안으로 적합한 것을 모두 고른 것은?

> ㄱ. 고객(환자)의 담당 의료진에게 연락하여 외래진료 결과를 확인한다.
>
> ㄴ. 고객(환자)이 사전에 요청한 병동이 맞게 지정되었는지 확인한다.
>
> ㄷ. 고객(환자)이 사용하는 언어의 담당 코디네이터, 간병인, 통역사가 배정되었는가를 확인한다.
>
> ㄹ. 보고절차에 따라 신속히 보고한 후 변경사항에 대한 대처방안을 바로 수립하고, 관련 사항에 대해 고객에게 충분히 설명한 후, 이해를 구한다.

① ㄱ, ㄴ   ② ㄷ, ㄹ
③ ㄴ, ㄷ, ㄹ   ④ ㄱ, ㄴ, ㄷ, ㄹ

30.
해외환자 진료를 위한 최초연락단계에서의 유의할 내용이 아닌 것은?

① 고객의 문의에 대한 답변을 했을 경우 답변의 수신 여부 확인
② 고객의 다양한 연락처 파악
③ 기초답변서 발송
④ 초진설문지 요청

31.
다음 중 환자의 보호자가 수행하는 역할이 아닌 것은?

① 의사에게 환자 정보 제공
② 치료의 의사결정 동참
③ 의사와 환자 간의 상호관계 단절
④ 환자에 대한 상세한 정보 습득

32.
병원의 국제협력부서에서 주로 하는 일은?

① 보험 업무
② 예약 업무
③ 마케팅 업무
④ 리스크 관리 업무

33.
입원환자 관리서비스 중 입원약정서에 일반적으로 포함시켜야 하는 사항은?

① 진료서비스 내용
② 선택진료 신청내용
③ 진료절차
④ 진료비 납부책임

34.
의료관광서비스 프로세스 단계 중 내원일정수립지원단계에서 입원(수술) 고객(환자)인 경우의 준비사항과 가장 거리가 먼 것은?

① 고객의 보험사회원증(신분증: 이름, 생년월일, 회원번호)을 확인한다.
② 보험사 콜센터에 연결한다.
③ 보험사의 보증 조건 및 보증금 한도를 확인한다.
④ 회원여부를 확인한다.

35.
의료커뮤니케이션을 위해 옷이나 날씨로 대화를 편안하게 시작하였다면 이는 커뮤니케이션의 어떤 과정인가?

① 신뢰형성
② 해결책 모색
③ 전략적 질문하기
④ 아이스브레이킹

36.
환자와의 면담커뮤니케이션에서 더 많은 정보를 얻기 위해 "팔이 아프다고 하셨는데, 팔의 어떤 부위가 아프며 언제부터 아프신가요?"처럼 구체적으로 질문하였다면, 이는 어떤 면담 방법을 활용한 것인가?

① 개방식 질문법
② 초점맞춤식 질문법
③ 건강관련 습관탐색법
④ 바꾸어 말하기법

37.
건강보험의 도덕적 위해를 예방하기 위한 방식으로 적합하지 않은 것은?

① 급여제한 조항
② 공제제
③ 급여상한제
④ 인두제

38.
의사와 환자와의 커뮤니케이션 방해요인이 아닌 것은?

① 환자들은 의료세팅에서 자신에게 주어지는 새로운 역할을 무엇인지 모호함을 경험한다.
② 환자들의 신체적 고통은 정확하게 커뮤니케이션하는데 어려움을 제공한다.
③ 환자는 역할에 어울리는 대화방식을 찾지 못하고 상호교류에 주저하게 된다.
④ 의료진이 쓰는 전문 의학용어는 환자가 이해하기 어려워 잘못 해석할 수 있다.

39.
다음 중 의료체계의 자원을 모두 고른 것은?

```
ㄱ. 약사
ㄴ. 혈액원
ㄷ. 재활시설
ㄹ. 보건교육사
```

① ㄱ, ㄴ
② ㄱ, ㄷ
③ ㄱ, ㄴ, ㄷ
④ ㄱ, ㄴ, ㄷ, ㄹ

40.
다음 서비스전략의 기초가 되는 이론적 모델은?

```
외국인 환자는 비슷한 문화권의 환자들과 같은
병동에 위치하도록 배려해야 한다.
```

① Gap Model
② Experience Model
③ Servuction Model
④ Servicescape Model

제3과목
보건의료관광마케팅

41.
A병원은 기존의 서비스 상품에 신규상품을 추가하고자 한다. 다음 중 상품믹스의 길이를 설명하는 것은?

① 개인검진과 기업검진으로 구성된 건강검진서비스를 기존 외래 및 입원서비스 이외에 새롭게 추가한다.
② 각 진료과목별로 구성된 외래서비스에 외국인외래진료서비스를 추가한다.
③ 기존에 제공하는 외래 및 입원서비스 이외에 외래수술센터를 추가한다.
④ 개인건강검진서비스를 일반형, 골드형으로 구분하여 제공한다.

42.
비공식적인 커뮤니케이션으로 구매의사 결정과정에서 의료관광객에 의해 높은 신뢰성을 가진 정보로 간주되는 것은?

① public relation(PR)
② 구전
③ 광고방송
④ 텔레마케팅

43.
마케팅 환경부석에서 거시적 환경요인이 아닌 것은?

① 정치적 요인
② 기술적 요인
③ 사회문화적 요인
④ 시장점유율 요인

44.
시장세분화에 대한 설명으로 틀린 것은?

① 특정 세분화된 시장의 소비자 욕구는 유사하다.
② 표적시장은 세분화될수록 경제성은 높아진다.
③ 세분화 변수는 시장 간 차별성이 높아야 한다.
④ 세분화된 시장은 일관성과 지속성이 보장돼야 한다.

45.
판매원을 통해 잠재고객에게 제품에 대한 정보를 제공하고 구매하도록 설득하는 인적판매의 장점이 아닌 것은?

① 고객이 많은 정보를 접함
② 촉진의 속도가 빠름
③ 효과적으로 표적시장의 핵심고객을 겨냥
④ 고객들과 장기적인 관계를 구축

46.
스키밍(skimming) 가격전략을 유용하게 사용할 수 있는 시장여건과 가장 거리가 먼 것은?

① 수요의 가격탄력성이 높을 때
② 규모의 경제가 클 때
③ 상품의 혁신이 클 때
④ 상품의 확산속도가 느릴 때

47.
의료관광마케팅에서 인적판매의 단점과 가장 거리가 먼 것은?

① 상대적으로 느리며 시간이 많이 소요된다.
② 고객 한 사람당 비용이 많이 든다.
③ 인적판매 담당 직원의 관리 및 유지가 어렵다.
④ 어려운 기술이나 복잡한 정보를 전달하기가 쉽지 않다.

48.
의료관광 상품의 수명주기 중 판매량이 급속도로 증가하다가 어느 순간에 줄어들기 시작하여 마침내는 줄어들지도 않고 또 그다지 늘어나지도 않으면서 일정한 수준을 맴도는 기간은?

① 도입기   ② 성장기   ③ 성숙기   ④ 쇠퇴기

49.
한국의 TV나 라디오를 통해 광고를 할 때 이와 관련된 대상으로 틀린 것은?

① 판매자-방송사
② 구매자-광고주
③ 방송사 대리인-한국방송광고공사
④ 판매자 대리인-광고대행사

50.
관계마케팅은 기존고객의 유지와 향상에 초점을 두고 유대관계를 강화함으로써 기업과 고객 모두에게 이익을 보호하자는 개념이다. 관계마케팅 전략에 해당하지 <u>않는</u> 것은?

① 동반자적 관계 구축
② 규모의 경제 추구
③ 시장점유율에서 고객점유율로의 전환
④ 보상 프로그램 마련

51.
광고매체 결정 시 고려해야 할 변수와 가장 거리가 먼 것은?

① 표적시장의 매체습관
② 메시지 종류
③ 인적서비스
④ 비용

52.
SWOT 분석을 통하여 알 수 있는 것과 가장 거리가 먼 것은?

① 시장성장율과 상대적 시장 점유율
② 효과적인 경쟁을 위한 상황별 전략
③ 현재 사업이 처한 위협 및 기회요소
④ 사업주체가 가지는 약점과 강점요소

53.
커뮤니케이션 전략 중 고객 만족의 강화와 재구매율의 증가라는 목적을 위해 커뮤니케이션전략을 준비하는 단계는?

① 구매 전 단계   ② 소비 단계
③ 구매 후 단계   ④ 피드백 단계

54.
관광상품을 개발할 때 고려할 요인과 가장 거리가 먼 것은?

① 관광자원의 개성
② 관광자원의 표준화
③ 관광객의 욕구 충족
④ 쾌적성 확보

55.
의료서비스 유통경로 중 다음에서 설명하고 있는 것은?

> 서로 다른 전문과목의 의사들이 같은 건물에 모여 각각의 의료기관을 운영하는 것

① 병원합동관리체계
② 집단개원체계
③ 의료전달체계
④ 의원가

56.
표적시장 선정 시 고려할 사항과 가장 거리가 먼 것은?

① 세분시장의 규모는 클수록 유리하다.
② 수요에 따른 잠재적 경쟁강도를 고려한다.
③ 자사 사업목표와 표적시장은 일치해야 한다.
④ 자사의 능력과 자원을 충분히 감안해야 한다.

57.
다이렉트 광고(DM 광고)의 장점이 아닌 것은?

① 원하는 장소에 다양한 색상과 형태로 적용가능
② 표적시장을 선택하여 광고가 가능
③ 시간의 구애를 받지 않음
④ 소기업도 광고가 가능한 저비용

58.
고객관계관리(CRM)의 도입배경에 대한 설명과 가장 거리가 먼 것은?

① 고객에서 기업(병원)으로 힘의 이동
② 시장의 확산으로 다양한 틈새시장 창출
③ 가격에 대한 고객의 관심 증대로 치열한 가격경쟁
④ 가격경쟁은 고객을 점차 충성도가 낮은 단순거래고객으로 변모

59.
관광서비스 상품의 특성과 가장 거리가 먼 것은?

① 무형성(intangibility)
② 소멸성(perishability)
③ 비분리성(inseparability)
④ 소유성(ownership)

60.
고객유지를 위한 마케팅 방법 중 고객의 특성, 과거 구매실적, 구매패턴 등 고객의 성향을 분석하는 데 유용하게 쓰이는 정보를 활용하는 기법은?

① 데이터베이스 마케팅
② 프리미엄 마케팅
③ 내부 마케팅
④ 온라인 마케팅

제4과목 관광서비스지원관리

61.
관광산업의 효과와 가장 거리가 먼 것은?

① 고용창출
② 조세수입의 증가
③ 관련산업의 번창
④ 환경적 효과

62.
관광진흥법상 관광숙박업 중 호텔업에 속하는 것이 아닌 것은?

① 관광호텔업
② 한국전통호텔업
③ 수상관광호텔업
④ 해상관광호텔업

63.
고객의 문제와 불만을 현장에서 해결할 수 있는 권한을 직원에게 부여하는 것은?

① 라이센싱(licensing)
② 분권화(decentralization)
③ 전문화(specialization)
④ 임파워먼트(empowerment)

64.
관광산업의 정의로 가장 적합한 것은?

① 관광객의 관광기업의 상호적 커뮤니케이션을 바탕으로 이루어지는 비경제적인 활동에 총제이다.
② 관광기업이 사회적 책임을 완수하기 위한 과정을 일컬으며, 헌신과 봉사 속에서 글로벌 사회에 기여도를 높이는 활동들을 지칭한다.
③ 관광자원을 바탕으로 사람들의 관광 욕구를 충족시키기 위하여 각종 서비스를 제공하는 것을 말한다.
④ 외화획득을 위한 슬로우푸드 생산, 전통수공예품 생산 그리고 쇼핑알선에 역점을 둔 활동을 의미한다.

65.
일반적인 레스토랑 와인 에티켓으로 틀린 것은?

① 호스트 테스팅은 주로 모임을 주최한 호스트가 하는 것이 좋고 남녀가 같이 있을 시는 남자가 하는 것이 예의다.
② 와인을 서브할 때 와인 잔을 들고 있는 것은 바람직하지 않다.
③ 와인은 한 번에 다 마시는 것이 아니고 맛을 천천히 음미하면서 마시는 것이 좋다.
④ 호스트는 호스트 테이스팅 할 필요가 없다.

66.
관광교통의 특징과 가장 거리가 먼 것은?

① 관광교통은 흔히 즉시재 또는 무형재라 한다.
② 시간적 지역적으로 편재되고 있다는 것은 성수기를 제외하면 적재력이 항상 남아 자본의 유효성이 높다는 것이다.
③ 일정한 노선을 확보하고 있어 자연적으로 독점 형태의 성격을 띠고 있다.
④ 생산성의 성격을 띠고 있어 저장이 가능하다.

67.
Maslow의 인간욕구단계 중에서 관광객의 관광동기와 가장 연관성이 높은 것은?

① 생리적 욕구
② 사회적 욕구
③ 소속과 애정의 욕구
④ 자아실현의 욕구

68.
관광활동에 대한 설명과 가장 거리가 먼 것은?

① 관광이 발생하는 과정에서 나타나는 관광객들의 참여행위이다.
② 내재된 관광욕구에 어떤 자극이 가해져야 나타나는 활동이다.
③ 관광객에게 에너지를 부여하고 욕구를 충족시키는 활동이다.
④ 특정한 관광동기가 유발되지 않아도 나타나는 활동이다.

69.
관광정보 제공방법과 가장 거리가 먼 것은?

① 통신 서비스
② 문헌정보 서비스
③ 생활정보 서비스
④ 인적 서비스

70.
국제관광객 유형에 해당하지 않는 것은?

① 종교행사에 참가하기 위해 입국한 사찰 승려
② 비즈니스목적으로 입국한 외국인
③ 선박으로 각지 순회 중 입국한 외국인
④ 기숙사에서 생활하는 외국인 유학생

71.
항공수배업무에 대한 설명과 가장 거리가 먼 것은?

① GDS는 한 항공사의 운항스케줄만 보여준다.
② CRS는 여행일정의 서비스등급에 대한 운임과 운임규정 데이터베이스를 포함한다.
③ CRS와 GDS에 저장된 각 예약은 첨부된 승객정보를 갖고 있어야 한다.
④ CRS와 GDS를 통해 여행사 사무실에서 PNR 작성과 전자항공권을 발급할 수 있다.

72.
공항서비스에서 CIQ란?

① 화물(cargo)-출입국심사(immigration)-검역(quarantine)
② 세관(customs)-출입국심사(immigration)-검역(quarantine)
③ 화물(cargo)-일정(itinerary)-검역(quarantine)
④ 세관(customs)-일정(itinerary)-검역(quarantine)

73.
관광진흥법상 관광사업 분류로 맞는 것은?

① 여행업, 관광호텔업, 전문휴양업, 국제회의업, 통역안내업, 관광편의시설업, 유원시설업
② 관광유흥음식점업, 관광극장유흥업, 관광식당업, 시내순환관광업, 관광사진업, 관광팬션업, 외국인관광 도시민박업
③ 여행업, 관광숙박업, 관광객 이용시설업, 국제회의업, 카지노업, 유원시설업, 관광편의시설업
④ 여행업, 호텔업, 식음업, 관광편의시설업, 카지노업, 유원업, 국제회의업

74.
관광공연 안내서비스의 역할로 가장 적합한 것은?

① 관광지 안내   ② 음식제공
③ 전시·판매   ④ 숙박제공

75.
문화적 관광자원이 아닌 것은?

① 고고학적 유적   ② 사찰
③ 사적   ④ 수렵장

76.
관광자원의 특성으로 가장 거리가 먼 것은?

① 매력성과 유인성
② 욕구충족 및 동기 유발
③ 보전보호의 필요성
④ 이동성과 소모성

77.
항공운송업의 특성이 아닌 것은?

① 공공성이 강한 사업
② 상품의 생산과 소비의 동시성
③ 높은 생산탄력성
④ 장거리운송에 유리한 사업

78.
관광서비스의 특성이 아닌 것은?

① 통일성   ② 동시성
③ 무형성   ④ 소멸성

79.
관광정보에 대한 설명과 가장 거리가 먼 것은?

① 관광객의 목적 지향적인 관광활동을 위해 가치있는 형태로 제공된다.
② 관광객들과 직접적으로 관련된 일체의 정보만을 말한다.
③ 관광객들의 만족수준을 높이는 역할을 한다.

④ 관광체계 내에서 매우 중요한 요소이다.

80.
관광진흥법상 관광호텔업의 정의로 옳은 것은?

① 관광객의 숙박에 적합한 시설을 갖추어 관광객에게 이용하게 하고 숙박에 딸린 음식 운동 오락 휴양 공연 또는 연수에 적합한 시설 등을 함께 갖추어 관광객에게 이용하게 하는 업
② 한국전통의 건축물에 관광객의 숙박에 적합한 시설을 갖추거나 부대시설을 함께 갖추어 관광객에게 이용하게 하는 업
③ 관광객의 숙박에 적합한 시설을 소규모로 갖추고 숙박에 딸린 음식 운동 휴양 또는 연수에 적합한 시설을 함께 갖추어 관광객에게 이용하게 하는 업
④ 국내를 여행하는 내국인을 대상으로 하는 업

● **2015년 제1회**

제1과목
보건의료관광행정

1.
의료서비스 제공과정에서 환자에게 발생할 수 있는 손상의 가능성을 조기에 발견하며, 안전을 위협하는 요인을 제거하여 의료사고의 발생을 감소하고 예방하여, 비용 손실 및 정신적 부담감을 감소시키는 활동은?

① 동료심사(peer review)
② 위험관리(risk management)
③ 주 진료경로(critical paths)
④ 적절성 평가지침(AEP)

2.
건강보험증, 초진진료신청서, 진료전달체계 관련 서류와 이에 포함되어야 하는 내용이 바르게 연결된 것은?

① 건강보험증-진료의뢰서, 보험사항
② 건강보험증-전화번호, 보험사항
③ 초진 진료신청서-진료과, 주소, 전화번호 등 필요기재 사항
④ 진료전달체계 관련 서류-진료과, 주치의, 주소, 전화번호

3.
의료 리스크 관리 체계의 순서로 가장 적합한 것은?

```
ㄱ. 리스크 관리
ㄴ. 리스크 통제
ㄷ. 리스크 측정
ㄹ. 리스크 분석
ㅁ. 리스크 식별
```

① ㅁ, ㄷ, ㄹ, ㄴ, ㄱ
② ㅁ, ㄹ, ㄷ, ㄴ, ㄱ
③ ㅁ, ㄴ, ㄹ, ㄷ, ㄱ
④ ㅁ, ㄷ, ㄴ, ㄹ, ㄱ

4.
의료서비스 상품의 특성이 아닌 것은?

① 무형성
② 동시성
③ 동질성
④ 소멸성

5.
의료관광의 결정요인을 자국(自國)에서 '밀어내는 요인(psuh factor)'과 방문국가의 '유인하는 요인(pull factor)'으로 구분할 때 '밀어내는 요인'에 해당되지 않는 것은?

① 높은 의료비
② 짧은 대기시간
③ 낮은 의료수준
④ 제한적인 의료서비스

6.
국내 의료기관에서 외국인 환자와의 의료분쟁 예방 조치활동과 가장 거리가 먼 것은?

① 의료사고 발생 시 대처방법 및 조치방법을 매뉴얼화한다.
② 리스크 관리 전담조직을 구성하고 전담인력을 확보한다.
③ 의료기관 종사자를 대상으로 안전관리 교육을 정기적으로 실시한다.
④ 의료사고 발생 시 환자를 바로 격리수용한다.

7.
일반적으로 의료관광을 협의 혹은 광의로 분류할 때 포함되는 의료관광의 유형과 가장 거리가 먼 것은?

① 수술적 치료관광
② 미용성형 관광
③ 보완대체의학관광
④ 망향적 동기관광

8.
외국 보험사에 진료비 청구 시 보험청구서 이외에 일반적으로 첨부되는 서류에 해당하지 않는 것은?

① 지불요구서　　② 영문진단서
③ 세부진료비 명세서　　④ 예약확인증명서

9.
입원환자 1인 1일당 평균진료비에 대한 설명으로 옳은 것은?

① 입원환자에게 제공되는 진료량, 진료건당 진료비수준, 재원일수에 영향을 받는다.
② 입원수익을 일정기간 중의 입원 진료일수로 나누어 일평균 수익을 산출하고 이를 다시 100병상당으로 환산한 지표이다.
③ 총 입원수익에 대한 진료과별 상대적 기여도를 나타낸다.
④ 이 지표가 낮은 병원은 평균재원일수를 길게 하기 위한 노력이 필요하다.

10.
의료법상 의료인에 해당하지 않는 것은?

① 의사　② 간호사　③ 약사　④ 조산사

11.
의료기관이 전년도 외국인 환자 유치 실적을 보고해야 하는 기관은?

① 보건복지부 장관　② 보건산업진흥원
③ 보건소　　　　　④ 시 도지사

12.
리스크의 정의와 가장 거리가 먼 것은?

① 손해, 상해, 불이익 또는 파괴의 가능성
② 측정 가능한 불확실성
③ 비윤리적 비도덕적 심리적 상황
④ 기대되는 결과로부터 이탈할 가능성

13.
진료예약제의 장점과 가장 거리가 먼 것은?

① 인력관리의 효율화
② 병원관리의 용이
③ 이용자 만족의 증대
④ 환자 감소

14.
진료비 관리에 대한 설명과 가장 거리가 먼 것은?

① 진료비지불보증은 가장 기본적은 채권확보 수단이다.
② 고액진료비 채권확보는 고액진료 발생 후에 채권을 확보하는 것이 좋다.

③ 진료비지불에 대한 추가 보완 시에는 부동산 담보나 다른 채권확보 방법이 있는지 파악한다.

④ 채무명의란 현존하는 채무를 변제할 의무기 있음을 기재한 공문서이다.

15.
의료사고 피해구제 및 의료분쟁 조정 등에 관한 법률에 의거하여 의료사고 피해자에 대한 신속하고 공정한 피해구제와 보건의료인의 안정적인 진료환경 조성을 목적으로 설립된 기관은?

① 대한의사협회공제회
② 소비자분쟁조정원
③ 한국의료분쟁조정중재원
④ 의료기관인증평가원

16.
병원통계 중 병상회전율에 대한 설명으로 옳은 것은?

① 일정기간 중 1병상이 평균 몇 명의 입원환자를 수용하였는가를 의미한다.
② 일정기간 중 환자를 수용할 수 있는 상태로 가동한 병상이 실제 환자에 의해 점유된 비율을 의미한다.
③ 입원과 외래를 동시에 평가할 수 있는 병상이용도를 의미한다.
④ 연간 1병상당 다음 환자를 수용하는 데 평균적으로 걸리는 기간을 의미한다.

17.
의료관광코디네이터의 역할과 가장 거리가 먼 것은?

① 질병을 예방하거나 치료하는 행위
② 의료제도 및 보험안내
③ 리스크 상담 정보제공
④ 고객서비스 유지 및 관리

18.
해외환자들이 인도를 선호하는 이유와 가장 거리가 먼 것은?

① 'Gold Seal' 자체 인증제로 국제적인 신뢰를 확보
② 낮은 의료수가
③ 짧은 시술대기시간
④ IT와 네트워크를 활용한 의료홍보

19.
재외동포의 출입국과 법적 지위에 관한 법률상 국내거소신고 및 출입국과 체류에 대한 설명으로 옳은 것은?

① 재외동포체류자격에 따른 체류기간은 최장 2년까지로 한다.
② 신고한 국내거소를 이전한 때는 30일 이내에 그 사실을 신고하여야 한다.
③ 국내거소신고를 한 외국국적동포가 체류기간 내에 출국하였다가 재입국하는 경우에는 재입국허가가 필요하다.
④ 재외동포체류자격으로 입국한 외국국적동포는 이 법을 적용받기 위하여 필요하면 대한민국안에 거소를 정하여 그 거소를 관할하는 지방출입국 외국인관서의 장에게 국내거소신고를 할 수 있다.

20.
관광진흥법상 외국인 관광객의 유치 촉진 등을 위하여 관광 활동과 관련된 관계 법령의 적용이 배제되거나 완화되고, 관광 활동과 관련된 서비스 안내 체계 및 홍보 등 관광여건을 집중적으로 조성할 필요가 있는 지역은?

① 관광지 ② 관광단지
③ 관광특구 ④ 기획관광지

제2과목
보건의료서비스지원관리

21.
의료영상을 획득, 저장, 전송, 조회하는 시스템은?

① OCS   ② EMR   ③ EIS   ④ PACS

22.
세계보건기구(WHO)에서 제시한 건강의 정의에 포함되지 <u>않는</u> 내용은?

① 육체적으로 건강한 상태
② 정신적으로 건강한 상태
③ 생리적으로 건강한 상태
④ 사회적으로 건강한 상태

23.
인간의 생명 및 건강문제에 의학을 사회적으로 적용하는 진단 및 치료행위는?

① 의료   ② 양생
③ 건강사정   ④ 건강관리서비스

24.
커뮤니케이션 장애를 극복하기 위해 송신자가 해야 할 일을 모두 고른 것은?

> ㄱ. 커뮤니케이션의 목적을 분명하게 설정한다.
> ㄴ. 상황에 맞는 언어를 적절하게 사용한다.
> ㄷ. 사전에 상대방에 대하여 충분히 알고 커뮤니케이션을 한다.
> ㄹ. 송신자 스스로 업무적으로나 개인적으로 신뢰성을 회복해야 하며, 커뮤니케이션 시에는 반드시 수신자에게 피드백을 요구해야 한다.
> ㅁ. 상황과 목적에 맞는 적절한 매체를 사용해야 한다.

① ㄱ, ㄴ, ㄷ, ㄹ, ㅁ
② ㄱ, ㄴ, ㄷ, ㄹ
③ ㄱ, ㄴ, ㄹ
④ ㄴ, ㄹ, ㅁ

25.
병상관리 방식 중 중앙관리방식의 특징과 가장 거리가 <u>먼</u> 것은?

① 계절적 요인에 따른 환자의 증감에 신속하게 적응하지 못한다.
② 모든 병상의 관리가 한 곳에서 이루어진다.
③ 빈 병상의 효율적 이용이 가능하다.
④ 분산관리보다 적은 행정인력을 필요로 한다.

26.
환자의 재원일수를 효과적으로 관리할 때의 장점이 <u>아닌</u> 것은?

① 환자의 본인부담과 사회간접비용을 감소시킬 수 있다.
② 진료비 청구업무가 용이해진다.
③ 병원의 진료수익이 증대된다.
④ 기존 의료자원을 효율적으로 이용할 수 있다.

27.
의료관광 프로세스에 대한 설명으로 가장 적합한 것은?

① 상담 및 예약–입국수속–비자준비 및 출국–병원방문–관광–결과상담–귀국
② 상담 및 예약–입국수속–비자준비 및 출국–병원방문–결과상담–관광–귀국
③ 상담 및 예약–비자준비 및 출국–입국수속–병원방문–관광–결과상담–귀국
④ 상담 및 예약–비자준비 및 출국–입국수속–관광–병원방문–결과상담–귀국

28.
의료서비스의 특성 중 이질성(heterogeneity)에 대한 내용을 모두 고른 것은?

> ㄱ. 일정치 않은 의사의 의료서비스
> ㄴ. 보험설계사에 따라 달라지는 고객에 대한 의료서비스
> ㄷ. 의사와 환자의 여건에 따라 달라지는 동일 질병에 대한 의료서비스
> ㄹ. 환자가 없는 시간대의 진료서비스

① ㄱ, ㄴ　　② ㄴ, ㄷ, ㄹ
③ ㄱ, ㄴ, ㄷ　　④ ㄱ, ㄴ, ㄷ, ㄹ

29.
다음에서 나타나는 언어적 커뮤니케이션의 특징은?

> 외국인 환자에게 간단한 눈인사나 웃음을 보임으로써 서로의 관계를 확인하려고 노력한다.

① 추상성　　② 추리성
③ 상황성　　④ 전상징성

30.
의료서비스 특성으로 가장 적합한 것은?

① 무형성이 높다.
② 구매자 중심이다.
③ 수요예측이 가능하다.
④ 기대와 실제성과가 일치성이 높다.

31.
오타와 건강증진 헌장을 반영한 활동이 아닌 것은?

① 건강한 공공정책
② 의료서비스 비용 제고
③ 지역사회 활동 강화
④ 개인의 행동기술 개발

32.
의료전달체계상 1단계 요양급여기관에서 2단계 요양급여기관에 이송 시 진료의뢰서 없이 진료를 받을 수 있는 경우를 모두 고른 것은?

> ㄱ. 분만
> ㄴ. 치과환자
> ㄷ. 응급환자
> ㄹ. 혈우병환자

① ㄱ, ㄷ　　② ㄴ, ㄹ
③ ㄱ, ㄴ, ㄷ　　④ ㄱ, ㄴ, ㄷ, ㄹ

33.
사회보험형 의료서비스 지불제도를 가지고 있는 국가는?

① 미국　② 영국　③ 일본　④ 덴마크

34.
환자의 안전한 투약관리를 위한 방법과 가장 거리가 먼 것은?

① 원내 약물관리규정을 수립하고, 준수한다.
② 투약방법, 약물보관, 부작용 발생 시의 대처방안 등에 대한 복약지도를 실시한다.
③ 투약 전에 두 가지 이상의 환자 정보를 확인한다.
④ 복약지도와 관련된 교육은 병원 전 직원이 정기적으로 받도록 한다.

35.
외국인 환자와 상담 시 적합한 면담방법이 아닌 것은?

① 모순점 찾기　　② 폐쇄식 질문
③ 바꾸어 말하기　　④ 초점맞춤식 질문

36.
커뮤니케이션의 주요 구성요소가 아닌 것은?

① 채널　② 화자　③ 환경　④ 메시지

37.
보건체계의 유형별 특성에 대한 설명으로 옳은 것은?

① 자유기업형은 의료업을 자유롭게 허용하는 국가로 정부 주도 의료보험이 모범적으로 시행되어 보건 의료비 지출이 높지 않다.
② 복지국가형은 높은 세율 또는 높은 보험료율이 적용되는 국가로 의료서비스의 보편적 수혜가 기본권이 된다.
③ 저개발국가형은 경제적 지원 부족으로 대도시와 주변 지역 주민들이 현대의료시설의 혜택을 받지 못하고 전통의학에 의존한다.
④ 개발도상국형은 보건의료에 대한 사회적 투자와 우선순위가 낮으며 국민의 보건의식수준도 낮아 보건의료자원 개발이 이루어지지 않는다.

38.
우리나라 입국 시 일반여권을 소지한 자의 사증이 면제된 국가는?

① 인도
② 중국
③ 우즈베키스탄
④ 말레이시아

39.
의료관광 서비스가 전달되는 절차나 활동들의 흐름을 의미하는 것은?

① 의료관광 시스템
② 의료관광 마케팅
③ 의료관광 프로세스
④ 의료관광 커뮤니케이션

40.
의무기록 자료의 일차적 이용가치로 가장 적합한 것은?

① 진료비 산정의 기본자료
② 법적 문제 발생 시의 증거자료
③ 의학연구 및 교육을 위한 임상자료
④ 진료에 참여한 구성원 간의 의사전달도구

제3과목
보건의료관광마케팅

41.
의료관광상품 수명주기별 특징을 연결한 것과 가장 거리가 먼 것은?

① 도입기-브랜드 인지도 증대
② 성장기-시장점유율 확대
③ 성숙기-수익 극대화
④ 쇠퇴기-시장 점유율 방어

42.
의료관광상품의 수명주기에서 성숙기 상품의 특징과 거리가 먼 것은?

① 신규 수요가 아닌 대체 수요가 발생된다.
② 의료관광객이 가격에 민감해진다.
③ 경쟁의료기관의 서비스상품이 비슷해진다.
④ 의료기관 간 경쟁이 둔화된다.

43.
가치기반 의료수가 결정에 대한 설명과 가장 거리가 먼 것은?

① 가치기반 가격결정은 의료기관의 의료원가보다는 의료소비자의 가치 지각에 중점을 두어 의료수가를 책정하는 것이다.
② 의료기관은 마케팅을 통해 그 수가 대에 사용한 의료상품이 가치가 있기 때문에 의료소비를 할 만하다는 것을 의료소비자에게 확인시켜야 한다.
③ 가치기반 수가결정에서는 마케터가 의료상품과 마케팅 프로그램을 먼저 설계한 다음 수가를 책정할 수 있다.
④ 만약 수가가 너무 높은 것으로 지각된다면 의료기관은 수익률을 낮추거나 매출 감소를 감수해야 하며 이는 수익성을 감소시킬 수 있다.

44.
의료관광 마케팅의 기능에 대한 설명과 가장 거리가 먼 것은?

① 소비자 욕구나 시장상황 파악을 위한 정보수집 활동(marketing investigation)
② 구입가능성이 있는 것을 상품화 계획하는 활동 (marketing planning)
③ 광고매체를 사용하여 소비자에게 정보를 전달하는 판매촉진 활동(sales promotion)
④ 사업비 및 재무분석 등 재무계획 수립(financial planning)

45.
고객행동 영향요인 중 개인적 요인으로 가장 적합한 것은?

① 문화　　　② 가족
③ 라이프스타일　④ 준거집단

46.
경쟁이 심화된 시장에서 전략적 제휴를 통해 마케팅 비용을 절약하고 효과를 극대화하기 위한 제휴마케팅 방법과 가장 거리가 먼 것은?

① 파트너십　　② 네트워크
③ 인수　　　　④ 얼라이언스

47.
다음 중 성격이 다른 통합커뮤니케이션 방법은?

① 소비자-기업(customer to business)마케팅
② 카탈로그(catalog)마케팅
③ 텔레마케팅(telemarketing)
④ 다이렉트 메일(direct mail) 마케팅

48.
집약적 유통경로 정책이라고도 하며, 판매점을 한정하지 않고 다수의 판매점에 개방적으로 판매하는 정책으로 배타성이 전혀 없는 유통경로 정책은?

① 통합적 유통경로 정책
② 한정적 유통경로 정책
③ 전매적 유통경로 정책
④ 개방적 유통경로 정책

49.
현재 고객을 대상으로 고객의 충성도에 대해 보상함으로써 반복구매 행동을 구축하려고 설계된 판매촉진방법은?

① 상용고객 프로그램(frequency program)
② 쿠폰
③ 사은품 제공
④ 경연과 추첨

50.
고객의 정보처리 과정으로 가장 적합한 것은?

① 정보자극-선택적 지각-기억-지각적 해석-지각적 조직화
② 정보자극-선택적 지각-지각적 조직화-지각적 해석-기억
③ 정보자극-지각적 해석-기억-지각적 조직화-선택적 지각
④ 정보자극-기억-지각적 조직화-선택적 지각-지각적 해석

51.
우리나라 의료관광 상품의 핵심 경쟁력 요인으로 가장 적합한 것은?

① 높은 의료수가
② 높은 수준의 의료 인프라
③ 높은 인건비
④ 고가의 의료상품 비용

52.
A병원은 기존의 서비스상품을 개선하고자 한다. 다음 중 상품믹스(product mix)의 깊이(depth)에 관한 설명으로 가장 적합한 것은?

① 기존에 제공하는 외래, 입원서비스 이외에 외래수술 서비스를 추가한다.
② 각 진료과목별 외래와 응급진료센터로 구성된 외래서비스에 외국인외래진료서비스를 추가한다.
③ 개인검진과 기업검진으로 구성된 건강검진 서비스를 기존의 서비스에 새롭게 추가한다.
④ 개인건강검진서비스는 일반형, 골드형으로 구분하여 제공한다.

53.
광고 메시지의 유형 중 소비자 증언광고 등을 통하여 자사의 제품을 구매해야 되는 이유를 전달하는 것으로 가장 적합한 것은?

① 정보제공형   ② 의견제시형
③ 상표인지형   ④ 상징형

54.
의료서비스 구매과정에서 커뮤니케이션의 역할은 구매 전 단계, 소비단계, 구매 후 단계로 나누어진다. 구매 후 단계에서의 역할과 가장 거리가 먼 것은?

① 인지적 불일치를 감소시킨다.
② 긍정적 구전을 촉진시킨다.
③ 구매위험을 감소시킨다.
④ 재구매 행동을 증대시킨다.

55.
의료관광상품의 교차판매(cross selling) 방법과 가장 거리가 먼 것은?

① 보톡스시술 중인 환자에게 미용관련 서비스 상품을 소개한다.
② 소비자의 상품구매 패턴을 파악하여 구매연관상품을 개발한다.
③ 동시구매 가능성이 있는 의료관광 상품들은 패키지로 묶는다.
④ 양약시술 환자에게 전통 한정식 상품을 권한다.

56.
STP 전략에 대한 내용과 가장 거리가 먼 것은?

① 시장세분화   ② 브랜드 관리
③ 표적시장의 선정   ④ 포지셔닝

57.
국제의료관광 코디네이터에게 필요한 주요 요건과 가장 거리가 먼 것은?

① 의료용어 및 병원시스템에 대한 이해
② 경제 및 시장 환경 분석 평가 능력
③ 다문화에 대한 이해 및 외국어 능력
④ 관광상품 및 관광시스템에 대한 이해

58.
의료관광 시장세분화의 변수 중 인구통계학적 특성으로 가장 적합한 것은?

① 행정지역   ② 라이프스타일
③ 소득   ④ 상표애호도

59.
A병원은 마케팅 조사와 고객만족도를 파악하기 위하여 고객들의 지식, 선호도, 구매동기 등을 조사하고자 한다. 다음 중 조사를 위한 가장 적합한 자료수집 방법은?

① 관찰조사   ② 탐색적조사
③ 기술적조사   ④ 실험조사

60.
우리나라 정부의 의료관광관련 제도 개선 실적과 가장 거리가 먼 것은?

① 해외환자 유치 행위 허용
② 의료관광 비자 도입
③ 의료분쟁조정제도 도입
④ 외국투자병원 전면적 도입

제4과목
관광서비스지원관리

61.
관광산업의 정의와 가장 거리가 먼 것은?

① 관광객을 대상으로 활동하는 공 사기업들을 모두 포함한다.
② 관광시장에서 상품과 서비스를 생산 판매하는 관광기업들의 집합이다.
③ 관광객의 요구충족을 위해 서비스와 편의를 제공하는 각종 유관산업의 총칭이다.
④ 관광객과 관련이 있는 모든 기업, 조직, 그리고 시설로 구성되고, 정부기관은 포함되지 않는다.

62.
관광진흥법상 의료관광호텔업의 정의로 옳은 것은?

① 의료관광객에게 숙박만을 제공하는 업
② 숙박에 관련된 음식 운동 오락 휴양 공연 연수에 적합한 설비를 갖추고 이를 일반인들이 이용할 수 있게 하는 업
③ 의료관광객의 숙박에 적합한 시설 및 취사도구를 갖추거나 숙박에 딸린 음식 운동 또는 휴양에 적합한 시설을 함께 갖추어 주로 외국인 관광객에게 이용하게 하는 업
④ 대가없이 의료관광객에게 숙박에 적절한 구조 및 설비를 갖추고 이를 제공하는 업

63.
베르네커(Bernecker)가 주장한 관광구조의 3요소로 바르게 나열된 것은?

① 관광주체–관광객체–관광객
② 관광주체–관광객–관광대상
③ 관광주체–관광객체–관광매체
④ 관광주체–관광대상–관광자원

64.
관광이벤트가 미치는 파급 효과로 가장 적합한 것은?

① 관광지의 부가가치를 낮춘다.
② 인간의 삶의 질을 고양시킨다.
③ 관광수요의 지속적인 감소를 나타낸다.
④ 관광지역에 여러 가지 문제점을 일으킨다.

65.
항공운송 객체에 의해 분류한 유형과 가장 거리가 먼 것은?

① 국제항공운송업
② 항공화물운송업
③ 여객항공운송업
④ 항공우편운송업

66.
외식사업의 특성과 가장 거리가 먼 것은?

① 유통경로가 없는 사업이다.
② 소비자의 라이프스타일에 영향을 받는 사업이다.
③ 독과점이 거의 불가능한 사업이다.
④ 시간적 제약과 수요예측이 확실한 사업이다.

67.
관광서비스의 유형 중 여행업 서비스의 내용과 가장 거리가 먼 것은?

① 안내업무   ② 수속대행
③ 인력수급서비스   ④ 예약 및 수배

68.
관광진흥법상 관광사업의 종류에 포함되지 않는 것은?

① 국제회의업   ② 관광교통업
③ 카지노업   ④ 관광숙박업

69.
관광지안내와 예약시스템의 목적과 가장 거리가 먼 것은?

① 지역소개를 통한 지역경제의 활성화
② 관광기업의 경영효율화를 통한 수익성 증대
③ 관광지 관리의 용이성을 통한 관광종사원의 편의성 확보
④ 관광객이 필요로 정보제공을 통한 관광객의 편의성 도모

70.
관광교통의 기본적 성격과 가장 거리가 먼 것은?

① 무형재
② 수요의 편재성
③ 자본의 유휴성
④ 인적서비스의 감동성

71.
경제적 측면에서 관광산업의 긍정적 효과와 가장 거리가 먼 것은?

① 신규 고용창출 및 재정 수입증대
② 국제수지개선과 국제무역진흥의 기능
③ 민간소비활성화로 물가 상승에 기여
④ 국제친선과 국위선양 등 무형의 외부경제적 부수효과

72.
여행사 수배업무와 가장 거리가 먼 것은?

① 고객의 특성을 파악하여 상품을 홍보하고 판매한다.
② 호텔 등급 수준과 객실종류, 객실 수 등을 정확히 확보한다.
③ 관광시설의 예약과 교통시설의 좌석을 확보한다.
④ 각종 예약사항의 확인 여부를 기록한다.

73.
호텔의 초과예약으로 인하여 객실이 부족한 경우 예약 손님을 정중히 다른 호텔로 안내하는 서비스는?

① laundry service
② turn down service
③ turn away service
④ paging service

74.
관광자원의 개념적 특성과 가장 거리가 먼 것은?

① 관광객의 욕구나 동기를 일으키는 매력성을 지니고 있다.
② 관광객의 행동을 끌어들이는 유인성을 지니고 있다.
③ 관광자원의 가치는 감소하거나 사라지지 않는다.
④ 사회구조나 시대에 따라서 가치를 달리한다.

75.
한국표준산업분류(2008)에서 음식점 및 주점업(56)의 하위분류에 포함되지 않는 것은?

① 한식 음식점업
② 서양식 음식점업
③ 휴게 음식점업
④ 제과점업

76.
관광서비스의 정의에 관한 설명과 가장 거리가 먼 것은?

① 유형적 형태로만 구성된 일련의 활동
② 고객의 욕구를 충족시키는 행위
③ 고객과 관광종사원의 상호관계에서 발생
④ 고객 욕구 충족을 위한 모든 인간적 활동

77.
와합(S. Wahab)이 제시한 관광객 분류에 대한 설명과 가장 거리가 먼 것은?

① 연령에 따라 청소년 성인 관광객
② 관광소비의 등급에 따라 부유층 저소득층 관광객
③ 성별에 따라 남성 여성 관광객
④ 여행 참가자의 수에 따라 개인 단체 관광객

78.
관광활동의 정의로 가장 적합한 것은?

① 관광활동은 인간 삶의 질적 향상, 자아실현 및 행복 추구, 심신의 건강을 증진하는 제반 활동이다.
② 관광활동은 놀이 문화의 총체이며, 쇼핑관광, 탐조관광 등 체험활동을 함에 있어서 지켜야 할 에티켓을 의미한다.
③ 관광활동은 관광객을 유치하는 관광기업의 마케팅 활동이다.
④ 관광활동은 관광분야의 경제적 이윤 창출활동을 총칭한다.

79.
외부로부터의 요구나 내부고객으로부터의 요구에 의하여 호텔 내부에 있는 고객을 찾아주고 메시지를 전달해 주는 서비스는?

① 벨맨 서비스(bellman service)
② 페이징 서비스(paging service)
③ 컨시어지 서비스(concierge service)
④ 포터 서비스(porter service)

80.
공연안내 서비스에 관한 설명과 가장 거리가 먼 것은?

① 문화예술이라는 매개체를 통한 접근으로 직접적인 제품광고에 비해 소비자의 거부감을 높일 수 있다.
② 문화예술은 여타 관련 산업과 소비를 진작시키는 등의 높은 파급효과를 가지고 있다.
③ 한 국가의 경쟁력이 물질적, 경제적 요인에서 문화적 요인으로 전환되어 가고 있다.
④ 관광공연장업이란 관광객을 위하여 적합한 공연시설을 갖추고 공연물을 공연하면서 관광객에게 식사와 주류를 판매하는 업이다.

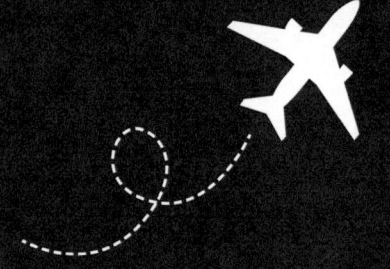

국제의료관광코디네이터 핵심꿀팁 문제

의학용어 및 질환의 이해

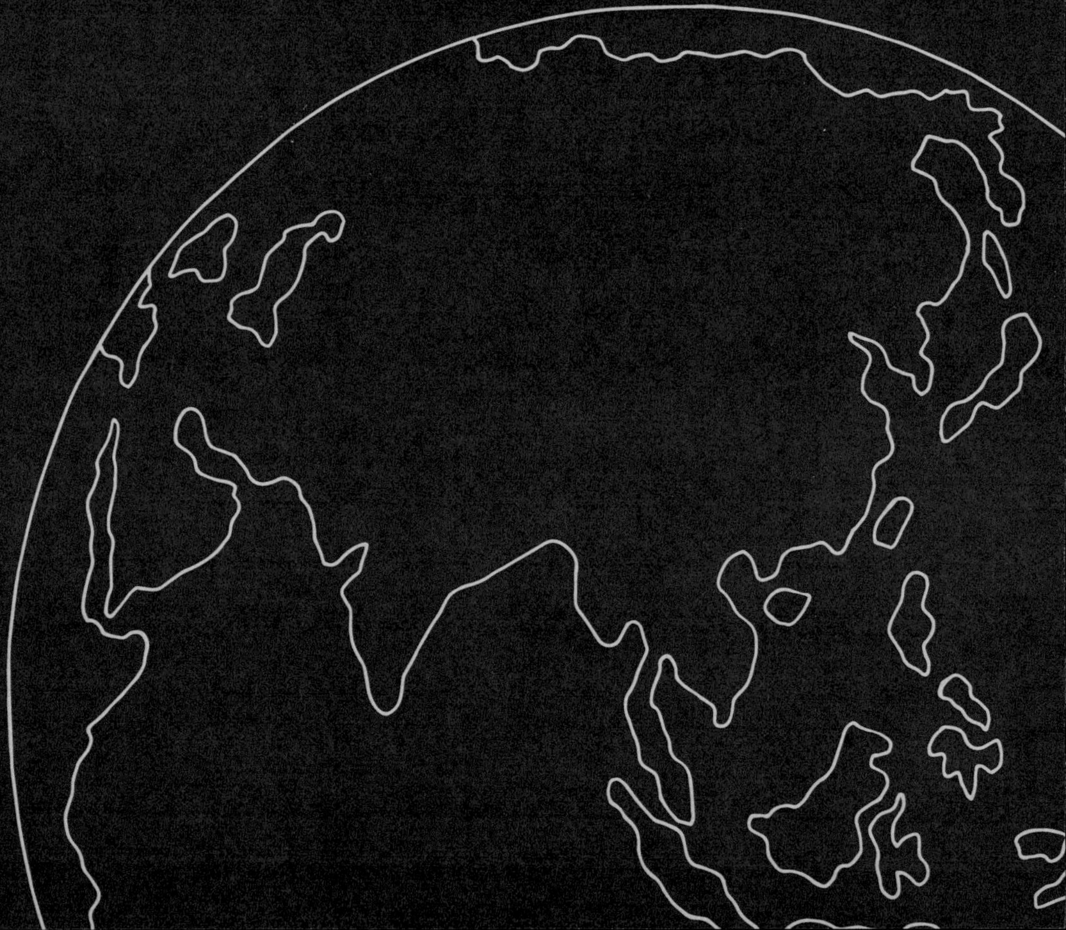

- **2022년 1회** ⋯ 200

- **2021년 2회** ⋯ 202
- **2021년 1회** ⋯ 204

- **2020년 2회** ⋯ 206
- **2020년 1회** ⋯ 208

- **2019년 2회** ⋯ 210
- **2019년 1회** ⋯ 212

- **2018년 2회** ⋯ 214
- **2018년 1회** ⋯ 216

- **2017년 2회** ⋯ 218
- **2017년 1회** ⋯ 221

- **2016년 2회** ⋯ 223
- **2016년 1회** ⋯ 225

2022년 1회

81.
정맥으로 주입된 조영제가 신장에서부터 요로로 배설되는 것을 방사선으로 촬영하여 신장의 각종 질환을 진단하는 검사법은?

① cholecystography
② pneumoencephalography
③ intravenous pyelography
④ digital subtraction angiography

82.
다음에서 설명하는 질환을 뜻하는 용어는?

> 스트레스, 흡연, 바이러스 감염, 약물, 과도한 알코올 섭취 등으로 위 내벽에 생기는 염증으로 복부팽만, 복통, 소화불량, 구역질 등의 증세를 보인다.

① gastritis   ② hepatitis
③ stomatitis   ④ stomach cancer

83.
뼈의 화학적 조성에 변화가 없는 상태에서 뼈의 전체의 양이 병적으로 감소된 상태로 뼈의 무기질과 단백질이 줄어들어 뼈 조직이 엉성해지는 증상은?

① sprain   ② dislocation
③ osteoporosis   ④ osteoarhritis

84.
부정맥(arrythmia)종류에 해당되지 않는 것은?

① flutter   ② fibrillation
③ heart block   ④ regurgitation

85.
종양실질세포가 상피성 조직에서 유래한 악성종양은?

① sarcoma   ② neuroma
③ carcinoma   ④ granuloma

86.
부고환에 생긴 염증은?

① vasitis   ② orchitis
③ prostatitis   ④ epididymitis

87. 여성 생식기 계통의 수술명 중 틀린 것은?

① myomectomy: 근종적출술
② salpingotomy: 난관결찰술
③ hysterectomy: 자궁절제술
④ ovariectomy: 난소절제술

88.
'관절'을 의미하는 연결형은?

① glyc/o   ② cyst/o
③ arthr/o   ④ erythr/o

89.
약물복용 횟수와 관련된 용어가 아닌 것은?

① qd   ② po
③ bid   ④ qid

90.
뇌와 척수를 덮고 있는 뇌(척)수막의 감염으로 열, 두통, 오한, 구토 등의 증세를 보이는 질환을 나타내는 용어는?

① meningitis   ② hematoma
③ meningioma ④ cerebral infarction

91.
접미사 '-ectomy'가 의미하는 것은?

① origin   ② excision
③ repair   ④ deficieny

92.
조혈기관의 급성 혹은 만성적 악성질환으로 골수와 혈액 내에 비정상적인 백혈구들이 나타나는 질환은?

① leukemia   ② hemophilia
③ lymphoma   ④ polycythemia

93.
정신건강의학과에서 사용하는 정신질환 용어의 의미가 틀린 것은?

① autism 자폐증
② anxiety 불안
③ depression 우울증
④ schizophrenia 양극성장애

94.
숨 쉴 때 공기가 드나들며 후두에서 폐로 연결된 관 모양의 부위는?

① pleura   ② trachea
③ larynx   ④ nasal cavity

95.
혈액 중 항체에 의해 매개되는 면역으로 항원이 처리되는 반응을 말하는 것은?

① natural immunity
② humoral immunity
③ cell-mediated immunity
④ macrophage phagocytosis

96.
신장을 절제하는 수술명은?

① nephropexy   ② nephrectomy
③ nephrostomy ④ nephrorrhaphy

97.
진피(dermis)에 관한 설명을 모두 고른 것은?

> ㄱ. 멜라닌을 분비하는 멜라닌 세포가 있음.
> ㄴ. 딱딱한 단백물질인 케라틴으로 차 있는 각질세포가 있음.
> ㄷ. 진피의 섬유는 주로 질기고 유연한 교원질 섬유로 이루어져 있음.
> ㄹ. 진피에는 혈관, 신경섬유와 부속기관 (털주머니, 땀샘, 피지샘)이 있음.

① ㄱ, ㄴ   ② ㄱ, ㄹ
③ ㄴ, ㄷ   ④ ㄷ, ㄹ

98.
External ear에 해당하는 해부학적 구조로만 나열된 것은?

① cerumen, auricle
② oval window, auricle
③ external auditory meatus, auricle
④ auricle, tympanic, membrane, cochlea

99.
진단용어가 바르게 연결된 것은?

① colitis: 췌장염
② goiter: 왜소증
③ pancreatitis: 대장염
④ diabetes mellitus: 당뇨병

100.
다음 약어 중 의미가 틀린 것은?

① CT: 컴퓨터방사선촬영
② IVP: 정맥신우조영술
③ PET: 양전자방출단층촬영술
④ MRA: 자기공명 혈관조영술

● 2021년 2회

81.
다음 중 순환계통 약물이 아닌 것은?

① Cardiotonic
② Antacid
③ Coronary Vasodilator
④ Antihypertensive drug

82.
눈의 검은자와 홍채 뒤에는 투명한 안구, 조직적인 수정체가 존재하여 눈의 주된 굴절기관으로 작용한다. 이 수정체가 혼탁해져 빛을 제대로 통과시키지 못하게 되면서 안개가 낀것처럼 시야가 뿌옇게 보이는 질환은?

① 녹내장(Glaucoma)
② 백내장(Cataract)
③ 안구건조증(xerophthalmia)
④ 황반 변성(macula degeneration)

83.
다음 의학용어 중 접두사의 의미가 다른 하나는?

① exo ② ecto
③ extra ④ endo

84.
다음 설명에 해당하는 것은?

종양실질세포가 상피성 조직에서 유래한 악성 종양이다. 이것은 성장이 매우 빠르고, 혈액이나 림프관을 통해서 다른 멀리 떨어진 장기로 암세포의 전파가 가능하여 다른 장기에도 암을 전파하는 것이 특징이다. 상피세포의 과도한 증식으로 편평세포암종, 선암종, 미분화암종 등으로 구분한다.

① neoplasm ② carcinoma
③ tumor ④ sarcoma

85.
다음 중 핵의학검사에 해당하는 것은?

① MRI ② PET
③ angiogram ④ chest X-ray

86.
신경계에서 말하는 'efferent' 란?

① 감각기에서 중추신경으로 자극을 전달하는 원심성
② 감각기에서 중추신경으로 자극을 전달하는 구심성
③ 중주신경에서 감각기로 자극을 전달하는 구심성
④ 중주신경에서 감각기로 자극을 전달하는 원심성

87.
불안장애에 대한 진단용어에 포함되지 않는 것은?

① social phobia 사회공포증
② agoraphobia 광장공포증
③ cyclothimia 조울증 전의 병적 성격
④ panic disorder 공항장애

88.
다음 중 호흡기계 관련 질환은?

① artrial flutter
② lymphoma
③ hydrocephalus
④ emphysema

89.
주로 흑인에게 유전적으로 생기는 용혈빈혈로 적혈구 헤모글로빈 내에 아미노산 배열의 선천적 이상으로 인해 적혈구가 낫 모양으로 변한 비정상적인 혈구가 말초혈액에 나타나는 병은?

① 재생불량성 빈혈

② 철결핍성 빈혈
③ 겸상적혈구 빈혈
④ 지중해 빈혈

90.
다음중 성매개질환이 <u>아닌</u> 것은?

① herpes genitalis
② gonorrhea
③ syphilis
④ balanitis

91.
인체면역계 이상으로 생기며, 뺨과 코 위에 나비 모양의 홍반이 특징으로, 피부의 콜라겐과 관절, 장기 등을 광범위하게 침범하는 만성 염증성 질환은?

① impetigo contagiosa
② herpes zoster
③ systemic lupus erythematosus
④ exanthematous viral disease

92.
방광경을 통해 카테터를 요관에 삽입하여 조영제를 신우로 주입한 후, X선을 활용하는 검사방법은?

① intravenous pyelography
② cholecystography
③ retrograde pyelography
④ arteriography

93.
조영제를 사용하지 않는 검사는?

① barium enema
② KUB
③ RGP
④ UGI series

94.
우리 몸에 병균이 침입하면 면역세포들은 다양한 면역매개물질을 분비하여 다른 면역세포들을 불러모으고, 활성화시켜서 병균을 물리치는데, 자신의 조직 성분에 대하여 면역을 일으키거나 과민성인 상태로 자신과 외부에서 들어온 물질의 확실한 구분을 못해 몸속의 면역체계가 우리 몸을 스스로 공격하고 파괴하는 것은?

① 면역병
② 세포질환
③ 자가면역질환
④ 전염병

95.
수술처치용어의 의미연결이 <u>틀린</u> 것은?

① fasciectomy-근막절제술
② arthrotomy-관절절개술
③ chondrotomy-연골절제술
④ myotomy–근육절개술

96.
다음 중 약어에 대한 뜻이 옳은 것은?

ㄱ. ADH-항이뇨호르몬
ㄴ. UA-요로감염
ㄷ. CRF-만성신부전
ㄹ. UTI-요검사, 요분석

① ㄱ,ㄴ
② ㄱ,ㄷ
③ ㄴ,ㄹ
④ ㄷ,ㄹ

97.
부신피질에서 당질 코르티코이드가 만성적으로 과다하게 분비되어 비만,고혈당,남성형다모증,생식기능 부전 등이 나타나는 질환은?

① hyperthyroidism
② hypoparthyroidism
③ cushing's disease
④ diabetes mellitus

98.
유방내의 병변을 방사선 영상을 통해 진단하며, 유방

암 조기 진단에 유용한 검사는?

① mammography
② bone scan
③ breast sonography
④ breast biopsy

99.
정상적으로 존재하는 혈관과 혈관 사이를 작은 혈관으로 연결하는 것은?

① 동맥절개　② 죽종절제
③ 연결,문합　④ 혈관조영

100.
췌장관(이자)이 연결되는 위장관(gastro-intestinal tract)부위는?

① esophagus-식도
② stomach-위
③ duodenum-십이지장
④ colon–결장(대장)

● **2021년 1회**

81.
1/2T, 1C, 1P로 표시되는 약물의 투여경로는?

① 구강　　② 피부
③ 직장　　④ 정맥 내

82.
남자아이의 경우, 태아시기에는 복강 내에 있던 고환이 출생과 함께 음낭으로 내려와야 하는데, 어떤 원인에 의하여 음낭까지 하강되지 않은 상태는?

① hydrocele　② cryptorchidism
③ hypospadia　④ phimosis

83.
실제 아무런 질환 없이 신체 동통이나 신체 불편함을 경험하는 것으로 건강에 대한 비합리적 두려움이나 불안함이 나타나는 증상은?

① post-traumatic stress disorder
② psychosomatic disorder
③ hypochondriasis
④ conversion disorder

84.
결핵균의 감염여부를 확인할 수 있는 검사는?

① Schick test　② Mantoux test
③ Widal test　④ Coombs' test

85.
다음 기능을 하는 소화기계 장기의 연결이 옳지 않은 것은?

① 담즙의 생성 및 저장– gall bladder
② 해독작용- liver
③ 인슐린 및 소화효소 생성- pancreas
④ 복강 내 장기 보호- peritoneum

86.
다음 중 면역관련 기관에 해당되지 않는 것은?

① spleen　　② lymph node
③ thymus gland　④ adrenal gland

87.
심장에 피를 공급하는 혈관이 막혀서 영양분을 공급받는 부위가 괴사에 빠지는 것은?

① 협심증　　② 고혈압심장질환
③ 심근경색증　④ 울혈성 심부전

88.
Congestive heart failure에 대한 설명으로 옳은 것을 모두 고른 것은?

ㄱ. 심장이 적절한 양의 혈액을 펌프 할 수 없다.
ㄴ. 심장을 둘러싸고 있는 동맥의 질환이다.
ㄷ. pulmonary edema의 원인이 된다.
ㄹ. 대동맥과 폐동맥 사이의 작은 관이 열려 있는 질환이다.

① ㄱ, ㄴ, ㄷ ② ㄱ, ㄷ
③ ㄴ, ㄹ   ④ ㄹ, ㄱ

89.
수용성 조영제를 정맥으로 주입한 다음 일정 시간 경과 후 신장을 통하여 요로로 배설될 때 촬영하여 요로를 조영시키는 것은?

① cholecystography
② intravenous cholangiography
③ hysterosalpingography
④ intravenous pyelography

90.
안구 내의 압력 상승으로 시신경이 손상 받는 질환은?

① cataract   ② conjuctivitis
③ strabismus   ④ glaucoma

91.
근육을 뼈에 연결시키는 결합 조직은?

① fascia   ② ligament
③ meniscus   ④ tendon

92.
다음 중 비뇨기계통 수술명이 올바른 것은?

① circumcision   ② prostatectomy
③ orchiectomy   ④ orchioplasty

93.
속도를 나타내는 접두사는?

① later/o   ② terat/o
③ cyan/o   ④ tachy

94.
다음 중 피부나 피부 부속기관에 속하지 않는 것은?

① iris
② subcutaneous tissue
③ sweat gland
④ dermis

95.
다음 중 임신과 관련된 용어와 가장 거리가 먼 것은?

① amniocentesis
② in vitro fertilization
③ cystoscopy
④ fetal monitoring

96.
암과 관련된 질환명이 바르게 연결된 것은?

① prostate cancer
② lung cancer
③ thyroid cancer
④ hepatoma

97.
머리뼈와 가장 바깥쪽 수막 사이에 혈액이 고인 것은?

① epidural hematoma
② intracerebral hematoma
③ subarachnoid hematoma
④ subdural hematoma

98.
부신피질의 가장 바깥층과 과립층에서 생성, 분비되는 전해질 조절 스테로이드 호르몬은?

① cortisol
② aldosterone

③ corticosteroid
④ adrenalin

99.
다음 의학용어 중 수술에 대한 접미사가 들어있는 것은?

① tachycardia
② insomnia
③ splenorrhaphy
④ bronchostenosis

100.
엑스선 촬영시 위치와 방향에 관한 용어 중 '바로누운, 앙와위 face up'에 해당하는 것은?

① dorsal   ② prone
③ superior   ④ supine

● 2020년 2회

81.
임부에게 경련, 혼수, 고혈압, 부종 등을 일으키는 질환은?

① hyperemesis gravidarum
② cervix carcinoma
③ ovarian tumor
④ eclampsia

82.
다음 중 조영제를 사용하는 검사가 아닌 것은?

① barium enema
② venography
③ intravenous cholangiography
④ ultrasonography

83.
thyroid gland와 관련된 증상 및 질병을 모두 고른 것은?

> ㄱ. goiter
> ㄴ. myxedema
> ㄷ. cretinism
> ㄹ. Hashimoto's disease

① ㄱ, ㄴ   ② ㄴ, ㄹ
③ ㄱ, ㄴ, ㄷ   ④ ㄱ, ㄴ, ㄷ, ㄹ

84.
비타민 C의 결핍으로 발생하는 질환으로, 교원질(콜라겐), 뼈, 치아 및 혈관에 변화를 일으켜 점막하를 비롯하여 모세혈관이 많이 분포된 부위에 출혈이 잘 일어나며 뼈모세포(osteoblast)형성에도 장애를 가져오거나 얇은 피질골(thin cortex), 골막하 출혈(subperiosteal memorrhage)등이 나타나는 질환은?

① scurvy   ② osteomyelitis
③ acromegaly   ④ osteomalacia

85.
심장에 혈액을 공급하는 동맥의 병인 관상동맥질환의 수술적 치료법으로 막힌 동맥부위를 우회하여 혈류가 통하도록 만들어 주는 것은?

① cardioversion
② heart transplantation
③ cardiopulmonary resuscitation
④ coronary artery bypass graft(CABG)

86.
HIV에 의한 감염으로 바이러스가 체내의 helper T-cell을 공격하여 면역결핍을 일으키는 후천성 면역결핍증을 뜻하는 약어는?

① SLE   ② AIDS

③ CMV ④ SCID

87.
하부 호흡관(lower respiratory Tract)에 해당하는 부분은?

① bronochus ② larynx
③ paranasal sinus ④ pharynx

88.
의식적으로 원치 않지만 생각이 반복적으로 떠오르는 질환은?

① mania ② anxiety
③ delusion ④ obsession

89.
신체와 관련된 어근이 두 개 이상인 경우 어떤 순서로 연결되는가?

① 두 부위의 크기 순서
② 시작되는 알파벳의 순서
③ 접미어의 유형에 따른 순서
④ 해부학적 위치에 따른 순서

90.
세포가 여러 가지 원인에 의해 세포 자체의 조절 기능에 문제가 생기면 정상적으로는 사멸해야 할 비정상 세포들이 과다 증식하게 되며, 경우에 따라 주위 조직 및 장기에 침입하여 종괴(덩어리)를 형성하고 기존의 구조를 파괴하거나 변형시키게 된다. 이러한 상태를 무엇이라고 하는가?

① cancer ② ulcer
③ furuncle ④ urticaria

91.
비뇨기계 관련 약어에 대한 정식명칭으로 옳은 것은?

① CRF: Congestive Renal Failure
② UTI: Urinary Tract Infection
③ BUN: Bladde Urine Nitrogen
④ IVP: Intravesica Pyelogram

92.
안구의 압력을 측정하여 녹내장을 진단하는 검사는?

① audiometry
② tonometry
③ tuning fork test
④ visual field test

93.
암세포와 각종 대사경로에 개입하여 주로 핵산의 합성을 억제하거나 항암활성을 나타내는 약제는?

① anti-histamin
② anti-biotic
③ anti-cancer drugs
④ anti-coagulant

94.
인체의 기본 조직을 이루며 약 75조~100조 개 이상으로 이루어져 있는 인체의 기본 단위는 무엇인가?

① nerve ② plasma
③ cell ④ tissue

95.
방사선 검사법의 약어가 틀린 것은?

① DSA: Digital Subtraction Angiography
② IVP: Intravenous Pyelogram
③ MRI: Magnetic Retrograde Imaging
④ PET: Positron Emission Tomography

96.
humerus 의 radius 쪽으로 연결되는 방향은 humerus의 어떤 방향인가?

① posterior ② central
③ distal ④ proximal

97.
혼합성 신경으로 뇌신경 중 가장 큰 신경은?

① olfactory nerve
② optic nerve
③ trigeminal nerve
④ trochlear nerve

98.
고환의 음낭 속으로 내려오는 것이 정지되어, 복강이나 서혜관 내에 위치하는 것은?

① anorchism　② balanitis
③ epididymitis　④ cryptorchidism

99.
급성심근경색증의 약어는?

① AMI　② AML　③ AR　④ Ag

100.
UTI에 대한 옳은 설명을 모두 고른 것은?

> ㄱ. 소변검사에서 bacteria 가 검출된다.
> ㄴ. 반드시 투석이 필요하다.
> ㄷ. 요로의 염증질환이다.
> ㄹ. 후유증으로 뇌병변을 가져온다.

① ㄱ, ㄹ　② ㄱ, ㄷ
③ ㄱ, ㄴ　④ ㄷ, ㄹ

● **2020년 1회**

81.
심장 내 출혈에 의해 혈액이 저류되는 것은 ?

① 심근염　② 심장막염
③ 심내막염　④ 혈심낭

82.
Carpal tunnel syndrom은 어느 신경의 압박에 의해 발생하는가?

① 척골신경　② 정중신경
③ 요골신경　④ 좌골신경

83.
Aneruysm에 대한 설명으로 옳은 것을 모두 고른 것은?

> ㄱ. 죽상경화증으로 동맥벽이 약해서 동맥이 부분적으로 넓어진 것이다.
> ㄴ. 정맥에도 aneruysm이 생길 수 있다.
> ㄷ. 심장에도 aneruysm이 생길 수 있다.
> ㄹ. 고혈압과는 관련없다.

① ㄱ, ㄴ, ㄷ　② ㄱ, ㄷ
③ ㄴ, ㄹ　④ ㄹ

84.
다음 중 검사명의 약어가 올바르게 연결되지 않은 것은?

① MRI(magnetic resonance imaging)
② CT (computed tomography)
③ PET(positron emission tomography)
④ IVP(intravenous pyelography)

85.
감염 및 염증질환을 의미하는 것으로 틀린 것은?

① Paget's disease　② osteitis
③ osteoma　④ Pott's disease

86.
유방 연조직의 방사선 촬영법으로 유방의 질환을 확인하는 검사는?

① electrocardiogram
② mamography
③ paracentesis

④ thoracentesis

87.
눈에서 카메라의 렌즈에 해당하는 부분인 수정체가 혼탁하게 되어서 시력장애가 생기는 것으로 눈동자 속이 희게 보이는 질환은?

① cataract ② glaucoma
③ nystagmus ④ blepharolpasty

88.
대변 내 혈액의 존재를 확인하는 직장암의 주요 진단 방법은?

① stool culture ② upper GI series
③ urinalysis ④ stool guaiac test

89.
다음 여성생식기에 해당하는 용어가 아닌 것은?

① ovary ② uterus
③ vagina ④ kidney

90.
결핵, 폐암이 의심될 때, 객혈이 있는 경우, 폐렴이 심할 때, 흉부 X-ray상 이상소견을 보일 때 시행하며 코 또는 입을 통해 기관지 내시경을 삽입하여 기관지를 관찰하고 분비물을 채취 또는 조직 검사를 통해 진단을 하거나 필요시 이물질을 제거하기 위한 검사로 올바른 것은?

① pulmonary function test
② bronchoscopy
③ lung biopsy
④ tracheostomy

91.
실제적 공포대상 없이 이유 없는 극도의 불안과 극단적인 공포증상이 나타나는 질환은?

① panic disorder

② delirium
③ dementia
④ depression disorder

92.
다음 중 피부질환이나 증상에 해당하지 않는 것은?

① urticaria ② ecchymosis
③ osteomalacia ④ pruritus

93.
정상호흡을 의미하는 용어는?

① apnea ② dyspnea
③ orthopnea ④ eupnea

94.
위(stomach)와 간(liver)을 뜻하는 의학용어의 어근이 맞게 연결된 것은?

① esophag-/ duoden-
② gastr-/ hepat-
③ enter-/ pancerat-
④ chol-/ col-

95.
인위적으로 능동면역을 성립시켜서 감염에 대한 저항력을 높이기 위해 사균, 약독생균 등을 접종하는 것은?

① humoral immunity
② vaccination
③ immunoglobulin
④ antigen

96.
다음 중 악성종양이 아닌 것은?

① adenoma ② malignant tumor
③ carcinoma ④ sarcoma

97.
다음에서 설명하는 질환은?

> 갑상선은 목 앞 중앙에 있고 앞에서 보면 나비 모양으로 후두와 기관 안에 붙어 있는 내분비 기관이다. 이 갑상선에서 분비되는 호르몬(T3 및 T4)이 어떠한 원인에 의해서 과다하게 분비되어 갑상선 중독증을 일으키는 상태를 말하며, 심하면 사망에 이르게 된다.

① hypothyroidism
② hyperthyroidism
③ Hashimoto's disease
④ thyroid cancer

98.
요관의 결석을 제거하기 위한 수술은?

① pyelolithotomy
② ureterolithotomy
③ cystostomy
④ nephropexy

99.
신체의 가장 기본 구조인 세포의 집단으로 일정한 기능을 가지고 있는 것은?

① cell   ② organ
③ system   ④ tissue

100.
흔히 관절질환의 치료약으로 처방되는 비스테로이드 조영제의 약어는?

① ACI(autologous Chondrocyte implantation)
② EMG (Electromyography)
③ GA(Gastiric Analysis)
④ NSAID (Non Steroidal Anti Inflammatory Drugs)

● 2019년 2회

81.
RH- 혈액을 가진 산모와 RH+ 혈액을 가진 태아의 부적합에 의하여 태아의 적혈구를 파괴시키는 질환은?

① polycythemia
② mononucleosis
③ hemochromatosis
④ erythrobiastosis fetalis

82.
abdominal paracentesis로 얻을 수 있는 액체는?

① feces
② ascites
③ pleural fluid
④ erythroblastosis fetalis

83.
만성기관지염, 폐기종 등과 같이 폐를 통한 공기의 흐름이 지속적으로 폐쇄되어 발생하는 각종 폐질환을 통칭하는 약어는 ?

① COPD   ② ARF
③ ARDS   ④ URI

84.
심장의 좌심방과 좌심실 사이의 판막은?

① aortic valve
② pulmonary valve
③ mitral valve
④ tricuspid valve

85.
다음에 해당하는 질환은?

> 인체면역결핍바이러스(human

immunodeficiency virus)에 의해 초래되는 증후군으로 면역세포의 기능을 떨어뜨려 기회감염, 악성종양, 신경성 질환들이 나타나며 오염된 혈액을 통해서 또는 성적접촉으로 전파되는 질환이다.

① lymphoma
② leukemia
③ aplastic anaemia
④ AIDS(Acquired Immune Deficiency Syndrome)

86.
유방촬영술을 의미하는 것은?

① biopsy
② mammoplasty
③ mammography
④ carotid angiography

87.
epidermis 에 해당하지 않는 것은?

① basal layer
② papillary layer
③ stratum lucidum
④ stratum corneum

88.
다음 중 증상이나 징후에 해당하는 것이 아닌 것은?

① percussion   ② rales
③ rhinorrhea   ④ stridor

89.
임상에서 각종 약물 및 주사 투여 시 사용되는 약어의 연결이 틀린 것은?

① PO: 경구투여   ② SL: 설하투여
③ SC: 정맥주사   ④ IM: 근육주사

90.
뇌기능의 발작성 일과성 장애로서 의식의 순간적 장애 혹은 상실, 이상한 운동현상, 정신적 내지 감각 장애, 자율 신경계의 혼란이 반복적으로 나타나는 만성 질환군은?

① epilepsy   ② migraine
③ meningitis   ④ cerebral infaction

91.
다음 진단방법에 대한 용어의 설명으로 옳지 않은 것은?

① auscultation   ② inspection
③ palpitation   ④ percussion

92.
방사선 촬영 검사가 아닌 것은?

① RGP   ② KUB
③ NPO   ④ ERCP

93.
종양의 명칭이 옳은 것은?

① carcinoma: 유두종
② sarcoma: 육종
③ papilloma: 섬유종
④ lymphoma: 골종

94.
다음 중 thyroid gland에서 분비되는 호르몬은?

① cortisol   ② thyroxine
③ aldosterone   ④ progesterone

95.
다음 중 엑스선을 이용한 검사가 아닌 것은?

① MRI   ② CT scan
③ fluoroscopy   ④ myelography

96.
다음 중 귀와 관련된 검사는?

① tonometry
② audiometry
③ visual acuity(clerness)
④ visual field test(goldmann)

97.
제1형 당뇨병의 대표적인 증상으로 옳지 않은 것은?

① polyuria   ② polydipsia
③ polyphagia ④ polyovaria

98.
방광 아래에 위치하여, 요도의 가장 아랫부분을 둘러싸고 있는 전립선에 비대증이 생길 경우 시행하는 수술명은?

① prostatectomy
② circumcision
③ orchiectomy
④ hydrocelectomy

99.
외상이나 골다공증으로 뼈가 부러진 상태를 의미하는 용어는?

① sprain   ② atrophy
③ fracture   ④ dislocation

100.
훈련과 반복을 통해 불안을 제거하고 두려움을 완화시키는 심리요법은?

① psychodrama
② group therapy
③ electroshock therapy
④ congnitive behavior therapy

● 2019년 1회

81.
골격질환 중 선천성 변형이 아닌 것은?

① polydactyly
② amelia
③ achondroplasia
④ acromegaly

82.
정상적인 인간의 경험범주를 벗어나는 충격적 외상으로 예를 들어 전쟁에서 격전 또는 폭격, 천재나 끔찍한 사고, 고문 등의 사건이 원인이 되어 생기는 정신장애는?

① hypochondriasis
② bulimia
③ post-traumatic stress disorder
④ obsessive-complusive disorder

83.
좌심방과 좌심실의 경계에 있는 판막이 충분히 열리지 않는 심장판막증은?

① mitral stenosis
② mitral regurgitation
③ aortic insufficiency
④ aortic regurgitation

84.
방사선요법에 해당하지 않는 것은?

① megavoltage machines
② chordotomy
③ teletherapy
④ brachytherapy

85.
다음 중 피부에 기원한 종양이 <u>아닌</u> 것은?

① osteosarcoma
② squamous cell cardinoma
③ basal cell carcinoma
④ melanoma

86.
접두어의 뜻이 바르게 짝지어진 것은?

① micro-large
② epi-below
③ trans-behind
④ meso-middle

87.
다음 중 면역에 관련된 혈구(blood cell)가 <u>아닌</u> 것은?

① erythrocyte 적혈구
② lymphocyte 림프구
③ neutrophil 호중구
④ monocyte 단핵구

88.
growth hormone을 분비하는 곳은?

① parathyroid gland
② thyroid gland
③ hypophysis
④ adrenal medulla

89.
phimosis의 수술방법은?

① orchiopexy
② orchiectomy
③ vasectomy
④ circumcision

90.
신체의 측부에서 측부까지 장축방향으로 정중면에서 직각으로 통과하는 모든 면을 말하며 신체를 전, 후부로 나누는 인체면은?

① median plane
② sagittal plane
③ coronal plane
④ transverse plane

91.
잇몸조직의 염증은?

① stomatitis   ② pharyngjitis
③ gastritis   ④ gingivitis

92.
눈을 외부에서 감싸고 있는 조직인 결막에 생긴 염증성 질환을 의미하는 용어는?

① iritis   ② keratitis
③ conjunctivitis ④ myopia

93.
인두와 기관 사이의 부분으로 발성과 호흡작용을 하는 곳은?

① tonsil   ② vocal cord
③ adenoid   ④ larynx

94.
자궁 평활근에 생긴 자궁근종은?

① rhabdomyoma
② leiomyoma
③ sarcoma
④ myosarcoma

95.
용어의 의미가 **틀리게** 짝지어진 것은?

① tremor- 떨림
② migraine- 근경련
③ paralysis agitans- 떨림마비
④ chorea- 무도병

96.
공여자로부터 채혈을 하여 혈액성분의 일부를 분리하여 채취하고 나머지는 공여자에게 되돌려 주입하는 방법은?

① pheresis
② transfusion
③ bone marrow biopsy
④ bone marrow transplantation

97.
홍반이나 소양증과 같은 다양한 병변을 나타내는 피부의 염증을 의미하는 용어는?

① burn   ② pustule
③ dermatitis   ④ alopecia

98.
약물투여 관련 용어의 의미가 **틀린** 것은?

① hs: 필요할 때에
② bid: 하루에 두 번
③ tid: 하루에 세 번
④ qid: 하루에 네 번

99.
전립샘암의 진단법으로 옳은 것은?

① Mantoux test   ② PAS test
③ Romberg test   ④ VDRL test

100.
다음 흉부 방사선 검사에서 촬영하는 방향은?

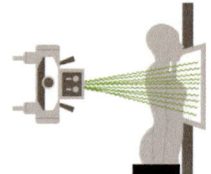

① PA view
② Lateral view
③ oblique view
④ AP view

● **2018년 2회**

81.
유방 내의 병변을 방사선 영상을 통해 확인하여 조기 유방암을 진단할 수 있는 검사는?

① bone scan
② endoscopy
③ bronchoscopy
④ mammography

82.
인체 몸통의 사분역 중 RLQ(우하복부)에 속하는 장기는?

① liver   ② appendix
③ spleen   ④ stomach

83.
다음 중 혈액세포가 **아닌** 것은?

① erythrocyte   ② platelet
③ leukocyte   ④ plasma

84.
다음 중 신경계 관련 수술용어로 옳은 것은?

① discectomy: 추간판절제술
② craniotomy: 목동맥내막절제술
③ laminectomy: 개두술
④ neuroplasty: 척추후궁절제술

85.
호르몬 과다 분비로 인한 질환은?

① cushing syndrome
② dwarfism
③ diabetes insipidus
④ diabetes mellitus

86.
다음 ( ) 에 알맞은 증상은?

> 65세 남자 환자는 호흡곤란( )이 있어서 응급실에 내원하였다.

① arrhythmia   ② dyspnea
③ palpitation   ④ chest pain

87.
신체구조 위치를 나타내는 용어로 틀린 것은?

① lumbar region–허리부위, 요부
② epigastric region–상복부, 명치부위
③ umbilical region–서혜부
④ hypochondriac region–갈비아래부위, 늑하부

88.
신경 정신적 요인으로 식욕감소, 운동과잉증, 부적절한 식이조절 등 대개 젊은 여성에게 나타나는 신경성 식욕부진을 뜻하는 것은?

① anorexia cachexia
② bulimia
③ masochism
④ anorexia nervosa

89.
피부계는 외부를 덮고 있는 기관으로 바깥쪽에서부터 표피, 진피 및 피하지방층의 독특한 세 개의 층으로 구성되어 있는데 표피 아래에 위치한 진피의 구성 요소가 아닌 것은?

① 혈관   ② 신경
③ 각질형성세포   ④ 땀샘

90.
neck과 같은 의미의 용어는?

① tracheo-   ② cervico-
③ thoraco-   ④ thyro-

91.
녹내장을 진단하기 위해서 눈의 압력을 측정하는 방법은?

① visual field test
② visual acuity test
③ tuning fork test
④ tonometry

92.
이물질로 오인된 자기항원에 대한 면역조직의 부적합한 반응을 무엇이라 하는가?

① down syndrome
② typhoid fever
③ autoimmune disease
④ measles

93.
다음 중 의학용어의 설명으로 틀린 것은?

① bursa: 관절 주위에 위치하고 있는 윤활낭
② diarthrosis: 동물의 운동기능을 맡은 관절
③ fascia: 근육의 겉을 싸고 있는 결합조직성의 얇은 막
④ diaphysis: 장골의 양쪽 끝에 있는 약간 돌출된 부분

94.
다음 중 약물 용어로 틀린 것은?

① antifungal: 항진균제
② antibiotic: 항생제
③ antihistamine: 항염제
④ analgesic: 진통제

95.
방사선 촬영 시 요오드 물질을 조영제로 사용하는 검사가 아닌 것은?

① angiocardiography
② pneumoencephalography
③ venography
④ arteriography

96.
주로 50세 이상의 남자에게 발생하는 질환으로 점진적으로 진행되며 요도의 폐쇄를 일으켜 요의 흐름을 방해하는 것은?

① orchitis
② cryptorchidism
③ anorchism
④ benign prostatic hypertrophy(BPH)

97.
다음 중 전립선질환의 진단을 위한 검사에 해당하는 것은?

① prostate ultrosonography
② circumcision
③ semen analysis
④ vasectomy

98.
상피성 조직에서 유래한 악성종양은?

① lipoma   ② carcinoma
③ sarcoma   ④ myoma

99.
폐질환이나 심장질환이 없이 기도폐쇄가 발생하여 기류의 속도가 감소하는 질환으로 호흡곤란, 기침, 가래 등의 기도질환 증상을 나타내다가 폐 기능을 악화시켜 사망에 이르게 되는 질환은?

① asthma 천식
② COPD 만성폐쇄성 폐질환
③ lung cancer 폐암
④ bronchitis 기관지염

100.
여성의 외음부에 속하지 않는 것은?

① labium majus   ② ovary
③ clitoris   ④ vaginal orifice

● **2018년 1회**

81.
다음 처방 약어에 대한 설명으로 옳은 것은?

① b.i.d: 하루 세 번
② q.p.m: 매일 저녁
③ p.c: 식사 전
④ q.d.: 이틀에 한번

82.
소변검사에서 Bence-Jones Protein의 존재로 진단하는 혈액계 악성종양은?

① Leukemia
② Multiple Myeloma
③ Hodgkin Disease
④ Polycythemia Vera

83.
눈에서 카메라 렌즈에 해당하는 부분인 수정체가 혼

탁하게 되어서 시력장애가 생기는 것으로 눈동자 속이 희게 보이는 질환은?

① Cataract ② Glaucoma
③ Nystagmus ④ Blepharoptosis

84.
다음 의학용어 중 접두사의 의미가 <u>다른</u> 하나는?

① exo ② ecto
③ extra ④ endo

85.
피내 또는 점막하의 출혈에 의해서 생기는 직경 1mm 이하의 약간 돋아 오른 원형의 자적색의 출혈로 대개 모세혈관의 파열에 의한 것은?

① Ecchymosis ② Petechia
③ Cicatrix ④ Erythema

86.
수술처치용어의 의미 연결이 <u>틀린</u> 것은?

① Fasciectomy: 근막절제술
② Arthrotomy: 관절절개술
③ Chondrotomy: 연골절제술
④ Myotomy: 근육절개술

87.
중추신경계통의 변성으로 나타나는 노인성점진성질환, 웅크린자세, 근육강직, 운동완만, 운동감소, 가면모양 얼굴, 질질 끄는 걸음걸이 등이 특징이며 신경전달물질(Dopamine)감소가 원인이기도 한 질환은?

① Alzheimers Disease
② Cerebral infarction
③ Cerebral contusion
④ parkisons Disease

88.
소변 배설량이 비정상적으로 많음을 의미하는 증상 용어는?

① Oliguria ② Polydipsia
③ Pyuria ④ Polyuria

89.
다음 중 성매개질환이 <u>아닌</u> 것은?

① Venereal Disease ② Gonorrhea
③ Syphilis ④ Balanitis

90.
췌장암 치료를 위해서 췌장두부, 위의 말단부위 총담관 아랫부분을 절제한 후 남아있는 췌장, 위, 총담관을 공장에 연결해주는 수술은?

① Duhamels Operation
② Miles' Operation
③ Whipples Operation
④ Caldwell-luc Operation

91.
Thyroid Gland와 관련된 증상 및 질병을 모두 고른 것은?

| ㄱ. Goiter |
| ㄴ. Myxedema |
| ㄷ. Cretinism |
| ㄹ. Hashimotos Disease |

① ㄱ, ㄴ ② ㄴ, ㄹ
③ ㄱ, ㄴ, ㄷ ④ ㄱ, ㄴ, ㄷ, ㄹ

92.
다음 중 용어의 의미 연결이 <u>틀린</u> 것은?

① Leukorrhea: 월경과다
② Metrorrhagia: 자궁출혈
③ Menarche: 초경
④ Menopause: 폐경

93.
조영제를 Bile Duct 속에 주입한 뒤에 X선을 촬영하는 검사는?

① Hysterosalpingography
② Cholangiography
③ Pyelography
④ Arthrography

94.
실제 아무런 질환 없이 신체 동통이나 신체 불편함을 경험하는 것으로 건강에 대한 비합리적 두려움이나 불안함이 나타나는 증상은?

① Post-Traumatic Stress Disorder
② Psychosomatic Disorder
③ Hypochondriasis
④ Conversion Disorder

95.
다음 중 근육조직에서 유래된 양성종양은?

① Chondroma   ② Fibroma
③ Myoma   ④ Osteoma

96.
출생 시부터 존재하는 심장의 기형(Congenital Anomaly of the Heart)이 아닌 것은?

① Ventricular Septal Defect
② Pulmonic Stenosis
③ Angina Pectoris
④ Double outlet Right Ventricle

97.
정맥으로 주입된 조영제가 신장에서부터 요로로 배설되는 것을 방사선으로 촬영하여 신장의 각종 질환을 진단하는 검사법은?

① Pneumoencephalography
② Cholecystography
③ Digital Subtraction Angiography
④ Intravenous Pyelography

98.
부분적 위절제수술을 받은 환자가 음식을 먹은 후 오심, 구역, 구토, 발한, 현기증 등의 증상을 보이는 것은?

① Anorexia
② Eructation
③ Hyper chlorhydria
④ Dumping syndrome

99.
흉벽이나 식도, 기관 내의 더듬자로부터 초음파를 발생시켜 심장, 대혈관의 형태, 동태를 기록하는 진단법으로 비관혈적으로 실시간으로 심근의 기능, 펌프 기능 등의 평가에 쓰이는 검사법은?

① Cardiac MRI
② Cardiac Scan 심장스캔
③ EKG electrocardiography 심전도검사
④ Echocardiography 심장초음파검사

100.
접미사 –ectomy가 의미하는 것은?

① Origin   ② Deficiency
③ Excision   ④ Repair

● 2017년 2회

81.
다음 중 인체를 superior와 inferior로 구분하는 평면(plane)은?

① transverse plane
② sagittal plane

③ frontal plane
④ median plane

82.
다음 기능을 하는 소화기계 장기의 연결이 옳지 않은 것은?

① 담즙의 생성 및 저장- gall bladder
② 해독작용- liver
③ 인슐린 및 소화효소 생성- pancreas
④ 복강 내 장기 보호- peritoneum

83.
양전자를 방출할 때 발생하는 핵의학적 방사능을 이용하여 인체의 단면을 촬영하는 검사법은?

① postitron emission tomography
② scintigraphy
③ radioactive iodine uptake
④ cineradiography

84.
남자아이의 경우, 태아시기에는 복강 내에 있던 고환이 출생과 함께 음낭으로 내려와야 하는데, 어떤 원인에 의하여 음낭까지 하강되지 않는 상태는?

① hydrocele 음낭수종
② cryptorchidism 잠복고환
③ hypospadia 요도하열
④ phimosis 포경

85.
신경전달물질인 도파민의 부족으로 발생되는 퇴행성 질환은?

① Bell's palsy 안면 마비, 벨마비
② multiple sclerosis 다발성 경화증
③ myasthenia gravis 중증근무력증
④ parkinson disease 파키슨병

86.
AIDS를 발생시키는 바이러스는?

① HBV   ② HIV
③ HPV   ④ HSV

87.
조영제를 정맥주사한 후 신우와 요관, 방광 등 비뇨계통에 대한 X선 촬영을 하는 검사는?

① cholangiography 담관조영법
② bone scan 뼈스캔
③ pyelography 신우조영법
④ ultrasonography 초음파검사

88.
뇌세포집단의 율동적 전기 활동을 뇌파계로 증폭하여 수시로 변화하는 뇌의 기능상태를 기록하는 검사로 간질을 비롯하여 뇌의 기능장애로 진단하는 것은?

① 뇌파검사(EEG)
② 심전도검사(EKG)
③ 근전도검사(EMG)
④ 전자방사선촬영술(ERG)

89.
같은 의미의 접미사로 묶인 것은?

① -plasia, -rrhagia
② -algia, -dynia
③ -phagia, phasia
④ -phobia, -phonia

90.
다음 중 내분비계 기관(organ)에 속하지 않는 것은?

① thyroid gland   ② prostate
③ testis   ④ pancreas

91.
유방 내의 병변을 방사선 영상을 통해 진단하며, 조기 유방암 진단에 유용한 검사는?

① mammography
② bone scan
③ breast sonogram
④ breast biopsy

92.
한쪽 폐 전체를 절제하는 수술은?

① lobectomy
② partial pneumonectomy
③ pneumonectomy
④ segmental resection

93.
심장의 수축력, 판막의 이상 여부 등 심장의 전체적인 기능을 초음파를 통해 시행하는 검사로 옳은 것은?

① electrocardiogram
② echocardiogram
③ pericardiocentesis
④ sonogram carotid with IMT

94.
혈액이 응고되지 않게 하기 위해서 사용하는 약물은?

① anticoagulant
② antihistamine
③ antidepressant
④ diuretic

95.
결막에 생기는 염증을 총칭하는 진단용어는?

① conjunctivitis   ② keratitis
③ retinitis   ④ iritis

96.
종양실질세포가 상피성 조직에서 유래한 악성종양은?

① sarcoma   ② carcinoma
③ granuloma   ④ neuroma

97.
다음 중 피부나 피부 부속기관에 속하지 않는 것은?

① iris
② subcutaneous tissue
③ sweat gland
④ dermis

98.
척골과 요골 또는 자뼈와 노뼈(ulna-radius)의 관계로 연결된 것은?

① tibia-fibula
② rib-mandible
③ vertebra-femur
④ patella-sacrum

99.
양극의 감정성 정신병으로 조울증과 우울증이 순환하는 조울병은?

① manic-depressive psychosis
② depression
③ involutinal melancholia
④ affective disorder

100.
다음 중 비뇨계통 수술명이 올바른 것은?

① circumcision: 고환적출술
② prostatectomy: 전립선절제술
③ orchiectomy: 포경수술
④ orchioplasty: 고환고정술

● 2017년 1회

81.
관상동맥 조영술(심혈관 조영술)의 약어로 옳은 것은?

① CAG ② CAD
③ CHF ④ PTCA

82.
심장을 나타내는 의학용어의 어근으로 옳은 것은?

① nephr ② arthr
③ cardi ④ gastr

83.
근육을 둘러싸고 있는 윤활막에 염증이 생겨 어깨통증과 경직이 오는 질환으로 일명 frozen shoulder 라고 부르는 질환은?

① dermatomyositis
② torticollis
③ adhesive capulitis
④ gouty arthritis

84.
비경구적으로 정맥을 통해 약물을 주입하였다면, 이는 어떤 투여방법이라고 할 수 있는가?

① topical administration 국소 투여
② inhalated administration 흡입 투여
③ oral administration 경구투여
④ parenteral administration 비경구적 투여

85.
다음 중 신장을 절제하는 수술명은?

① nephropexy
② nephrectomy
③ nephrostomy
④ nephrorrhaphy

86.
뇌로 가는 모세혈관을 통해 화학물질이 뇌로 들어갈 수 없도록 뇌를 보호하는 것은?

① blood – brain barrier
② carotid artery
③ dura mater
④ synapse

87.
흉강 내에 비정상적인 액체가 고였을 때, 주사바늘을 이용하여 그 액체를 빼내는 처치방법은?

① thoracentesis
② lung biopsy
③ decortication
④ lobectomy

88.
피부질환의 동의어로 **틀린** 것은?

① alopecia–baldness
② decubitus ucler–bed sore
③ macule–papule
④ wheal-hives

89.
다음 ( ) 안에 알맞은 증상은?

> 10세된 여자 환아는 학교에서 급식을 먹은 후 두드러기 ( )가 나타나 피부과 외래에 내원하였다.

① urticaria ② cellulitis
③ psoriasis ④ herpes zoster

90.
심혈관계 질환의 수술에 대한 설명으로 옳은 것은?

① valve repalcement: 심장판막의 외과적 교정술
② valvuloplasty: 두 혈관을 연결하여 피가 흐르게 하는 수술
③ anastomosis: 질병에 걸린 심장판막을 인공판막으로 교체하는 수술
④ coronary artery bypass graft: 좁아진 관상동맥 때문에 혈류의 흐름이 감소된 곳을 우회하여 연결하는 수술

91.
다음 중 약어가 틀리게 표현된 것은?

① KUB: kidneys and upper bladder
② KT: kidney transplantation
③ KF: kidney function
④ KUS: kidney ultrasound

92.
성적장애(sexual disorder)에 해당하는 정신장애가 아닌 것은?

① exhibitionism   ② fetishism
③ transvestism   ④ schizophrenia

93.
다음 중 핵의학 검사에 해당하는 것은?

① MRI   ② PET
③ angiogram   ④ chest x-ray

94.
남성 및 여성 생식기에 공통으로 있는 부위는?

① ejaculatory duct
② perineum
③ testis
④ vulva

95.
내분비기관과 분비되는 호르몬의 연결이 틀린 것은?

① neurohypophysis– ADH
② pineal body– melatonin
③ adrenal gland– epinephrine
④ ovary– testosterone

96.
다음 용어를 나타내는 약어로 옳은 것은?

① 자궁 내 피임장치– IUP
② 분만예정일– LMP
③ 태아심박동– FHT
④ 전 복식 자궁절제술– TVH

97.
다음 중 핵의학에 해당되지 않는 것은?

① computed tomography
② thyroid scan
③ positron emission tomography
④ radioactive iodine uptake

98.
안구(eyeball)의 가장 내부에 있으며, 상이 맺히는 곳은?

① ciliary body 모양체
② uvea 포도막
③ cornea 각막
④ retina 망막

99.
피부암 중 가장 많은 종류인 표피의 기저층에서 기원한 악성종양은?

① squamous cell carcinoma

② basal cell carcinoma
③ malignant melanoma
④ cutaneous lupus

100.
어근의 뜻이 바르게 짝지어진 것은?

① colpo-vagina
② arthr-kidney
③ gastro-bone
④ nephr-stomach

● **2016년 2회**

81.
갑상샘의 자기면역성 질환으로 자가항체로 인해 갑상샘의 분비샘의 분비세포가 변형되어 갑상샘기능저하를 초래하는 질환은?

① Cushsing's syndrome
② Grave's disease
③ Hashimoto's disease
④ Sheehan's syndrome

82.
다음 중 '관절'을 의미하는 연결형은?

① arthr-/o   ② cyst-/o
③ erythr-/o   ④ glyc-/o

83.
다음 설명에 해당하는 것은?

> 종양실질세포가 상피성 조직에서 유래한 악성 종양이다. 이것은 성장이 매우 빠르고 혈액이나 림프관을 통해서 다른 멀리 떨어진 장기로 암세포의 전파가 가능하여 다른 장기에도 암을 전파하는 것이 특징이다. 상피세포의 과도한 증식으로 편평세포암종, 선암종, 미분화암종 등으로 구분한다.

① neoplasm   ② carcinoma
③ tumor   ④ sarcoma

84.
다음 흉부 방사선 검사에서 촬영하는 방향은?

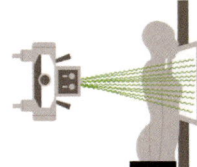

① PA view : 뒤에서 앞으로
② Lateral view : 측면
③ oblique view : 사면
④ AP view : 앞에서 뒤로

85.
속도를 나타내는 접두사는?

① latero   ② terato
③ cyano   ④ tacho

86.
수정체가 혼탁해져서 시력저하가 오는 것은?

① glaucoma   ② cataract
③ coloboma   ④ strabismus

87.
천식 환자에서 흔히 나타나는 증상의 하나로 호흡 시 발생하는 휘파람 같은 쌕쌕거리는 소리를 표현한 증상은?

① rale   ② wheezing
③ bronchus   ④ sputum

88.
다음 중 순환계통 약물이 <u>아닌</u> 것은?

① cardiotonic
② antacid
③ coronary vasodilator
④ antihypertensive drug

89.
백혈구 중 호중구보다 약간 작고 호염기성 염료로 염색되는 것은?

① neutrophil ② eosinophil
③ basophil   ④ lymphocyte

90.
임신 초기의 임산부에게 질 출혈이 나타나서 유산으로 진행될 수도 있고, 또는 임신이 유지될 수도 있는 상태는?

① threatened abortion 절박유산
② missed abortion 계류유산
③ artificial abortion 인공 유산
④ therapeutic abortion 치료적유산, 치료유산

91.
혈액 중 빌리루빈 양이 증가하여 점막 및 피부 내에 담즙의 축적으로 황색을 나타내는 병적 상태는?

① fatty liver   ② liver cirrhosis
③ jaundice   ④ cholangitis

92.
심장이 좌, 우 심실 사이에 선천적 구멍이 있는 질환은?

① ASD ② PDA ③ PS ④ VSD

93.
다음 중 팔(upper extremity)을 이루고 있는 뼈(bone)가 아닌 것은?

① humerus ② ulna
③ radius   ④ femur

94.
다음 밑줄 친 증상에 해당하는 것은?

> 50세 남자로 과도한 스트레스로 갑자기 우측 편마비 증상으로 응급실에 내원하였다.

① aphasia   ② hypertension
③ paraplegia ④ hemiplegia

95.
남성 생식기의 귀두를 있는 피부인 음경꺼풀의 전부 또는 일부를 고리모양으로 절개 혹은 제거하는 수술은?

① orchiopexy   ② castration
③ circumcision ④ vasectomy

96.
다음의 약어 중 올바르지 않은 것은?

① MRA: MR 혈관조영술
② CT: 컴퓨터 단층촬영
③ PET: 양전자방사단층촬영술
④ IVP: 정맥내신우조영도, 경정맥신우조영도

97.
양극성 감정장애 정신병으로 조병기와 울병기가 순환형태로 나타날 수도 있으며, 둘 중의 하나가 두드러지게 보일 수도 있는 질환은?

① anxiety disorder
② obsessive compulsive disorder
③ borderline personality disorder
④ manic-dipressive psychosis

98.
다음 중 약어를 바르게 풀어쓰지 못한 것은?

① HSV-2: herpes simplex virus type 2
② GJT: glomus jugular tumor
③ FS: Frozen section
④ I&D: intake & drainage

99.
암의 조기 진단을 위하여 자궁경부 및 질의 내막세포를 채취하여 현미경 분석하는 검사는?

① HCG test   ② culdocentesis
③ laparoscopy ④ PAP test

100.
바이러스에 감염된 동물의 세포에서 생산되는 항바이러스 또는 항종양 작용 등의 생리활성이 있는 당단백질은?

① interleukin　② interferon
③ gammaglobulin　④ antigen

● 2016년 1회

81.
'~의 사이에(between)' 란 의미를 가진 접두사는?

① hyper　② hypo
③ endo　④ inter

82.
세균이나 바이러스, 곰팡이 등의 미생물로 인한 감염으로 발생하는 폐의 염증은?

① 폐렴 (pneumonia)
② 기관염(tracheitis)
③ 기관지염(bronchitis)
④ 기관지확장증(bronchiectasis)

83.
난관의 이상 유무 및 붙임 등을 알아보기 위하여 시행하는 검사는?

① 자궁난관조영술(husterosalpingography)
② 자궁경검사(hysteroscopy)
③ 질확대경검사(coloscopy)
④ 골반경검사(culdoscopy)

84.
( )에 알맞은 질환명은?

> 30세 여자 환자로 출산 이후 중증근무력증( )으로 진단 받은 후 상태가 악화되어 중환자실에 입원하게 되었다.

① muscular dystrophy
② myalgia
③ myasthenia gravis
④ tendinitis

85.
다음 ( )에 알맞은 수술명은?

> 50세 여자 환자 A는 최근 연하곤란 및 호흡곤란이 있고 목주위에 덩어리가 만져저 내과를 방문하여 여러 가지 검사를 시행한 결과 갑상선 결절로 진단을 받고 갑상선절제술( )을 받기 위해 입원하였다.

① thymectomy
② thyroidectomy
③ adrenalectomy
④ parathyroidectomy

86.
17세 A양은 살찌는 것에 대한 강박적 충동으로 밥맛이 없고 음식을 혐오하는 증상을 나타내어 어머니와 함께 정신과 클리닉을 방문하였다. A양의 가능한 진단명은?

① anorexia nervosa
② bulimia nervosa
③ hypochondraisis
④ exhibitionism

87.
다음 ( )에 알맞은 검사약어는?

> 강력한 자장과 컴퓨터를 이용하여 인체의 구조를 단면으로 재구성해 내는 검사로 자기공명영상( )검사라고도 한다.

① CT　② MRI　③ SONO　④ SCAN

88.
다음 ( )안에 알맞은 검사명은?

> 12세 여아는 평소 기운이 없고 발열, 도한, 피곤한 증상으로 감기라고 생각하고 소아과에서 치료를 받던 중 혈액 검사 후 3차 의료기관으로 의뢰되어 골수생검( )을 실시하였다.

① bone marrow transplantation
② bone marrow biopsy
③ bone marrow scintigraphy
④ bone scan

89.
목, 가슴, 골반을 제외한 복부의 거의 모든 내장에 분포하며, 이들의 감각, 운동, 분비를 지배하는 신경은?

① olfactory nerve
② vagus nerve
③ trochlear nerve
④ accessory nerve

90.
다음 중 수축기 혈압에 해당하는 용어는?

① sphygmomanometer
② systolic pressure
③ diastolic pressure
④ electrocardiogram

91.
색을 나타내는 접두사가 포함되지 않은 것은?

① leukemia   ② melanocyte
③ poliomyelitis   ④ polydipsia

92.
pancreatic head cancer 수술 후 pancreas, stomach, CBD, jejunum을 잘라내는 수술은?

① Billroth's operation
② Duhamel's operation
③ Mile's operation
④ Whippl's operation

93.
인위적으로 능동면역을 성립시켜서 감염에 대한 저항력을 높이기 위해 사균, 약독생균 등을 접종하는 것은?

① humoral immunity
② vaccination
③ immunoglobulin
④ antigen

94.
용어의 뜻이 바르게 짝지어진 것은?

① hemolysis-어혈
② hemorrhage-출혈
③ congestion-용혈
④ agglutination-조혈

95.
약제를 설명한 의학용어가 잘못 짝지어진 것은?

① diuretic-제산제
② anticoagulant-항응고제
③ cardiotonic-강심제
④ antibiotic-항생제

96.
요관의 결석을 제거하기 위한 수술은?

① pyelolithotomy
② ureterolithotomy
③ cystectomy
④ nephropexy

97.

Phimosis의 수술방법은?

① varicocelectomy
② orchidectomy
③ vasectomy
④ circumcision

98.
신체부위 중 '눈'과 관련된 약어로만 짝지어진 것은?

㉠ AI   ㉡ OD   ㉢ AD   ㉣ OS

99.
방사선 검사에 해당하는 것은?

① BUN   ② KUB   ③ GFR   ④ UA

100.
인간면역계 이상으로 생기며, 뺨과 코 위에 나비 모양의 홍반이 특징으로 피부의 콜라겐과 관절, 장기 등을 광범위하게 침범하는 만성염증성질환은?

① impetigo contagiosa
② herpes zoster
③ systemic lupus erythematosus
④ exanthematous viral disease

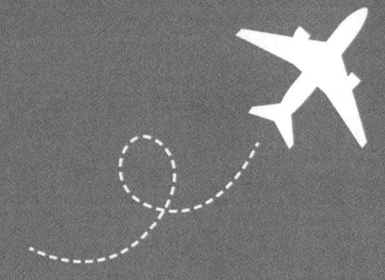

국제의료관광코디네이터 핵심꿀팁 문제

답지

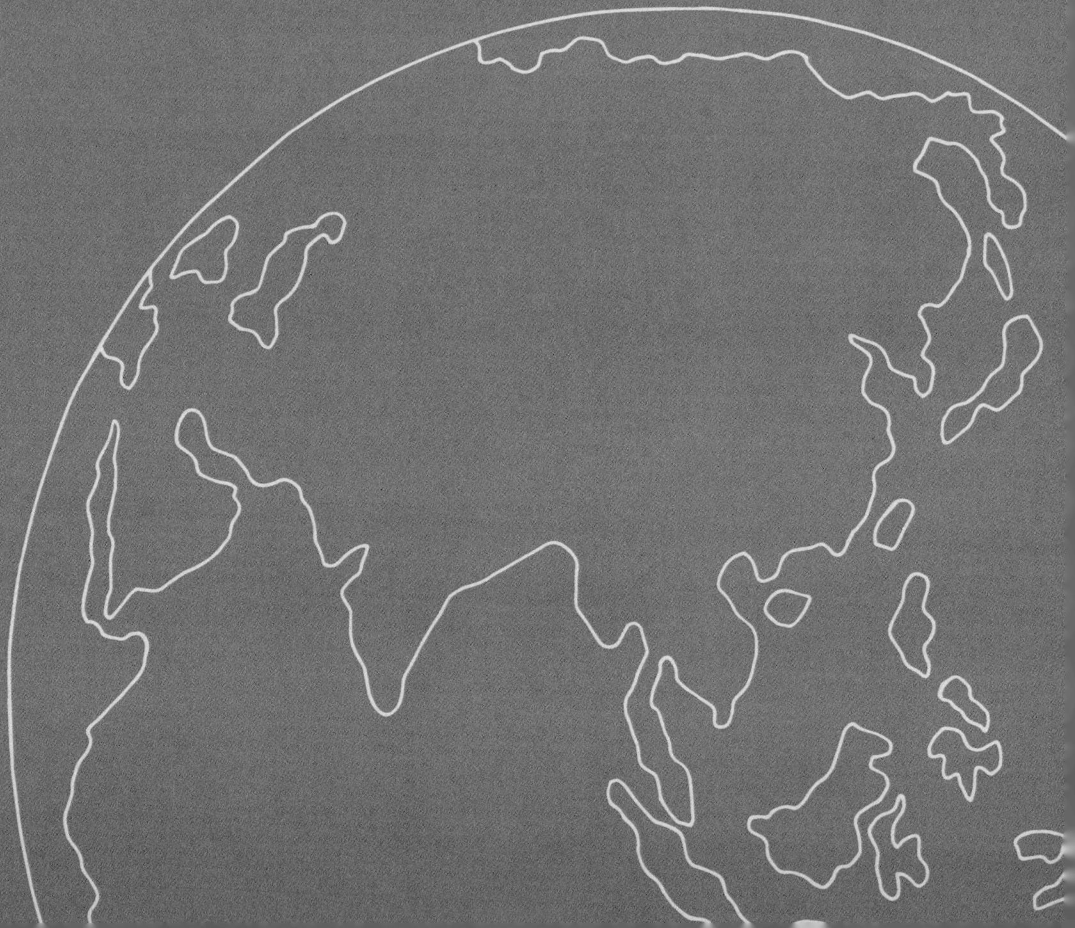

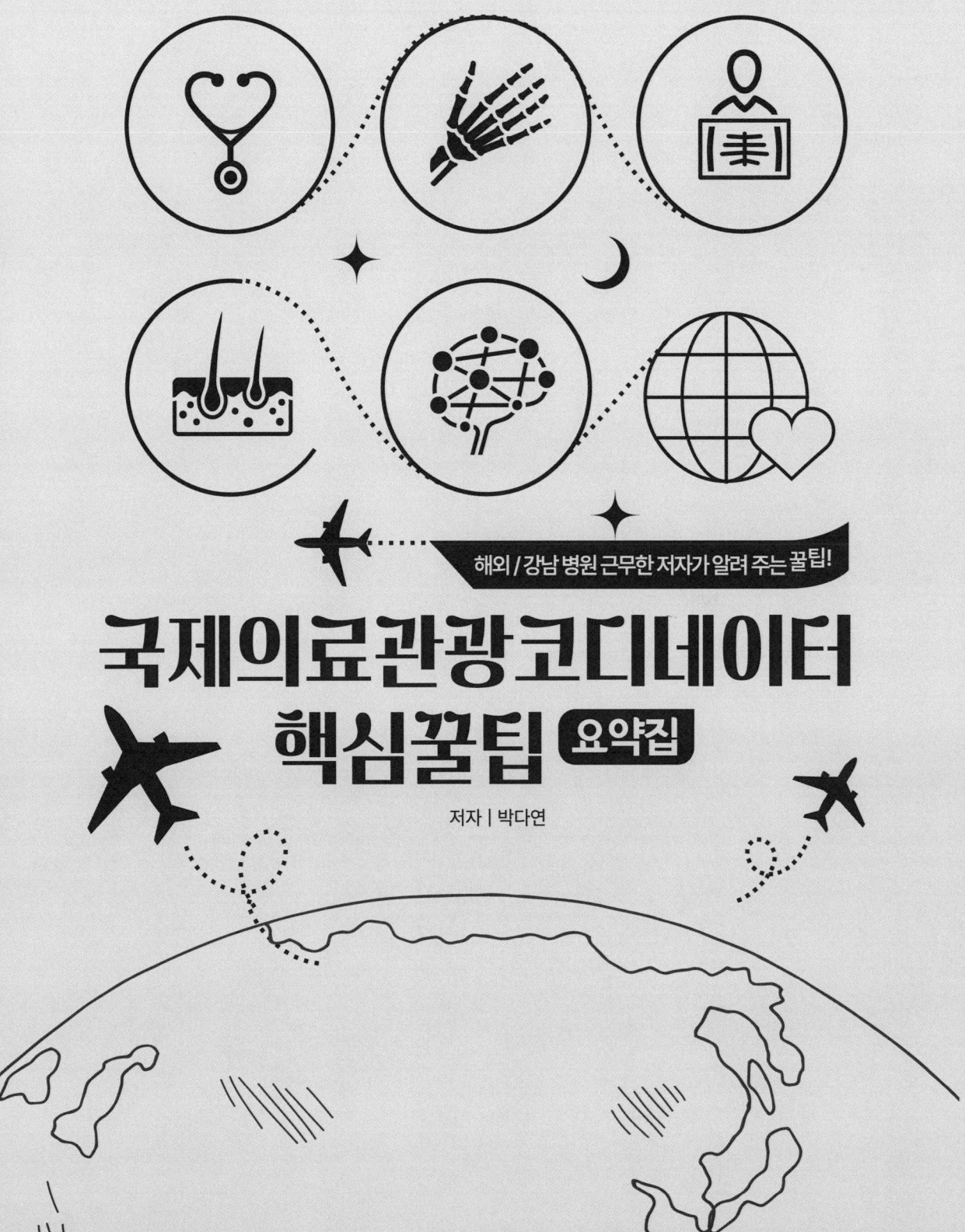

국제의료관광코디네이터 핵심꿀팁 요약집

저자	박다연
감수자	1과목-4과목 이길성(중국 예스타 미용병원 CEO)
	5과목 이태성(서울대학교 의과대학 성형외과전문의)
발행일	2024.02.20.
발행처	한국의료통역 코디네이터협회
발행인	박다연
디자인	민스디자인스토리
일러스트	민미홍
홈페이지	http://somacs.co.kr/

ISBN 979-11-983013-8-3
정가 48,000

이 책에 담긴 내용과 그림의 무단 전재 및 복제 행위를 금합니다.

머릿말

우연히 조정래님의 '정글만리'라는 소설 책을 읽었습니다. 소설 속 한국 성형외과 의료진이 중국 시장에 진출하며 일어나는 에피소드는 저를 중국 상해에 소재한 예스타 성형외과로 이끌었습니다. 그렇게 저는 병원코디네이터라는 직종에 매료되었고, 10년이라는 시간이 흘렀습니다.

소설을 읽으며 키운 상상력과 제가 마주한 현실은 꽤 달랐습니다. 특히 개인적인 역량에서 부족함을 많이 느꼈습니다. 당시 역량개발을 위한 다양한 교육과정을 수료하였는데, 그때 교육 내용과 실무 적용에 있어 어려움을 느꼈고, 조금 더 실무에 적합한 커리큘럼 개발에 대한 꿈을 가지는 계기가 되었습니다.

다행이라고 표현해야할까요. 코로나를 겪으며, 일시적으로 외국인환자의 움직임이 제한되었지만, 글로벌헬스케어 산업은 더욱 진화하였고, 국가경쟁력을 좌우하는 고부가가치산업임에는 의심의 여지없이 확고해졌습니다.
이에 더없는 보람과 성취감을 느끼며 본서를 세상으로 내 보낼 용기를 내었습니다.

본서는 4세대 병원코디네이터를 양성을 위한 실무서입니다.
정보통신 기술의 발달로 전 세계인들은 각 국가의 보건전달체계를 실시간으로 비교 분석합니다. 그리고 본인에게 필요한 의료서비스를 원격으로 상담하고 수술을 받기 위해 국경을 이동합니다.

필자는 중국에 소재한 한국 성형외과 병원코디네이터를 시작으로 서울 강남에 소재한 국제진료센터에서 외국인 환자 유치업무를 담당했습니다. 해당 직무의 국가자격증인 국제의료관광코디네이터, 보건복지부 주관 의료통역사 인증시험을 합격하고 현재는 병원코디네이터과정 대학강의를 하고 있습니다. 이론과 실무경험을 기반으로 의료 국제화에 대비한 의료종사자들의 업무능력 향상에 올바른 방향을 제시하고자 합니다.

소설 속 작은 에피소드가 저의 10년이라는 시간을 가슴 벅차도록 보람되게 해주었듯, 본서를 읽는 분들에게 저의 지난 시간들이 잘 전달되어 여러분들의 삶에 봄비가 되길 바랍니다.

2023년 05월
박다연

목차

머릿말

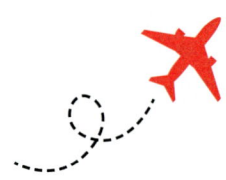

01
Lecture
보건의료관광 행정

제1부 의료관광 … 20

1장 의료관광 … 20
1. 의료관광 개념 … 20
2. 의료관광 정의 … 20
3. 의료관광 유형 … 21
4. 국제협정 … 25
5. 의료기관인증기관 … 26

2장 의료관광 구조 … 28
1. 의료관광 프로세스 … 28
2. 의료관광시스템모델 … 30
3. 의료관광 결정요인 … 32
4. 의료관광 효과 … 32

3장 의료관광객과 국제의료관광코디네이터 … 33
1. 의료관광객 … 33
2. 국제의료관광코디네이터 … 36
3. 의료관광프로세스와 리스크관리 … 41
4. 의료관광비자 … 44

4장 의료관광 현황 … 46
1. 한국 의료관광 … 46
2. 아시아 지역 의료관광 … 46

제2부 병원사무 … 49

1장 환자관리를 위한 원무 … 49
1. 원무관리 … 49
2. 외래환자 … 50
3. 입·퇴원환자 … 51

2장 의료보험 … 55
1. 의료보험 … 55
2. 의료관광보험 … 56
3. 글로벌 보험사 … 57
4. 의사배상책임보험제도 … 59

3장 보건의료정보관리 … 60
1. 보건의료정보 … 60
2. 병원통계 … 61
3. 원무관리 지표 … 61
4. 진료비관리 … 62

제3부 리스크관리 … 63

1장 리스크 … 63
1. 리스크 … 63
2. 의료기관 리스크 … 64
3. 리스크관리 … 64
4. 의료기관 리스크관리 … 69

제4부 보건의료관광과 법률 … 75

1장 보건의료관련법규 … 75
1. 보건의료관련 법규 … 75
2. 의료분쟁 … 90

02 Lecture
보건의료 서비스 지원관리

제1부 공중보건의료 ⋯ 96

1장 건강과 질병관리 ⋯ 96
1. 공중보건 ⋯ 96
2. 건강 ⋯ 100
3. 사고 및 질병관리 ⋯ 100
4. 질병관리 ⋯ 101

2장 건강증진 ⋯ 102
1. 건강증진 ⋯ 102
2. 국제 건강증진 회의 ⋯ 103

3장 전염병 및 만성질환 ⋯ 104
1. 전염병 ⋯ 104
2. 만성질환관리 ⋯ 105

4장 보건의료체계와 의료전달체계 ⋯ 106
1. 보건의료체계 ⋯ 106
2. 보건의료체계 유형 ⋯ 107
3. 보건의료전달체계 ⋯ 109
4. 진료비 지불제도 ⋯ 111

제2부 의료기관과 의료서비스 ⋯ 113

1장 의료기관 ⋯ 113
1. 의료기관 ⋯ 113
2. 의료기관 분류 ⋯ 113
3. 병원조직의 기능과 역할 ⋯ 115
4. 병원조직의 업무특징 ⋯ 116

2장 환자관리 ⋯ 117
1. 외래환자 의료서비스 ⋯ 117

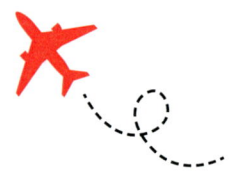

2. 입원환자 의료서비스 ··· 119
   3. 응급환자 의료서비스 ··· 120
   4. 진료지원 의료서비스 ··· 121

제3부 국제보건의료서비스 ··· 124

1장 국제보건의료서비스 ··· 124
   1. 의료서비스 ··· 124
   2. 국제보건의료서비스 ··· 125
   3. 의료서비스 품질 ··· 126
   4. 국가별 의료문화 ··· 128

제4부 보건의료 커뮤니케이션 ··· 130

1장 보건의료커뮤니케이션 ··· 130
   1. 일반커뮤니케이션 ··· 130
   2. 의료커뮤니케이션 ··· 132
   3. 의료커뮤니케이션 이론 ··· 133
   4. 효과적인 의료커뮤니케이션 ··· 134
   5. 세일즈 커뮤니케이션 ··· 137
   6. 이문화 간 커뮤니케이션 ··· 137

03 Lecture
보건의료관광 마케팅

제1부 마케팅 … 140

1장 의료관광 마케팅 … 140
1. 기업마케팅 … 140
2. 관광서비스 마케팅 … 143
3. 의료서비스 마케팅 … 144

2장 의료관광산업 환경분석 … 146
1. 거시환경 분석 … 146
2. 산업분석 … 147
3. 내부 환경분석 … 150
4. 한국 의료관광 환경분석 … 153

3장 고객분석 … 154
1. 고객행동 영향요인 … 154
2. 고객의 정보처리과정 … 155
3. 고객의 구매의사 결정과정 … 157

4장 STP … 159
1. STP … 159

제2부 상품개발 … 163

1장 상품 … 163
1. 상품 … 163
2. 의료관광 상품 … 166
3. 신상품개발 … 167

2장 상품 콘셉트 개발 및 평가 … 170
1. 신상품 콘셉트 개발 … 170
2. 신상품 콘셉트 평가 … 170
3. 신상품 테스트, 상품화 및 사후평가 … 171

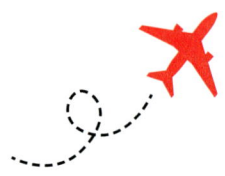

3장 수요예측 ··· 171
1. 신상품 수요분석 ··· 171
2. 판매예측 ··· 173
3. 기존상품 잠식 가능성 분석 ··· 173

제3부 가격 및 유통관리 ··· 175

1장 가격 ··· 175
1. 가격 ··· 175
2. 가격전략 ··· 175
3. 신상품 가격 책정전략 ··· 178
4. 가격조정전략 ··· 179
5. 의료서비스 수가전략 ··· 180

2장 유통경로와 공급망 ··· 181
1. 유통경로 설계 ··· 181
2. 유통경로 시스템 ··· 183
3. 유통경로 간 갈등 ··· 184
4. 유통경로 결정 ··· 184

제4부 마케팅 커뮤니케이션 ··· 188

1장 광고와 홍보 ··· 188
1. 의료광고 ··· 188
2. 홍보 ··· 193

2장 통합적 마케팅 커뮤니케이션 ··· 193
1. IMC 등장배경 ··· 193
2. 통합적 마케팅 커뮤니케이션 믹스 ··· 193
3. 인적판매 ··· 194
4. 판매촉진 ··· 195
5. 다이렉트 마케팅 ··· 197
6. 다양한 마케팅 기법 ··· 197

제5부 고객만족도 ··· 199

1장 고객만족도 조사 ··· 199
   1. 조사계획 수립 ··· 199
   2. 자료수집 ··· 200
   3. 자료분석 ··· 202
   4. 결과해석 및 보고서 작성 ··· 202

2장 고객경영 ··· 203
   1. 고객 데이터베이스 ··· 203
   2. 고객 분석 ··· 203
   3. 서비스 품질 측정 ··· 204
   4. 구매연관성 분석 ··· 206
   5. 유형별 고객 관계구축 전략 ··· 207

Lecture 04
관광서비스 지원

제1부 관광산업 ··· 210

1장 관광 ··· 210
   1. 관광 어원 ··· 210
   2. 관광 정의 ··· 210
   3. 관광 구성요인 ··· 213
   4. 관광동기 ··· 214
   5. 관광욕구 ··· 215

2장 관광객 ··· 216
   1. 관광객 정의 ··· 216
   2. 관광객 유형 ··· 217

3장 관광산업 ··· 218
   1. 관광산업 정의 ··· 218
   2. 관광산업 시스템 ··· 219
   3. 의료관광 시스템 모델 ··· 220

4. 관광산업 효과 ··· 220
   5. 관광사업 ··· 223

제2부 항공산업 ··· 234

1장 항공운송업 ··· 234
   1. 항공운송업 ··· 234
   2. 공항 서비스 ··· 238

제3부 수배업무 ··· 239

1장 수배업무 ··· 239
   1. 수배업무 ··· 239
   2. 호텔산업 ··· 240
   3. 관광교통 ··· 245
   4. 외식업 ··· 246
   5. 관광쇼핑 ··· 248
   6. 관광특구 ··· 248
   7. 관광정보 ··· 249

제4부 관광자원 및 이벤트 ··· 250

1장 관광자원 ··· 250
   1. 관광자원 ··· 250
   2. 관광이벤트 ··· 251

05 Lecture
기초의학의 이해

제1부 기본구조 및 신체구조 ⋯ 256

1장 의학용어의 구조 ⋯ 256
  1. 접두사 ⋯ 256
  2. 어근 ⋯ 259
  3. 접미사 ⋯ 260

2장 인체의 구분 및 방향 ⋯ 262
  1. 해부학적 위치 ⋯ 262
  2. 인체 방향 ⋯ 263
  3. 인체의 움직임 ⋯ 265
  4. 인체의 부위 ⋯ 267

제2부 생리학 ⋯ 268

1장 인체 구성 ⋯ 268

제3부 해부학 ⋯ 272

1장 소화계통 ⋯ 272
2장 내분비계통 ⋯ 273
3장 림프계통, 혈관계통 ⋯ 274
4장 호흡계통 ⋯ 276
5장 심혈관계통 ⋯ 277
6장 근육계통 ⋯ 278
7장 외피계통 ⋯ 279
8장 신경계통 ⋯ 280
9장 생식계통 ⋯ 282

10장 골격계 … 283

11장 비뇨계통 … 284

12장 감각계통 … 285

13장 치아 … 286

제4부 약어 … 287

참고문헌

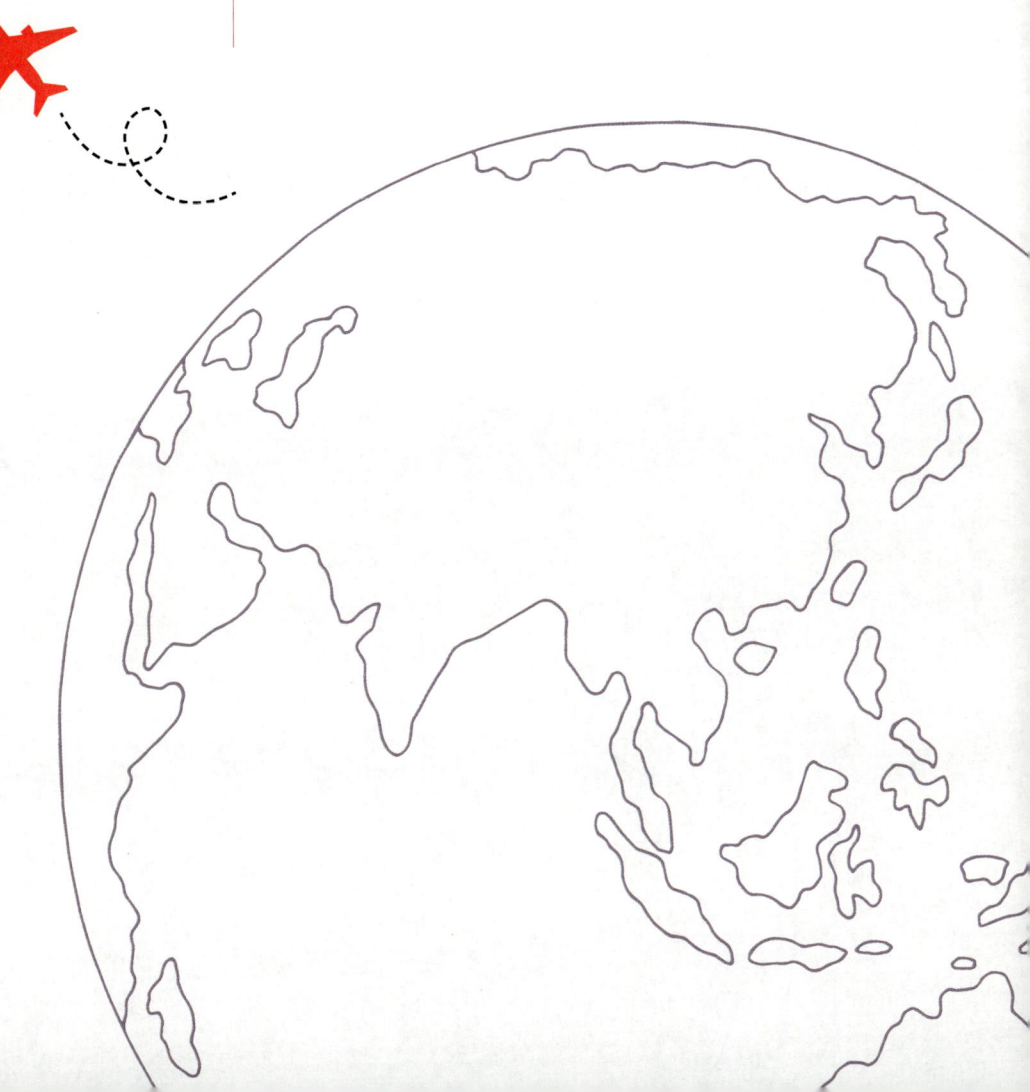

01
Lecture
보건의료관광 행정

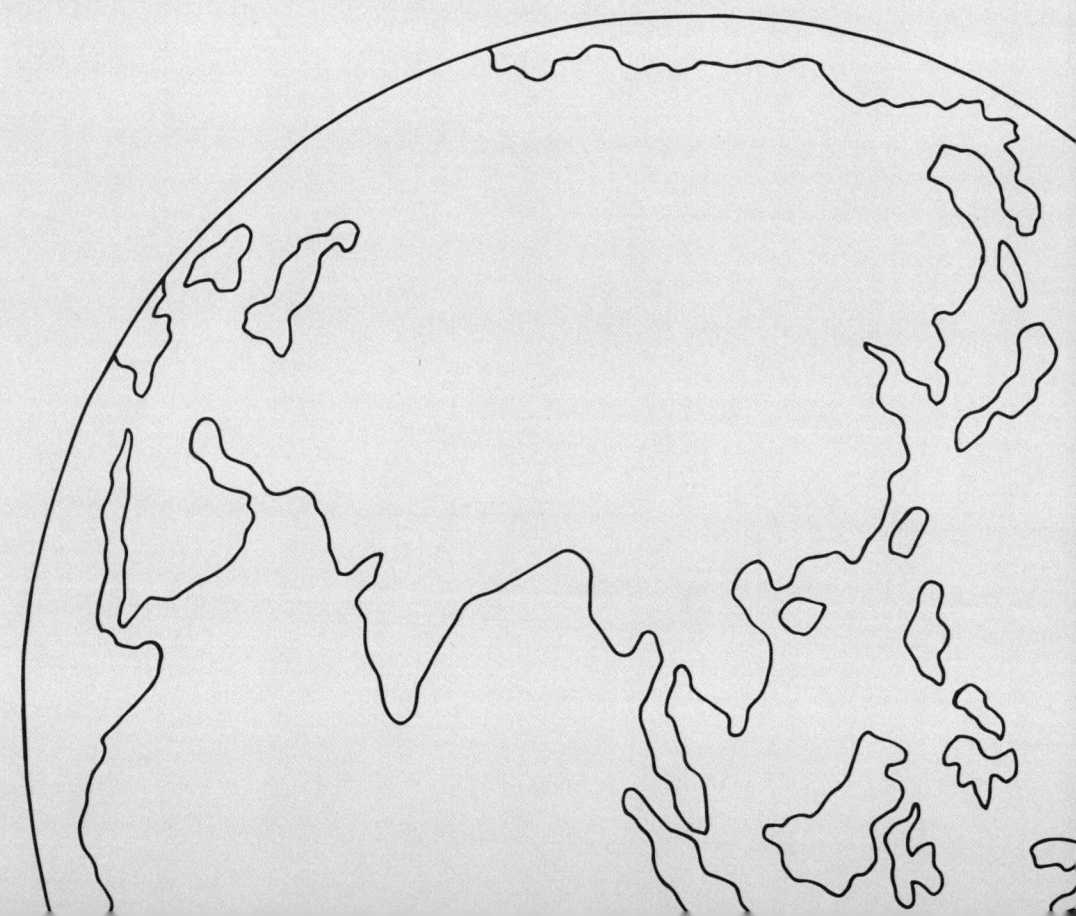

- **실기** ⋯ 230
- **의학용어 및 질환의 이해** ⋯ 266
- **필기** ⋯ 335

실기

● 2022년 1차

1. 병원급 의료기관이란 의사, 치과의사 또는 한의사가 주로 입원환자를 대상으로 의료행위를 하는 의료기관이다. 종류는 병원, 치과병원, 한방병원, 요양병원, 종합병원이 있다.

2. · **관광특구** : 외국인 관광객의 유치 , 촉진을 위하여 관광 활동과 관련된 관계 법령의 적용이 배제되거나 완화되고, 관광활동과 관련된 서비스, 안내 체계 및 홍보 등 관광 인프라를 집중적으로 조성할 필요가 있는 지역이다.
   · **관광단지** : 관광객의 다양한 관광 및 휴양을 위하여 각종 관광시설을 종합적으로 개발하는 관광 거점 지역으로서 이 법에 따라 지정된 곳을 말한다.
   · **관광지** : 자연적 또는 문화적 관광자원을 갖추고 관광객을 위한 기본적인 편의시설을 설치하는 지역으로서 이 법에 따라 지정된 곳을 말한다.

3. (a) 의사, (b) 간호사, (c) 진료지원, (d) 행정실

4. · **장점** : ① 조사자가 피조사자의 대답을 직접 들을 수 있음 ② 응답에 대한 하위질문 진행여부를 수정할 수 있음 ③ 피조사자에 따라 설명의 융통성을 부여할 수 있어 질문을 응답자에게 잘 이해시킬 수 있음. ④ 필요에 따라서는 추가 질문에 의해 의문점을 확인해 볼 수도 있음.
   · **단점** : ① 시간이 많이 듦 ②비용이 많이 듦 ②조사자의 얼굴, 목소리 노출 가능성에 대한 동의를 구해야함.

5. 의료기관과 호텔 간의 접근성, 숙박 비용, 룸형태(환자 선호도 고려할 것), 숙박시설 유형 (숙박만 가능한 호텔 또는 조리가 가능한 레지던트 호텔), 부대시설(호텔 내 피트니스, 레스토랑, 기도실 등), 선택관광 여부

6. ① 무형성, ② 비분리성(동시성), ③ 이질성, ④ 소멸성

7. PNR

8. 손가락으로 숫자 표현하기 (1~10)

9. · **고객거래마케팅** : 시장점유율, 제품판매, 고객획득을 요인으로 믹스한다.
   · **고객관계마케팅** : 고객점유율, 고객관계, 고객유지를 요인으로 믹스한다.

10. S : 높은 의료수준, 전통의학, IT기술

11. ① 다양한 생각을 환자에게 유도하여 환자의 상태에 대한 다양한 정보를 수집, ② 환자와의 좋은 유대관계 형성, ③ 질병과 관련없는 불필요한 내용까지 이야기하게 됨, ④ 상세한 정보 수집 가능

12. ① 수배의뢰서 접수, ② 수배업무 시작, ③ 확인 및 재확인, ④ 행사예산서 작성, ⑤ 행사지시서 작성,

⑥ 최종확인 및 변경사항에 대처

13. 관광유흥음식점업, 관광극장유흥업, 외국인전용 유흥음식점입, 판광식당업, 산상순환버스업, 관광사진업, 여객자동차터미널시설업, 관광펜션업, 관광궤도업, 관광면세업, 관광지원서비스업.

14. 항공예약시스템 CRS(Computer reservation system) 대형항공사에서 자사의 예약시스템을 여행사에 제공하여 자사의 항공권 점유율을 높이려는 목적으로 사용하는 시스템 (예 : 대한항공의 TOPAS.

15. ① 환자 예약시 보험사에 지불 보증서 요구. ② 지불 보증서에 따른 의료서비스 제공 ③ 의료기관이 환자의 진료 완료를 보험회사에 통보함. ④ 보험회사가 의료기관에게 진료비세부내역서 제공 요청 ⑤ 의료기관이 보험회사에게 영문진단서, 진료비세부내역서, 환자수납영수증 제출 ⑥ 검토 ⑦ 입금

16. · 역할 불확실, · 책임소재 갈등, · 의사와 환자간의 권력차이, · 의료진과 환자간의 용어와 시각차이

17. · **장점** : 의료진의 경제적인 진료수행을 유도할 수 있다. 의료기관의 생산성을 증대시킬 수 있다. 진료비 계산의 투명성이 제고된다.
· **단점** : 조기퇴원을 강요 할 수 있다. 의료서비스의 질적 저하가 우려된다. DRG(진단명 분류법) 코드 조작의 우려가 있다.

18. · **임상적 리스크** : 환자의 임상정보 비밀 누출, 다른 환자·보호자나 직원으로부터의 학대나 폭력, 종교·국적 등에 준한 차별, 환자 개인 물건의 도난이나 손실, 환자 위급시 대처 부실.
· **비즈니스(재정적) 리스크** :투자손실, 치료비 미수, 구매관련손실

19. 통역사나 코디네이터를 통한 설명의무 강화 (녹음), 투약사고에 대한 대비, 의료진 및 관련 업무자 교육, 분쟁해결방법의 명시(수술동의서)

● 2021년 2차

1. · **정의**: 고객의 퇴원 후에도 고객과의 지속적인 연결을 통하여 고객에게 문제가 없는지 확인하는 전화로, 고객과의 지속적인 관계 유지, 병원 이미지 제고 등의 중요한 활동이다.
· **사후관리 전달 사항** : 약복용, 식사, 운동 등 주의사항 이행 여부 확인, 특이사항 발생여부 확인, 문제 발생시 연락 방법, 핫라인 확인

2. 건강보험 환자, 의료급여 환자, 산업재해 환자, 자동화 보험 환자, 일반 환자

3. · **비차별화 마케팅 전략** : 모든 시장을 동질적인 것으로 보고 시장 세분화를 하지 않고, 하나의 표준화된 메케팅 믹스로 공략하는 것. 소비자의 선호 상태가 동질적이고 대량생산과 판매 시에 원가절감 효과가 큰 경우에 사용한다. (예: 모든 진료과를 다루는 대학병원)
· **차별화 마케팅 전략** : 하나의 세분화된 시장에 각각 다른 마케팅 믹스를 개발하여 공략하는 것. 소비

자의 취향이 이질적이고, 기업의 자원능력이 우수한 경우에도 사용한다. (예: 중동으로 병원시스템을 수출한 우리들척추병원, 외국인 환자를 타겟팅하여 제주도에 개원한 우리들 병원)

· **집중화 마케팅 전략** : 가장 매력적인 시장 하나만 선택하여 최적의 마케팅 믹스를 개발하고 모든 노력을 집중하여 공략하는 것. (예: 화상치료만 전문으로 하는 베스티안 화상전문병원)

4. 환자의 혈액형, 약물 알러지여부, 금식시간 준수의 여부

5. 신뢰관계구축, 설명의무강화, 의료진의 외국인 환자 문화 교육, 각종 기록부 성실 기재, 의료기관 내 리스크 관리체계 확립

6. 환자 개인 정보, 이름, 성별, 국적 등 정보수집, 진료비 청구 대상자 및 지불 주체가 누구인지 파악, 이메일 문의 시 고객에게 빠른 회신, 기초 답변서 전달, 비자여부 파악

7. · **기업** : 패키지 상품 등 신상품의 효과적인 출시 용이, 마케팅 비용 절감 및 시너지 극대화(협력사의 브랜드 파워), 지방자치단체의 의료관광 산업 지원 등 협력 증대

   · **의료관광객** : 검증된 병원과 리조트의 이미지로 신뢰감 향상, 쇼핑·오락·레저 등의 편의성 증대, 자연친화적인 환경에서 치료.

8. 환자와의 원만한 관계 유지, 설명의무 강화, 문서의 성실기재, 위험발생 대비 및 리스크관리 체계 확립, 분쟁해결방법, 절차 명시(진료계약서)

9. 컨시어지 업무는 치료 및 기타 목적으로 의료기관을 찾는 외국인 환자 및 가족들을 위하여 치료 이외에 환자가 요구하거나 또는 환자 및 동반 가족의 만족을 위해 제공하는 서비스의 총칭. 종류 : 통역서비스, 비자발급 서비스, 공항 영접과 환송 서비스, 관광 안내 서비스

10. · **역할 불확실** : 환자들은 익숙하지 않은 의료 환경에서 새롭게 주어지는 환자라는 역할과 환자로서 상대하는 의사, 간호사, 의료기사 등 다른 대상과의 관계에서 혼란을 경험한다.
    이러한 모호한 상황은 환자가 의료진과 효과적인 대화를 나누는 것을 어렵게 한다.
    · **책임소재 갈등** : 환자와 의사의 역할에 대한 명확한 기준이 없기 때문에 책임 소재에 대해 논하는 것은 질병 상황에 따라 달라질 수 있다. 예를 들어 비만의 경우 문제나 치료의 핵심이 의료진 보다는 환자 자신에게 더 있을 가능성이 있다. 반면 암의 경우 치료의 핵심이 상대적으로 의료진에게 더 있을 수 있다.
    · **의사와 환자간의 권력차이** : 의사와 환자의 관계를 의학 지식과 축적된 경험 등에 기반을 둔 권력 관계로 설명한다. 그렇게 형성된 불균등한 관계가 커뮤니케이션을 방해하므로 환자에게 충분한 정보를 제공하여 치료의 선택 과정에서 환자가 적극적으로 참여 할 수 있게 해 좀 더 평등한 관계에서 치료 과정이 전개 되는 것이 바람직하다.
    · **의료진과 환자간의 용어와 시각차이** : 의료진이 사용하는 전문적인 의학용어로 인해 환자가 잘못 해석할 수도 있다.

11. · **G-1-10** : 사증발급신청서, 국내 의료기관 또는 요양기관에서 치료 또는 요양 관련 예약 입증 자료 (진료 예약 확인서)
    · **필요서류** : 치료비, 체류비 등 부담능력 또는 재정능력 입증 서류, 가족관계 및 간병인 입증 서류

12. · S(Subjective information) : 환자 또는 보호자가 제공하는 것으로 환자가 표현한 증상, 병력 등에 관한 기록.
    · O(Objective information) : 검진 결과, 임상검사 소견 등에서 얻어지는 측정 가능한 정보.
    · A(Assessment) : 두가지 정보를 토대로 한 의사의 진단 및 예측에 대한 기록.
    · P(Plan) : 진단과 치료에 대한 계획, 환자나 가족에 대한 교육계획 등의 기록.

13. · **리스크 정의** : 일반적으로 '우연한 사고 발생의 불확실성 또는 그 가능성'을 의미
    경제적인 관점에서는 ' 손실, 바람직하지 않은 사건이나 또는 그러한 사건의 발생에 관한 불확실성'을 포함한 상황 ·리스크 통제정의: 손실의 규모를 줄이거나 미리 예방하는 것.
    · **리스크 통제방법** ·**위기노출 회피** : 손실의 가능성을 제로로 만드는 것. 리스크의 위협은 큰데 효과적으로 통제되기가 힘들다면 해당 리스를 제거해버리는 것이다.
    · **손실 예방** : 스탭 교육, 정책 변화, 절차 리뷰와 개선 등을 통해서 리스크로 인한 손실을 예방하는 방법. ·손실 감소: 의료사고 시 환자나 가족에 대한 사후관리와 위로를 통해 사고의 파장을 최소화하거나, 즉각적 후속조치를 취함으로써 손실을 최소화 하는 방법. ·손실 격리: 조직의 업무와 자원을 적절히 배정하여 손실 발생 시 조직 전체가 충격을 받지 않도록 하는 방법. 리스크 대응팀만 외부와 접촉하도록 하는 것 ·비보험적 전가: 구매 대신에 리스를 통해 장비를 이용하거나 계약서상의 손실에 대한 책임면제 조항을 포함해 놓고 사고발생 시 손실을 줄이는 것.

14. 의료사고 피해구제 및 의료분쟁 조정 등에 관한 법률
    33조(조정결정) ① 조정부는 사건의 조정절차가 개시된 날부터 90일 이내에 조정결정을 하여야 한다. ② 제1항에도 불구하고 조정부가 필요하다고 인정하는 경우 그 기간을 1회에 한하여 30일까지 연장할 수 있다. 이 경우 그 사유와 기한을 명시하여 신청인에게 통지하여야 한다.

15. · **정의** : 개인이 건강 및 안녕상태를 능동적으로 유지 및 강화하기 위해서 혹은 독특한 지역에 기반한 색다른 체험을 하기 위해 여행하는 행위
    · **동기** : ① 미용 ② 신체적 안녕 추구(스파, 마사지, 요가) ③ 현실도피와 휴식(스파, 산림치유) ④ 쾌락과 체험(페스티벌) ⑤ 실존적이고 심리적인 안녕추구

16. · **국경간 공급** : 한 회원국 영토에서 다른 회원국 영토로 서비스 공급(원격진료)
    · **해외소비** : 다른 회원국의 소비자가 목적국가로 이동해서 의료서비스를 공급받는 형태(의료관광)
    · **상업적 주재** : 다른 회원국 영토에 의료서비스 공급자가 상업적으로 주재함으로써 의료서비스를 공급하는 형태(현지 법인 설립)
    · **자연인의 이동** : 다른 회원국 영토에 한 회원국의 자연인이 주재함으로써 서비스를 공급하는 것(의료진, 의료공급자 등 인력의 해외 진출)

17. · **여행 취소 및 중단 보험** : 여행보험 중 가장 많은 유형. 주로 여행경비에 대한 안전을 걱정하는 사람들이 사용하며, 여행취소, 여행 중 응급후송 등 여행 일정 중 발생하는 위험과 의료 보장 범위에 따라 보험료가 달라진다.
    · **여행자 보험** : 해외여행자들을 위한 보험 중 하나로 보험가입자가 해외여행 중에 발생된 응급상황이나 사고에 대해 보장한다. ·유학생 보험: 유학을 목적으로 외국으로 가는 학생들을 위한 보험.

· **의료관광 보험** : 의료서비스를 받을 목적으로 해외 의료기관을 찾는 환자들이 의료관광 중 발생하는 위험에 대비하기 위해 가입하는 보험.

18. 체류기간 연장 허가 신청서, 여권, 체류자격별 첨부서류, 수수료

19. 현지 의사 소견서, 현지 검사 결과지, 영상자료.

20. · **정보원** : 정보출처의 신뢰성과 호감성.
    · **메시지** : 정보의 정확성과 흥미.
    · **통로** : 정보 전달 매체의 적합성.
    · **수신자** : 정보 수신자의 관심과 특성, 최종목표: 기대하는 결과

21. 해설 정보원 : 정보출처의 신뢰성과 호감성 부분임.

22. 공감, 경청, 명료화, 요약, 자기개방

● 2021년 1차

1. · **강점** : 대기업 운영 시스템, 교통 편리한 곳에 위치(입지적 장점)
   · **약점** : 의료진의 수와 기술, 기회: 정부의 지원 확대, 위협: 자국의 경제침체

2. · **무형성** : 의료서비스 상품을 가시적인 형태로 제시가 불가능하다.
   · **동시성(비분리성)** : 생산과 동시에 즉시 소비된다. 의료종사자와 고객 쌍방이 준비가 되어야 의료서비스가 전달된다.
   · **이질성(다양성)** : 의료서비스가 의료종사자에 의해 전달되기 때문에 의료서비스 품질을 일정하게 유지·관리하기 어렵다.
   · **소멸성** : 의료서비스는 저장·보관이 불가능하다.

3. · **서브퀄(SERVQUAL)모형** : 고객에게 제공된 서비스와 고객의 기대수준과의 일치정도 혹은 차이에 의한 기업의 서비스 품질을 측정하는 방법.
   · **유형성** : 의료서비스를 제공하기 위해 의료기관에서 갖추어야할 장비, 시설, 도구, 설비, 건물의 외관
   · **확신성** : 의료기관 종사자들의 충분한 지식, 기술, 태도에 기인한 의료기관이 충분하고 수준 높은 의료서비스를 제공할 것이라는 믿음.
   · **신뢰성** : 환자가 기대한 시비스기 기대한 수준만큼 수행할 수 있는 의료종사자들의 능력.
   · **공감성** : 환자에 대한 관심·이해·배려
   · **반응성** : 의료기관 종사자가 환자에게 신속하게 의료서비스를 제공하려는 의지(환자의 불편사항, 요구, 문제 등을 처리하기 위한 의료기관의 노력)

4. · **임상적 리스크** : 환자의 임상정보 비밀 누출, 다른 환자·보호자나 직원으로부터의 학대나 폭력, 종교·국적 등에 준한 차별, 환자 개인 물건의 도난이나 손실, 환자 위급시 대처 부실.
   · **재정 리스크 (비즈니스 리스크)** : 병원의 투자 손실, 치료비 미수금 발생, 구매 관련 손실.

5. · 위기노출 회피, · 손실 예방, · 손실 감소, · 손실 격리, · 비보험적 전가

6. · **정의** : 다른 문화권의 사람을 이해하고 효과적으로 대화할 수 있는 능력.
   · **지식** : 타문화를 알고 이해하는 정도, 타문화의 종교, 문화, 관습 등을 이해하는 것.
   · **감성** : 타문화 사람을 만나는 것을 두려워하거나 기피하는 정도.
   · **심리운동성** : 지식과 감성의 실행으로서 언어와 비언어구사 및 역할 수행을 의미.
   · **상황지속성** : 상호작용이 실제로 이루어지는 상황을 의미.

7. 외국인 환자의 개인정보, 비자, 출입국 예정일, 외국인 환자의 식습관(알러지여부, 할랄식품), 환자의 증상, 회복 기간 중 주의사항

8. 높은 의료수준, 낮은 의료비, 짧은 대기시간, 환경(국가의 배경적 특성+의료상품과의 결합)

9. 환자와의 신뢰관계 구축, 통역사나 코디네이터를 통한 설명의무 강화(녹음), 투약사고에 대한 대비, 의료진 및 관련 업무자 교육, 분쟁해결방법의 명시(수술동의서), 의료기관 내 리스크 관리체계 확립, 의료기관 내 안전교육 프로그램 시행, 의료분쟁 예방을 위해 계약서 또는 입원약정서에 반드시 포함되어야 할 사항(쌍방의 권리와 의무, 재판관할법원, 준거법)

10. · **구조평가(Structure)** : 인적자원(의료종사자의 수, 자질), 물적자원(시설·장비), 조직구조(병원조직관리)
    · **과정평가(Process)** : 의료인의 환자관리 활동, 치료과정 평가
      ① 의무기록의 이용과 의료자원 이용 심사(입원의 타당성, 재원기간, 과잉진료)
      ② 동료의사에 의한 심사(peer review)
      ③ 의료비 청구 심사
      ④ 의료감사(의료내역 검토 및 평가)
    · **결과평가(Outcome)** : 환자의 건강과 만족도 평가, 진단결과와 치료결과 평가

11. · **웰니스 관광** : 개인이 건강 및 안녕상태를 능동적으로 유지 및 강화하기 위해 여행하는 행위.
    · **목적** : 미용, 신체적 안녕 추구, 현실도피와 휴식, 쾌락과 체험, 실존적이고 심리적인 안녕 추구, 공동체 추구.
    · **종류** : 스파, 아유르베다(요가관광), 한방관광(침술, 한약, 뜸), 템플스테이, 산림치유관광

12. 발신자- 부호화- 메시지- 해독화- 수신화

13. 수시로 눈을 맞추며 이해여부를 확인한다. 중요한 지시사항은 서류형태로 제공한다.

14. 병원 규모의 대형화, 의료기술의 발전, 사회보장제도의 확대, 의료서비스의 글로벌화
    경쟁력 강화의 수단, 고객 욕구의 증가, 의료기술의 발전에 따른 전문화

15. 쉬운질문이나 응답자의 흥미를 유발할 수 있는 질문을 앞부분에 놓는다.

16. · C-3-3 : 신청서, 여권 원본, 수수료, 체류기간 연장의 필요성을 소명하는 서류
    · G-1-10 : 신청서, 여권, 외국인 등록증, 수수료, 의료기관에서 발급한 소견서, 진단서 등 장기체류의 필요성을 입증할 수 있는 서류, 치료 및 체류 비용 조달 능력을 입증 할 수 있는 서류

17. 현지의사 진단서, 병원예약확인서, 지불능력 확인서, 여권

18. 최근구매, 자주구매, 상당금액 구매, 다른고객에게 추천

19. 차별화된 의료서비스 공급, 지속적 고객만족 프로그램 개발 및 제공, CRM을 통한 맞춤서비스 제공, 우수고객 보상 프로그램 제공, 고객과의 쌍방향 의사전달 프로그램 실행

20. 의료관광상품 기획가, 홍보 및 마케팅 전문가, 의료상담가, 통번역가, 컨시어지 업무.

21. A병원=(0.4*7)+(0.3*2)+(0.3*5)=4.9 / B병원=(0.4*4)+(0.3*5)+(0.3*2)=3.7

22. ① 진료대기시간을 단축 또는 해소할 수 있다. ② 환자 수 분산, 사전 진료 준비, 진료시간 조정 등의 적정진료로 의료서비스의 향상을 도모. ③ 의사와 환자간의 신뢰감을 조성
    ④ 환자 수용능력의 적정 활용으로 업무 능률 향상, 혼잡 완화, 안정적 분위기 유지 ⑤ 환자의 수와 질을 제고.

● 2020년 2차

1. · **장점** : 시간과 비용 절감, 지속적인 진료 및 사후관리, 신속한 정보 교류, 질병의 조기발견 및 치료

2. · **행위별수가제** : 환자 진료에 소요되는 약제 또는 재료비는 별도로 산정하고, 의료인이 제공한 진료행위 또한 각각 의료수가로 값을 정해 의료비를 지급하도록 하는 제도이다. 의료인의 진료자율권이 보장되고, 의료인의 제도 수용성이 높은 편이다. 의료서비스의 질적 향상이 증대된다.
   · **포괄수가제** : 질병군별로 미리 책정된 일정액의 진료비를 지급하도록 하는 제도이다. 의료진의 경제적인 진료수행을 유도할 수 있고, 의료기관의 생산성을 증대시킬 수 있다. 진료비 계산의 투명성이 제고된다.

3. 지방자치단체나 여행업체 등 유관기관 등이 지역별 관광지나 여행상품을 홍보하기 위하여, 여행전문 기자, 블로거, 협력업체 등을 초청하여 설명회를 하고, 관광, 숙박 등의 여행상품을 제공하는 것.

4. 제품성장주기란 제품이 시장에 출시되어 매출이 어느정도의 성장을 누리고, 그 정점에 도달 한 후 성장률이 둔화되고, 마지막으로는 매출액이 감소하여 종국에는 시장에서 사라지는 과정이다.
   · **도입기** : 제품이 시장에 도입하는 단계로써, 제품 인지도, 매출은 낮다. 경쟁자가 거의 없다. 가격 설정 전략으로는 시장에 빨리 침투하고자 하는 저가격의 침투 전략이나, 고가 전략인 스키밍전략이 있다. 스키밍 전략은 투입된 자본을 빨리 회수할 목적이거나, 고가제품은 고품질이라는 인식을 주기 위

한 목적으로 사용한다.
- **성장기** : 소비자의 인지도가 증가하여 매출이 급성장하는 단계이다. 경쟁자가 증가하고, 경쟁이 치열해지기 시작한다. 시장점유율 확대전략으로 시장침투가격을 사용하는 시기이다.
- **성숙기** : 제품의 판매량이 감소하고 성장률이 둔화되기 시작되는 단계이다. 시장점유율을 유지하며, 상표의 재활성화, 시장확대전략, 상표의 재포지셔닝 전략을 사용한다.
- **쇠퇴기** : 제품이 점차 쇠퇴하게 되는 단계이다. 수익성 유지 목적의 가격인하 전략을 사용한다.

5. - **역할 불확실** : 환자들은 익숙하지 않은 의료 환경에서 새롭게 주어지는 환자라는 역할과 환자로서 상대하는 의사, 간호사, 의료기사 등 다른 대상과의 관계에서 혼란을 경험한다. 이러한 모호한 상황은 환자가 의료진과 효과적인 대화를 나누는 것을 어렵게 한다.
- **책임소재 갈등** : 환자와 의사의 역할에 대한 명확한 기준이 없기 때문에 책임 소재에 대해 논하는 것은 질병 상황에 따라 달라질 수 있다. 예를 들어 비만의 경우 문제나 치료의 핵심이 의료진 보다는 환자 자신에게 더 있을 가능성이 있다. 반면 암의 경우 치료의 핵심이 상대적으로 의료진에게 더 있을 수 있다.
- **의사와 환자간의 권력차이** : 의사와 환자의 관계를 의학 지식과 축적된 경험 등에 기반을 둔 권력 관계로 설명한다. 그렇게 형성된 불균등한 관계가 커뮤니케이션을 방해하므로 환자에게 충분한 정보를 제공하여 치료의 선택 과정에서 환자가 적극적으로 참여 할 수 있게 해 좀 더 평등한 관계에서 치료 과정이 전개 되는 것이 바람직하다.
- **의료진과 환자간의 용어와 시각차이** : 의료진이 사용하는 전문적인 의학용어로 인해 환자가 잘못 해석할 수도 있다.

6. - **임상적 리스크** : 환자의 임상정보 비밀 누출, 다른 환자·보호자나 직원으로부터의 학대나 폭력, 종교·국적 등에 준한 차별, 환자 개인 물건의 도난이나 손실, 환자 위급시 대처 부실

7. - **의사** : 의료공급체계를 확립한다. 의료과실을 줄이기 위해 노력. 평상시 환자와의 신뢰관계 형성. 의무기록의 정확한 기재와 보존. 행정실과의 원만한 커뮤니케이션.
- **간호사** : 환자관리체계를 확립한다. 환자에게 발생할 수 있는 사고 예방을 위해 환자 관리 체크리스트를 마련, 점검, 업무내용을 간호차트에 상세히 기록한다. 응급상황 발생 시 간호팀 내의 보고 체계를 마련한다.
- **진료지원** : 진료지원체계를 확립한다. 응급상황 발생 시 비상연락망으로 업무 지시를 받는다. 본인 자리로 신속한 복귀를 한다. 의료진이 환자 상태를 정확하게 검토할 수 있도록 의료진의 요청에 따라 검사를 신속히 진행하고 결과를 전달한다.
- **행정실** : 행정지원체계를 확립한다. 리스크(위험)관리시스템을 확립하고, 의료지식의 교육, 훈련. 환자관리, 장비, 시설을 점검한다.

8. 흥미를 유발 할 수 있는 질문을 앞부분에 배열한다. 쉬운질문에서 어려운 질문으로 진행한다. 일반적인 내용에서 세부적인 내용으로 진행한다. 전체적인 질문에서 지엽적인 질문으로 진행한다. 논리적인 순서에 의해 질문을 배열한다. 인지→경험→태도 순으로 배치한다.
개인적 질문, 인구통계학적 질문, 민감한 질문은 마지막에 배치한다.

9. - **비차별화 마케팅 전략** : 모든 시장을 동질적인 것으로 보고 시장 세분화를 하지 않고, 하나의 표준화

된 마케팅 믹스로 공략하는 것. 소비자의 선호 상태가 동질적이고 대량생산과 판매 시에 원가절감 효과가 큰 경우에 사용한다.(예: 모든 진료과를 다루는 대학병원)

· 차별화 마케팅 전략 : 하나의 세분화된 시장에 각각 다른 마케팅 믹스를 개발하여 공략하는 것. 소비자의 취향이 이질적이고, 기업의 자원능력이 우수한 경우에도 사용한다.(예: 중동으로 병원시스템을 수출한 우리들척추병원, 외국인 환자를 타겟팅하여 제주도에 개원한 우리들 병원)

· 집중화 마케팅 전략 : 가장 매력적인 시장 하나만 선택하여 최적의 마케팅 믹스를 개발하고 모든 노력을 집중하여 공략하는 것. (예: 화상치료만 전문으로 하는 베스티안 화상전문병원)

10. · 비인적 커뮤니케이션 : 광고(advertising), 판매촉진, 홍보(publicity), PR(불특정다수를 대상으로 이미지 제고, 제품 홍보활동 등의 커뮤니케이션)

11. 합의, 법원의 조정, 대한의사협회 의료배상 공제조합, 한국의료분쟁조정중재원, 한국소비자원의 소비자분쟁조정위원회, 의사배상책임보험

12. · 초기고가전략(스키밍전략) : 특화된 의료기술로 경쟁대상이 없는 경우(태국 범룽랏병원의 성전환 수술), 의료수가와 의료서비스 질에 대한 연계성이 강한 경우 (고가의 건강검진 프로그램), 진입장벽이 높은 경우 (제품 개발에 시간이 오래 걸리거나, 자본이 많이 필요한 경우) (줄기세포시술, 장기이식수술).

·시장침투가격전략 : 대량판매를 통한 이익확보 가능 (단체 건강검진 상품), 시장의 성장률이 높아 장기적으로 이익을 확보할 수 있을 때 (암수술 및 치료), 상품에 대해 가격 민감군 고객이 많은 때 (성형, 미용 수술), 해당 의료기관이 규모의 경제를 가지고 있는 경우 (전문 검진센터, 전문 요양병원).

13. · 면책금 : 국제 민간 보험에 가입한 이후에 보험사고가 발생했을 때 보험가입자가 부담하는 자기 부담금.

· 정액지불제 : 보험사고가 발생했을 때 실손 금액을 지불하는 것이 아니라, 미리 정해진 금액을 지불하는 제도.

14. 의료기관과 호텔 간의 접근성, 숙박 비용, 룸형태(환자 선호도 고려할 것), 숙박시설 유형(숙박만 가능한 호텔 또는 조리가 가능한 레지던트 호텔), 부대시설(호텔 내 피트니스, 레스토랑, 기도실 등)

15. · 기본가치체계 : 환자 안전 보장 활동.

· 환자진료체계 : 진료전달체계와평가, 환자진료, 의약품관리, 수술및마취진정관리.

· 조직관리체계 : 질향상 및 환자안전활동, 감염관리, 경영 및 조직운영, 시설 및 환경관리.

· 성과관리체계 : 성과관리

16. · 정의 : 다른 문화권의 사람을 이해하고 효과적으로 대화할 수 있는 능력

· 지식 : 타문화를 알고 이해하는 정도, 타문화의 종교, 문화, 관습 등을 이해하는 것

· 감성 : 타문화 사람을 만나는 것을 두려워하거나 기피하는 정도

· 심리운동성 : 지식과 감성의 실행으로서 언어와 비언어구사 및 역할 수행을 의미

· 상황지속성 : 상호작용이 실제로 이루어지는 상황을 의미

17. 환자가 이해하기 쉽게 간결하게 끊어서 설명한다. 대화 중간에 환자 이해여부를 확인한다. 사진자료, 영상, 모형 등 시각적 자료를 활용하여 설명한다. 눈을 보며 아이컨택을 하며 공감하며 대화한다. 검

사 결과 등의 숫자는 기록하며 설명한다.

18. 스페인의 투우 용어인 진실의 순간에서 유래되었다. 경영학적 개념으로는 고객이 기업의 서비스와 접촉하는 순간으로써, 최초의 대면 접점 또는 고객이 서비스를 이용하게 되는 짧은 순간 고객은 기업에 대한 인식, 이미지, 만족도가 결정된다는 뜻.

19. 신뢰관계구축, 설명의무강화, 의료진 및 관련 업무자들의 문화, 직무소양 교육
각종 기록부 성실 기재, 의료기관 내 리스트 관리체계확립

● 2020년 1차

1. 공감, 경청, 명료화, 요약, 자기개방

2. ① **국가 간 이동성 증대** : 소득 수준의 향상, 국가 간 여행이 보편화 되었고, 교통 시설의 개선으로 도시 간 이동 속도가 빨라졌다.
② **의료 서비스의 차이**: 국가 간 의료서비스 비용과 대기시간의 차이로 인해 의료관광이 발전하게 되었다.
③ **정보통신매체의 발달** : 정보통신매체의 발달로 국가 간 의료서비스비용과 서비스 비교가 가능해지면서 소비자들의 능동적인 의료서비스 선택이 가능해졌다.
④ **의료서비스의 인증제도 확산** : JCI 국제의료인증제가 전 세계로 확산되었다.
⑤ **의료관광 네트워크 구축** : 의료기관과 의료관광산업의 유관기관, 정부 등 국제적 네트워크가 구축되었다.
⑥ **의료관광 전문회사의 등장** : 의료기관과 MOU를 체결한 여행사, 의료관광 컨설팅회사의 등장
⑦ **휴양 및 여가 선호** : 건강증진을 위한 웰니스 관광객이 늘어나는 추세이다.

3. 환자가 이해하기 쉽게 간결하게 끊어 설명하기. 대화 중간에 환자의 이해 여부 확인하기. 검사 자료를 활용하거나, 그림, 모형등을 활용하며 설명하기. 검사 수치 등의 중요한 사항은 서류로 제공해주기

4. · **초기고가전략(스키밍전략)** : 특화된 의료기술로 경쟁대상이 없는 경우(태국 범룽랏병원의 성전환 수술), 의료수가와 의료서비스 질에 대한 연계성이 강한 경우 (고가의 건강검진 프로그램), 진입장벽이 높은 경우 (제품 개발에 시간이 오래 걸리거나, 자본이 많이 필요한 경우) (줄기세포시술, 장기이식수술).
· **시장침투가격전략** : 대량판매를 통한 이익확보 가능 (단체 건강검진 상품), 시장의 성장률이 높아 장기적으로 이익을 확보할 수 있을 때 (암수술 및 치료), 상품에 대해 가격 민감군 고객이 많을 때 (성형, 미용 수술), 해당 의료기관이 규모의 경제를 가지고 있는 경우 (전문 검진센터, 전문 요양병원).

5. · **포괄수가제** : 질병군별로 미리 책정된 일정액의 진료비를 지급하도록 하는 제도이다. ① 의료진의 경제적인 진료수행을 유도할 수 있고, ② 의료기관의 생산성을 증대시킬 수 있다. ③ 진료비 계산의 투명성이 제고된다.

6. · **치료관광객**(medical tourist) : 의료서비스만을 목적으로 국경을 이동하는 경우
   · **전형적인 의료관광객**(medical tourist proper) : 의료서비스와 관광을 목적으로 해외여행을 하거나 관광을 목적으로 여행와서 의료서비스를 받기로 한 경우
   · **여행환자**(vacationing patient) : 의료서비스와 상관없이 국경을 이동하는 유형
   · **단순환자**(mere patient) : 현지에서 의료서비스만 받는 경우

7. 의사결정 리스크, 재무 리스크, 부정리스크, 권한위임리스크, 운영리스크

8. · **행동적 접근방법 정의** : 특정 브랜드에 대해 일정기간동안 고객이 반복적으로 구매하는 경향. 측정요인: 구매비율, 구매빈도, 반복구매행동, 구매가능성, 재구매가능성 등
   · **태도적 접근방법 정의** : 특정 브랜드에 대한 선호, 호의적인 태도 및 심리적 몰입.
      - 측정요인 : 선호도, 상표에 대한 충성도, 구전의도, 우월한 경쟁대안에 대한 저항성, 프리미엄 가격 지불의사 등
   · **통합적 접근방법 정의** : 반복구매 행동 또는 호의적인 태도만으로는 충분하지 않으며 이 두가지 모두 충족되어야 한다는 것.
      - 측정요인 : 구매비율, 구매빈도, 선호도, 상표에 대한 충성도 등등

9. 리스크 통제 정의: 손실의 규모를 줄이거나 예방하는 것. 위기노출 회피, 손실 예방, 손실 감소, 손실 격리, 비보험적 전가

10. 환자와의 원만한 관계 유지, 설명의무 강화, 문서의 성실기재, 위험발생 대비 및 리스크관리 체계 확립, 분쟁해결방법, 절차 명시(진료계약서)

11. · **신뢰성**(reliability) : 약속된 서비스를 정확히 수행하는 능력 (정확한 서비스의 수행, 의무기록의 기재, 약속시간 엄수 등)
    · **보증성,확신성** (assurance) : 직원의 업무소양에 기인한 친절도(의료종사자의 업무 수행능력, 정확한 정보 제공, 업무 숙련도)
    · **유형성**(tangibles) : 서비스 제조과정에서 투입되는 외형적인 것(시설, 장비, 도구, 병원 인테리어, 주차장, 건물외관)
    · **공감성**(empathy) : 직원의 사려 깊은 개별적인 관심(관심, 배려, 의료종사자와 접촉의 용이성)
    · **반응성** (responsiveness) : 고객을 돕고 신속한 서비스를 제공하려는 의지(고객의 문의에 대한 응답 속도)

12. · **의미** : 정보통신기술을 이용하여 원거리에서 보건 의료 정보 및 의료서비스를 전달하는 모든 활동.
    · **종류** : 원격상담, 원격자문, 원격지원, 원격모니터.
    · **장점** : 시간, 비용 절감, 지속적인 사후 관리, 신속한 정보교류·진료 가능, 병의 조기발견 및 치료 가능

13. ① 환자 예약시 보험사에 지불 보증서 요구
    ② 지불 보증서에 따른 의료서비스 제공
    ③ 의료기관이 환자의 진료 완료를 보험회사에 통보함
    ④ 보험회사가 의료기관에게 진료비세부내역서 제공 요청

⑤ 의료기관이 보험회사에게 영문진단서, 진료비세부내역서, 환자수납영수증 제출
⑥ 검토
⑦ 입금

14. · 지리적 변수 : 국가, 지역. · 인구통계학적 변수: 연령, 성별. · 사회문화적 변수: 사회계층

15. · 임상적 리스크 : 환자의 임상정보 비밀 누출, 다른 환자·보호자나 직원으로부터의 학대나 폭력, 종교·국적 등에 준한 차별, 환자 개인 물건의 도난이나 손실, 환자 위급 시 대처 부실

16. 제2장 한국의료분쟁조정중재원
    제6조(한국의료분쟁조정중재원의 설립) ① 의료분쟁을 신속 · 공정하고 효율적으로 해결하기 위하여 A 한국의료분쟁조정중재원(이하 "조정중재원"이라 한다)을 설립한다.
    제19조(의료분쟁조정위원회의 설치) ① 의료분쟁을 조정하거나 중재하기 위하여 A 조정중재원에 B 의료분쟁조정위원회(이하 "조정위원회"라 한다)를 둔다.
    제25조(의료사고감정단의 설치) ① 의료분쟁의 신속 · 공정한 해결을 지원하기 위하여 A 조정중재원에 C 의료사고감정단(이하 "감정단"이라 한다)을 둔다.

17. · 특권적 대화 : 의료진이 환자의 상태에 대하여 환자 가족과 직접 상담하거나 환자보다 가족에게 더 상세한 정보를 제공하는 것. 영유아기 환자의 경우, 자신의 상태를 설명할 수 없어 보호자가 환자상태를 본 증상을 설명하는 경우 환자의 나이가 많아 인지 능력이 떨어지는 경우, 환자 상태가 중하거나 의식이 없을 경우. 보호자는 의료진의 설명을 환자에게 전달하는 역할을 수행하게 된다.

18. 검증된 병원과 여행사의 이미지로 신뢰감 향상, 쇼핑·오락·레저 등의 편의성 증대,
    자연친화적인 환경에서 치료

19. 병원, 치과병원, 한방병원, 요양병원, 종합병원

● 2019년 2차

1. ① 문화유산, ② 자연유산, ③ 복합유산

2. · 의료과오 : 의사가 환자를 진료하면서 당연히 기울여야할 주의 의무를 게을리 해 사망, 상해, 치료지연 등의 환자의 생명에 영향을 끼친 경우.
   · 의료과실 : 의료과오가 있었다는 것이 법적으로 입증되었을 때 의료과실로 명함.

3. 특권적 대화

4. ① 환자 또는 직계가족이 의료진에게 제공하는 주관적인 정보의 기록이다. ② 환자의 언어로 주 증상, 병력이 기록된다. ③ 검진결과, 임상검사 등 본원에서 측정한 객관적 정보가 기록된다. ④ 혈압, 체온

등 측정가능한 정보의 기록. ⑤ 주관적정보와 객관적 정보를 기반으로 의료진의 진단이 기록됨. ⑥ 향후 치료 계획의 기록.

5. ① 병원시설과 진료 관련 서비스 ② 숙박 및 식음료 관련 서비스 ③ 관광안내 및 관광시설 서비스 ④ 비자 발급 서비스

6. · **장점** : ① 조사자가 피조사자의 대답을 직접 들을 수 있음 ② 응답에 대한 하위질문 진행여부를 수정할 수 있음 ③ 피조사자에 따라 설명의 융통성을 부여할 수 있어 질문을 응답자에게 잘 이해시킬 수 있음. ④ 필요에 따라서는 추가 질문에 의해 의문점을 확인해 볼 수도 있음
  · **단점** : ① 시간이 많이 듦 ② 비용이 많이 듦 ② 조사자의 얼굴, 목소리 노출 가능성에 대한 동의를 구해야함

7. · **장점** : 의료진의 경제적인 진료수행을 유도할 수 있다. 의료기관의 생산성을 증대시킬 수 있다. 진료비 계산의 투명성이 제고된다.
  · **단점** : 조기퇴원을 강요 할 수 있다. 의료서비스의 질적 저하가 우려된다. DRG(진단명 분류법) 코드 조작의 우려가 있다.

8. ① 개인적 요인(인구통계적 요인, 라이프스타일) ② 심리적요인(동기, 지각, 학습, 신념과 태도) ③ 사회·문화적 요인(사회계층, 준거집단, 가족)

9. · **무형성**: 서비스를 구매하기 전에는 그 가치를 파악하거나 평가하기 어렵다.
  고객은 타인의 후기나 과거의 경험, 의료기관의 규모나 시설, 의료진의 학력, 병원 내부에 전시된 브로셔 등을 평가기준으로 삼는다.
  · **소멸성** : 의료서비스 자체는 보관이나 저장이 불가능하다.
  · **동시성** : 의료서비스는 생산과 동시에 소비 된다. 직원과 고객이 같은 장소에서 서로 준비가 되어야 의료서비스가 전달된다.
  · **이질성** : 병원 서비스는 대부분 인적요소에 의존하므로, 서비스의 품질을 일정하게 유지하기 어렵다.

10. ① 주의사항전달, 설명불충분 ② 통역오류 ③ 병원내 안전사고 ④ 국적,종교,문화의 차이에 의한 차별 ⑤ 진료,투약,기록 오류

11. · **정의** : 일정기간 동안 높은 매출을 달성한 고객이 가장 가치있다는 점에 착안한 고객분석방법으로, 일반적으로 가장 구현하기 쉬운 고객 분석 방법에 속한다.
  · R-Recently : 구매의 최근성(얼마나 최근 시점에 구매했는지)
  · F-Frequecy : 구매의 빈도성(얼마나 자주 구매하는지)
  · M-Monetary : 구매금액(일정기간 평균 구매금액이 얼마인지) 에 대한 정보를 만들어 고객 상태를 세분화하는 모델이다.

12. 관광 주체(관광객), 관광 객체(관광 대상), 관광 매체(관광사업)

13. ① 관광호텔업 ② 수상관광호텔업 ③ 한국전통호텔업 ④ 가족호텔업 ⑤ 호스텔업 ⑥ 소형호텔업 ⑦ 의료관광호텔업

14. 이슬람에서 인간의 5가지 행위 중 금지된 것으로 이것을 행하면 알라의 법을 받는 것.
    예를 들면 돼지고기를 먹거나 음주를 하는 것은 하람. 이와 반대로 이슬람에서 허용하는 것은 할랄이라 함.

15. · **반응성** : 의료기관 종사자가 환자에게 신속하게 의료서비스를 제공하려는 의지
    (환자의 불편사항, 요구, 문제 등을 처리하기 위한 의료기관의 노력)
    · **공감성** : 환자에 대한 관심, 이해, 배려
    · **확신성** : 의료기관 종사자들의 충분한 지식, 기술, 태도에 기인한 의료기관이 충분하고 수준 높은 의료서비스를 제공할 것이라는 믿음
    · **신뢰성** : 환자가 기대한 서비스가 기대한 수준만큼 수행할 수 있는 의료종사자들의 능력
    · **유형성** : 의료서비스를 제공하기 위해 의료기관에서 갖추어야할 장비, 시설, 도구, 설비, 건물의 외관

16. · **핵심상품(주요서비스)** : 소비자가 제품으로부터 원하는 근복적인 편익. 예를 들면 의료관광객의 욕구충족을 위한 미용 시술, 문제해결과 직접연관이 되는 질병 치료 등의 의료서비스.
    · **보조상품(보조서비스)** : 핵심 상품을 소비하기 위한 보조적인 서비스를 의미함. 예를 들면 의료서비스 사용을 편리하게 해주는 비자발급 서비스 등을 의미.

17. · **지리적 변수** : ① 국가, 지역 ② 도시규모, 인구밀도 ③ 항공노선
    · **인구통계학적 변수** : ① 연령, 성별 ② 교육수준, 종교 ③ 국적

18. · **개방형 질문** :
    ① 다양한 생각을 환자에게 유도하여 환자의 상태에 대한 다양한 정보를 수집
    ② 환자와의 좋은 유대관계 형성
    ③ 질병과 관련없는 불필요한 내용까지 이야기하게 됨
    ④ 상세한 정보 수집 가능
    · **폐쇄형 질문** :
    ① 시간적으로 제한된 상황에서 효과적으로 환자와의 상담을 통제
    ② 제한된 시간 내에 다양한 주제에 대하여 빠르고 명확하게 대화를 이끌어 갈 수 있음
    ③ 환자가 경험한 다양한 증상을 이끌어 내는 데 실패할 수 있음
    ④ 환자의 능동적 참여에 대한 여지를 축소시킬 수 있음

● 2019년 1차

1. 할인, 쿠폰, 마일리지, 해피콜서비스, 사후관리, 일대일 상담

2. 식문화, 체류일정, 환자 알레르기 유무, 수술 후 회복기 동안의 주의사항.

3. · **임상적 리스크** : 환자의 임상정보 비밀 누출, 다른 환자·보호자나 직원으로부터의 학대나 폭력, 종교·국적 등에 준한 차별

- 비즈니스(재정적) 리스크 : 투자손실, 치료비 미수, 구매관련손실

4. · **행위별 수가제** : 진료에 소요되는 약제 또는 재료비를 별도로 산정하고, 의료인이 제공한 진료행위를 항목별로 가격을 책정하여 진료를 지급하는 제도
   · **포괄 수가제** : 진단명에 따라 일정한 금액을 의료비용으로 책정하는 방식.
   · **인두제** : 1차 진료를 책임지는 환자 수에 비례한 금액을 받는 방식.

5. 환자 본인의 상태에 대한 정확한 이해와 시술 행위에 대한 충분한 설명을 의학용어로 설명할 수 있는 의학이나 간호학을 전공한 자들이 통역사로 참가한다. 진료시 환자 본인의 동의를 구하고, 통역 과정을 음성녹음으로 남긴다

6. 의료시설서비스, 관광시설서비스, 숙박시설서비스, 식음료 서비스

7. · **가치 추구 환자** : 저렴한 비용으로 치료를 받기 위해 외국으로 방문.
   · **접근성 추구 환자** : 자국의 대기시간을 피하기 위해 외국으로 방문.
   · **질 추구 환자** : 높은 의료수준을 위해 외국으로 방문.

8. · **역할 불확실** : 환자들은 익숙하지 않은 의료 환경에서 새롭게 주어지는 환자라는 역할과 환자로서 상대하는 의사, 간호사, 의료기사 등 다른 대상과의 관계에서 혼란을 경험한다. 이러한 모호한 상황은 환자가 의료진과 효과적인 대화를 나누는 것을 어렵게 한다.
   · **책임소재 갈등** : 환자와 의사의 역할에 대한 명확한 기준이 없기 때문에 책임 소재에 대해 논하는 것은 질병 상황에 따라 달라질 수 있다. 예를 들어 비만의 경우 문제나 치료의 핵심이 의료진 보다는 환자 자신에게 더 있을 가능성이 있다. 반면 암의 경우 치료의 핵심이 상대적으로 의료진에게 더 있을 수 있다.
   · **의사와 환자간의 권력차이** : 의사와 환자의 관계를 의학 지식과 축적된 경험 등에 기반을 둔 권력 관계로 설명한다. 그렇게 형성된 불균등한 관계가 커뮤니케이션을 방해하므로 환자에게 충분한 정보를 제공하여 치료의 선택 과정에서 환자가 적극적으로 참여 할 수 있게 해 좀 더 평등한 관계에서 치료 과정이 전개 되는 것이 바람직하다.
   · **의료진과 환자간의 용어와 시각차이** : 의료진이 사용하는 전문적인 의학용어로 인해 환자가 잘못 해석할 수도 있다.

9. 표본의 확률이 정해지지 않은 표본추출로 일반적인 조사에 많이 이용된다.
   · **할당표본추출** : 조사자가 표본의 특성을 잘 알고 있고, 미리 정해진 분류 기준에 의해 전체 표본을 몇 개의 집단으로 나누고 각 집단별로 필요한 대상을 추출한다.
   · **편의 표본 추출** : 조사자가 가장 쉽게 정보를 얻을 수 있는 대상자를 상대로 선정한다.
   · **판단 표본 추출** : 조사자는 자신의 판단에 따라 정확한 정보를 줄 수 있는 모집단 요원을 선정한다.
   · **특징** : 시간과 비용이 적게 소요된다. 일반적인 조사에 많이 이용한다. 표본이 될 확률이 정해지지 않았다. 표본 오차 추정이 불가능하다. 인위적으로 표본 추출 한다.

10. 국가이미지상승, 경제적인 효과, 한류, K-pop 등의 영향으로 컨벤션효과, 국제 행사 유치에 유리, 관광 이외의 산업에 시너지 효과 기대.

11. · **비자종류** : 단기 방문 비자(C-3-3).
    · **제출서류** : 외국인 환자 사증 발급 신청서, 여권, 의료기관에서 발급한 의료예약서류.

12. 컨시어지 업무는 치료 및 기타 목적으로 의료기관을 찾는 외국인 환자 및 가족들을 위하여 치료 이외에 환자가 요구하거나 또는 환자 및 동반 가족의 만족을 위해 제공하는 서비스의 총칭. ·종류 : 통역서비스, 비자발급 서비스, 공항 영접과 환송 서비스, 관광 안내 서비스

13. 환자의 기내식(음식 알러지 여부 확인) , 여권상 이름, 비자 발급 여부, 좌석 등급 또는 배정, 출국예정일정.

14. 대상자의 욕구(기대의 정도) 파악, 대상자의 현재 상태 파악, 진료방법 치료기간 등의 정보 교류, 상호 간의 신뢰감 형성, 협력관계 구축.

15. · 흥미를 유발 할 수 있는 질문을 앞부분에 배열한다.
    · 쉬운 질문에서 어려운 질문으로 진행한다.
    · 일반적인 내용에서 세부적인 내용으로 진행한다.
    · 전체적인 질문에서 지엽적인 질문으로 진행한다.
    · 논리적인 순서에 의해 질문을 배열한다.
    · 인지 → 경험 → 태도 순으로 배치한다.
    · 개인적 질문, 인구통계학적 질문, 민감한 질문은 마지막에 배치한다.

16. · **개인적 요인** : 개성, 라이프 스타일(성별, 직업, 소득).
    · **환경적 요인** : 사회계층, 준거집단, 관습, 가치관

17. 특화된 의료기술로 경쟁 대상이 없는 경우 예를 들어 줄기세포시술을 초창기 도입한 의료기관이 있다. 가격과 질에 대한 연계성이 강한 경우(높은 기술력), 진입장벽이 높은 경우

18. · PACS - 의료영상저장전달시스템, 디지털 영상이미지를 국제표준규약에 맞게 획득·저장·전송·조회하는 시스템.
    · EMR - 전자의무기록, 병원 진료지원 업무 중 의료기록 업무를 전산처리하는 시스템.

19. · **이유** - 상품 제시의 어려움 , 가격 설정 기준의 불투명성, 저장 불가능
    · **마케팅 방안** - 구전 효과 활용, 인적 접촉 강화, 유형적 단서 강조

● 2018년 2차

1. · **임상적 리스크** : 환자의 임상정보 비밀 누출, 다른 환자·보호자나 직원으로부터의 학대나 폭력, 종교·국적 등에 준한 차별, 환자 개인 물건의 도난이나 손실, 환자 위급시 대처 부실 · 재정 리스크: 병원의 투자 손실, 치료비 미수금 발생, 구매 관련 손실. · 직원 관련 리스크: 성희롱, 직업관련 재해, 해고나 차별 등에 따른 소송.

2. · 환자가 이해하기 쉽게 간결하게 끊어 설명하기
   · 대화 중간에 환자의 이해 여부 확인하기
   · 검사 자료를 활용하거나 그림·모형 등을 활용하며 설명하기
   · 검사 수치 등의 중요한 사항은 서류로 제공해주기

3. · 의미 : 정보통신기술을 이용하여 원거리에서 보건 의료 정보 및 의료서비스를 전달하는 모든 활동.
   · 종류 : 원격상담·원격자문·원격지원·원격모니터. ·장점: 시간·비용 절감,지속적인 사후 관리, 신속한 정보교류, 병의 조기발견 및 치료 가능

4. · 기업 : 패키지 상품 등 신상품의 효과적인 출시 용이, 마케팅 비용 절감 및 시너지 극대화(협력사의 브랜드 파워), 지방자치단체의 의료관광 산업 지원 등 협력 증대.
   · 의료관광객 : 검증된 병원과 리조트의 이미지로 신뢰감 향상, 쇼핑·오락·레저 등의 편의성 증대, 자연친화적인 환경에서 치료.

5. · 병원모델 : 병원에서 치료, 검진을 받고, 병원 또는 호텔, 리조트 등으로 이동하여 회복
   · 메디-리조트 모델 : 의료서비스를 갖춘 리조트에서 치료와 회복하는 경우(태국)
   · 공항모델 : 비행기를 타고 와서 공항 내 병원에서 치료하는 경우(독일, 뮌헨 공항 클리닉)
   · 크루즈모델 : 크루즈선에서 치료와 회복을 하는 경우(여행사, 크루즈사, 의료기관의 제휴 상품)
   · 드라이브인-아웃모델 : 자동차로 국경을 넘어 진료와 약구매(미국-멕시코)

6. · 강점 : 대기업 운영 시스템, 교통 편리한 곳에 위치(입지적 장점)
   · 약점 : 의료진의 수와 기술 · 기회 : 정부의 지원 확대 · 위협 : 자국의 경제침체

7. [포괄수가제]
   · 장점 : 경제적인 진료수행을 유도함, 의료기관의 생산성, 효율성 증대
   진료비 계산의 투명성 제고.
   · 단점 : 조기퇴원유도, 의료서비스 질 저하가 우려됨, DGR 코드조작의 우려.
   [행위별 수가제]
   · 장점 : 의료서비스의 질적 향상 증대, 의료인의 임상경험이 존중됨, 신의료기술·신약개발에 기여.
   · 단점 : 국민 의료비 증대, 과잉검사·과잉진료 유도, 의료수가 구조의 복잡성.

8. · 사회보장제도의 확대 : 사회보장제도의 적용이 확대 되면서 환자 증가 추세이다.
   · 병원규모의 대형화 : 외래진료와 입원진료 등의 기능확대로 환자 수 증가 추세이다.
   · 의료기술의 발전 : 진료과목이 인체조직의 부위별, 진료대상별로 다양화된다.
   · 병원경영의 효율화 : 제반 관리 비용의 증가 등으로 병원을 효율적으로 경영할 전략이 필요하다.
   · 고객욕구의 증대 : 의료지식의 보편화, 소비자 권리의식향상에 따른 의료이용자들의 능동적 태도에 맞춰 원무업무 또한 서비스로 인식한다.
   · 경쟁력 강화 : 의료기관 수적 증가로 의료기관의 경쟁력 강화의 필요성이 증대된다.

9. · 문서화된 지침 마련 : 환자가 지켜야할 주의사항과 의료진이 설명한 사항이 기재된 지침을 마련함.
   · 각종 의무기록 철저 기재 : 진료기록, 간호기록, 검사기록, 원무기록.

- **투약사고 대비** : 처방 혹은 복용법을 알려줄 때 환자가 충분히 이해할 수 있도록 구체적으로 설명함.
- **의료진 및 관련자 교육** : 외국인 환자의 국가별 문화에 관한 교육 진행.
- **분쟁해결방법의 명시** : 진료계약서에 분쟁해결을 위한 절차와 방법에 대해 미리 명시함.

10.
    - 환자 개인 정보(이름, 성별, 국적 등)정보 수집
    - 진료비 청구 대상자 및 지불 주체가 누구인지 파악
    - 이메일 문의시 고객에게 빠른 회식을 위한 핫라인 확인(sns, 업무폰 연락처)
    - 문의자와 환자 간의 관계 파악
    - 비자 여부 파악

11.
    - 흥미를 유발 할 수 있는 질문을 앞부분에 배열한다.
    - 쉬운질문에서 어려운 질문으로 진행한다.
    - 일반적인 내용에서 세부적인 내용으로 진행한다.
    - 전체적인 질문에서 지엽적인 질문으로 진행한다.
    - 논리적인 순서에 의해 질문을 배열한다.
    - 인지 → 경험 → 태도 순으로 배치한다.
    - 개인적 질문, 인구통계학적 질문, 민감한 질문은 마지막에 배치한다.

12. 외국인 관광객의 유치, 촉진을 위하여 관광 활동과 관련된 관계 법령의 적용이 배제되거나 완화되고, 관광 활동과 관련된 서비스, 안내 체계 및 홍보 등 관광 인프라를 집중적으로 조성할 필요가 있는 지역이다.

13.
    - **여행 환자** : 의료서비스와 상관없이 국경을 이동하는 유형.
    - **전형적 의료관광객** : 자국에서 미용 목적의 의료서비스를 받기 위해 해외로 이동하는 유형.
    - **치료 관광객** : 자국에서 치료 목적의 의료서비스를 받기 위해 해외로 이동하는 유형.
    - **단순 환자** : 의료서비스와 상관없이 국경을 이동하고, 현지에서 의료서비스를 받게 된 유형(사고).

14. (의료관광의 유통구조)
    - **정부** : 중동국가 등의 G2G 계약
    - **해외보험사** : 고객 의뢰
    - **여행사·항공사** : 미국 교포 등을 대상으로 한 한국의료기관 건강검진 상품 기획
    - **의료관광에이전시** : 의료관광전문인력이 개발한 의료간광상품 공급회사
    - **의료관광고객** : 한국, 태국 등으로 직접 의료와 현지 문화체험을 목적으로 자발적으로 이동하는 관광객

15. 신뢰관계 구축, 설명의무 강화, 문서 성실 기재 및 제공, 위험 발생 대비 및 리스크 관계 체계 확립, 분쟁 해결 절차와 방법 명시

16. 의무가입, 보험급여의 균등성, 보험료부담의 형평성, 3자지불제도, 단기보험, 수익자부담

17.
    - **반응성** : 의료기관 종사자가 환자에게 신속하게 의료서비스를 제공하려는 의지
      (환자의 불편사항, 요구, 문제 등을 처리하기 위한 의료기관의 노력)
    - **공감성** : 환자에 대한 관심, 이해, 배려

· **확신성** : 의료기관 종사자들의 충분한 지식, 기술, 태도에 기인한 의료기관이 충분하고 수준 높은 의료서비스를 제공할 것이라는 믿음
· **신뢰성** : 환자가 기대한 서비스가 기대한 수준만큼 수행할 수 있는 의료종사자들의 능력
· **유형성** : 의료서비스를 제공하기 위해 의료기관에서 갖추어야할 장비, 시설, 도구, 설비, 건물의 외관

18. 병원시설과 의료서비스, 숙박시설 서비스, 통역·비자·관광안내 등 컨시어지 서비스, 공항 리무진 등 교통 서비스

19. · **의료사고** : 의료 행위가 개시되어 그 종류에 이르기까지의 과정에서 예기하지 아니한 결과가 발생한 경우 ·**의료분쟁**: 의료사고를 주원인으로 한 환자측과 의료인측 간의 다툼

● 2018년 1차

1. 병원급 의료기관이란 의사, 치과의사 또는 한의사가 주로 입원환자를 대상으로 의료행위를 하는 의료기관이다. 종류는 병원, 치과병원, 한방병원, 요양병원, 종합병원이 있다.

2. **비차별화 마케팅 전략** : 모든 시장을 동질적인 것으로 보고 시장 세분화를 하지 않고, 하나의 표준화된 마케팅 믹스로 공략하는 것. 소비자의 선호 상태가 동질적이고 대량생산과 판매 시에 원가절감 효과가 큰 경우에 사용한다. (예: 모든 진료과를 다루는 대학병원)
차별화 마케팅 전략 : 하나의 세분화된 시장에 각각 다른 마케팅 믹스를 개발하여 공략하는 것. 소비자의 취향이 이질적이고, 기업의 자원능력이 우수한 경우에도 사용한다. (예: 중동으로 병원시스템을 수출한 우리들척추병원, 외국인 환자를 타겟팅하여 제주도에 개원한 우리들 병원)
집중화 마케팅 전략 : 가장 매력적인 시장 하나만 선택하여 최적의 마케팅 믹스를 개발하고 모든 노력을 집중하여 공략하는 것. (예: 화상치료만 전문으로 하는 베스티안 화상전문병원)

3. · **반응성** : 의료기관 종사자가 환자에게 신속하게 의료서비스를 제공하려는 의지
(환자의 불편사항, 요구, 문제 등을 처리하기 위한 의료기관의 노력)
· **공감성** : 환자에 대한 관심, 이해, 배려
· **확신성** : 의료기관 종사자들의 충분한 지식, 기술, 태도에 기인한 의료기관이 충분하고 수준 높은 의료서비스를 제공할 것이라는 믿음
· **신뢰성** : 환자가 기대한 서비스가 기대한 수준만큼 수행할 수 있는 의료종사자들의 능력
· **유형성** : 의료서비스를 제공하기 위해 의료기관에서 갖추어야할 장비, 시설, 도구, 설비, 건물의 외관

4. 병원관리의 효율화를 통한 환자에게 제공되는 병원의 서비스 향상, 병상회전율 증가 및 수익성 증대, 의료종사자(인력)의 효율적 관리를 도모할 수 있음

5. [환자측]
· **보상심리** : 산재사고나 교통사고 등의 사고환자는 본인이 진료비를 부담하지 않으므로, 가능하면 오

래 입원하려 함.
- **만성질환** : 급성질환이 아닌 만성질환 환자는 회복, 호전기간이 비교적 느림.

[병원측]
- **검사지연** : 각종 검사와 검사 결과 분석이 지연되어 치료가 지연되는 경우.
- **진료 또는 미수금 문제** : 진료상의 과오로 진료기간이 연장되는 경우. 환자의 진료비 미수금 발생으로 퇴원을 못시키는 경우.

6. ① 환자의 개인정보(이름, 생년월일, 성별, 국적, 직업, 소득) ② 고객문의에 대한 신속한 회신을 위한 핫라인 파악. ③ 진료비 청구 대상자 및 지불주체가 누구인지 파악. ④ 이메일로 최초 문의가 접수 되었을 때, 고객에게 수신여부와 감사의 인사내용을 먼저 전달하고, 기초답변서를 최대한 빠른 시간내에 발송함. ⑤ 해외 여행 가능 여부, 가족 동반여부, 비자발급 가능여부 및 비자 유형을 파악함.

7. (a) 의사 : 의료전달체계를 확립한다. (b) 간호사: 환자관리체계를 확립한다. (c) 진료지원 : 신속하고 정확한 진료지원체계를 확립한다. (d) 행정지원 : 행정지원체계를 확립한다.

8. - **국경간 공급** : 한 회원국 영토에서 다른 회원국 영토로 서비스 공급(원격진료)
- **해외소비** : 다른 회원국의 소비자가 목적국가로 이동해서 의료서비스를 공급받는 형태(의료관광)
- **상업적 주재** : 다른 회원국 영토에 의료서비스 공급자가 상업적으로 주재함으로써 의료서비스를 공급하는 형태 (현지 법인 설립)
- **자연인의 이동** : 다른 회원국 영토에 한 회원국의 자연인이 주재함으로써 서비스를 공급하는 것(의료진, 의료공급자 등 인력의 해외 진출)

9. 관광교통업이란, 일상생활을 떠나 매력있는 관광지 방문의 접근성 제고와 동시에 관광자원의 성격을 지닌 교통수단과 서비스를 제공하여 경제적, 사회적, 문화적 이익을 창출하는 사업이다. 구성요소는 관광교통의 주체, 관광교통수단, 관광교통시설, 운임, 관광서비스가 있다.

10. ① 환자 상태에 대한 정확한 이해와 시술행위에 대한 충분한 설명을 의학용어로 설명할 수 있는 의학이나 간호학을 전공한 자들이 의료코디네이터나 통역사로 참가하여 외국인 진료에 함께 참여하는 방안. ② 진료 시 환자의 동의를 구하고 의료인이 진료 및 시술에 대해 설명할 때 그 과정을 음성녹음으로 남김.

11. - **장점** : 제한된 시간에 신속한 질의응답이 가능하다. 시간과 비용이 적게 듦.
- **단점** : 다양한 의견수렴이 어려움. 환자의 능동적 참여의지를 감소시킴. 상세한 정보획득이 어려움.

12. 환자의 인적사항, 재판 준거법 및 재판관할법원 명시, 연대보증 및 재무적 책임, 쌍방의 권리와 의무, 의료분쟁해결방안

13. 의료기관과 호텔 간의 접근성, 숙박 비용, 룸형태(환자 선호도 고려할 것), 숙박시설 유형(숙박만 가능한 호텔 또는 조리가 가능한 레지던트 호텔), 부대시설(호텔 내 피트니스, 레스토랑, 기도실 등)

14. ① 인증과정과 절차, 준비과정을 통한 의료서비스 질적 수준의 향상 ② 안전하고 효율적인 병원환경 조성 ③ 의료의 질과 안전을 위해 부서 간 상호 협력하는 분위기 조성
④ 의무기록의 중요성 인식으로 의무기록 관리의 향상 도모 ⑤ 환자의 만족도 증대 및 신규 고객 유

치, 기존 고객의 이탈 방지

15. 스페인의 투우 용어인 진실의 순간에서 유래되었다. 경영학적 개념으로는 고객이 기업의 서비스와 접촉하는 순간으로써, 최초의 대면 접점 또는 고객이 서비스를 이용하게 되는 짧은 순간 고객은 기업에 대한 인식, 이미지, 만족도가 결정된다는 뜻.

16. · **정의** : 다른 문화권의 사람을 이해하고 효과적으로 대화할 수 있는 능력.
    · **지식** : 타문화를 알고 이해하는 정도, 타문화의 종교, 문화, 관습 등을 이해하는 것.
    · **감성** : 타문화 사람을 만나는 것을 두려워하거나 기피하는 정도.
    · **심리운동성** : 지식과 감성의 실행으로서 언어와 비언어구사 및 역할 수행을 의미.
    · **상황지속성** : 상호작용이 실제로 이루어지는 상황을 의미.

17. 투숙객을 위한 전용라운지, 회의실, 각종 사무기기 구비, 통역업무 제공, 항공권예약 및 확인 업무

18. ① 진료대기시간을 단축 또는 해소할 수 있다. ② 환자 수 분산, 사전 진료 준비, 진료시간 조정 등의 적정진료로 의료서비스의 향상을 도모한다. ③ 의사와 환자간의 신뢰감을 조성한다. ④ 환자 수용능력의 적정 활용으로 업무 능률 향상, 혼잡 완화, 안정적 분위기 유지한다. ⑤ 환자의 수와 질을 제고할 수 있다.

19. · **무형성** : 서비스를 구매하기 전에는 그 가치를 파악하거나 평가하기 어렵다. 고객은 타인의 후기나 과거의 경험, 의료기관의 규모나 시설, 의료진의 학력, 병원 내부에 전시된 브로셔 등을 평가기준으로 삼는다.
    · **소멸성** : 의료서비스 자체는 보관이나 저장이 불가능하다.
    · **동시성** : 의료서비스는 생산과 동시에 소비 된다. 직원과 고객이 같은 장소에서 서로 준비가 되어야 의료서비스가 전달된다.
    · **이질성** : 병원 서비스는 대부분 인적요소에 의존하므로, 서비스의 품질을 일정하게 유지하기 어렵다.
    · **노동집약적** : 의료기관은 24시간 진료가 제공되어야하는 항상성, 불량률에 대한 측정이 어려움. 환자는 서비스 선택의 순간에 예측이 제한적이므로, 선택의 폭이 적음.

● 2017년 2차

1. 아메리칸식(3식 모두 포함), 유럽식(식대 미포함), 대륙식(조식만 포함).

2. 질향상과 환자 안전확보, 감염예방과 관리, 조직 운영, 시설관리와 안전, 직원의 능력향상과 교육

3. (A): 입원약정서 (B): 선택진료동의서

4. ① **문제인식단계** : 고객이 눈성형수술의 필요성과 욕구 인식
   ② **정보탐색단계** : 지인과 인터넷을 통해 수술 병원에 대한 정보를 수집함
   ③ **대안평가** : 판단근거(후기, 비용)에 따라 가장 만족도가 높은 병원을 선정함
   ④ **구매결정** : 선택한 병원을 방문하여 상담, 수술일정을 정함

⑤ **구매 후 행동** : 선택한 병원에서의 의료서비스에 대한 만족도가 높은 경우 지인소개

5. **임상적 리스크** : 환자의 인상정보 비밀 누출, 다른 환자·보호자니 직원으로부터의 학대나 폭력, 종교·국적 등에 준한 차별, 환자 개인 물건의 도난이나 손실, 환자 위급 시 대처 부실

6. · **무형성** : 서비스를 구매하기 전에는 그 가치를 파악하거나 평가하기 어렵다.
   고객은 타인의 후기나 과거의 경험, 의료기관의 규모나 시설, 의료진의 학력, 병원 내부에 전시된 브로셔 등을 평가기준으로 삼는다.
   · **소멸성** : 의료서비스 자체는 보관이나 저장이 불가능하다.
   · **동시성** : 의료서비스는 생산과 동시에 소비 된다.
   직원과 고객이 같은 장소에서 서로 준비가 되어야 의료서비스가 전달된다.
   · **이질성** : 병원 서비스는 대부분 인적요소에 의존하므로, 서비스의 품질을 일정하게 유지하기 어렵다.

7. · Subjective information : 환자 또는 직계가족이 의료진에게 제공하는 정보. 증상·병력 등 환자의 언어로 작성된다.
   · Objective informaton : 검진 결과·임상검사·혈압·체온 등 측정 가능한 정보.
   · Assessment : 두 가지 정보를 토대로 의사의 진단.
   · Plan : 향후 치료에 대한 계획.

8. · **고객거래마케팅** : 시장점유율, 제품판매, 고객획득을 요인으로 믹스한다.
   · **고객관계마케팅** : 고객점유율, 고객관계, 고객유지를 요인으로 믹스한다.

9. · A병원=(0.4*7)+(0.3*2)+(0.3*5)=4.9, · B병원=(0.4*4)+(0.3*5)+(0.3*2)=3.7

10. · **광고** : 판매가 이루어지는 것을 목표로 자사 브랜드의 목표시장군과 매체를 선택하여 상품을 노출시키는 행위
    · **PR(홍보)** : 회사의 이미지를 긍정적으로 만드는 것을 목표로 홍보 매체를 활용하여 자사를 소개하는 행위

11. · **비자종류** : 단기 방문 비자(C-3-3)
    · **제출서류** : 외국인 환자 사증 발급 신청서, 여권, 의료기관에서 발급한 의료예약서류.

12. · **Push 요인** : 과다한 의료비용, 미미한 의료 수준, 의료서비스의 제한성, 의료 시술에 대한 부정적 편견, 장시간의 대기
    · **Pull 요인** : 적은 의료비용, 질 높은 의료수준, 의료서비스의 다양성, 짧은 대기시간, 국가의 속성을 고려한 의료서비스와의 결합

13. ① 인증과정과 절차, 준비과정을 통한 의료서비스 질적 수준의 향상 ② 안전하고 효율적인 병원환경 조성 ③ 의료의 질과 안전을 위해 부서간 상호 협력하는 분위기 조성 ④ 의무기록의 중요성 인식으로 의무기록 관리의 향상 도모 ⑤ 환자의 만족도 증대 및 신규 고객 유치, 기존 고객의 이탈 방지

14. · **의미** : 정보통신기술을 이용하여 원거리에서 보건 의료 정보 및 의료서비스를 전달하는 모든 활동
    · **종류** : 원격상담, 원격자문, 원격지원, 원격모니터 · 장점: 시간, 비용 절감, 지속적인 사후 관리, 신

속한 정보교류, 병의 조기발견 및 치료 가능

15. · **개방적 유통** : 다수의 소매상을 통한 유통으로써, 일반 건강검진 상품이 있다.
 (자기 상품을 누구나 취급할 수 있도록 최대한 취급 점포를 늘리는 경로)
 · **선택적 유통** : 소수의 중간상을 통한 유통방법. 미용·성형상품이 여행사, 유치업체 등을 통해 유통되고 있다. (개방적유통과 전속적유통의 중간 형태)
 · **전속적 유통** : 독점권을 부여한 유치업체를 통한 유통으로써 부유층을 위한 VVIP 건강검진 상품 판매에 용이하다. (단일 도매상 또는 소매상만을 통한 판매경로)

16. 의료기관과 호텔 간의 접근성, 숙박 비용, 룸형태(환자 선호도 고려할 것), 숙박시설 유형(숙박만 가능한 호텔 또는 조리가 가능한 레지던트 호텔), 부대시설(호텔 내 피트니스, 레스토랑, 기도실 등)

17. · **의사** : 의료공급체계를 확립한다. 의료과실을 줄이기 위해 노력. 평상시 환자와의 신뢰관계 형성. 의무기록의 정확한 기재와 보존. 행정실과의 원만한 커뮤니케이션.
 · **간호사** : 환자관리체계를 확립한다. 환자에게 발생할 수 있는 사고 예방을 위해 환자 관리 체크리스트를 마련, 점검, 업무내용을 간호차트에 상세히 기록한다. 응급상황 발생 시 간호팀 내의 보고 체계를 마련한다.
 · **진료지원** : 진료지원체계를 확립한다. 응급상황 발생 시 비상연락망으로 업무 지시를 받는다. 본인 자리로 신속한 복귀를 한다. 의료진이 환자 상태를 정확하게 검토할 수 있도록 의료진의 요청에 따라 검사를 신속히 진행하고 결과를 전달한다.
 · **행정실** : 행정지원체계를 확립한다. 리스크(위험)관리시스템을 확립하고, 의료지식의 교육, 훈련. 환자관리, 장비, 시설을 점검한다.

18. ① 수술치료 의료관광(치료목적의 수술) ② 미용성형 의료관광 (미용목적의 성형, 피부미용 시술) ③ 대체·보완 의료관광 (전통의학 체험, 인도-요가) ④ 건강진단 의료관광 (건강검진)

19. Follow up call : 의료기관이 퇴원 환자에게 연락하여 환자의 상태를 확인한다. 고객과의 지속적인 관계유지, 병원의 이미지 제고, 서비스 개선 등을 목적으로 하는 사후관리의 중요한 활동이다. 확인 내용으로는 약복용방법, 식사·운동 등 수술 후 주의사항 이행여부, 특이사항 발생여부, 응급상황 발생시 연락 방법(핫라인) 등을 확인한다.

● 2017년 1차

1. · **의사** : 의료공급체계를 확립한다. 의료과실을 줄이기 위해 노력. 평상시 환자와의 신뢰관계 형성. 의무기록의 정확한 기재와 보존. 행정실과의 원만한 커뮤니케이션.
 · **간호사** : 환자관리체계를 확립한다. 환자에게 발생할 수 있는 사고 예방을 위해 환자 관리 체크리스트를 마련, 점검, 업무내용을 간호차트에 상세히 기록한다. 응급상황 발생 시 간호팀 내의 보고 체계

를 마련한다.
- **진료지원** : 진료지원체계를 확립한다. 응급상황 발생 시 비상연락망으로 업무 지시를 받는다. 본인 자리로 신속한 복귀를 한다. 의료진이 환자 상태를 정확하게 검토할 수 있도록 의료진의 요청에 따라 검사를 신속히 진행하고 결과를 전달한다.
- **행정실** : 행정지원체계를 확립한다. 리스크(위험)관리시스템을 확립하고, 의료지식의 교육, 훈련. 환자관리, 장비, 시설을 점검한다.

2. - **결과예견의무** : 의료 행위시 의료진은 환자의 생명, 신체에 대한 침해행위가 발생할 수 있음을 인식하고 예견해야 할 의무.
- **결과회피의무** : 어떤 행위를 함으로써 위험한 결과를 발생 시킬 수도 있음을 인식하고 있는 경우 그러한 위험한 결과의 발생을 미리 방지하기 위하여 결과발생을 회피할 의무.

3. 이슬람에서 인간의 5가지 행위 중 금지된 것으로 이것을 행하면 알라의 법을 받는 것.
예를 들면 돼지고기를 먹거나 음주를 하는 것은 하람. 이와 반대로 이슬람에서 허용하는 것은 할랄이라 함.

4. - **접근성**(지리적 접근성, 의료서비스의 접근성), - **의료서비스의 질**, - **의료비용**

5. 현지 의료진으로부터 발급받은 진단서, 현지에서 발급받은 각종 의무기록서, 의료관광목적지 의료기관의 초진문진표

6. - **핵심상품(주요서비스)** : 소비자가 제품으로부터 원하는 근복적인 편익. 예를 들면 의료관광객의 욕구충족을 위한 미용 시술, 문제해결과 직접연관이 되는 질병 치료 등의 의료서비스.
- **보조상품(보조서비스)** : 핵심 상품을 소비하기 위한 보조적인 서비스를 의미함. 예를 들면 의료서비스 사용을 편리하게 해주는 비자발급 서비스 등을 의미.

7. 각국의 의료보장 체계 차이점에 의해 의료관광이 생기기 시작함. 예를 들면 의료서비스의 비용, 의료서비스의 접근성, 의료서비스의 질이 있음.

8. - **도입기** : 새로 개발된 서비스가 시장에 처음 제공 될 때 시장에 진입하는 단계. 초기 저가격 또는 고가격 정책이 필요하며, 매출액 성장률이 높고 경쟁수는 비교적 적지만, 초기투자비용으로 기업의 이익은 낮은 시기.
- **성장기** : 매출이 급속히 증가하고 상대적으로 투자비용의 감소로 기억이 취하는 이익이 높아지는 시기. 유사한 업종, 경쟁사가 증가하는 시기. 시장점유율을 급속히 확대시키는 전략이 필요함.
- **성숙기** : 경쟁이 포화된 상태로, 새로운 마케팅 전략이 필요한 시기. 지속적인 판매는 진행되고 있지만, 기업의 성장은 둔화되고, 경쟁은 치열한 시기. 재포지셔닝 전략이 필요함.
- **쇠퇴기** : 매출이 급격히 감소되어 제품에 따라 단종되기도 함. 시장점유율, 이익 등이 급격한 하락세를 보임.

9. G-1-10 : 신청서, 여권, 외국인등록증, 수수료, 의료기관에서 발급한 소견서, 지불능력확인서.

10. - **치료관광객 (medical tourist)** : 의료서비스만을 목적으로 국경을 이동하는 경우
- **전형적인 의료관광객 (medical tourist proper)** : 의료서비스와 관광을 목적으로 해외여행을 하거나 관광을 목적으로 여행와서 의료서비스를 받기로 한 경우

· **여행환자 (vacationing patient)** : 의료서비스와 상관없이 국경을 이동하는 유형
· **단순환자 (mere patient)** : 현지에서 의료서비스만 받는 경우

11. 컨시어지 업무는 치료 및 기타 목적으로 의료기관을 찾는 외국인 환자 및 가족들을 위하여 치료 이외에 환자가 요구하거나 또는 환자 및 동반 가족의 만족을 위해 제공하는 서비스의 총칭이다. · 종류: 통역서비스, 비자발급 서비스, 공항 영접과 환송 서비스, 관광 안내 서비스.

12. ① 치료비용 견적서에는 환자의 질병진행 정도(병기)와 의료진의 소견에 따라 변화가 있음을 반드시 공지해야한다. ② 진료비는 평균진료비를 기준으로 최소에서 최대까지의 비용을 사전에 알려주어 고객이 여유있게 진료비를 준비하게 한다. ③ 외국인 의료수가는 국내건강보험수가의 2-3배를 적용하지만 경쟁국가의 수가를 조사하여 경쟁력있는 가격을 제시한다. ④ 서비스 비용산출을 위해 의료외적 서비스의 체크리스트를 송부한다.
⑤ 환자에게 항목별 내역서를 세부적으로 작성하여 진료비 산정의 근거를 명확히 한다.

13. · Subjective information : 환자 또는 직계가족이 의료진에게 제공하는 정보. 승상·병력 등 환자의 언어로 작성된다. · Objective informaton: 검진 결과, 임상검사, 혈압, 체온 등 측정가능한 정보.
· Assessment : 두가지 정보를 토대로 의사의 진단. · Plan: 향후 치료에 대한 계획.

14. · **유형성** : 의료서비스를 제공하기 위해 의료기관에서 갖추어야할 장비, 시설, 도구, 설비, 건물의 외관
· **확신성** : 의료기관 종사자들의 충분한 지식, 기술, 태도에 기인한 의료기관이 충분하고 수준 높은 의료서비스를 제공할 것이라는 믿음
· **신뢰성** : 환자가 기대한 서비스가 기대한 수준만큼 수행할 수 있는 의료종사자들의 능력
· **공감성** : 환자에 대한 관심, 이해, 배려
· **반응성** : 의료기관 종사자가 환자에게 신속하게 의료서비스를 제공하려는 의지 (환자의 불편사항, 요구, 문제 등을 처리하기 위한 의료기관의 노력)

15. · **진료단계** : 통역오류, 투약오류 ·검사단계: 통역오류, 기록오류 ·퇴원단계: 통역오류, 사후관리오류

16. · **행위별수가제** : 환자 진료에 소요되는 약제 또는 재료비는 별도로 산정하고, 의료인이 제공한 진료행위 또한 각각 의료수가로 값을 정해 의료비를 지급하도록 하는 제도이다. ①의료인의 진료자율권이 보장, ②의료인의 제도 수용성이 높은 편, ③의료서비스의 질적 향상이 증대된다.
· **포괄수가제** : 질병군별로 미리 책정된 일정액의 진료비를 지급하도록 하는 제도이다. ①의료진의 경제적인 진료수행을 유도할 수 있고, ②의료기관의 생산성을 증대시킬 수 있다. ③진료비 계산의 투명성이 제고된다.

17. · **지리적 변수** : 국가, 도시규모, 인구 밀도.
· **인구통계학적 변수** : 연령, 성별, 소득수준, 교육수준

18. · **단점** : 상품 제시 어려움, 서비스 제공 전 서비스 품질의 사전 평가가 어려움, 상품을 저장하기 어려움
· **극복방안** : 유형적 단서를 제시한다, 구전효과를 적극 활용한다, 진료예약제를 실시한다

19. · **정의** : 일정기간 동안 높은 매출을 달성한 고객이 가장 가치있다는 점에 착안한 고객분석방법으로,

일반적으로 가장 구현하기 쉬운 고객 분석 방법에 속함.
R-Recently : 구매의 최근성(얼마나 최근 시점에 구매했는지), F-Frequecy : 구매의 빈도성(얼마나 자주 구매하는지), M-Monetary : 구매금액(일정기간 평균 구매금액이 얼마인지)에 대한 정보를 만들어 고객 상태를 세분화하는 모델이다.

20. · **장점** : 조사자가 피조사자의 응답을 직접 들을 수 있다. 응답에 대한 하위질문을 만들 수 있다. 피조사자에 따라 조사자가 설명을 추가하여 질문을 잘 이해시킬 수 있다.
· **단점** : 시간이 많이 든다. 비용이 많이 든다. 조사자의 얼굴, 음성 노출에 대한 동의를 구해야 한다.

● 2016년 2차

1. · 90일이하 체류시 C-3-3 비자 발급받음. 단수사증임.
   · 90일 초과 체류시 G-1-10 비자 발급받음. 복수사증임.

2. · **리스크 통제의 정의** : 손실의 규모를 줄이거나 예방하는 것.
   · **위기노출 회피** : 손실의 가능성을 제로로 만드는 것. 리스크의 위협은 큰데 효과적으로 통제되기가 힘들다면 해당 리스를 제거해버리는 것이다.
   · **손실 예방** : 스텝 교육, 정책 변화, 절차 리뷰와 개선 등을 통해서 리스크로 인한 손실을 예방하는 방법.
   · **손실 감소** : 의료사고 시 환자나 가족에 대한 사후관리와 위로를 통해 사고의 파장을 최소화하거나, 즉각적 후속조치를 취함으로써 손실을 최소화 하는 방법.
   · **손실 격리** : 조직의 업무와 자원을 적절히 배정하여 손실 발생 시 조직 전체가 충격을 받지 않도록 하는 방법. 리스크 대응팀만 외부와 접촉하도록 하는 것.
   · **비보험적 전가** : 구매 대신에 리스를 통해 장비를 이용하거나 계약서상의 손실에 대한 책임면제 조항을 포함해 놓고 사고발생 시 손실을 줄이는 것.

3. ① 노동집약적 ② 조직목표의 상충성 ③ 대인서비스 ④ 비영리 공공성(전염병 예방사업)

4. · **이유** : 상품 제시의 어려움, 가격 설정 기준의 불투명성, 저장 불가능.
   · **마케팅 방안** : 구전 효과 활용, 인적 접촉 강화, 유형적 단서 강조

5. 환자가 이해하기 쉽게 간결하게 끊어 설명하기, 대화 중간에 환자의 이해 여부 확인하기, 검사 자료를 활용하거나 그림·모형등을 활용하며 설명하기, 검사 수치 등의 중요한 사항은 서류로 제공해주기, 중요한 정보는 맨 처음 또는 맨 마지막에 설명하기

6. · **의료과오** : 의사가 환자를 진료하면서 당연히 기울여야할 주의 의무를 게을리 해 사망, 상해, 치료지연 등의 환자의 생명에 영향을 끼친 경우.
   · **의료과실** : 의료과오가 있었다는 것이 법적으로 입증되었을 때 의료과실로 명함.

7. 행위별 수가제, 포괄 수가제, 인두제

8. 합의, 법원의 조정

9. · A병원 : 0.4×10+0.3×7+0.2×6+0.1×8=8.1,
   · B병원 : 0.4×7+0.3×6+0.2×8+0.1×9=7.1
   · C병원 : 0.4×6+0.3×8+0.2×7+0.1×7=6.9,
   · D병원 : 0.4×7+0.3×6+0.2×10+0.1×5=7.1

10. · **임상적 리스크** : 환자의 임상정보 비밀 누출, 다른 환자·보호자나 직원으로부터의 학대나 폭력, 종교·국적 등에 준한 차별, 환자 개인 물건의 도난이나 손실, 환자 위급 시 대처 부실
    · **비즈니스(재정적) 리스크** : 투자손실, 치료비 미수, 구매관련손실

11. ① 환자 예약시 보험사에 지불 보증서 요구. ② 지불 보증서에 따른 의료서비스 제공 ③ 의료기관이 환자의 진료 완료를 보험회사에 통보함. ④ 보험회사가 의료기관에게 진료비세부내역서 제공 요청. ⑤ 의료기관이 보험회사에게 영문진단서, 진료비세부내역서, 환자수납영수증 제출. ⑥ 검토 ⑦ 입금

12. · **Segmentation시장세분화** : 전체 시장을 고객의 특성, 유형, 행동 등 시장의 특성에 따라 세분화 하는 것.
    · **Targeting 표적시장 선정** : 세분시장의 매력도를 분석하여 의료기관의 한정된 자원을 가장 효과적으로 활용할 수 있는 세분시장을 선택한다.
    · **Positioning 포지셔닝** : 고객의 마음속에 의료기관의 이미지를 경쟁사와 차별화하여 각인시키는 것.

13. 역할 불확실, 책임소재 갈등, 의사와 환자간의 권력차이, 의료진과 환자간의 용어와 시각차이

14. ① 비자(체류일정) ② 귀국 항공권 일정 ③ 의료관광객의 회복상태 ④ 의료관광객과 동반객의 관광선호도

15. ① 여행업 ② 관광숙박업 ③ 카지노업 ④ 국제회의업 ⑤ 관광객이용시설업 ⑥ 유원시설업 ⑦ 관광객편의시설업

16. · S : 높은 의료수준, 전통의학, IT기술,
    · W : 낮은 해외 인지도, 언어장벽, 높은 여행비용, 외국기관과의 네트워크 부족
    · O : 정부의 적극적인 지원, 관광객 증가
    · T : 경제위기

17. ① 주의사항전달,설명불충분 ② 통역오류 ③ 병원내 안전사고 ④ 국적,종교,문화의 차이에 의한 차별 ⑤ 진료,투약,기록 오류

18. ① 초청장(예약증)작성 및 발송, ② 비자 신청, ③ 환자 숙박 예약, ④ 공항 픽업 차량 예약

19. A : 입원약정서, B : 수술검사 동의서, C : 입원, D : 퇴원

20. · **Subjective information** : 환자 또는 직계가족이 의료진에게 제공하는 정보. 증상, 병력 등 환자의

언어로 작성된다.
  · Objective informaton : 검진 결과, 임상검사, 혈압, 체온 등 측정가능한 정보

21. 컨시어지 업무는 치료 및 기타 목적으로 의료기관을 찾는 외국인 환자 및 가족들을 위하여 치료 이외에 환자가 요구하거나 또는 환자 및 동반 가족의 만족을 위해 제공하는 서비스의 총칭이다. 종류: 통역서비스, 비자발급 서비스, 공항 영접과 환송 서비스, 관광 안내 서비스

● 2016년 1차

1. ① 고객과 기업 간 상호작용을 실현하기 위함, ② 1:1 고객만족을 실현, ③ 브랜드 가치를 제고하기 위함, ④ 기업의 수익성 증대

2. · **시장침투전략** : 어떤 형태로든 제품을 변경시키지 않고 현재의 제품을 기존고객들에게 보다 많이 판매하도록 하는 전략(버거킹이 매출액을 증가시키기 위해 가격인하·광고확대·점포증설 등으로 기존고객들의 이용빈도를 증가시키거나 경쟁업체들의 고객을 유인하는 방법)
   · **제품개발전략** : 현재의 시장에 신제품 또는 수정된 제품을 공급하는 전략(신제품-BBQ 황금올리브치킨)
   · **시장개발전략** : 새로운 시장의 발견 또는 개척할 수 있는가를 개발하는 전략
   (맥도날드, 스타벅스의 드라이브쓰루 매장, 남성 성형시장 공략)
   · **다각화 전략** : 기존의 제품이나 시장과는 완전히 다른 새로운 사업을 시작하거나 인수하는 전략 (매일유업에서 폴바셋 카페 사업 등)

3. ① 질문이 중복되지 않도록 한다. ② 설문 대상자의 수준에 맞는 언어를 사용한다.
   ③ 이중질문을 하지 않는다. ④ 간결하고 명료한 문장을 사용한다. ⑤ 추상적인 질문보다는 구체적인 질문을 한다.

4. · Segmentation(세분화) : 소아 한방 진료서비스 중 성장부진, 식욕부진, 감기증상, 소아비만 등을 6가지 질환으로 세분화
   · Targeting(목표설정,타겟팅) : 소아한방치료에 관심이 많은 잠재고객
   · Positioning(인식) : 소아성장체조 개발 및 매뉴얼을 통해 체육 전문가로 하여금 전문적인 소아한방 치료로 효과가 있음을 인지

5. · **개방형 질문** :
   ① 다양한 생각을 환자에게 유도하여 환자의 상태에 대한 다양한 정보를 수집
   ② 환자와의 좋은 유대관계 형성
   ③ 질병과 관련없는 불필요한 내용까지 이야기하게 됨
   ④ 상세한 정보 수집 가능
   · **폐쇄형 질문** :

① 시간적으로 제한된 상황에서 효과적으로 환자와의 상담을 통제
② 제한된 시간 내에 다양한 주제에 대하여 빠르고 명확하게 대화를 이끌어 갈 수 있음
③ 환자가 경험한 다양한 증상을 이끌어 내는 데 실패할 수 있음
④ 환자의 능동적 참여에 대한 여지를 축소시킬 수 있음

6. · **공항모델** : 비행기를 타고 와서 공항 내 병원에서 치료하는 경우 (독일, 뮌휀 공항 클리닉)

7. (A) : 조직화된 관광객, (B) : 비조직화된 관광객

8. 환자 진료 부문, 병원 관리 부문

9. ① 교통수단 ② 숙박시설 ③ 관광정보 ④ 의료기관 시설과 의료서비스

10. 인구통계학적 변수 심리적 변수 행동분석 변수

11. · **내부적요인** : ① 마케팅목표 ② 마케팅 믹스전략과의 조화 ③ 비용,원가 ④ 의료관광상품에 대한 기업의 가격정책
    · **외부적요인** : ① 수요 상황 ② 경쟁사의 가격 ③ 법적,제도적 요인 ④ 시장의 성격

12. (A)조정, (B)중재

13. ① 전염병 환자 ② 자살의 위험이 있는 정신질환자 ③ 생후 2주 미만의 신생아 ④ 대수술 후 10일 미만의 환자

14. · **기업** : 패키지 상품 등 신상품의 효과적인 출시 용이, 마케팅 비용 절감 및 시너지 극대화(협력사의 브랜드 파워), 지방자치단체의 의료관광 산업 지원 등 협력 증대
    · **소비자** : 검증된 병원과 리조트의 이미지로 신뢰감 향상, 쇼핑·오락·레저 등의 편의성 증대, 자연친화적인 환경에서 치료

15. (A) 진료경위 확인 보고, (B) 전문가 자문, (C) 리스크감소 계획 실행, (D) 사후관리

16. ① 권한위임 리스크 ② 운영 리스크 ③ 부정 리스크 ④ 재무 리스크 ⑤ 의사결정 리스크

17. · **환경적(사회문화적)요인** : 사회계층, 준거집단, 가족, 문화
    · **개인적 요인** : 인구통계적 요인(성별, 직업), 라이프스타일, 개성

18. ① 의뢰받은 진단명에 국한된 향후 추정 치료비임을 명시한다. ② 약물의 부작용 또는 합병증으로 인한 치료비는 포함되지 않음을 명시한다. ③ 환자의 소인(특이체질)에서 기인한 치료비는 포함되지 않음을 명시한다.

19. ① 무형성 ② 비분리성(동시성) ③ 이질성 ④ 소멸성

20. · **체류자격** : G-1-10, · **신청서류** : 현지의사소견서, 국내병원 예약증, 지불능력확인서

● 2015년 2차

1. ① 의료기관의 배상책임보험 가입 여부, ② JCI 인증여부, ③ 미국의사면허 소지자 비율
   ④ 의료기관의 수가 리스트 ⑤ 병원의 규모

2. ① 소비자의 필요와 욕구가 변했을 때, ② 시장에서의 경쟁상황 등의 변화로 전략의 수정이 필요할 때, ③ 경쟁자의 진입으로 표적시장 내 차별적 우위 유지가 어려울 때, ④ 판매 침체로 기존 상품의 매출이 감소되었을 때, ⑤ 매력적인 신시장이나 기회를 발견했을 때

3. 외국인 환자의 개인정보, 비자, 출입국 예정일, 외국인 환자의 식습관(알러지여부, 할랄식품), 환자의 증상, 투숙 기간 중 주의사항

4. MOT(moment of truth, 진실의 순간)

5. ① 시장조사, ② 아이디어 생성 및 선별, ③ 상품컨셉 개발과 테스팅, ④ 사업성분석 및 상품개발, ⑤ 테스팅 마케팅, ⑥ 상품화 및 사후 평가

6. · **병동별 관리** : 직원 1명이 중앙관리 방식으로 병동 한 개를 관리하는 것. 행정인력이 적게 들고 빈 병상을 비교적 효율적으로 활용할 수 있음.
   · **의료보장 유형별 관리** : 건강보험환자, 의료급여환자, 산재보험환자, 자동차보험환자로 나누어 관리함

7. · **비차별화 마케팅 전략** : 모든 시장을 동질적인 것으로 보고 시장 세분화를 하지 않고, 하나의 표준화된 메케팅 믹스로 공략하는 것. 소비자의 선호 상태가 동질적이고 대량생산과 판매 시에 원가절감 효과가 큰 경우에 사용한다. (예: 모든 진료과를 다루는 대학병원)
   · **차별화 마케팅 전략** : 하나의 세분화된 시장에 각각 다른 마케팅 믹스를 개발하여 공략하는 것. 소비자의 취향이 이질적이고, 기업의 자원능력이 우수한 경우에도 사용한다. (예: 중동으로 병원시스템을 수출한 우리들척추병원, 외국인 환자를 타겟팅하여 제주도에 개원한 우리들 병원)
   · **집중화 마케팅 전략** : 가장 매력적인 시장 하나만 선택하여 최적의 마케팅 믹스를 개발하고 모든 노력을 집중하여 공략하는 것. (예: 화상치료만 전문으로 하는 베스티안 화상전문병원)

8. A) : 광고, (B) : 판매촉진

9. 공감, 경청, 명료화, 요약, 자기개방

10. · **의료사고** : 의료 행위가 개시되어 그 종류에 이르기까지의 과정에서 예기하지 아니한 결과가 발생한 경우
    · **의료분쟁** : 의료사고를 주원인으로 한 환자측과 의료인측 간의 다툼

11. 지속적인 진료, 신속한 정보 교류, 진료영역의 확대, 의료진의 효율적인 시간 활용, 영상자료의 데이터베이스 구축, 신속·편리한 자문

12. (외국인거소신고를 하고, 국민건강보험가입대상자인 경우) 외국인유학생, 외국인근로자, 결혼비자의 주부.

13. · **위기노출 회피** : 손실의 가능성을 제로로 만드는 것. 리스크의 위험은 큰데 효과적으로 통제되기가

힘들다면 해당 리스를 제거해버리는 것이다.
- **손실 예방** : 스탭 교육, 정책 변화, 절차 리뷰와 개선 등을 통해서 리스크로 인한 손실을 예방하는 방법.
- **손실 감소** : 환자나 가족에 대한 사후관리와 위로를 통해 사고의 파장을 최소화하거나, 즉각적 후속 조치를 취함으로써 손실을 최소화 하는 방법.
- **손실 격리** : 조직의 업무와 자원을 적절히 배정하여 손실 발생 시 조직 전체가 충격을 받지 않도록 하는 방법. 리스크 대응팀만 외부와 접촉하도록 하는 것.
- **비보험적 전가** : 구매 대신에 리스를 통해 장비를 이용하거나 계약서상의 손실에 대한 책임면제 조항을 포함해 놓고 사고발생 시 손실을 줄이는 것.

14. ④→⑤→③→①→②

15. 의사배상책임보험

16. ③ 카지노업, ④ 국제회의업, ⑤ 관광객이용시설업, ⑥ 유원시설업, ⑦ 관광객편의시설업

17.
- **상품 믹스 폭** : 상품 유형의 다양성 수준, 즉 '유형 간 다양성' 수준을 나타내는 척도
예) 유형: 수술(치료)상품, 미용상품, 건강증진상품
- **상품 믹스 길이** : '유형 내 다양성'의 수준을 나타내는 척도
예) 수술 치료상품: 호흡기내과, 심장내과. 미용상품: 성형, 보톡스필러 주사. 건강증진상품: 종합건강검진, 요가, 한의원 한약처방

18.
- **의료관광객** : 의료관광의 수요자
- **의료관광객 발생지** : 자국의 긴 대기시간, 낮은 의료수준 등에 의해 의료관광 수요자가 있는 국가
- **의료관광 목적지** : 의료관광객에게 의료서비스를 제공하는 국가
- **의료관광 서비스** : 의료관광 목적지의 특성에 따라 의료관광 서비스가 만들어진다.

19. ① 진료 ② 치료 ③ 수술 ④ 관광 관광진흥법 제12조의2(의료관광 활성화)
① 문화체육관광부장관은 외국인 의료관광(의료관광이란 국내 의료기관의 진료, 치료, 수술 등 의료서비스를 받는 환자와 그 동반자가 의료서비스와 병행하여 관광하는 것을 말한다. 이하 같다)의 활성화를 위하여 대통령령으로 정하는 기준을 충족하는 외국인 의료관광 유치·지원 관련 기관에 「관광진흥개발기금법」에 따른 관광진흥개발기금을 대여하거나 보조할 수 있다.
② 제1항에 규정된 사항 외에 외국인 의료관광 지원에 필요한 사항에 대하여 대통령령으로 정할 수 있다.

20. ① CEM 고객경험관리(Customer Experience Management), ② 충성고객

● 2015년 1차

1. · **정의** : 개인이 건강 및 안녕상태를 능동적으로 유지 및 강화하기 위해 여행하는 행위
   · **동기** : ① 미용, 신체적 안녕 추구 ② 현실도피와 휴식 ③ 쾌락과 체험 ④ 실존적이고 심리적인 안녕 추구 ⑤ 공동체 추구

2. ① 진료비 입금 청구 ② 환자 방문 및 치료 ③ 의료기관에 진료비 입금 ④ 의료기관에 환자관련 정보 제공 ⑤ 의료기관이 진료 관련 예약 ⑥ 보험회사에 치료관련 견적서를 제공
   ⑦ 보험회사는 의료기관 결정 후에 지불보증서 제고

3. · **정의** : 다른 문화권의 사람을 이해하고 효과적으로 대화할 수 있는 능력
   · **지식** : 타문화를 알고 이해하는 정도, 타문화의 종교, 문화, 관습 등을 이해하는 것
   · **감성** : 타문화 사람을 만나는 것을 두려워하거나 기피하는 정도
   · **심리운동성** : 지식과 감성의 실행으로서 언어와 비언어구사 및 역할 수행을 의미
   · **상황지속성** : 상호작용이 실제로 이루어지는 상황을 의미

4. 건강보험환자, 의료급여환자, 산재보험환자, 자동차보험환자, 일반환자

5. · **임상적 리스크** : 환자의 임상정보 비밀 누출, 다른 환자·보호자나 직원으로부터의 학대나 폭력, 종교·국적 등에 준한 차별, 환자 개인 물건의 도난이나 손실, 환자 위급시 대처 부실
   · **재정 리스크(비즈니스 리스크)** : 병원의 투자 손실, 치료비 미수금 발생, 구매 관련 손실

6. 의사소견서, 진단서, 진료예약확인증

7. 진료비세부내역서, 진단서, 진료비영수증(환자 수납부분)

8. 초진설문지, 현지의사가 발급한 의무기록, 현지 영상자료

9. CRS(computer reservation system)

10. 합의, 법원의 조정, 한국의료분쟁조정중재원, 대한의사협회 의료배상 공제조합, 한국소비자원의 소비자분쟁조정위원회, 의사배상책임보험

11. · **비차별화 마케팅 전략** : 모든 시장을 동질적인 것으로 보고 시장 세분화를 하지 않고, 하나의 표준화된 메케팅 믹스로 공략하는 것. 소비자의 선호 상태가 동질적이고 대량생산과 판매 시에 원가절감 효과가 큰 경우에 사용한다.(예: 모든 진료과를 다루는 대학병원)
    · **차별화 마케팅 전략** : 하나의 세분화된 시장에 각각 다른 마케팅 믹스를 개발하여 공략하는 것. 소비자의 취향이 이질적이고, 기업의 자원능력이 우수한 경우에도 사용한다. (예: 중동으로 병원시스템을 수출한 우리들척추병원, 외국인 환자를 타겟팅하여 제주도에 개원한 우리들 병원)
    · **집중화 마케팅 전략** : 가장 매력적인 시장 하나만 선택하여 최적의 마케팅 믹스를 개발하고 모든 노력을 집중하여 공략하는 것. (예: 화상치료만 전문으로 하는 베스티안 화상전문병원)

12. ① 의료의 질 향상 ② 의료분쟁의 사전예방 ③ 국가 및 의료기관의 이미지 하락 예방

13. · **인적 커뮤니케이션(고객에게 직접 주문을 받아 판매하는 형태)** : 인적판매, DM(Direct Marketing)

· 비인적 커뮤니케이션(불특정다수를 대상으로 이미지 제고, 제품 홍보활동 등의 커뮤니케이션) : 광고 (Advertising), 판매촉진, 홍보(Publicity), PR

14. ① 환자가 이해하기 어려운 전문용어나 약어를 사용한다. ② 정보를 일정한 순서 없이 설명한다. ③ 복잡하고 추상적인 개념으로 설명한다. ④ 모형, 그림을 활용하지 않고 말로만 설명한다.

15. (A): 의료기관 배상책임보험 가입여부, JCI인증여부, 의료기관 수가표, 병원규모, 미국 의사면허 소지자 비율 등 (B): 의료수가, 할인율, 분쟁해결 방법

16. ① 산업 내 경쟁 ② 잠재적 경쟁기업 ③ 공급자의 교섭력(협상력) ④ 구매자의 교섭력(협상력) ⑤ 대체품의 위협

17. 노동집약성, 조직목표의 상충성, 대인서비스, 비영리공공성

18. · 의료과오 : 의사가 환자를 진료하면서 당연히 기울여야할 주의 의무를 게을리 해 사망, 상해, 치료 지연 등의 환자의 생명에 영향을 끼친 경우.
    · 의료과실 : 의료과오가 있었다는 것이 법적으로 입증되었을 때 의료과실로 명함.

19. · 인구통계학적 변수 : 성별, 연령, 직업, 소득수준 · 심리적 변수: 개성, 라이프스타일
    · 지리적 변수 : 국가, 도시규모, 인구 밀도 · 행동분석 변수: 구매시기, 구매수준, 구매빈도

20. · 위기노출 회피 : 손실의 가능성을 제로로 만드는 것. 리스크의 위험은 큰데 효과적으로 통제되기가 힘들다면 해당 리스를 제거해버리는 것이다.
    · 손실 예방 : 스탭 교육, 정책 변화, 절차 리뷰와 개선 등을 통해서 리스크로 인한 손실을 예방하는 방법.
    · 손실 감소 : 의료사고 시 환자나 가족에 대한 사후관리와 위로를 통해 사고의 파장을 최소화하거나, 즉각적 후속조치를 취함으로써 손실을 최소하 하는 방법.
    · 손실 격리 : 조직의 업무와 자원을 적절히 배정하여 손실 발생 시 조직 전체가 충격을 받지 않도록 하는 방법.
    리스크 대응팀만 외부와 접촉하도록 하는 것.
    · 비보험적 전가 : 구매 대신에 리스를 통해 장비를 이용하거나 계약서상의 손실에 대한 책임면제 조항을 포함해 높고 사고발생 시 손실을 줄이는 것.

● 2014년 1차

1. · **정의** : 손실의 규모를 줄이거나 예방하는 것. · 위기노출 회피: 손실의 가능성을 제로로 만드는 것. 리스그의 위험은 큰데 효과적으로 통제되기가 힘들다면 해당 리스를 제거해버리는 것이다.
   · **손실 예방** : 스탭 교육, 정책 변화, 절차 리뷰와 개선 등을 통해서 리스크로 인한 손실을 예방하는 방법.
   · **손실 감소** : 의료사고 시 환자나 가족에 대한 사후관리와 위로를 통해 사고의 파장을 최소화하거나, 즉각적 후속조치를 취함으로써 손실을 최소화 하는 방법.

· **손실 격리** : 조직의 업무와 자원을 적절히 배정하여 손실 발생 시 조직 전체가 충격을 받지 않도록 하는 방법. 리스크 대응팀만 외부와 접촉하도록 하는 것.
· **비보험적 전가** : 구매 대신에 리스를 통해 장비를 이용하거나 계약서상의 손실에 대한 책임면제 조항을 포함해 놓고 사고발생 시 손실을 줄이는 것.

2. · **정의** : 일정기간 동안 높은 매출을 달성한 고객이 가장 가치있다는 점에 착안한 고객분석방법으로, 일반적으로 가장 구현하기 쉬운 고객 분석 방법에 속함.
   · **R-Recently** : 구매의 최근성(얼마나 최근 시점에 구매했는지)
   · **F-Frequecy** : 구매의 빈도성(얼마나 자주 구매하는지)
   · **M-Monetary** : 구매금액(일정기간 평균 구매금액이 얼마인지)에 대한 정보를 만들어 고객 상태를 세분화하는 모델이다.

3. · **정의** : 치료 및 기타 목적으로 의료기관을 찾는 외국인 환자 및 가족들을 위하여 치료 이외에 환자가 요구하거나 또는 환자 및 동반 가족의 만족을 위해 제공하는 서비스의 총칭.
   · **종류** : 통역서비스, 비자발급 서비스, 공항 영접과 환송 서비스, 관광 안내 서비스

4. A: 입원약정서, B: 선택진료신청 및 동의서

5. · **핵심상품(주요서비스)** : 소비자가 제품으로부터 원하는 근복적인 편익. 예를 들면 의료관광객의 욕구충족을 위한 미용 시술 , 문제해결과 직접연관이 되는 질병 치료 등의 의료서비스.
   · **보조상품(보조서비스)** : 핵심 상품을 소비하기 위한 보조적인 서비스를 의미함. 예를 들면 의료서비스 사용을 편리하게 해주는 비자발급 서비스 등을 의미.

6. · **개방성** : 의료관광산업은 다른 산업에 비해 개방적인 산업이다. 의료관광 시스템은 역동적이며 끊임없이 변화한다. 관련 업계는 독창적 사업을 지속적으로 추구한다. 외부의 변화무쌍한 사업 환경은 의료관광산업의 혁신과 변화를 끊임없이 요구한다.
   · **복잡성과 다양성** : 의료관광산업에는 매우 다양한 형태의 관련업계가 존재한다. 규모가 작은 에이전시부터 국제적 채널을 가진 대규모 프랜차이즈 병원까지 다양하다.
   · **대응성** : 모든 시장은 지속적으로 변하며, 의료관관시장도 변한다. 이러한 환경변화에 적절히 대응하지 못하면 의료관광산업은 살아남지 못한다. 모든 시스템은 피드백을 반영하는 구조를 가져야 한다.
   · **경쟁성** : 의료관광산업은 경쟁이 심하다. 새로운 경쟁자가 시장에 쉽게 진입할 수 있다.
   · **상호의존성** : 해외에서 치료를 받으러 방문한 의료관광객이 필요로 하는 서비스를 제공하기 위해 서로 의존적이면서 연관성이 없는 다양한 병원이나 기업으로 구성되어 있다.
   · **마찰과 부조화** : 의료관광산업과 관련된 이해당사자들은 서로 다른 이해관계에 의해 서로 분열되기도 하고 부조화를 이루기도 한다.

7. 통역오류, 투약오류, 기록오류, 사후관리오류

8. · **정의** : 개인 마케팅의 시대에 데이터베이스를 활용하여 고객과 쌍방향 소통하는 것.
   · **전략수단** : 인적판매, 판매촉진, 다이렉트마케팅, 텔레마케팅

9. · **유형성** : 의료서비스를 제공하기 위해 의료기관에서 갖추어야할 장비·시설·도구·설비·건물의 외관.
· **확신성** : 의료기관 종사자들의 충분한 지식·기술·태도에 기인한 의료기관이 충분하고 수준 높은 의료서비스를 제공할 것이라는 믿음. ·신뢰성: 환자가 기대한 서비스가 기대한 수준만큼 수행할 수 있는 의료종사자들의 능력. ·공감성: 환자에 대한 관심·이해·배려. ·반응성: 의료기관 종사자가 환자에게 신속하게 의료서비스를 제공하려는 의지(환자의 불편사항, 요구, 문제 등을 처리하기 위한 의료기관의 노력)

10. [포괄수가제]
· **장점** : 경제적인 진료수행을 유도함, 의료기관의 생산성, 효율성 증대
진료비 계산의 투명성 제고.
· **단점** : 조기퇴원유도, 의료서비스 질 저하가 우려됨, DGR 코드조작의 우려. [행위별 수가제] ·장점 : 의료서비스의 질적 향상 증대, 의료인의 임상경험이 존중됨, 신의료기술·신약개발에 기여. ·단점 : 국민 의료비 증대, 과잉검사·과잉진료 유도, 의료수가 구조의 복잡성.

11. · **기본가치체계** : 안전보장활동, 지속적인 질향상. ·환자진료체계: 진료전달체계와 평가, 환자진료, 수술 및 마취진정관리, 약물관리, 환자권리존중 및 보호.
· **행정관리체계** : 경영 및 조직운영, 인적자원관리, 감염관리, 안전한 시설 및 환경관리, 의료정보관리.
· **성과관리체계** : 임상질지표

12. **환자 진료 부문** : 진료의 접근성과 연속성, 환자와 가족의 권리, 환자평가, 환자진료, 마취와 수술진료, 투약관리와 약물사용, 환자와 가족의 교육

13. ① 수배의뢰서 접수 ② 수배업무 시작 ③ 확인 및 재확인 ④ 행사예산서 작성 ⑤ 행사지시서 작성 ⑥ 최종확인 및 변경사항에 대처

14. · **국제의료보험** : 통상 1년 이상의 일정으로 자국을 떠나 외국에서 일하는 해외 종사자를 대상으로 질병 및 사고에 대해 가입하는 보험
· **여행자보험** : 세계여행 중 질병이나 사고를 대비하여 여행 전 출발지에서 가입하는 형태의 보험
· **국제학생보험** : 외국에서 공부하는 동안 발생되는 각종 질병 및 사고에 대비하여 학생들을 대상으로 가입하는 보험
· **여행취소보험** : 교통기관 지연, 본인 및 가족이 위급한 부상 및 질병 치료를 받게 되어 의사의 권고로 여행 참가를 중지하는 등, 그로 인해 발생한 취소 비용 보상해주는 보험

15. (A)질병의료관광 : 심장수술, 암 치료 등 (B)미용의료관광 : 성형수술, 레이저, 주사 등 미용시술 (C)전통의료관광 : 한방치료, 인도의 아유르베다

16. · **개방적 유통** : 다수의 소매상을 통한 유통으로써, 일반 건강검진 상품이 있다. (자기 상품을 누구나 취급할 수 있도록 최대한 취급 점포를 늘리는 경로)
· **선택적 유통** : 소수의 중간상을 통한 유통방법. 미용, 성형상품이 여행사, 유치업체 등을 통해 유통되고 있다. (개방적유통과 전속적유통의 중간 형태)
· **전속적 유통** : 독점권을 부여한 유치업체를 통한 유통으로써 부유층을 위한 VIP 건강검진 상품 판매에 용이하다. (단일 도매상 또는 소매상만을 통한 판매경로)

17. 환자 개인 정보, 이름, 성별, 국적, 진료비 청구 대상자 및 지불 주체, 비자여부 파악, 동반가족·보호자 동행여부 파악, 필요한 의료서비스 상품의 종류 파악 (중증, 미용, 휴양)

18. · **의사** : 의료공급체계를 확립한다. 의료과실을 줄이기 위해 노력. 평상시 환자와의 신뢰관계 형성. 의무기록의 정확한 기재와 보존. 행정실과의 원만한 커뮤니케이션.

· **간호사** : 환자관리체계를 확립한다. 환자에게 발생할 수 있는 사고 예방을 위해 환자 관리 체크리스트를 마련, 점검, 업무내용을 간호차트에 상세히 기록한다. 응급상황 발생 시 간호팀 내의 보고 체계를 마련한다.

· **진료지원** : 진료지원체계를 확립한다. 응급상황 발생 시 비상연락망으로 업무 지시를 받는다. 본인 자리로 신속한 복귀를 한다. 의료진이 환자 상태를 정확하게 검토할 수 있도록 의료진의 요청에 따라 검사를 신속히 진행하고 결과를 전달한다.

· **행정실** : 행정지원체계를 확립한다. 리스크(위험)관리시스템을 확립하고, 의료지식의 교육, 훈련. 환자관리, 장비, 시설을 점검한다.

19. · **역할 불확실** : 환자들은 익숙하지 않은 의료 환경에서 새롭게 주어지는 환자라는 역할과 환자로서 상대하는 의사, 간호사, 의료기사 등 다른 대상과의 관계에서 혼란을 경험한다.
이러한 모호한 상황은 환자가 의료진과 효과적인 대화를 나누는 것을 어렵게 한다.

· **책임소재 갈등** : 환자와 의사의 역할에 대한 명확한 기준이 없기 때문에 책임 소재에 대해 논하는 것은 질병 상황에 따라 달라질 수 있다. 예를 들어 비만의 경우 문제나 치료의 핵심이 의료진 보다는 환자 자신에게 더 있을 가능성이 있다. 반면 암의 경우 치료의 핵심이 상대적으로 의료진에게 더 있을 수 있다.

· **의사와 환자간의 권력차이** : 의사와 환자의 관계를 의학 지식과 축적된 경험 등에 기반을 둔 권력 관계로 설명한다. 그렇게 형성된 불균등한 관계가 커뮤니케이션을 방해하므로 환자에게 충분한 정보를 제공하여 치료의 선택 과정에서 환자가 적극적으로 참여 할 수 있게 해 좀 더 평등한 관계에서 치료 과정이 전개 되는 것이 바람직하다.

· **의료진과 환자간의 용어와 시각차이** : 의료진이 사용하는 전문적인 의학용어로 인해 환자가 잘못 해석할 수도 있다.

의학용어 및 질환의 이해

● 2022년 1회

81. 정맥으로 주입된 조영제가 신장에서부터 요로로 배설되는 것을 방사선으로 촬영하여 신장의 각종 질환을 진단하는 검사법은?

① cholecystography: 담낭조영법
② pneumoencephalography: 공기뇌조영술: 요추천자에 의하여 뇌척수액을 뽑아내고, 그 대신 공기, 산소, 헬륨 등을 간헐적으로 주입하여 뇌구조를 X선촬영으로 볼 수 있게 하는 술법
③ intravenous pyelography: 조영제를 정맥을 통해 주입한 후 X선 투시기계와 X선 촬영기를 이용하여 신우, 요관, 방광 등 요로의 이상 유무를 진단하는 검사
④ digital subtraction angiography: **디지털감산혈관조영술** ⇒

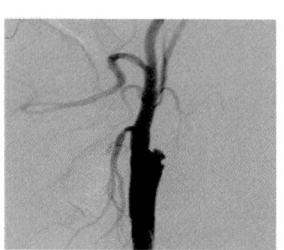

82. 다음에서 설명하는 질환을 뜻하는 용어는?

① gastritis위염: 위점막에 생기는 질환
② hepatitis간염: 간세포 및 간 조직의 염. 간염의 주요 원인으로는 바이러스, 알코올, 여러 가지 약물들 및 자가 면역 등이 있다.
③ stomatitis구내염: 입안 구조의 점막에 생기는 질환
④ stomach cancer: 위암

83. 뼈의 화학적 조성에 변화가 없는 상태에서 뼈의 전체의 양이 병적으로 감소된 상태로 뼈의 무기질과 단백질이 줄어들어 뼈 조직이 엉성해지는 증상은?

① sprain 뼈염좌: 관절에 정상 가동범위를 넘은 외력이 가해졌을 경우 일어나는 외상
② dislocation 탈구: 관절을 구성하는 골, 연골, 인대 등의 조직이 정상적인 생리적 위치관계에서 이동한 상태
③ osteoporosis 골다공증: 뼈의 강도가 약해져서 골절이 일어날 가능성이 높은 상태. 골다공증은 뼈의 양이 감소하고 질적인 변화로 인해 뼈의 강도가 약해져서 골절이 일어날 가능성이 높은 상태를 말한다.
④ osteoarhritis 퇴행성관절염: 관절을 보호하고 있는 연골의 손상이나 퇴행성 변화로 인해 관절을 이루는 뼈와 인대 등에 손상이 생겨 염증과 통증이 발생하는 질환

84. 부정맥(arrythmia)종류에 해당되지 않는 것은?

① flutter: Artrial flutter(심방조동)
② fibrillation: Atrial fibrillation(심방세동) 심방이 무질서하게 매우 빠르고 미세하게(세동) 또는 그보다는 덜 빠르면서 규칙성이 있게(조동) 떨리면서 불규칙한 맥박을 형성하는 부정맥 질환의 일종

③ heart block: 심방박동의 지연이나 결여

④ regurgitation: mitral regurgitation방실판막역류 승모판의 비후, 경화, 유착 등의 변화 때문에 심실 수축기에 판의 폐쇄가 불완전한 상태

* aortic regurgitation : 대동맥판막 역류
* arrythmia : 부정맥 맥박의 리듬이 빨라졌다가 늦어졌다가 하는 불규칙적인 상태

85. 종양실질세포가 상피성 조직에서 유래한 악성종양은?

① sarcoma 육종: 비상피성 세포로부터 유래되는 악성종양(뼈, 연골, 림프선, 근육 및 혈관 등)

② neuroma 신경종: 대부분이 신경세포 및 신경섬유로 이루어진 종양. 신경에서 발생된 종양

③ carcinoma 암종: 종양의 실질이 상피조직으로 되어 있는 악성종양의 총칭

④ granuloma 육아종: 활발하게 성장하는 섬유아세포를 함유한 육아조직의 종양모양의 덩어리 또는 결절. 결핵, 매독, 등과 같은 만성 염증에 의하여 발생하며, 또한 이물의 침입에 의해서도 발생함.

86. 부고환에 생긴 염증은?

① vasitis 정관염: 정관의 염증

② orchitis 고환염: 고환에 생긴 염증. 정자를 생산하는 장기인 고환이 대장균, 포도상구균 같은 세균에 감염되어 염증이 생기는 것을 고환염이라고 한다.

③ prostatitis 전립선염: 전립선 혹은 전립선 주위 조직의 염증에 의한 증상 증후군

④ epididymitis 부고환염: 결핵균, 임균 등의 세균 또는 다른 원인으로 일어나는 부고환의 염증

87. 여성 생식기 계통의 수술명 중 틀린 것은?

① myomectomy: 자궁근종이 진단되었을 경우 환자연령이 젊고 임신을 희망하며, 근종(筋腫)이 작고 수도 적을 때는 근종절제술을 행한다. 근종 부분을 절개하고 근종을 외피에서 들어내 제거한 후 그 부분을 봉합한다.

② salpingotomy: 난관절개술

③ hysterectomy: 자궁을 잘라내어 제거하는 수술. 복벽을 절개하여 제거한다.

④ ovariectomy: 난소를 적출, 제거하는 수술

* 결찰 : 주로 지혈의 목적으로 혈관이나 조직의 어느 부분을 잇고 혈행을 멎게 하는 것. 매듭을 짓는 방법에는 외과매듭, 남매듭, 여매듭의 3가지가 있다.

88. '관절'을 의미하는 연결형은?

① glyc/o sugar당: hyperglycemia 고혈당증, glycolysis 해당작용(解糖作用)

② cyst/o bladder방광: cystitis 방광염

③ arthr/o joint관절: arthrotomy 관절절개술

④ erythr/o red빨강: erythrocyte 적혈구

89. 약물복용 횟수와 관련된 용어가 아닌 것은?

① qd: every day 매일

② po: per os 경구투여

③ bid: bis in die 하루에 2번

④ qid: quarter in die 하루에 4번

90. 뇌와 척수를 덮고 있는 뇌(척)수막의 감염으로 열, 두통, 오한, 구토 등의 증세를 보이는 질환을 나타내는 용어는?
① meningitis 뇌수막염: 바이러스, 세균 등에 의해 뇌수막에 염증이 일어나는 것
② hematoma 혈종: 장기나 조직 속에 몇 mℓ 이상이 출혈하여 한 곳에 혈액이 괸 상태. 신체 내부에서 발생한 출혈로 혈액이 한곳에 고여 형성된 혈액 덩어리
③ meningioma 뇌수막종: 뇌를 둘러싸고 있는 지주막 세포(arachnoid cell)에서 기원하는 종양
④ cerebral infarction 뇌경색: 뇌의 혈관이 막히고 그 앞의 뇌조직이 괴사하게 되는 질환

91. 접미사 '-ectomy'가 의미하는 것은?
① origin 근원
② excision 절제
③ repair 수리
④ deficieny 결핍

92. 조혈기관의 급성 혹은 만성적 악성질환으로 골수와 혈액 내에 비정상적인 백혈구들이 나타나는 질환은?
① leukemia 백혈병: 백혈구가 종양성으로 증식하여 병적인 백혈구가 혈액속에 유출되는 질환. 즉, 혈액 세포에서 발생한 암으로서, 비정상적인 혈액세포가 억제되지 않고 과도하게 증식하여 정상적인 백혈과와 적혈구, 혈소판의 생성이 억제된다.
② hemophilia 혈우병: 선천적으로 타고나는 유전병 중 하나로서 혈액응고인자가 없어서 발생하는 질환. X 염색체에 위치한 유전자의 돌연변이로 인해 혈액 내 응고인자가 부족하게 되어 발생하는 출혈성 질환
③ lymphoma 림프조직에 생기는 악성종양: B-림프구, T-림프구, 자연살해세포 등 림프구에서 기원하는 림프세포 증식 질환
④ polycythemia 적혈구증가증: 혈액속의 적혈구가 정상치를 넘어 증가하는 병

93. 정신건강의학과에서 사용하는 정신질환 용어의 의미가 틀린 것은?
① autism자폐증 : 신체적, 사회적, 언어적으로 이해 능력의 저하를 일으키는 신경발달의 장애
② anxiety불안 : 다양한 형태의 비정상적, 병적인 불안과 공포로 인하여 일상생활에 장애를 일으키는 정신 질환
③ depression우울 장애 : 의욕 저하와 우울감을 주요 증상으로 하여 다양한 인지 및 정신 신체적 증상을 일으켜 일상 기능의 저하를 가져오는 질환
④ schizophrenia조현병 : 망상, 환청, 와해된 언어, 와해된 행동, 정서적 둔마 등의 증상이 주로 나타나고, 사회적 기능에 장애를 일으킬 수도 있는 질환

94. 숨 쉴 때 공기가 드나들며 후두에서 폐로 연결된 관모양의 부위는?
① pleura 가슴막, 흉막, 늑막: 폐의 표면과 갈비뼈로 이루어진 부분의 안쪽을 덮고 있는 장막
② trachea 기관: 후두에서 폐로 통하는 엄지손가락 정도 굵기의 관 모양의 기도
③ larynx 후두: 말을 하고 숨을 쉬는데 가장 중요한 기능을 담당함. 인두와 기관 사이에서 공기의 통

　　　　로 역할을 하는 단단하고 짧은 관구조

　　　④ nasal cavity: 코의 등쪽에 있는 코 안의 빈 곳. 비중격에 의해 좌우로 분리되는 코 속의 공간

95. 혈액 중 항체에 의해 매개되는 면역으로 항원이 처리되는 반응을 말하는 것은?

　　　① natural immunity 자연면역: 어떤 종류의 병원체에 대하여 사람, 동물이 태어나면서부터 갖고 있는 저항력. 태반을 통하여 모체로부터 태아에게 전달된 항체에 의한 유아의 면역도 자연면역에 속한다. 선천성면역(congenital immunity)이라고도 한다. 획득면역 또는 후천성면역(acquired immunity)의 반의어

　　　② humoral immunity: 혈액 내의 항체(immunoglobulins)에 의하여 매개되는 면역. 체액 면역(humoral immunity). 면역글로불린은 현재IgM, IgA, IgD, IgE, IgG의 5종

　　　③ cell-mediated immunity: 어떤 항원에 특이적반응성을 보이는 림프계세포가 직접 면역반응에 관여. 세포성면역의 주역은 흉선에서 유래한 T세포라고 말한다. 세포성면역이라고 하는 것에는 어떤 종의 세균, 바이러스, 진균 등에 대한 감염저항, 과민증반응, 생체의 이식거절반응(이식면역) 등이 있다.

　　　④ macrophage phagocytosis 식세포작용(phagocytosis): 세포가 환경으로부터 고형입자를 잡아들이는 활동으로 예를 들어 외부로부터 침입한 병원균 등을 세포내로 잡아들여 세포내소화를 하는 현상

96. 신장을 절제하는 수술명은?

　　　① nephropexy 신장고정술: 요통증이나 혈뇨 등, 자각증상이 심한 환자에 대해서 신장을 수술적으로 고정해서 처짐을 방지하는 술식

　　　② nephrectomy 신장절제술

　　　③ nephrostomy 요로전환술(콩팥창냄술)

　　　④ nephrorrhaphy 신장봉합술

97. 진피(dermis)에 관한 설명을 모두 고른 것은?

　　　㉠ 멜라닌을 분비하는 멜라닌 세포가 있음 → 표피와 진피층 사이

　　　㉡ 딱딱한 단백물질인 케라틴으로 차 있는 각질세포가 있음 → 표피층

98. External ear에 해당하는 해부학적 구조로만 나열된 것은?

외이	external auditory meatus: 외이도
	auricle: 귓바퀴
중이	tympanic: 고막(중이와 외이를 구분)
내이	cochlea: 달팽이관
	oval window: 달팽이관(와우각)에 있는 막으로 싸인 작은 구멍
	membrane: 막
	cerumen: 귀지

99. 진단용어가 바르게 연결된 것은?

① colitis 대장염: 세균감염이나 장 내용물의 병적 발효 등으로 인한 대장의 염증
② goiter 갑상선종: 갑상선이 커져서 목 부위가 부풀어 오르는 증상
③ pancreatitis 췌장염: 소화기관이면서 내분비기관인 췌장(이자)에 발생한 염증
④ diabetes mellitus 당뇨병: 인슐린의 분비량이 부족하거나 정상적인 기능이 이루어지지 않는 등의 대사질환

100. 다음 약어 중 의미가 틀린 것은?

① CT 컴퓨터 단층촬영: CT 스캐너를 이용한 컴퓨터단층촬영법으로, 엑스선이나 초음파를 여러 각도에서 인체에 투영하고 이를 컴퓨터로 재구성하여 인체 내부 단면의 모습을 화상(畫像)으로 보여준다.
② IVP Intravenous Pyelogram 경정맥신우조영술: 정맥에 조영제를 급속하여 주입해서 X선 촬영을 하여 신장, 요관, 방광의 암이나 결석 등의 검사를 시행하는 방법
③ PET Positron Emission Tomography 양전자방출단층촬영술: 양전자를 방출하는 방사성 의약품을 이용하여 인체에 대한 생리화학적, 기능적 영상을 3차원으로 얻는 핵의학 검사방법 중 하나. 현재 각종 암을 진단하는데 주로 활용되고 있으며 암에 대한 감별 진난, 병기 설정, 재발 평가, 치료 효과 판정 등에 유용한 검사
④ MRA Magnetic resonance angiography 자기공명혈관조영술: 자기공명영상(MRI)을 이용하여 조영제(contrast media)를 사용하지 않고 혈관만 선명하게 영상화하는 검사법

답지

81	③	82	①	83	③	84	④
85		86	④	87	②	88	③
89	②	90	①	91	②	92	①
93	④	94	②	95	②	96	②
97	④	98	③	99	④	100	①

● 2021년 2회

81. 다음 중 순환계통 약물이 아닌 것은?
① Cardiotonic 강심제
② Antacid 제산제(소화계통의 약물)
③ Coronary Vasodilator 관상혈관 확장제
④ Antihypertensive drug 혈압강하제

82. 눈의 검은자와 홍채 뒤에는 투명한 안구, 조직적인 수정체가 존재하여 눈의 주된 굴절기관으로 작용

한다. 이 수정체가 혼탁해져 빛을 제대로 통과시키지 못하게 되면서 안개가 낀것처럼 시야가 뿌옇게 보이는 질환은?

① 녹내장(Glaucoma)

83. 다음 의학용어 중 접두사의 의미가 다른 하나는?

① exo(외부의)

② ecto(외측의)

③ extra(외의, 넘어선)

④ endo(내부의, 안)

84. 다음 설명에 해당하는 것은?

① neoplasm, ③ tumor(종양) : 염증의 반응 중 하나로 조절할 수 없을 정도로 계속 진행되는 세포분열. 이로 인한 조직의 새로운 증식 및 증대

④ sarcoma(육종) : 생체의 지지조직(연골, 뼈, 혈액, 림프)인 비상피조직에서 발생하는 악성종양

85. 다음 중 핵의학검사에 해당하는 것은?

방사선의학은 X-ray를 이용한 것과 방사선동위원소 (핵)을 이용한 것으로 구분된다.

X-ray를 이용한 검사는 체외에서 방사선을 투과하여, 방사선의 투과, 비투과성을 활용해 신체를 촬영한다. X-ray 특수 검사로는 몸에 조영제를 넣은 검사, 컴퓨터, 자기공명촬영 등이 있다. 핵의학검사는 방사선동위원소 또는 방사선 핵종을 신체 안에 넣어서 방사능이 지속적으로 발현하는 것을 이용해 촬영하는 것으로 PET, SCAN 검사가 있다.

86. 신경계에서 말하는 'efferent' 란?

④ 중주신경에서 감각기로 자극을 전달하는 원심성

87. 불안장애에 대한 진단용어에 포함되지 않는 것은?

① social phobia 사회공포증: 다른 사람 앞에서 당황하거나, 바보스러워 보일 것 같은 불안을 경험한 후 이로 인해 사회적 기능이 저하되는 증상

② agoraphobia 광장공포증: 혼자 있는 것을 두려워하고, 특정 장소나 상황을 회피하는 증상의 불안장애

③ cyclothimia 조울증 전의 병적 성격

④ panic disorder 공항장애: 실제적 공포대상 없이 이유없는 극도의 불안

* phobic disorder 공포장애 : 두려움 때문에 나타나는 불안 장애의 한 유형
* manic-depressive illness 조울증 : 조증과 우울증 증상이 동반되는 기분 장애

88. 다음 중 호흡기계 관련 질환은?

① Artrial flutter 심방조동, Atrial fibrillation 심방세동: 심방이 무질서하게 매우 빠르고 미세하게(세동) 또는 그보다는 덜 빠르면서 규칙성이 있게(조동) 떨리면서 불규칙한 맥박을 형성하는 부정맥 질환의 일종

② lymphoma 림프종: B-림프구, T-림프구, 또는 림프구와 조직구에서 기원하는 림프세포 증식 질환

③ hydrocephalus 수두증: 뇌실과 지주막하 공간에 뇌척수액이 비정상적으로 축적된 상태

④ emphysema 폐기종: 말초 기도 부위 폐포의 파괴와 불규칙적인 확장을 보이는 상태

89. 주로 흑인에게 유전적으로 생기는 용혈빈혈로 적혈구 헤모글로빈 내에 아미노산 배열의 선천적 이상으로 인해 적혈구가 낫 모양으로 변한 비정상적인 혈구가 말초혈액에 나타나는 병은?
   ① aplastic anemia 재생불량성 빈혈: 조혈모세포와 각 계열 전구세포 수의 감소에 의해 혈액세포의 생산이 전반적으로 감소하는 질환
   ② iron deficiency anemia 철결핍성 빈혈: 체내 저장된 철이 적혈구 생성에 필요한 양보다 감소하여 혈색소가 정상 수치보다 낮은 경우
   ④ Thalassemia 지중해 빈혈: 혈액에 의한 유전병, 적혈구의 결핍 증상. 출생시에는 건강하지만, 1~2년 후에는 얼굴이 창백해짐.

90. 다음중 성매개질환이 아닌 것은?
   ① herpes genitalis 음부포진: 헤르페스 바이러스의 감염에 의해 음경의 표피, 귀두에 소수포가 발생함. 주로 성교에 의해서 전염한다.
   ② gonorrhea 임질: 임균(gonococcus)의 감염에 의하여 일어나는 성병
   ③ syphilis 매독: 트레포네마 팔리듐균에 의해 신체 전반에 걸친 감염 증상이 나타나는 염증성 질환. 매독균은 성관계에 의해 주로 전파되지만 모체에서 태아에게로 전파되는 경우도 있다.
   ④ balanitis 귀두염: 세균감염, 기저귀 등에 의한 귀두 부분에 생기는 염증

91. 인체면역계 이상으로 생기며, 뺨과 코 위에 나비 모양의 홍반이 특징으로, 피부의 콜라겐과 관절, 장기 등을 광범위하게 침범하는 만성 염증성 질환은?
   ① impetigo contagiosa 전염성농가진 膿痂疹 : 피부의 세균감염증(농피증)의 한 형(고름,가피,발진)
   ② herpes zoster 대상포진: 사람 몸의 신경절에 잠복상태로 있던 수두-대상포진 바이러스가 다시 활성화되면서 발생하는 질병
   ③ exanthematous viral disease 바이러스성 발진: 홍역, 풍진, 수두 등등 총칭하는 바이러스에 의한 발진

92. 방광경을 통해 카테터를 요관에 삽입하여 조영제를 신우로 주입한 후, X선을 활용하는 검사방법은?
   ① intravenous pyelography 경정맥 신우 조영검사: 조영제를 정맥을 통해 주입한 후 X선 투시기계와 X선 촬영기를 이용하여 신우, 요관, 방광 등 요로의 이상 유무를 진단하는 검사
   ② cholecystography 담낭조영술: 간에서 담낭으로의 흐름을 조영제를 사용하여 검사
   ③ retrograde pyelography 역행성 신우조영술: 요관 카테터용 방광경을 사용해서 요관카테터를 요관내에 삽입하고 요관 카테터에서 조영제를 신우요관에 주입해 X-선 촬영하는 방법
   ④ arteriography 동맥촬영법: 조영제를 혈류에 직접 주입하여 X선 촬영을 통해 동맥병변 영상을 얻는 기술

93. 조영제를 사용하지 않는 검사는?
   * enema 관장: 의학적인 목적으로 항문을 통해 약물을 장 내에 주입하는 시술
   ① barium enema 바륨관장: 대장질환 확진에 가장 유용한 것으로 저농도의 바륨을 장내에 주입하는 시술
   ② KUB(kidney, ureter and bladder X-ray examination)콩팥요관방광 단순촬영술: 결석 유무의 확인을 주목적으로 신장에서부터 요관, 방광까지 요로 전체를 살펴보기 위해 시행하는, 조영제

(contrast media)를 사용하지 않는 단순 X선 촬영

③ Retrograde pyelography 역방향 신우조영술: 요관을 통해 거꾸로 올라가서 신우에 조영제를 주입하여 신우의 상태를 영상으로 확인하는 방사선촬영술

④ upper gastrointestinal series 위조영검사: X선 투과가 잘 안 되는 물질(보통 바륨현탁액)을 마시면서 X선 투시기계를 이용하여 위의 해부학적 이상 유무를 진단하는 검사

94. 우리 몸에 병균이 침입하면 면역세포들은 다양한 면역매개물질을 분비하여 다른 면역세포들을 불러모으고, 활성화시켜서 병균을 물리치는데, 자신의 조직 성분에 대하여 면역을 일으키거나 과민성인 상태로 자신과 외부에서 들어온 물질의 확실한 구분을 못해 몸속의 면역체계가 우리 몸을 스스로 공격하고 파괴하는 것은?
③ 자가면역질환

95. 95 수술처치용어의 의미연결이 틀린 것은?
* fascia 근막
* joint, articulation 관절
* cartilage 연골
* -ectomy 절제
* -otomy 절개

96. 다음 중 약어에 대한 뜻이 옳은 것은?
ㄱ. ADH-항이뇨호르몬 ㄴ. UA-요로감염 ㄷ. CRF-만성신부전 ㄹ. UTI-요검사, 요분석

ㄴ. Antidiuretic hormone 항이뇨호르몬: 혈액의 농도가 높다고 시상하부 세포가 느끼면, 항이뇨호르몬이 시상하부에서 만들어지고 뇌하수체 후엽에서 저장, 분비된다. 신장에서 물을 재흡수하여 혈액의 농도를 정상으로 만든다.

ㄷ. chronic renal failure, chronic kidney disease 만성신부전: 3개월 이상 신장이 손상되어 있거나 신장 기능 감소가 지속적으로 나타나는 질병

ㄹ. urinary tract infection 요로감염: 요도, 방광, 요관, 콩팥을 포함하는 요로기계 감염

97. 부신피질에서 당질 코르티코이드가 만성적으로 과다하게 분비되어 비만,고혈당,남성형다모증,생식기능부전 등이 나타나는 질환은?
① hyperthyroidism 갑상선기능항진증: 갑상선에서 갑상선 호르몬이 과다하게 분비되어 갑상선 중독증을 일으키는 상태
② hypoparthyroidism 부갑상선 기능 저하증: 부갑상선 호르몬 기능 장애 혹은 저하로 인해 혈중 칼슘이 낮아져 생기는 저칼슘혈증에 따른 여러 증상이 발생하는 질환
③ cushing's disease 쿠싱증후군: 부신피질에서 당질 코르티코이드가 만성적으로 과다하게 분비되어 일어나는 질환
④ diabetes mellitus 당뇨병: 인슐린의 분비량이 부족하거나 정상적인 기능이 이루어지지 않는 등의 대사질환의 일종으로, 혈중 포도당 농도가 높은 것이 특징인 질환

98. 유방내의 병변을 방사선 영상을 통해 진단하며, 유방암 조기 진단에 유용한 검사는?

① mammography 유방 촬영술: 유방암을 진단하기 위한 유방 전용 X선 촬영
② bone scan 뼈 스캔: 뼈의 생리학적 변화와 해부학적 구조를 영상화하여 골절, 종양 발생 및 전이 여부, 감염 및 관절 질환의 범위와 중증도를 평가하는 핵의학 검사
③ breast sonography 유방 초음파 촬영: 초음파 촬영, 암 진단 후 암의 병변을 보기에 적합하다.
④ breast biopsy 유방생검: 유방암 진단을 위해 유방 조직의 일부를 채취하는 것

99. 정상적으로 존재하는 혈관과 혈관 사이를 작은 혈관으로 연결하는 것은?
    * hilum 문합: 혈관·신경이 기관과 접하는 문
    ② atherectomy 죽종절제: 동맥경화성 병변이나 죽종(粥腫)을 경피적으로 제거할 때 실시하는 수술법
    ④ angiography 혈관조영: 조영제를 혈관내에 주입해 그의 불투성에 의해 혈관을 X선촬영으로 보는 것

100. 100 췌장관(이자)이 연결되는 위장관(gastro-intestinal tract)부위는?
     위장관gastro-intestinal tract: 위와 장을 모두 포함한 소화기관

답지

81	②	82	②	83	④	84	②
85	②	86	④	87	③	88	④
89	③	90	④	91	③	92	③
93		94		95		96	②
97	③	98	①	99	③	100	③

● 2021년 1회

81. 1/2T, 1C, 1P로 표시되는 약물의 투여경로는?
    T: tablet C: capsule P:package

82. 남자아이의 경우, 태아시기에는 복강 내에 있던 고환이 출생과 함께 음낭으로 내려와야 하는데, 어떤 원인에 의하여 음낭까지 하강되지 않은 상태는?
    ① hydrocele 음낭수종: 음낭 내의 고환 주위의 막강 내에 무취의 담황색 액체가 괴는 질환
    ② cryptorchidism 잠복고환: 미숙아, 출생시 저체중아 등에서 나타나는 증상으로, 고환이 음낭으로 완전히 내려오지 못한 상태
    ③ hypospadia 요도하열: 외요도구가 정상인과 달리 아랫면 뒤쪽에 있는 선천성 요도기형
    ④ phimosis 포경: 포경이란 귀두를 덮고 있는 포피가 귀두 뒤로 젖혀지지 않는 상태

83. 실제 아무런 질환 없이 신체 동통이나 신체 불편함을 경험하는 것으로 건강에 대한 비합리적 두려움

이나 불안함이 나타나는 증상은?
① post-traumatic stress disorder 외상 후 스트레스장애: 신체적인 손상 및 생명을 위협하는 심각한 상황에 직면한 후 나타나는 정신적인 장애가 1개월 이상 지속되는 질병
② psychosomatic disorder 정신신체장애: 정신적인 불안·갈등·긴장 등이 원인이 되어 생긴 신체적 장애. 흔히 피부·호흡기 계통, 심장이나 혈관 계통, 소화기 계통, 생식·비뇨기 계통, 근육이나 골격 계통에 많이 나타난다.
③ hypochondriasis 건강 염려증: 스스로 심각한 병에 걸려 있다고 확신하거나 두려워하고, 여기에 몰두해 있는 상태
④ conversion disorder 전환장애: 심리적인 원인에 의하여 주로 운동이나 감각기능에 이상증세 및 결함이 나타나는 질환. 히스테리성 운동기능 이상이라고도 한다.

84. 결핵균의 감염여부를 확인할 수 있는 검사는?
① Schick test : 디프테리아면역검사
② Mantoux test 투베르쿨린반응: 결핵균 감염의 유무 또는 bcg(결핵예방접종) 접종 효과의 반응을 진단하기 위한 중요한 검사법
③ Widal test : 장티푸스검사
④ Coombs' test : 적혈구항체 및 보체검사

85. 다음 기능을 하는 소화기계 장기의 연결이 옳지 않은 것은?
① gall bladder- 담낭 (간에서 생성된 담즙을 저장한다.)
② liver- 간
③ pancreas- 이자
④ peritoneum- 복막

86. 다음 중 면역관련 기관에 해당되지 않는 것은?
① spleen 비장: 가장 큰 림프기관으로서 혈액 속의 혈구 세포를 만들거나 제거하는 데 관여.
② lymph node 림프절: 각종 림프구를 포함한 백혈구가 함유되어 있어 외부 물질 및 비자기로 인식되는 종양에 대한 면역작용을 하는 면역기관의 일종
③ thymus gland 흉선: 흉골의 후방, 심막 및 심장의 대혈관의 앞쪽에 있는 림프 기관 인두벽에 유래하는 기관의 하나. 림프구의 생산, 해독기능이 있음.
④ adrenal gland 부신: 사람에서 좌우 신장 위에 한 쌍 있는 내분비 기관 콩팥 위에 위치한 내분비기관으로 글루코코르티코이드, 염류코르티코이드, 남성 호르몬, 카테콜아민을 생성, 분비.

87. 심장에 피를 공급하는 혈관이 막혀서 영양분을 공급받는 부위가 괴사에 빠지는 것은?
① 협심증 Angina Pectoris: 심장혈관이 동맥경화증, 혈전, 경련수축 등의 원인에 의해 협착되어 심근에 허혈이 생기면서 나타나는 질환
② 고혈압심장질환 hypertension: 지속적으로 동맥혈압이 높은 것. 고혈압이 오래 지속되면 심장에 무리가 생겨서 박동이 불규칙하게 되거나 부정맥, 비대(심비대)를 야기 시키며 마침내 심부전을 일

으키는 수도 있다. 또 심장에 산소와 영양을 공급하는 관상동맥에 동맥경화가 일어나 협심증이나 심근경색을 일으킬 수 있다.

③ 심근경색증 Myocardial Infarction: 관상동맥에 혈전이 생기거나, 관상동맥경화증 때문에 순환 장애를 일으켜 발작성으로 쇼크상태가 되는 심장질환. 심장혈관이 혈전, 연축 등의 원인에 의해 갑자기 막혀서 심장 근육이 손상되는 질환이다.

④ 울혈성 심부전 congestive heart failure: 심장의 기능이 저하되어, 숨이 가쁘고 부종이 생기며, 염분 및 수분의 이상저류를 특징으로 하는 질병

88. Congestive heart failure에 대한 설명으로 옳은 것을 모두 고른 것은?

Congestive heart failure 울혈성심부전: 심장의 기능이 저하되어, 숨이 가쁘고 부종이 생기며, 염분 및 수분의 이상저류를 특징으로 하는 질병이다. 심장에서 체내로 내보내는 혈액 펌프 기능이 저하되어 신체 각 조직에 충분한 혈액 및 산소를 공급하지 못하는 상태로 간, 폐, 말초 기관으로의 혈액 저류로 인한 부종을 동반하며, 이로 인하여 발생 할 수 있는 병태생리학적 상태를 총칭하는 질병이다.

89. 수용성 조영제를 정맥으로 주입한 다음 일정 시간 경과 후 신장을 통하여 요로로 배설될 때 촬영하여 요로를 조영시키는 것은?

① cholecystography 담낭 조영법: 조영제를 먹인 다음, 간장으로부터의 분비물이 담낭에 가득 찼을 때의 상태를 X선 사진으로 촬영하는 것.

② intravenous cholangiography 정맥성담관조영술

③ hysterosalpingography 자궁난관조영술: 자궁이나 난관에 조영제를 주입하여 X선으로 촬영하는 검사로, 불임증 검사에 사용된다.

④ intravenous pyelography 경정맥 요로(신우) 조영검사: 조영제를 정맥을 통해 주입한 후 X선 투시기계와 X선 촬영기를 이용하여 신우, 요관, 방광 등 요로의 이상 유무를 진단하는 검사

90. 안구 내의 압력 상승으로 시신경이 손상 받는 질환은?

① cataract 백내장: 눈의 수정체가 흐려져서 시력장애를 일으키는 병

② conjuctivitis 결막염: 결막에 생기는 염증의 총칭

③ strabismus 사시: 두 눈이 서로 다른 지점을 보는 시력 장애

④ glaucoma 녹내장: 시신경이 장애되어 시력이 약해지는 병

91. 근육을 뼈에 연결시키는 결합 조직은?

① fascia 근막: 근육의 겉을 싸고 있는 결합조직성의 얇은 막

② ligament 인대: 뼈와 뼈 사이를 연결해주는 강인한 섬유성 결합 조직

③ **meniscus 반월상연골** : 무릎에 가해지는 충격을 흡수하는 기능을 하는 섬유연골성 조직으로 외면은 두껍고 내면은 얇다. ⇒

반월상연골의 모양 (전면)

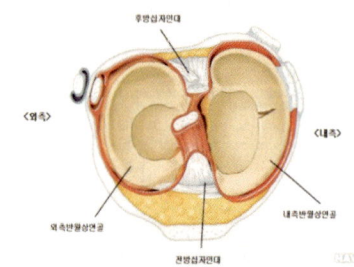

④ tendon 건: 근육을 뼈에 부착시키는 중개역을 하고 있는 결합조직

92. 다음 중 비뇨기계통 수술명이 올바른 것은?
① circumcision 포경 수술: 귀두 주변의 포피와 음경 피부를 잘라내 귀두를 노출시키는 수술법
② prostatectomy 전립선절제술: 비대된 전립샘샘종의 주위를 박리하여 선종만을 적출하는 술식
③ orchiectomy 고환절개술: 고환, 부고환을 제거하는 수술
④ orchioplasty 고환(정소)성형술

93. 속도를 나타내는 접두사는?
① later/o lateral 가쪽
② terat/o malformation 기형 teratogenesis 기형발생
③ cyan/o blue 푸른색 cyanosis 청색증
④ tachy rapid 빠른 tachycardia 빠른맥

94. 다음 중 피부나 피부 부속기관에 속하지 않는 것은?
① iris 홍채
② subcutaneous tissue 피하조직
③ sweat gland 땀샘
④ dermis 진피

95. 다음 중 임신과 관련된 용어와 가장 거리가 먼 것은?
① amniocentesis 양수 검사: 임신 기간 중 태아의 문제나 염색체 이상을 알아보기 위해 산모의 양수를 채취하는 검사를 양수 검사라고 한다.
② in vitro fertilization 체외 수정: 난자를 체외로 채취하여 시험관 내에서 수정시키고 배아를 다시 자궁경부를 통하여 자궁 내로 이식하는 시술
  * in vitro: 시험관 내 * fertilization: 수정
③ cystoscopy 방광내시경: 요도를 통해서 방광까지 내시경을 진입시켜 요도, 방광, 요관 입구 등을 관찰하는 내시경 검사
④ fetal monitoring: 태아감시, 태아모니터링

96. 암과 관련된 질환명이 바르게 연결된 것은?
① prostate cancer 전립선암: 전립선에 발생한 악성종양
② lung cancer 폐암: 폐에 발생하는 암
③ thyroid cancer 갑상선암: 갑상선에 생긴 암을 총칭
④ hepatoma 간종양

97. 머리뼈와 가장 바깥쪽 수막 사이에 혈액이 고인 것은?
① epidural: 경질막바깥, 경막외(硬膜外)-. 경막상(硬膜上)의
② intracerebral: 대뇌내(大腦內)의, 뇌내의
③ subarachnoid hematoma subarachnoid: 지주막(蜘蛛膜)(arachnoid membrane)아래의

④ subdural: 경질막밑-, 경막하-, 경[뇌]막하(硬[腦]膜下)의, 경막밑의. 경막과 지주막 사이에 위치한

98. 부신피질의 가장 바깥층과 과립층에서 생성, 분비되는 전해질 조절 스테로이드 호르몬은?
① cortisol 코티솔: 급성 스트레스에 반응하여 분비되는 물질
② aldosterone 알도스테론: 부신피질에서 분비되는 대표적인 스테로이드 호르몬
　단백질·탄수화물·지방 대사와도 다소 관련이 있으나 주로 생체의 전해질, 특히 나트륨이온의 세포 내 유입, 칼륨이온의 배출에 관여한다.
③ corticosteroid 코르티코스테로이드: 부신피질에서 분비되는 스테로이드 호르몬의 총칭.
　스트레스 반응, 면역 반응, 염증 억제, 탄수화물 대사, 단백질 분해 대사, 혈액 내 전해질 레벨 조절
④ 감신경이 흥분할 때와 같은 효과가 생긴다.

99. 다음 의학용어 중 수술에 대한 접미사가 들어있는 것은?
① tachycardia: 맥박의 횟수가 정상보다 많은 상태. 심장 박동수가 분당 100회 이상으로 빨라져 있는 상태. 일반적으로 심장 박동수의 정상 범위는 분당 60(또는 50)회에서 100회까지로 정의한다. 부정맥으로 인해 심장 박동수가 분당 100회 이상으로 빨라지는 경우를 빈맥이라 한다.
② insomnia(불면증): 수면의 시작과 지속, 공고화, 질에 반복되는 문제가 있고 그 결과 주간 기능의 장애를 유발하는 상태.
③ splenorrhaphy 비장봉합술, *-rrhaphy:suture봉합
④ bronchostenosis 기관지협착, 세기관지협착 *stenosis: 협착증

100. 엑스선 촬영시 위치와 방향에 관한 용어 중 '바로누운, 앙와위 face up'에 해당하는 것은?
① dorsal posterior 후방의
② prone엎드린-, 복와[위](腹臥[位])의, 납작 엎드린. 얼굴을 밑으로 향하고 누운 것.
③ superior 머리와 가까운, 위의
④ supine 배와 가슴을 위로 하고 반듯이 누운 자세

답지

81	①	82	②	83	③	84	②
85	①	86	④	87	③	88	②
89	④	90	④	91	④	92	②
93	④	94	①	95	③	96	①
97	①	98	②	99	③	100	④

● 2020년 2회

81. 임부에게 경련, 혼수, 고혈압, 부종 등을 일으키는 질환은?

① hyperemesis gravidarum: 임신오조(입덧)

② cervix carcinoma: 자궁경부암

③ ovarian tumor: 난소종양

④ eclampsia: 자간

* 임신중독증(자간): 임신 중 형성된 독소가 체내에 억류됨으로써 나타나는 중독증세
* pre-eclampsia(전자간증) 임신과 합병된 고혈압성 질환
* eclampsia(자간): 임신, 분만, 산욕기에 돌발하는 강직성 경련과 혼수를 주증세로 하는 후기임신중독증의 특수형

82. 다음 중 조영제를 사용하는 검사가 아닌 것은?

① barium enema: 바륨관장

② venography: 정맥조영술

③ intravenous cholangiography: 정맥성담관조영술

④ ultrasonography: 초음파검사

83. thyroid gland와 관련된 증상 및 질병을 모두 고른 것은?

(1) goiter(갑상선종): 갑상선이 커져서 목 부위가 부풀어 오르는 증상. 주로 아이오딘의 결핍으로 발생.

(2) myxedema(점액수종): 점액수종은 심한 갑상선 기능저하증 환자에게 나타나는 피부증상으로, 피부 아래 진피 내에 점액이 쌓여 피부가 붓고 단단해지는 것을 말한다.

myx	점액(粘液)과의 관계를 나타내는 접두어	mucus
	부종	edema

(3) cretinism(크레틴증): 갑상선 호르몬은 태아기부터 태아의 두뇌 발달에 필수적인 호르몬이며, 출생 후에는 소아의 전신 성장 발달을 촉진시킨다. 크레틴병은 선천성 갑상선기능 저하증이라고도 하는데, 태아기부터 갑상선의 형성부전이나 갑상선 호르몬의 합성장애 등과 같은 다양한 원인에 의해 갑상선 기능이 저하되는 상태를 말한다.

(4) Hashimoto's disease(하시모토병): 간질림프구 침윤·섬유화, 여포상피세포의 변성·붕괴를 보이는 만성갑상샘 염증

84. 비타민 C의 결핍으로 발생하는 질환으로, 교원질(콜라겐), 뼈, 치아 및 혈관에 변화를 일으켜 점막하를 비롯하여 모세혈관이 많이 분포된 부위에 출혈이 잘 일어나며 뼈모세포(osteoblast)형성에도 장애를 가져오거나 얇은 피질골(thin cortex), 골막하 출혈(subperiosteal memorrhage)등이 나타나는 질환은?

① scurvy(괴혈병)

② osteomyelitis(골수염): 균이 혈관을 타고 체내를 순환해서 뼈를 감염시키는 혈행성 질병

③ acromegaly(말단거대증): 성장호르몬의 과다분비로 인해, 손, 발, 코, 턱, 입술 등 신체의 말단이 비대해지는 만성 질환

④ osteomalacia(골연화증): 정상적인 뼈에서 석회가 탈실되어 생기는 질환. 원인은 비타민 D 결핍과 칼슘 및 인산염 대사장애. 위장에서 영양소 흡수 불량, 완화제의 장기간 사용, 태양광선의 노출 부족, 임신 등에 의해 발생.

85. 심장에 혈액을 공급하는 동맥의 병인 관상동맥질환의 수술적 치료법으로 막힌 동맥부위를 우회하여 혈류가 통하도록 만들어 주는 것은?

① cardioversion(심장율동전환): 전기적제세동(電氣的除細動) 전기충격에 의하여 심장세동 등 부정박동으로부터 정상 심장박동을 회복시키는 것
② heart transplantation(심장이식): 다른 방법으로는 치료가 불가능한 말기 심장 기능 부전 환자에게 뇌사자의 심장을 이식하는 수술
③ cardiopulmonary resuscitation(심폐소생술): 호흡이나 심장박동이 멈추었을 때 인공적으로 호흡을 유지하고 혈액 순환을 유지해주는 응급처치법
④ coronary artery bypass graft(CABG): 좁아진 관상동맥을 대체할 수 있는 혈관을 연결하여 심장에 혈류를 공급하는 우회로를 만들어주는 수술

86. HIV에 의한 감염으로 바이러스가 체내의 helper T-cell을 공격하여 면역결핍을 일으키는 후천성 면역결핍증을 뜻하는 약어는?

① SLE(Systemic Lupus Erythematosus 전신홍반루푸스): 유전적, 환경적, 면역이상, 성호르몬, 바이러스감염 등의 원인으로 자가항체를 생산함으로써 발생하는 만성 염증성 질환이다. 결합조직질환 중에서도 다양한 장기병변을 나타낸다.(경련, 탈모, 나비형 홍반, 광선과민증, 심장막염, 손바닥 홍반, 관절염)
② AIDS(Acquired Immune Deficiency Syndrome 후천성면역결핍증)
③ CMV(Cytomegalovirus 거대세포바이러스): 포진 바이러스과에 속하는 바이러스인데, 단순포진바이러스와는 달라, 배양세포에 종특이성이 강해 사람태아섬유아세포에서만 증식한다. 특히 신생아황달 등의 원인이다.
④ SCID(Severe Combined Immunodeficiency 중증복합면역결핍병): 혈액 및 조혈기관의 질환과 면역메커니즘을 침범한 특정장애이다. 이 질환이 생기면 환절기에 감기에 자주 걸리는 등 감염이 자주 반복되고 유전성이 강해 가족 중에도 비슷한 양상으로 나타난다.

  * 인체면역결핍바이러스: 인간의 몸 안에 살면서 면역기능을 파괴하는 바이러스로, 후천성면역결핍증 (AIDS:에이즈)를 일으킨다. HIV 바이러스는 일단 사람의 몸속에 침입하면 면역을 담당하는 T세포를 찾아내어 그 세포 안에서 증식하면서 면역세포를 파괴한다.

87. 하부 호흡관(lower respiratory Tract)에 해당하는 부분은?

① bronochus 기관지: 기관에서 양쪽 폐로 갈라져서 폐의 입구까지 이르는 관. 호흡된 공기를 폐로 보내는 통로의 역할
② larynx 후두: 말을 하고 숨을 쉬는데 가상 중요한 기능을 담당함. 인두와 기관 사이에서 공기의 통로 역할을 하는 단단하고 짧은 관구조이다.
③ paranasal sinus부비강: 비강을 지나는 공기를 체온과 같은 온도로 데우는 공간이다.
④ pharynx 인두: 입안과 식도 사이에 있는 소화기관으로 공기와 음식물이 통과하는 통로이다.

	비강	nasal cavity
상부기도	부비동	paranasal sinus
	인두	pharynx
	후두	larynx
하부기도	기관, 기관지	trachea, bronochus
	폐	lung

88. 의식적으로 원치 않지만 생각이 반복적으로 떠오르는 질환은?
① mania(조증): 기분장애의 유형. 비정상적으로 의기양양하고 과장하거나 과민한 기분상태
② anxiety(불안): 다양한 형태의 비정상적, 병적인 불안과 공포로 인하여 일상생활에 장애를 일으키는 정신 질환
③ delusion(망상): 이성에 의해 바로 잡을 수 없는 잘못된 확신. 이것은 논리적으로 기초가 되어 있어서 의논, 설득, 자신의 감각으로 취한 증거에 의해서도 바로 잡을 수 없는 상태
④ obsession(강박관념): 자신의 의지에 반해서 바보스럽거나, 불합리로 생각되는 생각이 되풀이해서 떠올라 떨쳐버리지 못해 고민하거나, 그것에 따라 행동하는 것

89. 신체와 관련된 어근이 두 개 이상인 경우 어떤 순서로 연결되는가?
④ 해부학적 위치에 따른 순서

90. 세포가 여러 가지 원인에 의해 세포 자체의 조절 기능에 문제가 생기면 정상적으로는 사멸해야 할 비정상 세포들이 과다 증식하게 되며, 경우에 따라 주위 조직 및 장기에 침입하여 종괴(덩어리)를 형성하고 기존의 구조를 파괴하거나 변형시키게 된다. 이러한 상태를 무엇이라고 하는가?
① cancer: 암
② ulcer 궤양: 염증이나 괴사로 점막, 각막, 피부의 일부가 없어지거나 함몰된 상태
③ furuncle 종기: 모낭에서 발생한 염증성 결절
④ urticaria 두드러기: 피부 상층의 부분적인 부종으로 인해서 생긴 다양한 크기의 팽진(부종)

91. 비뇨기계 관련 약어에 대한 정식명칭으로 옳은 것은?
① CRF(Chronic Renal Failure 만성 신부전): 3개월 이상 신장이 손상되어 있거나 신장기능감소가 지속적으로 나타나는 질병
② UTI(Urinary Tract Infection 요로감염): 요도, 방광, 요관, 콩팥을 포함하는 요로기계 감염
③ BUN(Blood Urea Nitrogen 혈액요소질소): 혈중 요소성질소를 측정하는 것. 단백질대사의 최종 산물로써, 신장에서 배설되는데, 신장 배설기능이 저하되면 혈중 요소질소농도가 상승한다.
④ IVP(Intravenous Pyelogram 경정맥신우조영술): 조영제를 정맥에 주입한 후 조영제가 신장에서 걸러지고 방광으로 모이고 배설되는 과정을 엑스선으로 순차적으로 촬영하여 신장, 요로, 방광의 종양 또는 결석 등의 유무를 확인하는 방법

92. 안구의 압력을 측정하여 녹내장을 진단하는 검사는?
① audiometry: 청력검사

② tonometry: 안압검사

③ tuning fork test: 음차검사

④ visual field test: 시야검사

93. 암세포와 각종 대사경로에 개입하여 주로 핵산의 합성을 억제하거나 항암활성을 나타내는 약제는?

① anti-histamin(항히스타민제): 알레르기 질환의 한 원인인 히스타민의 작용에 길항하는 약제

② anti-biotic(항생제): 세균에 작용하는 제제

③ anti-cancer drugs(항암제)

④ anti-coagulant(항응고제): 혈액의 응고능력을 감소시킴으로써 혈관 내에 비정상적으로 일어나는 혈전의 형성을 방지하는 약물

94. 인체의 기본 조직을 이루며 약 75조~100조 개 이상으로 이루어져 있는 인체의 기본 단위는 무엇인가?

① nerve(신경): 각 기관계를 연결하여 하나의 유기체로서 신체 활동의 조절과 조정을 담당하는 신경조직. 인간의 신경은 신경세포들의 그물망으로 구성되어 있으며, 인체의 외부 자극을 감각신경계를 통해 받아들여 척수를 거쳐 뇌로 전달한다. 인간의 신경계는 중추신경계(뇌와 척수)와 말초신경계(중추신경계의 자극의 유입과 유출 담당하는 신경들)로 두부분으로 구성되어 있다.

② plasma(혈장): 혈액 속 적혈구, 백혈구, 혈소판 등을 제외한 담황색을 띠는 중성의 액체

③ cell(세포): 모든 생물의 기능적, 구조적 기본 단위

④ tissue(조직): 생물체를 구성하는 단위의 하나로서, 같은 형태나 기능을 가진 세포의 모임.

95. 방사선 검사법의 약어가 틀린 것은?

① DSA(Digital Subtraction Angiography 디지털감산혈관조영): 조영제 주입전 및 주입후의 X선상을 카메라로 촬영하여 디지털화한 후, 두 개의 디지털메모리장치를 사용하여 감산처리 subtraction를 행하여 뼈나 연부조직을 제거하여 혈관상만을 추출하는 방법. 이 방법에 의하면 아주 선명한 동맥, 정맥 등의 혈관영상을 얻을 수 있다.

② IVP(Intravenous Pyelogram 경정맥신우조영술): 정맥에 조영제를 급속하여 주입해서 X선 촬영을 하여 신장, 요관, 방광의 암이나 결석 등의 검사를 시행하는 방법

③ MRI(Magnetic Resonance Imaging 자기공명영상): 자력에 의해 발생하는 자기장을 이용하여 생체의 임의의 단층상을 얻을 수 있는 첨단의학기계

④ PET(Positron Emission Tomography 양전자방출단층촬영술): 양전자를 방출하는 방사성 의약품을 이용하여 인체에 대한 생리화학적, 기능적 영상을 3차원으로 얻는 핵의학 검사방법 중 하나. 현재 각종 암을 진단하는데 주로 활용되고 있으며 암에 대한 감별 진단, 병기 설정, 재발 평가, 치료 효과 판정 등에 유용한 검사

96. humerus 의 radius 쪽으로 연결되는 방향은 humerus의 어떤 방향인가?

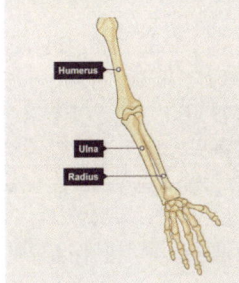

Humerus(위팔뼈)는 위팔을 이루는 어깨에서 팔꿈치까지 어이지는 긴뼈이다. Radius는 노뼈로 위팔뼈 아래(말단)에 위치하며, 아래팔에 있는 2개의 뼈 중 바깥쪽의 뼈(distal)

97. 혼합성 신경으로 뇌신경 중 가장 큰 신경은?

① olfactory nerve(후각신경): 뇌신경의 하나로 후각을 전달하는 감각신경

② optic nerve(시각신경): 시각을 맡는 지각신경으로 망막에서 받아들인 시각정보를 뇌에 전달하는 역할을 함.

③ trigeminal nerve(삼차신경): 제5뇌신경이라 불리는 가장 큰 뇌신경. 다리뇌 옆에서 가는 운동신경과 감각신경으로 분지되어, 눈신경, 상악신경, 하악신경으로 구성

④ trochlear nerve(도드래신경): 뇌신경 중 유일하게 뇌간의 뒷면에서부터 나오는 신경. 눈의 회전과 움직임 등 상사근을 지배하는 운동성 신경.

98. 고환의 음낭 속으로 내려오는 것이 정지되어, 복강이나 서혜관 내에 위치하는 것은?

① anorchism(무고환증): 고환결여증. 일측 또는 양측에 일어나는 선천성 고환결여

② balanitis(귀두염): 귀두에 생기는 세균감염에 의한 염증

③ epididymitis(부고환염): 결핵균, 임균 등의 세균 또는 다른 원인으로 일어나는 부고환의 염증

④ cryptorchidism(잠복고환): 미숙아, 출생시 저체중아 등에서 나타나는 증상으로, 고환이 음낭으로 완전히 내려오지 못한 상태

99. 급성심근경색증의 약어는?

① AMI(Acute Myocardial Infarction 급성심근경색증)

② AML(Acute Myelogenous Leukemia 급성골수세포백혈병)

③ AR(Aortic Regurgitation 대동맥판막 역류)

④ Ag(Antigen 항원): 세균, 바이러스, 알러지처럼 항체를 만들어내는 원인물질

100. UTI에 대한 옳은 설명을 모두 고른 것은?

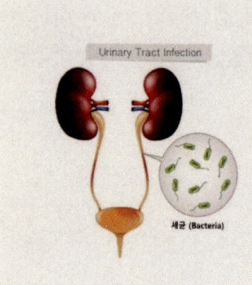

UTI(Urinary tract infection 요로감염증) : 요도, 방광, 요관, 콩팥을 포함하는 요로기계 감염이다. 대개는 장내 세균에 감염되어 발생한다. 요로 중 어느 곳에 감염되었는지에 따라 질병명이 달라진다. 요도의 감염증은 요도염, 방광의 감염증은 방광염, 콩팥의 감염증은 신우신염이나 콩팥염이라 불린다. 방광염의 증상으로는 배뇨시 통증, 빈뇨, 절박뇨, 하복부 통증 등이 있으며 혈뇨를 동반하는 경우도 있다. 방광염은 요배양 검사로 그 원인균을 찾아낼 수 있으며, 균에 맞는 항생제로 치료한다.

답지

81	④	82	④	83	④	84	①
85	①	86	②	87	①	88	④
89	④	90	①	91	②	92	②
93	③	94	③	95	③	96	③
97	③	98	④	99	①	100	②

● 2020년 1회

81. 심장 내 출혈에 의해 혈액이 저류되는 것은?
 ① 심근염 myocarditis: 다양한 원인에 의하여 심장 근육에 염증이 발생한 상태
 ② 심장막염 pericarditis: 심장의 바깥을 둘러싸고 있는 바깥막에 생기는 염증. 주로 결핵과 류머티즘성 질환이 원인이며, 심장과 심장막 사이에 물이 괴어 심장이 눌려서 숨이 차고 고통을 느끼게 된다.
 ③ 심내막염,감염성심내막염 infective endocarditis: 세균이나 곰팡이 등의 미생물이 내막에 균체를 형성하여 발생하는 염증.
 ④ 혈심낭·심막혈종 hemopericardium: 심막강에 혈액이 저류된 상태

82. Carpal tunnel syndrom은 어느 신경의 압박에 의해 발생하는가?

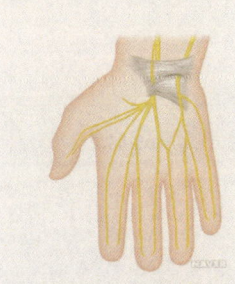

Carpal tunnel syndrom (손목터널증후군)
수근관증후근이라고도 한다. 손목 앞쪽의 수근관이 좁아지면 정중신경이 눌러서 정중신경 지배 영역에 이상증상이 나타나는 경우를 말한다. 상지(팔)에서 흔히 발생하는 압박성 신경병증이며, 정중신경 압박(median nerve compression)에 의해 발생한다.

83. Aneruysm에 대한 설명으로 옳은 것을 모두 고른 것은?
    * 동맥류 Aneruysm: 동맥 안쪽의 압력으로 동맥의 일부가 팽창된 상태

84. 다음 중 검사명의 약어가 올바르게 연결되지 않은 것은?
    ① MRI(magnetic resonance imaging)
    ② CT (computed tomography)
    ③ PET(positron emission tomography)
    ④ IVP(intravenous pyelography)

85. 감염 및 염증질환을 의미하는 것으로 틀린 것은?
    ① Paget's disease 파젯트병: 주로 유방에 발생하며, 유방 하부에 생긴 악성종양이 표피로 옮아서 생기는 것
    ② osteitis 골염: 뼈염, 수강을 침습하는 뼈의 염증. 골의 압통, 둔통, 작열통을 특징으로 함
    ③ osteoma 골종: 뼈 표면에 발생하는 골세포의 증식으로 이루어진 양성종양
    ④ Pott's disease, spinal tuberculosis, Pott's disease, 척추결핵: 결핵균이 척추를 감염시키는 질환. 척추 결핵은 우리 몸으로 들어온 결핵균이 혈액이나 림프액을 타고 척추로 들어온다. 척추뼈는 혈관이 풍부한 부위라서 혈액으로 들어온 결핵균이 자라기 쉽다. 흉추와 요추에 잘 생김.

86. 유방 연조직의 방사선 촬영법으로 유방의 질환을 확인하는 검사는?
    ① electrocardiogram, 심전도 ECG: 심장의 박동에 따라 심근에서 발생하는 활동 전류를 기록한 것. 심장활동에 의해 국소적으로 발생하는 전기 변화를 기록한 그림
    ② mamography, 유방촬영술: 유방암을 진단하기 위한 유방 전용 X선 촬영
    ③ paracentesis 천자술·찌름술: 액체 흡인을 위하여 외과적 천자를 행하는 것. 체내의 체액을 뽑아내기 위해 강벽에 구멍을 내는 것.
    ④ thoracentesis, pleural puncture 흉강천자: 흉강에 생긴 액체를 흡인하는 것

87. 눈에서 카메라의 렌즈에 해당하는 부분인 수정체가 혼탁하게 되어서 시력장애가 생기는 것으로 눈동자 속이 희게 보이는 질환은?
    ① cataract 백내장: 눈의 수정체가 흐려져서 시력장애를 일으키는 병
    ② glaucoma 녹내장: 시신경이 장애되어 시력이 약해지는 병

③ nystagmus 안구진탕: 무의식적이고 빠른, 눈의 리듬감있는 운동
④ blepharolpasty 안검성형술: 눈꺼풀, 안검 성형술

88. 대변 내 혈액의 존재를 확인하는 직장암의 주요 진단방법은?
① stool culture 대변배양 : 대변의 병원성 세균을 다양한 배양 배지를 이용하여 키운 다음 배양된 균의 종류를 확인하는 검사. 설사병 등 위장관계 감염이 의심될 때 그 원인균을 진단하고 치료하기 위해 시행한다.
② upper GI series 상부위장관조영술 : 방사선이 투과되지 않는 약물(바륨)을 마신 후, 식도, 위, 십이지장의 표면에 바륨액이 코팅된 모습을 방사선 투시조영기로 관찰하면서 식도, 위, 십이지장의 해부학적, 기능적인 이상을 진단하는 검사법
③ urinalysis 소변검사 : 소변의 성분을 검사함으로써 전신의 상태, 병변을 알아내는 진단법. 소변은 신장에서 혈액을 거른 뒤 나오는 노폐물로서 여러 대사산물이 포함되어 있다. 소변을 검사함으로써 요로계의 이상 뿐만 아니라 전신적인 내분비/대사 질환에 대한 정보도 알 수 있다.
④ stool guaiac test 대변 구아이악검사 : 대변 안에 있는 혈액을 생화학적으로 검출하는 검사법. 구아이악이라는 화학물질이 입혀진 특수 카드에 대변 시료를 조금 올려놓고 검사 용액을 떨어뜨려 색깔의 변화로 대변에 잠혈을 검출하는 방법이다. 이는 대장암의 징후 일 수 있으나, 암 이외에도 폴립, 궤양, 치질로 나타날 수 있다.

89. 다음 여성생식기에 해당하는 용어가 아닌 것은?
① ovary 난소 : 난자를 만들고 에스트로겐, 프로게스테론, 테스토스테론과 같은 성호르몬을 분비하는 여성의 생식기관
② uterus 자궁 : 여성의 생식기관의 하나로서, 수정된 난자가 착상하고 태아가 출생할 때 까지 자라는 곳
③ vagina 질 : 여성의 생식기관의 하나. 자궁과 외부를 연결하는 통로
④ kidney 신장·콩팥: 혈액 속 노폐물을 걸러내어 오줌을 만드는 일을 하는 기관

90. 결핵, 폐암이 의심될 때, 객혈이 있는 경우, 폐렴이 심할 때, 흉부 X-ray상 이상소견을 보일 때 시행하며 코 또는 입을 통해 기관지 내시경을 삽입하여 기관지를 관찰하고 분비물을 채취 또는 조직 검사를 통해 진단을 하거나 필요시 이물질을 제거하기 위한 검사로 올바른 것은?
① pulmonary function test 폐 기능 검사: 호흡곤란 원인규명, 폐가 수술에 견딜 수 있는지 판정을 위한 폐의 기능 검사
② bronchoscopy 기관지 내시경 검사: 호흡기질환의 진단을 위해 내시경으로 기관지를 직접 관찰하는 검사법
③ lung biopsy 폐 생검: 폐의 조직을 채취하여 병리조직학적으로 검사하는 방법. 암 등의 질환을 조직학적으로 진단하기 위해 폐 조직의 작은 조각을 떼어내 현미경으로 시행하는 검사
④ tracheostomy 기관절개술: 호흡 곤란의 경우 기관을 절개하여 새로운 기도를 만드는 응급수술

91. 실제적 공포대상 없이 이유 없는 극도의 불안과 극단적인 공포증상이 나타나는 질환은?
① panic disorder 공황장애: 곧 무슨 일이 생길 것 같은 아주 심한 불안상태. 특별한 이유없이 예상치 못하게 나타나는 극단적인 불안 증상이 주요한 특징인 질환

② delirium 섬망: 의식장애와 내적인 흥분의 표현으로 볼 수 있는 운동성 흥분을 나타내는 병적 정신상태. 심한 과다행동과 생생한 환각, 초조함과 떨림 등이 자주 나타나는 상태. 섬망은 신체 질환이니, 약물, 술 등으로 인해 뇌의 전반적인 기능상애가 발생하는 증후근. 주의력 저하와 의식 수준, 인지 기능 저하를 특징으로 함.

③ dementia 치매: 뇌기능이 손상되면서 인지기능이 지속적이고 전반적으로 저하되어 일상생활에 상당한 지장이 나타나는 상태

④ depression disorder 우울장애: 의욕저하와 우울감을 주요 증상으로 하여 다양한 인지 및 정신 신체적 증상을 일으켜 일상 기능의 저하를 가져오는 질환

92. 다음 중 피부질환이나 증상에 해당하지 않는 것은?

① urticaria 두드러기: 심한 가려움증과 함께 피부가 부분적으로 부어오르는 증상. 피부 상층의 부분적인 부종으로 인해서 생긴 다양한 크기의 팽진(부종), 건강한 피부에 갑자기 벌레 물린 듯이 붉고 부푼 모양의 팽진이 여러개 나타나며, 심한 가려움증이 동반되는 증상을 두드러기라고 한다.

② ecchymosis 반상출혈: 피하 또는 점막 밑에 일어나는 작은 반상의 출혈. 피부나 점막에 혈관에서 스며나온 혈액의 흔적으로 지름이 3mm이상인 것. 3mm이하는 점상출혈이라고 한다. 원인은 혈소판, 혈관, 혈액응고인자의 이상에 의함.

③ osteomalacia 구루병: 비타민D의 결핍으로 일어나는 뼈의 병. 어린이에게서 볼 수 있는 비타민 D의 결핍증. 4개월에서 2세 사이의 아기들에게서 잘 발생하는 것으로 알려진 비타민 D결핍증으로 머리, 가슴, 팔다리 뼈의 변형과 성장장애를 일으킴.

④ pruritus 소양감: 피부가 가려운 증상. 피부를 긁거나 문지르고 싶은 충동을 일으키는 불쾌한 감각.

93. 정상호흡을 의미하는 용어는?

① apnea 무호흡: 비정상적으로 오랫동안 호흡이 중단된 상태

② dyspnea 호흡곤란: 주관적으로 숨을 쉬는 것을 스스로 느끼는 상태로 대개는 불편감으로 나타남. 자각적 또는 타각적으로 발생하는 호흡장애로 힘쓰지 않으면 숨쉬기가 어렵거나 고통스러운 상태.

③ orthopnea 기좌호흡: 앉아서 상반신을 앞으로 굽히지 않으면 호흡이 곤란한 상태. 누은 자세에서는 호흡곤란이 심해지기 때문에 앉은 자세에 의한 호흡이 불가피한 상태.

④ eupnea 정상호흡: 규칙적으로 흡기와 호기의 주기적 교대가 일어나는 안정시의 호흡형으로 흡기성 또는 호기성 휴지기가 없는 것.

94. 위(stomach)와 간(liver)을 뜻하는 의학용어의 어근이 맞게 연결된 것은?

① esophag-(식도, esophagus)/ duoden-(십이지장, duodunum, ileum)

② gastr-(위, stomach)/ hepat-(간, liver)

③ enter-(소장, small intestine)/pancerat-(췌장, pancreas)

④ chol-(답즙, bile)/col-(대장, large intestine)

95. 인위적으로 능동면역을 성립시켜서 감염에 대한 저항력을 높이기 위해 사균, 약녹생균 등을 접종하는 것은?

① humoral immunity 체액성면역: 체액중에 존재하는 항체가 관여하는 특이면역. 식세포의 식균작용을 촉진시키고, 살균작용을 함. 독소에 대해서는 중화작용을 가져 독력을 약화시킴.

② vaccination 예방접종: 전염병 예방을 위해 약독화한 균체 또는 그 성분을 주사하여 인공적으로 면역을 인체에 형성하는 것. 예방접종에 쓰이는 항원에는 크게 나누어 세균성 항원과 바이러스성 항원이 있다.

③ immunoglobulin 면역글로불린: B림프구에 의해 형성. 혈청 성분 중 면역에 필요한 역할을 하고, 항체 작용을 하는 단백질의 총칭. 항체작용이란 항원에 선택적으로 반응하는 기능을 뜻함. 구조 및 생물학적 활성에 따라 5종 lgM, lgG, lgA, lgD, lgE로 구분한다.

④ antigen: 면역반응을 일으키는 성질을 가진 물질의 총칭. 세균, 독소 등이 있다.

96. 다음 중 악성종양이 아닌 것은?

① adenoma 선종: 위, 장관, 젖샘, 침샘 등의 선상피에서 발생하는 양성종양

② malignant tumor 악성종양: 정상적인 조직 세포가 각종 물리적, 화학적, 생물학적인 암원성 물질의 작용 또는 요인에 의해 돌연변이를 일으켜서 형성되는 종양. 무제한의 세포분열로 매우 왕성하게 증식하여 주위 조직을 파괴, 침식한다.

③ carcinoma 암종: 종양의 실질이 상피조직으로 되어 있는 악성종양의 총칭

④ sarcoma 육종: 비상피성 세포로부터 유래되는 악성 종양

    * 종양은 악성, 양성으로 구분. 발생모조직에 따라 상피성조직에서 생기는 것과 상피성이 아닌 조직에서 생기는 것으로 구분.

97. 다음에서 설명하는 질환은?

① hypothyroidism, 갑상선기능저하증: 갑상선호르몬의 양이 인체가 필요한 양보다 부족해 체내 에너지 대사가 저하된 상태를 말함. 부종, 오한, 탈모, 피로 등의 증상이 나타남.

② hyperthyroidism, 갑상선기능항진증: 갑상선호르몬이 과도하게 분비되어 갑상선 중독증을 일으키는 상태

③ Hashimoto's disease, 하시모토병: 갑상샘(thyroid gland)의 기능을 저하하는 자가면역질환. 면역계는 갑상샘을 스스로 공격하게 되어 기능을 저하하고 갑상샘에서 생산하는 호르몬을 충분히 만들지 못하게 한다.

④ thyroid cancer, 갑상선암: 목에 있는 내분비기관인 갑상샘에 생기는 암. 매우 서서히 증식하므로 경부 림프절에 전이하기 쉬운 성질이 있음에도 불구하고 생명에 지장이 적은 예후 좋은 암.

98. 요관의 결석을 제거하기 위한 수술은?

① pyelolithotomy 신우절석술: 신우를 절개해서 신결석을 제거하는 수술.
    *pyelo-: 신우와의 관계를 나타내는 접두어
    *lith-: 결석의 뜻

② ureterolithotomy, 요관결석제거술: 요관을 절개하여 결석을 제거하는 수술
    *uretero-: 신우요관(신우에서 요관으로 가는 출구)

③ cystostomy, 방광창냄술: 체내 소변의 정상적인 흐름을 인위적으로 변경하는 시술을 일컫는 것. 요로계의 병변 또는 손상 등으로 인해 정상적인 요의 흐름이 어렵거나 불가능할 경우에 시행.
    *cysto-: 낭, 특히 방광과의 관계로 가장 많이 쓰임.

④ nephropexy, 신고정술, 콩팥고정술: 요통증이나 혈뇨 등 자각증상이 심한 환자에게 신장을 수술

적으로 고정해서 하수를 방지하는 수술

*nephro- : kidney, nenal, 신장

99. 신체의 가장 기본 구조인 세포의 집단으로 일정한 기능을 가지고 있는 것은?

① cell : 세포

② organ : 기관

③ system : 계통

④ tissue : 조직

100. 흔히 관절질환의 치료약으로 처방되는 비스테로이드 조영제의 약어는?

① Autologous Chondrocyte implantation: 자가연골세포이식

② Electromyography: 근전도검사법

③ Gastiric Analysis: 위액검사

④ Non Steroidal Anti Inflammatory Drugs: 비스테로이드성 소염진통제

답지

81	④	82	②	83	②	84	④
85	③	86	②	87	①	88	④
89	④	90	②	91	①	92	③
93	④	94	②	95	②	96	①
97	②	98		99	④	100	④

● 2019년 2회

81. RH- 혈액을 가진 산모와 RH+ 혈액을 가진 태아의 부적합에 의하여 태아의 적혈구를 파괴시키는 질환은?

① polycythemia 적혈구증가증: 혈액속의 적혈구가 정상치를 넘어 증가하는 병

*erythrocyte: 적혈구

② mononucleosis 단핵증: 혈액중에 비정상적으로 다수의 단핵백혈구가 존재하는 증상. 성인과 청소년들이 주로 엡스테인-바 바이러스에 감염되어 생기는 감염성질환.

③ hemochromatosis 혈색소증, 혈색소침착증: 철 대사 이상에 의해 철이 조직, 간장 및 췌장에 침착하는 질환.

④ erythrobiastosis fetalis 태아 적아구증: 산모와 신생아 간의 혈액형 부적합에 의한 항원, 항체 반응의 결과로 일어나는 증상. 혈액 속에 적아세포(유핵 적혈구)가 증가하고 황달, 빈혈증이 동반되는 증상.

82. abdominal paracentesis로 얻을 수 있는 액체는?

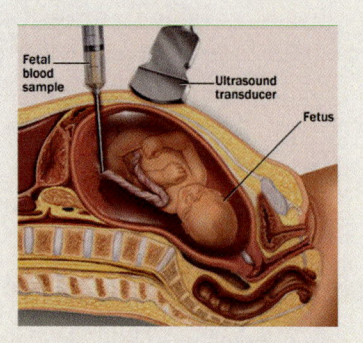

① feces 침전물
② ascites 복수(腹水)
③ pleural fluid 흉수(胸水)
④ erythroblastosis fetalis 적아세포증
   (신생아 용혈성 질환)

*paracentesis 천자술

83. 만성기관지염, 폐기종 등과 같이 폐를 통한 공기의 흐름이 지속적으로 폐쇄되어 발생하는 각종 폐질환을 통칭하는 약어는?
   ① COPD Chronic obstructive lung diseasechronic obstructive pulmonary disease 만성 폐쇄성 폐질환: 만성기관지염이나 폐기종 등에 의하여 호흡된 공기의 흐름에 만성적인 폐쇄를 가져오는 폐질환, 회복될 수 없는 기도 폐색으로 인하여 폐 기능이 서서히 저하되는 병
   ② ARF acute renal failure 급성신부전: 신장 기능의 급격한 장애를 보이는 질환. 그 결과 신체 내에 질소 노폐물이 축적되고, 혈액 내 고질소혈증이 일어나고 체액 및 전해질 균형에 이상이 생김.
   ③ ARDS acute respiratory distress syndrome 급성호흡곤란증후군: 폐질환이나 외상으로 폐가 심하게 손상된 경우 호흡곤란과 빈호흡 등의 증상이 나타나는 상태. 고농도의 산소를 공급하여도 호전되지 않는 호흡곤란을 일으키는, 심장이 아닌 원인에 의해 급성으로 시작된 폐 부종.
   ④ URI upper respiratory infection 상기도 감염: 외부에서 침입한 미생물이나 바이러스가 상기도(비강, 인두, 후두)를 감염시키는 증상.

84. 심장의 좌심방과 좌심실 사이의 판막은?

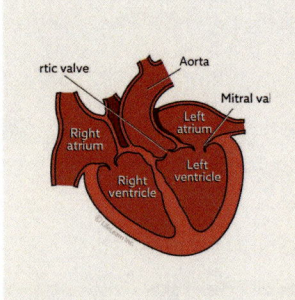

① aortic valve 대동맥 판막
② pulmonary valve 허파동맥 판막
③ mitral valve 왼방실 판막
④ tricuspid valve 오른쪽 방실 판막

85. 다음에 해당하는 질환은?
   ① ① lymphoma 림프조직에 생기는 악성종양: B-림프구, T-림프구, 자연살해세포 등 림프구에서 기원하는 림프세포 증식 질환

② leukemia 백혈병: 백혈구가 종양성으로 증식하여 병적인 백혈구가 혈액 속에 유출되는 질환. 즉, 혈액 세포에서 발생한 암으로서, 비정상적인 혈액세포가 억제되지 않고 과도하게 증식하여 정상적인 백혈과와 적혈구, 혈소판의 생성이 억제된다.
③ aplastic anaemia 무형성 빈혈·재생불량성빈혈: 골수에서 혈구 생성이 잘 되지 않는 데서 나타나는 빈혈
④ AIDS(Acquired Immune Deficiency Syndrome): 후천성면역결핍증후군

86. 유방촬영술을 의미하는 것은?
① biopsy 조직검사·생검, Bx.: 세포 또는 조직을 신체로부터 채취하여 현미경으로 관찰하는 검사법
② mammoplasty 유방성형술: 유방의 크기를 늘리거나 줄이기 위해서 시행하는 등의 유방성형수술
③ mammography 유방촬영술: 유방암을 진단하기 위한 전용 X선 촬영. 유방은 정상조직과 병변 조직과의 X선 흡수 정도의 차이가 적기 때문에, 이러한 차이를 극대화해서 볼 수 있는 고대조도 영상이 필요함.
④ carotid angiography 경동맥조영법: 경동맥에 조영제를 주입해 머리 혈관을 촬영하는 것.

*carotid : 목동맥

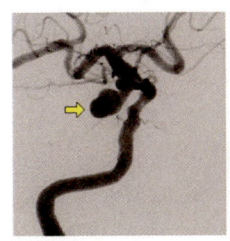
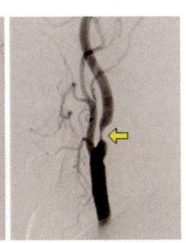

87. epidermis 에 해당하지 않는 것은?
① basal layer
② papillary layer : 유두층은 표피와 진피를 연결하는 층
③ stratum lucidum
④ stratum corneum

*epidermis(표피) 구성
① 각질층(stratum corneum) : 표피의 가장 표면에 있는 층. 표피 두께의 약 3/4을 차지하며 케라틴(keratin) 이라는 섬유단백질이 풍부하여 외부의 자극으로부터 피부를 보호하고 수분 손실을 막아 피부의 건조를 예방함.
② 투명층 (stratum lucidum) : 각질층 아래에 위치하며 광택이 아는 층. 입술, 손바닥, 발바닥에만 존재함. 엘레이딘(eleidin)이라는 물질로 가득차 있어 수분 손실과 전해질의 통과를 막는 방어막 역할을 함.
③ 과립층(stratum granulosum) : 투명층 아래에 위치. 과립층의 세포는 군집을 이루려는 경향이 있어 과립층이라고 불림.
④ 가시층 (stratum spinosum) : 과립층 아래에 위치하는 가시 모양의 층. 가시층 세포의 표면이 가시가 돋은 것처럼 보이기 때문에 가시층이라 불림. 세포의 표면에 있는 가시돌기가 옆에 있는 세포의 가시돌기와 연결하여 세포사이다리를 형성한다. 세포사이다리 사이로 림프액이

통과하여 피부의 면역반응과 영양을 제공한다.
⑤ 바닥층 (stratum basale) : 표피 중 가장 바닥(깊은 곳)에 위치한다. 표피를 진피에 고정시키는 역할을 함. 끊임없이 세포분열을 해서 매일 새로운 세포를 생산하고 표층에서 떨어져 나가는 표피세포를 보충한다. 바닥층에는 멜라닌 색소가 함유되어 있어 진피 속의 색소세포와 함께 피부색을 결정한다.

*dermis(진피) 구성
① 유두층(papillary layer): 유두(papilla)라는 돌기가 돌출되어있다. 유두층의 유두에는 모세혈관고리가 있어 표피에 산소와 영양소를 공급하는 역할을 한다. 진피에는 혈관과 신경이 풍부하다.
② 그물층(reticular layer): 가장 아래에 있는 피부층. 유두층에도 아교섬유(collagen fiber)와 탄력섬유(elastic fiber)가 있지만 그물층에 가장 많아서 진피를 지지하고 물과 결합하여 피부가 수분을 함유하도록 한다. 나이가 들면 아교섬유와 탄력섬유가 줄어들어 피부의 탄력이 줄어들고 주름이 발생한다. 섬유들은 일정한 방향으로 배열되어있는데 이것은 랑게르선(langer's line)이라고 불리는 피부의 선 혹은 주름을 형성한다. 의사들이 절개수술을 할 때 흉터를 최소화하기 위해 랑게르선을 따라 피부를 절개한다.

*subcutaneous tissue(피하조직)
바깥쪽은 진피와 단단히 결합되어있고, 안쪽은 근막, 힘줄, 뼈막 등과 느슨하게 결합되어 있다. 피하조직은 주로 지방세포로 구성되어있다. 지방세포는 열 손실을 방지하여 체온조절을 한다.

88. 다음 중 증상이나 징후에 해당하는 것이 아닌 것은?
① percussion 시진 *palpation 촉진, percussion 타진, auscultation 청진
② rales 수포음: 청진기에서 들리는 호흡기의 수포음(水泡音)
③ rhinorrhea 비루·콧물: 비점막으로부터 흘러나오는 것
④ stridor 천명: 기관에 담이 걸렸을 때 나는 '휴, 씨익, 그러렁그러렁'하는 호흡음

89. 임상에서 각종 약물 및 주사 투여 시 사용되는 약어의 연결이 틀린 것은?
① PO: 경구투여
② SL: 설하투여
③ SC: 피하주사
④ IM: 근육주사

90. 뇌기능의 발작성 일과성 장애로서 의식의 순간적 장애 혹은 상실, 이상한 운동현상, 정신적 내지 감각장애, 자율 신경계의 혼란이 반복적으로 나타나는 만성질환군은?
① epilepsy 간질: 신경세포가 짧은 시간동안 과도한 전기를 발생시켜 증상이 나타나는 간질성 발작이다. 뇌는 사람의 생각이나 행동을 조절하는 기관으로 의식적인 행동을 하거나 심장 박동과 같이 무의식적인 기의 움직임과 관련되며, 감각을 받아들이고 반응할 뿐 아니라 의사 결정을 하고 감정을 전달하는 일을 한다. 사람의 뇌에 많은 수의 뇌세포들이 존재하며 전기적인 신호를 주고 받는다. 그러나 다양한 원인으로 뇌세포들은 비정상적인 전기적 신호를 보내기도 하는 데 이때 나타나는 비정상적인 움직임(경련)이나 감각이상 증상을 간질성 발작이라고 한다.
② migraine 편두통: 뇌의 구조적 문제가 없을 때 나타나는 두통을 원발두통이라 하는데 대표적인 것이 편두통이다. 속이 답답하고 소화장애가 나타나고 양쪽머리에서 모두 증상이 나타남. 편두통

환자는 일반인에 비해 대뇌의 바깥층 피질이 과다흥분된 상태로 피질 주변의 뇌신경이 쉽게 예민해져 통증을 유발한다.

③ meningitis 수막염: 뇌와 척수를 둘러싸고 있는 뇌척수막에 염증이 생긴 상태. 세균, 바이러스, 결핵균, 곰팡이 등에 의해 염증이 발생한다.

④ cerebral infaction 뇌경색증: 뇌혈관이 막혀 뇌의 일부가 손상되는 질환. 목 부분에 있는 경동맥, 척추 등 뇌 안에 있는 아주 작은 지름의 동맥까지 어떤 혈관이든 막힐 수 있다. 이로 인해 혈관이 지배하던 부위의 뇌가 괴사하여 지속적인 증상이 남는다. 뇌혈관에 폐색이 발생하여 뇌에 공급되는 혈액량이 감소하면 뇌조직이 기능을 제대로 하지 못하게 되고, 뇌혈류 감사가 일정시간 이상 지속되면 뇌조직의 괴사가 시작된다. 뇌조직이 괴사되어 회복 불가능한 상태에 이르렀을 때 이를 뇌경색이라 한다.

91. 다음 진단방법에 대한 용어의 설명으로 옳지 않은 것은?

① auscultation청진: 인체 내의 소리를 듣는다.
② inspection시진: 환자의 상태를 눈으로 관찰한다.
③ palpitation촉진: 손으로 온도, 촉감 및 피부 상태를 느낀다.
④ percussion타진: 내부 구조를 알기 위해 표면을 두드린다.

92. 방사선 촬영 검사가 아닌 것은?

① RGP(retrograde pyelography): 요관을 통해 거꾸로 올라가서 신우에 조영제를 주입하여 신우의 상태를 영상으로 확인하는 방사선촬영술
② KUB(kidney, ureter and bladder X-ray examination): 골반강의 요도를 포함한 광범위한 부분을 촬영함.
③ NPO (Nothing per oral) : 금식
④ ERCP(endoscopic retrograde cholangiopancreatography 역행담췌관조영술): 총담관에 삽입한 내시경을 통해 담도계 및 췌관에 조영제를 주입하여 X선 촬영을 하는 검사

93. 종양의 명칭이 옳은 것은?

① carcinoma 암종: 종양의 실질이 상피조직으로 되어있는 악성종양의 총칭
② sarcoma 육종: 비상피성 세포로부터 유래되는 악성종양(뼈나 연부조직 등에서 생기는 악성 종양)
③ papilloma 유두종: 점막표면, 상피세포에 돌출한 양성종양
④ lymphoma 림프종: 림프조직에 생기는 악성종양

94. 다음 중 thyroid gland에서 분비되는 호르몬은?

① cortisol 코티솔: 급성 스트레스에 반응하여 분비되는 물질(부신피질에서 분비되는 스트레스 호르몬, 스테로이드 호르몬)
② thyroxine 티록신: 갑상선에서 분비되는 호르몬
③ aldosterone 알도스테론: 부신피질에서 분비되는 대표적인 스테로이드 호르몬
④ progesterone 프로게스테론: 난소에서 분비되어 생식주기에 영향을 주는 여성호르몬

95. 다음 중 엑스선을 이용한 검사가 아닌 것은?

① MRI : 자기장을 이용한 검사이다.
② CT scan : X선을 이용하여 컴퓨터로 영상화 한 것
③ fluoroscopy : 형광투시법
④ myelography : 척수조영술

96. 다음 중 귀와 관련된 검사는 ?
① tonometry 안압검사
② audiometry 청력검사
③ visual acuity(clerness) 시력검사
④ visual field test(goldmann) 시야검사

97. 제1형 당뇨병의 대표적인 증상으로 옳지 않은 것은?
① polyuria- 다뇨증(하루에 오줌을 3,000ml이상 배출)
② polydipsia- 다음다갈증(비정상적인 구갈 또는 갈증)
③ polyphagia- 다식
④ polyovaria- 난소과다증

98. 방광 아래에 위치하여, 요도의 가장 아랫부분을 둘러싸고 있는 전립선에 비대증이 생길 경우 시행하는 수술명은?
① prostatectomy 전립선절제술: 비대된 전립샘샘종의 주위를 박리하여 선종만을 적출하는 술식
② circumcision 포경수술: 귀두 주변의 포피와 음경 피부를 잘라내 귀두를 노출시킨 수술법
③ orchiectomy 고환절개술: 고환·부고환을 제거하는 수술
④ hydrocelectomy 음낭수종절제술 *hydrocele 음낭수종

99. 외상이나 골다공증으로 뼈가 부러진 상태를 의미하는 용어는?
① prain 뼈염좌: 관절에 정상 가동범위를 넘은 외력이 가해졌을 경우 일어나는 외상
② atrophy 위축증: 생물체의 기관이나 조직의 기능, 부피, 수가 감소하는 상태(생리적위축, 병적위축으로 구분)
③ fracture 골절: 외력의 작용이 강해 뼈가 부분적 또는 완전히 이단된 상태
④ dislocation 탈구: 관절을 구성하는 골, 연골, 인대 등의 조직이 정상적인 생리적 위치관계에서 이동한 상태

100. 훈련과 반복을 통해 불안을 제거하고 두려움을 완화시키는 심리요법은?
① psychodrama 사이코드라마: 개인의 갈등 상황을 연기로 표현하는 방법
② group therapy 집단요법: 집단 그 자체의 영향력을 이용하여 치료효과를 높이려는 것
③ electroshock therapy 전기쇼크요법: 소량의 전류를 뇌로 보내 정신질환을 완화하는 방법
④ congnitive behavior therapy 인지행동치료: 인간의 경험은 생각, 행동, 신체감각, 감정 네가지 요소가 서로 영향을 받는다. 이 중 감정이나 신체감각은 직접 조절하기 어렵다고 보고, 생각과 행동을 변화시켜 두려움, 부적응을 완화시키는 방법

답지

81	④	82	②	83	①	84	③
85	④	86	③	87	②	88	①
89	③	90	①	91	③	92	③
93	②	94	②	95	①	96	②
97	④	98	①	99	③	100	④

● 2019년 1회

81. 골격질환 중 선천성 변형이 아닌 것은?

① polydactyly 다지증: 손가락과 발가락의 수가 정상보다 많은 기형

② amelia 무지증: 팔다리의 하나 또는 그 이상의 선천적인 결여

③ achondroplasia 연골무형성증: 성장판에서 연골이 장골로 바뀌는 과정에 이상이 생겨 뼈의 성장이 이루어지지 않는 선천성 질병

④ acromegaly 말단비대증: 후천적으로 성장호르몬의 과다분비로 인해 신체의 말단이 비대해지는 후천성 변형이다.

82. 정상적인 인간의 경험범주를 벗어나는 충격적 외상으로 예를 들어 전쟁에서 격전 또는 폭력, 천재나 끔찍한 사고, 고문 등의 사건이 원인이 되어 생기는 정신장애는?

① hypochondriasis 건강염려증: 스스로 병에 걸려 있다고 확신하거나 두려워하고, 여기에 몰두해 있는 상태

② bulimia 폭식증: 단시간에 많은 양의 음식을 섭취하고 구토 등을 통해 체중증가를 막으려는 비정상적인 행위를 반복하는 증상

③ post-traumatic stress disorder 외상 후 스트레스장애: 신체적인 손상 및 생명을 위협하는 심각한 상황에 직면한 후 나타나는 정신적인 장애가 1개월 이상 지속되는 질병

④ obsessive-complusive disorder 강박장애: 강박사고와 강박행동이 주된 증상인 불안장애의 하위유형

83. 좌심방과 좌심실의 경계에 있는 판막이 충분히 열리지 않는 심장판막증은?

① mitral stenosis 승모판 협착증: 좌심방과 좌심실 사이에 존재하는 승모판막이 잘 열리지 않고 좁아지는 질환 *stenosis : 협착증

② mitral regurgitation 방실판막역류: 승모판의 비후, 경화, 유착 등의 변화 때문에 심실 수축기에 판의 폐쇄가 불완전한 상태

③ aortic insufficiency 대동맥판막 폐쇄 부전증: 대동맥판막이 완전히 닫히지 않아 대동맥으로 나가는 피의 상당량이 좌심실로 역류되어 들어오는 상태
④ aortic regurgitation 대동맥판막 역류: aortic insufficiency

84. 방사선요법에 해당하지 않는 것은?
① megavoltage machines 메가볼트: 방사선 치료시 전압에 따라 메가볼트(megavoltage), 슈퍼볼트(supervoltage)로 구분함.
② chordotomy 척수시상로절단술: 척수 내부의 통증전달통로를 파괴하여 통증을 감소시키는 수술
③ teletherapy 원격방사선요법: 방사선치료법의 하나로 몸 밖에서 체표면 또는 체내의 병소를 조사하는 치료법
④ brachytherapy 근접치료법: 방사성동위원소를 바늘, 알갱이(seed), 철사(wire), 카테터(catheter)안에 밀봉하고, 암의 내부 혹은 주변부를 치료하는 내부 방사선치료법
*brachy 좁은

85. 다음 중 피부에 기원한 종양이 아닌 것은?
① osteosarcoma 골육종: 뼈에서 기원한 악성 종양
② squamous cell cardinoma: 표피의 각질 형성 세포에서 유래한 악성 종양
③ basal cell carcinoma: 기저세포암은 표피의 최하층인 기저층이나 모낭 등을 구성하는 세포가 악성화한 종양
④ melanoma: 멜라노사이트 또는 모반세포가 악성화된 종양

86. 접두어의 뜻이 바르게 짝지어진 것은?
① micro-small
② epi-above
③ trans-across
④ medi, mes/o- middle
*infer/o, infra, sub-below, under

87. 다음 중 면역에 관련된 혈구(blood cell)가 아닌 것은?
① erythrocyte 적혈구 : 신체에 산소를 공급하고 이산화탄소를 제거한다.
② lymphocyte 림프구 : 백혈구의 일종으로 면역세포이다.
③ neutrophil 호중구 : 백혈구의 일종으로 면역세포이다.
④ monocyte 단핵구 : 백혈구의 일종으로 면역세포이다.
 * 호산구 Eosinophil: 백혈구 세포 중 하나로 알러지 반응과 기생충 감염시 증가함.
 * 호염기구 basophilis: 세포내에 헤파린과 히스타민을 함유한 과립을 가지고 있다.
 * 단핵구 monocyte: 사람의 백혈구 중 4~8%를 차지하며 단핵세포로 골수나 비장의 조혈간세포로부터 발생하는 무과립백혈구의 일종

88. growth hormone을 분비하는 곳은?
① parathyroid gland: 부갑상샘은 갑상샘의 뒤쪽에 위치한 내분비기관으로 부갑상샘 호르몬을 만

들고 분비한다. 부갑상샘 호르몬은 칼슘 조절에 중요한 역할을 한다.

② thyroid gland: 목 앞 중앙에 위치한 내분비기관으로 갑상샘 호르몬과 칼시토닌을 생성, 분비

③ hypophysis 뇌하수체: 뇌 가운데에 위치하고 우리 몸에 중요한 호르몬들의 분비를 총괄하는 내분비기관이다.
  * 앞엽: 프로락틴, 성장 호르몬, 갑상샘 자극 호르몬, 부신피질 자극 호르몬, 난포 자극 호르몬, 황체 자극 호르몬을 분비한다.
  * 뒤엽: 항이뇨 호르몬/바소프레신, 옥시토신을 분비한다.

④ adrenal medulla 부신수질: 부신의 중앙부를 형성하는 조직. 넓은 혈관의 빈틈에 불규칙한 모양의 세포가 배열하고 있다. 교감신경의 지배 하에 아드레날린(에피네프린)과 노르아드레날린(노르에피네프린)을 분비한다.

89. phimosis의 수술방법은?
  * phimosis 포경: 음경의 귀두가 포피로 덮여 있는 상태
  ① orchiopexy 정소고정술: 정류정소(停留精巢), 정소전위(精巢轉位)등으로 음낭내에 없는 정소를 음낭내에 고정하는 방식
  ② orchiectomy 정소적출술: 고환과 부고환을 제거하는 수술. 고환종양, 고환에 파급한 부고환결핵, 외상 기타 불가피한 이유로 하게 된다.
  ③ vasectomy 정관 수술: 피임을 목적으로 정관을 잘라 두 끝을 봉합하여 정자의 이동을 차단하는 수술
  ④ circumcision 포경 수술: 귀두 주변의 포피와 음경 피부를 잘라내 귀두를 노출시키는 수술법

90. 신체의 측부에서 측부까지 장축방향으로 정중면에서 직각으로 통과하는 모든 면을 말하며 신체를 전·후부로 나누는 인체면은?
  ① median plane : 인체를 좌우로 나누는 면
  ② sagittal plane : 정중면에 평행한 면
  ③ coronal plane : 인체를 앞 뒤로 나누는 면
  ④ transverse plane : 인체를 위아래 두 부분으로 나누는 면

91. 잇몸조직의 염증은?
  ① stomatitis 구내염: 입안 구조의 점막에 생기는 질환
  ② pharyngjitis 인두염: 인두에 염증이 생겨 발갛게 붓는 질환
  ③ gastritis 위염: 위점막에 생기는 질환
  ④ gingivitis 치은염: 잇몸이 빨갛게 붓고 아픈 잇몸 질환

92. 눈을 외부에서 감싸고 있는 조직인 결막에 생긴 염증성 질환을 의미하는 용어는?
  ① iritis 홍채염
  ② keratitis 각막염
  ③ conjunctivitis 결막염
  ④ myopia 근시
    *홍채: iris *각막: cornea *결막: conjunctive

93. 인두와 기관 사이의 부분으로 발성과 호흡작용을 하는 곳은?

① tonsil 편도
② vocal cord 성대
③ adenoid 인두편도
④ larynx 후두

94. 자궁 평활근에 생긴 자궁근종은?
① rhabdomyoma 횡문근종: 드물게 아이의 혀, 심장에서 볼 수 있다. 양성이고 조직학적으로 그것을 구성하는 세포가 횡문근과 유사하고 조직기형으로 본다.
② leiomyoma 자궁근종: 자궁근종은 자궁을 대부분 이루고 있는 평활근(smooth muscle)에 생기는 종양이며 양성질환임.
③ sarcoma 육종: 비상피성 세포로부터 유래되는 악성종양(뼈, 연골, 림프선, 근육 및 혈관 등)
④ myosarcoma 근육종
    *평활근 smooth muscle *횡문근 striated muscle

95. 용어의 의미가 틀리게 짝지어진 것은?
① tremor 떨림·진전: 신체의 일부 또는 여러부분에서 일정한 빈도로 규칙적으로 나타나는 불수의 진동운동
② migraine 편두통: 두부 혈관의 기능 이상 때문에 나타나는 발작성·주기성 두통
③ paralysis agitans 진전마비·떨림마비·파키슨병: 뇌의 신경세포 손상으로 손과 팔에 경련이 일어나고, 보행이 어려워지는 질병
④ chorea 무도병: 얼굴·손·발·혀 등의 근육에 불수의적 운동장애를 나타내는 증후군
    * myopalmus-근경련

96. 공여자로부터 채혈을 하여 혈액성분의 일부를 분리하여 채취하고 나머지는 공여자에게 되돌려 주입하는 방법은?
① pheresis 성분채집술
② transfusion 수혈
③ bone marrow biopsy 골수생검
④ bone marrow transplantation 조혈모세포이식

97. 홍반이나 소양증과 같은 다양한 병변을 나타내는 피부의 염증을 의미하는 용어는?
① burn 화상
② pustule 농포(고름, 염증과 액체의 혼합물)
③ dermatitis 피부염
④ alopecia 탈모

98. 약물투여 관련 약어의 의미가 틀린 것은?
① hs: 필요할 때에
② bid: 하루에 두 번
③ tid: 하루에 세 번

④ qid: 하루에 네 번

99. 전립샘암의 진단법으로 옳은 것은?

① Mantoux test 투베르쿨린반응: 결핵균 감염의 유무 또는 bcg(결핵예방접종) 접종 효과의 반응을 진단하기 위한 중요한 검사법

② PSA test 전립선특이항원 검사: PSA는 전립선 내 세포에 의해 일차적으로 생산되는 단백질이다. 전립선암 치료 효과를 감시하고 전립선암의 재발을 확인하기 위해 검사함.

③ Romberg test 롬베르그 검사: 평형기능검사의 하나. 양다리를 모아 발끝을 붙여 세우고, 몸이 안정되는지 여부를 본다. 다음으로 눈을 감고 신체의 동요 정도를 본다. 동요가 크고 쓰러질 때, 이것을 양성으로 한다. 척수의 후근, 후삭을 침범하는 질환 진단시 롬베르그 검사함.

④ VDRL test 매독혈청검사. *매독syphilis

100. 다음 흉부 방사선 검사에서 촬영하는 방향은?

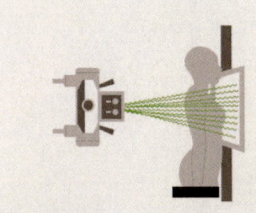

① PA view : 뒤에서 앞으로
② Lateral view : 측면
③ oblique view : 사면
④ AP view : 앞에서 뒤로

답지

81	④	82	③	83	①	84	②
85	①	86	④	87	①	88	③
89	④	90	③	91	④	92	③
93	④	94	②	95	②	96	①
97	③	98	①	99	②	100	①

2018년 2회

81. 유방 내의 병변을 방사선 영상을 통해 확인하여 조기 유방암을 진단할 수 있는 검사는?
    ① bone scan 뼈스캔: 뼈의 비정상적인 부분 또는 손상된 부분을 보기 위한 영상검사. 극소량의 방사성물질을 정맥을 통해 주입한 후 뼈에 흡수된 방사성물질을 스캐너를 통해 영상화한다. 뼈스캔은 뼈종양 또는 암의 뼈 전이를 진단할 수 있으며, 골절, 감염 또는 뼈의 다른 문제들을 진단하는데 쓰일 수 있다.
    ② endoscopy 내시경검사: 내시경을 사용하여 신체 내부를 관찰하는 검사 방식의 총칭. 내시경 검사가 행해지는 검사 부위로는 비강, 부비강, 인두, 후두, 기관, 기관지, 식도, 위, 십이지장, 소장, 대장, 항문, 질, 자궁, 담관, 복강, 관절강 등이 있다. 더 나아가서 뇌실, 대혈관, 이자관 등도 내시경적인 관찰이 가능해지고 있다.
    ③ bronchoscopy 기관지내시경검사: 호흡기질환의 진단을 위해 내시경으로 기관지를 직접 관찰하는 검사법
    ④ mammography 유방암진단술: 유방암을 진단하기 위한 유방 진용 X선 촬영술

82. 인체 몸통의 사분역 중 RLQ(우하복부)에 속하는 장기는?
    ① liver 간
    ② appendix 맹장(충수)
    ③ spleen 비장
    ④ stomach 위

83. 다음 중 혈액세포가 아닌 것은?
    ① erythrocyte 적혈구: 혈액의 주요 성분 중의 하나로 산소운반을 위하여 특화된 혈구
    ② platele 혈소판: 혈액의 유형성분인 혈구의 하나
    ③ leukocyte 백혈구: 혈액중의 세포성분의 일종
    ④ plasma 혈장: 혈액 속의 유형성분인 적혈구·백혈구·혈소판 등을 제외한 액체성분으로 담황색을 띠는 중성의 액체

84. 다음 중 신경계 관련 수술용어로 옳은 것은?
    ① discectomy 추간판절제술: 탈출된 디스크를 제거하는 수술
    ② craniotomy 개두술: 두개골을 절개하여 뇌를 노출시킨 상태에서 진행하는 수술을 통칭하는 말
    ③ laminectomy 추궁절제술: 척추의 추궁을 절제하여 척주관을 여는 수술을 말한다. 척수종양 등 척주관내의 병변에 대한 수술조작을 행하기 위한 전단계로 되는 수술.
    ④ neuroplasty 신경성형술: 특수한 카터를 이용하여 척추신경 주위에 불필요하게 자란 조직을 기계적, 화학적으로 제거하는 시술.

85. 호르몬 과다 분비로 인한 질환은?
    ① cushing syndrome 쿠싱증후군: 부신겉질호르몬 중에 주로, 글루코코르티코이드의 대표인 코르티솔이 만성적으로 과잉 분비되는 병태

② dwarfism 왜소증, 소인증: 여러 가지 원인에 의해서 초래되는데 그 원인으로는 내분비기능의 장애, 즉 갑상선기능저하증(크레틴병, 점액수종), 뇌하수체기능저하(하수체성 왜소증), 부신 및 성선의 기능장애(성조숙성 왜소증) 등이 있고, 그 외에 영양장애, 내사상애가 있음.

③ diabetes insipidus 요붕증: 항이뇨호르몬 작용 저하로 인해 비정상적으로 많은 양의 소변이 생성되는 질환. 이뇨 조절을 담당하는 뇌하수체후엽 및 간뇌의 장애 때문에 비정상으로 다량의 오줌을 배설하는 병

④ diabetes mellitus 당뇨병: 인슐린의 분비량이 부족하거나 정상적인 기능이 이루어지지 않는 등의 대사질환

86. 다음 ( ) 에 알맞은 증상은?

① arrhythmia 부정맥: 맥박의 리듬이 빨라졌다가 늦어졌다가 하는 불규칙적인 상태

② dyspnea 호흡곤란: 자각적 또는 타각적으로 발생하는 호흡장애로 힘쓰지 않으면 숨쉬기가 어렵거나 고통스러운 상태. 대개의 경우 빠른 호흡이나 깊은 호흡을 하게 된다.

③ palpitation 심계항진: 자신의 심장 박동을 불편하게 느끼는 증상. 불규칙하거나 빠른 심장 박동이 비정상적으로 느껴지는 증상을 말한다.

④ chest pain 흉통: 다양한 원인에 의해 가슴 부위에 나타나는 통증

87. 신체구조 위치를 나타내는 용어로 틀린 것은?

① lumbar region-허리부위, 요부
② epigastric region-상복부, 명치부위
③ umbilical region-배꼽부위
④ hypochondriac region-갈비아래부위, 늑하부

88. 신경 정신적 요인으로 식욕감소, 운동과잉증, 부적절한 식이조절 등 대개 젊은 여성에게 나타나는 신경성 식욕부진을 뜻하는 것은?

① anorexia cachexia 식욕부진 악액질: 식용부진과 악액질간에 아직 밝혀지지 않은 어떤 관계에서 일어나는 암의 전신증상으로 영양실조, 근육허약, 산성증 및 중독증 등이 특징이다

② bulimia 폭식증: 비정상적으로 식욕이 항진된 것.
③ masochism 마조히즘: 이성으로부터 학대, 고통을 받음으로 성적 만족을 느끼는 병적인 심리상태
④ anorexia nervosa 신경성 식욕부진증: 체중 감소를 위한 비정상적인 행동을 보이는 대표적인 섭식 장애. 주로 사춘기여성에게 나타남.

89. 피부계는 외부를 덮고 있는 기관으로 바깥쪽에서부터 표피, 진피 및 피하지방층의 독특한 세 개의 층으로 구성되어 있는데 표피 아래에 위치한 진피의 구성요소가 아닌 것은?
    ① 혈관
    ② 신경
    ③ 각질형성세포 : 표피층
    ④ 땀샘

90. neck과 같은 의미의 용어는?

① **tracheo-**	기관	trachea
② **cervico-**	목, 자궁목	neck, cervix
③ **thoraco-**	가슴, 흉부	chest, thorax
④ **thyro-**	갑상선	thyroid

91. 녹내장을 진단하기 위해서 눈의 압력을 측정하는 방법은?
    ① visual field test 시야검사
    ② visual acuity test 시력검사
    ③ tuning fork test 음차검사
    ④ tonometry 안압검사

92. 이물질로 오인된 자기항원에 대한 면역조직의 부적합한 반응을 무엇이라 하는가?
    ① down syndrome 다운 증후군: 사람의 염색체 중 21번째 염색체의 수가 정상인2개 보다 1개 더 많아서 나타나는 유전성 질환(지적 장애, 신체 기형, 전신 기능 이상, 성장 장애 등을 일으키는 유전 질환)
    ② typhoid fever 장티푸스: 장티푸스균을 병원체로 하는 법정전염병, 살모넬라 타이피균 감염에 의해 신체 전반에 걸쳐 감염 증상이 발생하는 질병
    ③ autoimmune disease 자가 면역 질환: 자가 항원에 대한 병리적 반응을 특징으로 한다. 이러한 병적 반응에 의한 자가 면역 질환에는 전신성 홍반성 루푸스, 혈관염 등과 같은 류마티스 질환, 또는 자가 면역 갑상선염, 다발성 경화증 등과 같은 기관 특이적인 질환을 포함한다.
    ④ measles 홍역: 홍역 바이러스에 의해 발생하는 급성 유행성 전염병

93. 다음 중 의학용어의 설명으로 틀린 것은?
    ① bursa: 관절 주위에 위치하고 있는 윤활낭
    ② diarthrosis: 동물의 운동기능을 맡은 관절
    ③ fascia: 근육의 겉을 싸고 있는 결합조직성의 엷은 막

④ diaphysis: 장골의 양쪽 끝에 있는 약간 돌출된 부분

* diarthrosis: 가동관절 * fascia: 근막
* diaphysis 골간: 뼈 그 형상에 따라 장골, 단골, 편평골 등으로 나누는데, 이 중 사지에 있는 뼈는 장골이고 장골의 중앙을 차지하는 부분을 골간한다. 표면은 치밀골로 구성되어 있고 내부에는 골수가 있다.

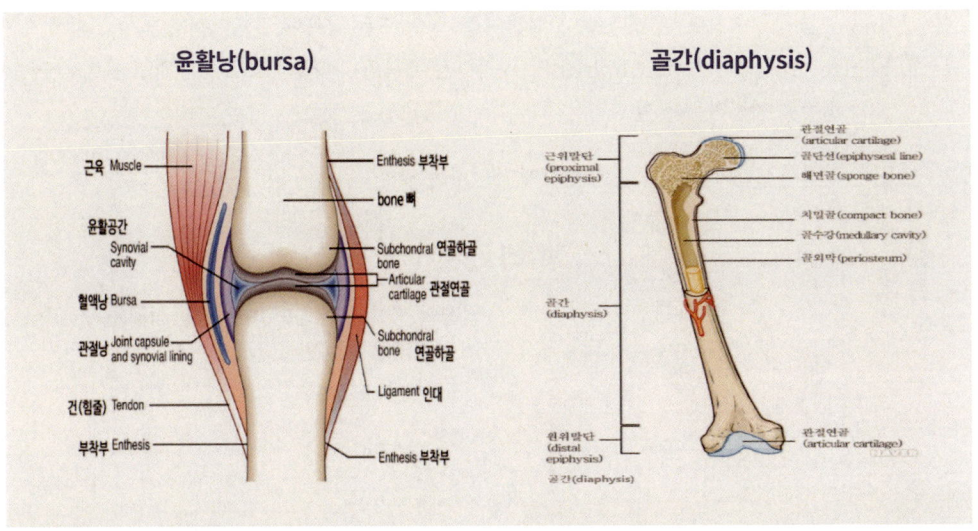

94. 다음 중 약물 용어로 틀린 것은?
    ① antifungal: 항진균제
    ② antibiotic: 항생제
    ③ antihistamine: 항히스타민제
    ④ analgesic: 진통제

95. 방사선 촬영 시 요오드 물질을 조영제로 사용하는 검사가 아닌 것은?
    ① angiocardiography 심장혈관조영술: 도관을 정맥 또는 동맥 등에 삽입하여 조영제를 주입해서 연속촬영을 행하는 X선 검사.
    ② pneumoencephalography 공기뇌조영술: 공기를 음성조영제로 하여 뇌를 X선 사진에 찍어 정밀검사하는 진단법. 요추천자를 하여 뇌척수액을 조금씩 몸 밖으로 유출시키면서 이것과 같은 양의 공기를 주입하여 두부의 X선 사진을 찍어 뇌실의 형태, 위치의 변화를 검사하는 방법
    ③ venography 정맥조영술: 특수한 조영제를 정맥에 주입한 후 원하는 부위에 혈관 분포를 알아보는 데 사용되는 방사선촬영술. 이 방법은 암의 진단에도 도움이 될 뿐 아니라 종양이나 종양 주위의 혈관이 막힌 상태를 알아보는 데 도움이 될 수 있다
    ④ arteriography 동맥조영술: 조영제를 혈류에 직접 주입하여 X선 촬영을 통해 영상을 얻는 기술이다. 동맥조영법이라고도 하며, 조영제를 동맥에 직접 주입한 다음 X선촬영을 통해 혈관의 모양이나 주행을 조사하면 동맥 자체의 병변뿐만 아니라 간접적으로 동맥주변부 조직의 병변도 알 수 있다.

96. 주로 50세 이상의 남자에게 발생하는 질환으로 점진적으로 진행되며 요도의 폐쇄를 일으켜 요의 흐

름을 방해하는 것은?

① orchitis 고환염: 고환에 생긴 염증. 정자를 생산하는 장기인 고환이 대장균, 포도상구균 같은 세균에 감염되어 염증이 생기는 것을 고환염이라고 한다.

② cryptorchidism 잠복고환: 고환이 복강 안에 있고 외부에서는 만져지지 않는 상태이거나, 태어나기 전 고환이 음낭으로 완전히 내려오지 못한 상태.

③ anorchism 무고환증, 무정소증, 고환결여증: 일측 또는 양측에 일어나는 선천성 고환결여

④ benign prostatic hypertrophy(BPH): 전립선 조직의 과다성장으로 소변의 흐름을 차단하고 요도와 방광을 압박하는 질환

97. 다음 중 전립선질환의 진단을 위한 검사에 해당하는 것은?

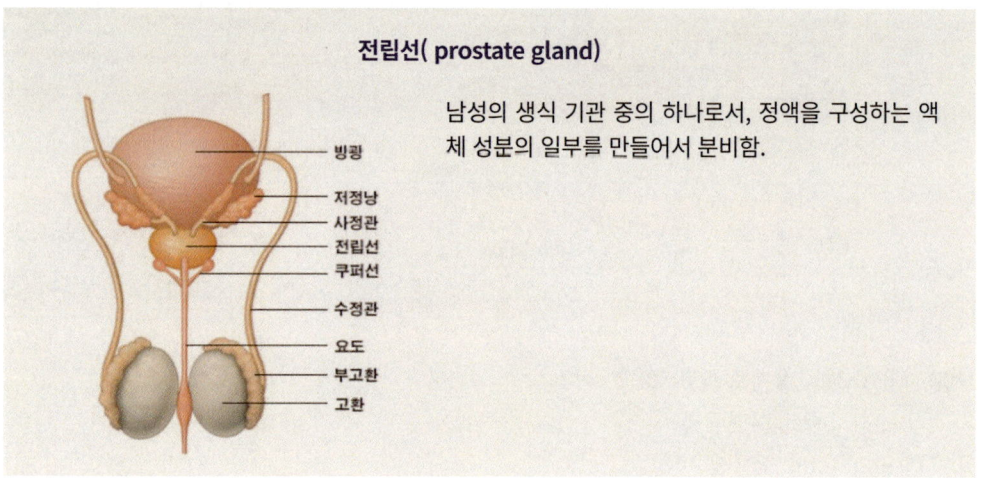

① prostate ultrosonography: 초음파를 이용하여 전립선 질환을 진단하는 검사

② circumcision 포경 수술: 귀두 주변의 포피와 음경 피부를 잘라내 귀두를 노출시키는 수술법

③ semen analysis 정액 검사: 정액의 양과 정자의 수, 농도, 운동성 및 정상 형태의 정자의 비율 등을 진단하는 검사법

④ vasectomy 정관 수술: 피임을 목적으로 정관을 잘라 두 끝을 봉합하여 정자의 이동을 차단하는 수술

98. 상피성 조직에서 유래한 악성종양은?

① lipoma 지방종: 지방세포로 이루어진 양성종양

② carcinoma 암종: 종양의 실질이 상피조직으로 되어 있는 악성종양의 총칭

③ sarcoma 육종: 비상피성 세포로부터 유래되는 악성종양

④ myoma 근종: 근육조직에서 발생하는 종양

99. 폐질환이나 심장질환이 없이 기도폐쇄가 발생하여 기류의 속도가 감소하는 질환으로 호흡곤란, 기침, 가래 등의 기도질환 증상을 나타내다가 폐 기능을 악화시켜 사망에 이르게 되는 질환은?

① asthma 천식: '기관지'의 질환으로, 특정한 유발 원인 물질에 노출되었을 때 기관지의 염증에 의

해 기관지가 심하게 좁아져 기침, 천명(숨쉴 때 쌕쌕거리는 소리), 호흡곤란, 가슴 답답함이 빈복직으로 발생하는 질환이다. 기관지의 염증으로 기관지 점막이 부어오르고 기관지 근육이 경련을 일으키면서 점액이 분비되고 기관지가 막혀 숨이 차게 된다.

② COPD 만성폐쇄성 폐질환: 회복될 수 없는 기도 폐색으로 인하여 폐 기능이 서서히 저하되는 병
③ lung cancer 폐암: 폐에서 기원한 악성 종양
④ bronchitis 기관지염: 주로 세균, 바이러스, 진균 등에 감염되어 생긴 기관지의염증. 그 외에도 알레르기 반응으로 생길 수 있으며 염소나 아황산가스 같은 화학물질이 함유된 연기를 마신 경우에도 나타날 수 있다.

100. 여성의 외음부에 속하지 않는 것은?
① labium majus 대음순: 여성 외음부의 바깥 테두리를 이루며 좌우로 갈라진 피부 융기
② ovary 난소: 난자를 만들고 에스트로겐, 프로게스테론, 테스토스테론과 같은 성호르몬을 분비하는 여성의 생식기관
③ clitoris 음핵: 여성의 외음부에 있는 작은 원통모양 돌기
④ vaginal orifice 질: 여성의 생식 기관의 하나로서 자궁과 외부를 연결하는 통로

답지

81	④	82	②	83	④	84	①
85	①	86	②	87	③	88	④
89	③	90	②	91	②	92	③
93	④	94	③	95	②	96	④
97	①	98	②	99	②	100	②

● 2018년 1회

81. 다음 처방 약어에 대한 설명으로 옳은 것은?
① b.i.d: 하루 두 번
② q.p.m: 매일 저녁
③ p.c: 식사 후
④ q.d.: 매일

82. 소변검사에서 Bence-Jones Protein의 존재로 진단하는 혈액계 악성종양은?
* Bence-Jones Protein: 벤스-존스단백질. 비정상적인 구조의 면역글로불린. 다발골수종(multiple myeloma), 아밀로이드증(amyloidosis) 등에서 출현한다.
① Leukemia 백혈병: 백혈구가 종양성으로 증식하여 병적인 유약백혈구가 혈액 속에 유출하는 질환

② Multiple Myeloma 다발골수종: 다발골수종은 주로 골수에서 발생하는 혈액암의 일종이나 간혹 골수를 둘러싸고 있는 뼈나 기타 여러 장기에서 고형 종양의 형태를 보이는 형질세포종으로 발생하기도 한다.
③ Hodgkin Disease 호지킨 림프종: 리드-스텐버그 세포 또는 비정상적으로 증식이 일어난 림프구가 특징인 악성림프종
④ Polycythemia Vera 진성다혈구증: 만성골수증식성 질환. 적혈구계 세포의 증식을 일으킴.

83. 눈에서 카메라 렌즈에 해당하는 부분인 수정체가 혼탁하게 되어서 시력장애가 생기는 것으로 눈동자 속이 희게 보이는 질환은?
① Cataract 백내장: 눈의 수정체가 흐려져서 시력장애를 일으키는 병
② Glaucoma 녹내장: 시신경이 장애되어 시력이 약해지는 병
③ Nystagmus 안구진탕, 안진: 안구의 불수의적 운동이 좌우, 상하 또는 회전방향 등으로 일어나는 것
④ Blepharoptosis 안검하수: 윗눈꺼풀이 늘어지므로 검렬(瞼裂)이 좁아져, 자력으로는 윗눈꺼풀을 올릴 수 없는 병

84. 다음 의학용어 중 접두사의 의미가 다른 하나는?
① exo : 바깥, 외부
② ecto : 밖의, 외부의
③ extra : 밖에, 밖으로
④ endo : 안, 내부

85. 피내 또는 점막하의 출혈에 의해서 생기는 직경 1mm 이하의 약간 돋아 오른 원형의 자적색의 출혈로 대개 모세혈관의 파열에 의한 것은?
① Ecchymosis 반상출혈: 피부나 점막에 혈관에서 스며나온 혈액의 흔적. 지름이 3mm 이상인 것. 3mm 이하는 점상출혈이라고 한다.
② Petechia 점상출혈: 모세혈관 파열 등의 원인으로 인해 피부나 점막 등에서 검붉은 반점을 나타내는 미세한 출혈
③ Cicatrix 흉터, 반흔: 손상이 치유될 때 형성되는 새로운 조직
④ Erythema 홍반: 여러가지 자극에 의해 피부가 붉게 변하거나 혈액이 피부하층부에 고이는 현상

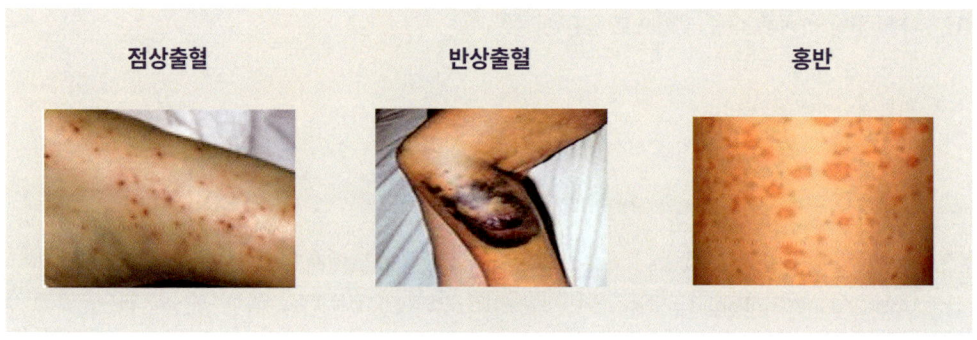

86. 수술처치용어의 의미 연결이 틀린 것은?

   ① Fasciectomy: 근막절제술
   ② Arthrotomy: 관절절개술
   ③ Chondrotomy: 연골절개술
   ④ Myotomy: 근육절제술

   *-etomy: 절제술   *-otomy: 개구술, 창냄술, 절개술

87. 중추신경계통의 변성으로 나타나는 노인성점진성질환, 웅크린자세, 근육강직, 운동완만, 운동감소, 가면모양 얼굴, 질질 끄는 걸음걸이 등이 특징이며 신경전달물질(Dopamine)감소가 원인이기도 한 질환은?

   ① Alzheimers Disease 알츠하이머병: 베타 아밀로이드 단백질에 의해 신경세포가 손상되어 발생하는 뇌질환
   ② Cerebral infarction 뇌경색: 뇌의 혈관이 막히고 그 앞의 뇌조직이 괴사하게 되는 질환
   ③ Cerebral contusion 뇌좌상: 외력에 의하여 뇌에 출혈 또는 손상을 일으킨 것. 머리에 외상을 입어 뇌 조직에 출혈이나 손상이 있는 상태를 뇌좌상이라고 한다. 뇌가 부어오르게 되며 뇌척수액에 혈액이 섞여 나오고 단백질이 증가하는 것을 관찰할 수 있다. 뇌좌상이 발생하면 의식을 잃고 혼수상태가 될 수 있으며 심한 경우 사망한다.
   ④ parkison's Disease: 도파민 신경세포의 소실로 인해 발생하는 신경계의 만성 진행성 퇴행성 질환. 치매 다음으로 흔한 대표적인 퇴행성 뇌질환.

88. 소변 배설량이 비정상적으로 많음을 의미하는 증상용어는?

   ① Oliguria 핍뇨: 요량이 생리적 증감의 범위를 넘어서 현저하게 감소된 경우
   ② Polydipsia 다음증, 다음다갈증, 번갈증: 장기간 지속되는 비정상적으로 강한 구갈 또는 갈증.
   ③ Pyuria 농뇨: 고름이 섞인 오줌을 농뇨라고 한다. 신우신염, 방광염 같이 신장, 방광 등이 세균이 감염되었을 때 생길 수 있으며 신장과 요로가 결핵균에 감염되어 신장결핵과 요로결핵이 있는 경우에도 발생한다.
   ④ Polyuria 다뇨증: 하루에 오줌을 3,000mℓ 이상 배출하는 증세(오줌의 배출량은 액체 섭취량이나 발한 상태 등에 따라 변화하나 하루에 대개 1,500㎖ 이하임)

89. 다음 중 성매개질환이 아닌 것은?

   ① Venereal Disease 성병: 주로 성교에 의해 감염되는 병(임질, 연성하감, 매독, 서혜림프육아종)
   ② Gonorrhea 임질: 임균의 감염에 의하여 일어나는 성병
   ③ Syphilis 매독: 매독매독균인 트레포네마 팔리듐에 감염되어 생기는 질환
   ④ Balanitis 귀두염: 귀두에 생기는 염증. 세균에 의한 염증.

90. 췌장암 치료를 위해서 췌장두부, 위의 말단부위 총담관 아랫부분을 절제한 후 남아있는 췌장, 위, 총담관을 공장에 연결해주는 수술은?

   ① Duhamels Operation 듀하멜 수술: 신경절 결손 부위 제거 후 문합하는 수술
   ② Miles' Operation 마일스 수술: 직장하부를 절제하고 항문을 봉합하여 폐쇄한 후 복벽으로 결장루를 영구적으로 만들어주는 수술

③ Whipples Operation 휘플수술, 췌장 십이지장 절제술: 췌장의 머리부분, 십이지장, 위의 일부를 제거한 후 소장에 담도 및 췌장의 나머지 부분을 연결하는 수술
④ Caldwell-luc Operation 콜드웰-뤼크수술: 상악동염에 대한 수술법 중 하나. 소구치에 대응하는 상치와에 절개를 가해서 상악동에 구멍을 내는 수술

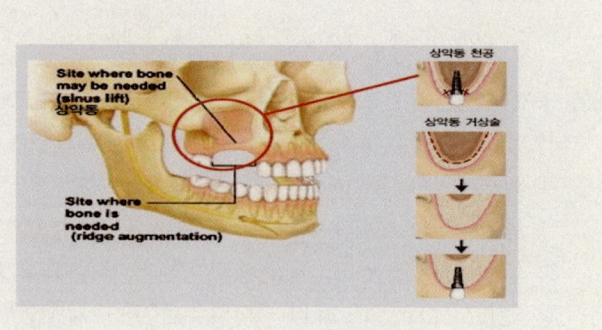

91. Thyroid Gland와 관련된 증상 및 질병을 모두 고른 것은?

   Thyroid Gland 갑상샘: 목 앞 중앙에 위치한 내분비기관으로 갑상샘 호르몬과 칼시토닌을 생성, 분비한다. 갑상샘 호르몬은 체온 유지와 신체 대사의 균형을 유지하는 데 중요한 역할을 담당하고 칼시토닌은 뼈와 신장에 작용하여 혈중 칼슘 수치를 낮추어주는 역할을 한다.

   ㄱ Goiter 갑상선종: 갑상선이 커져서 목 부위가 부풀어 오르는 증상
   ㄴ Myxedema 점액수종: 심한 갑상선 기능저하증 환자에게 발생하는, 피부 아래 진피 내에 점액이 쌓여 피부가 붓고 단단해지는 증상
   ㄷ Cretinism 크레틴병: 갑상선 호르몬은 태아기부터 태아의 두뇌 발달에 필수적인 호르몬이며, 출생 후에는 소아의 전신 성장 발달을 촉진시킨다. 크레틴병은 선천성 갑상선기능 저하증이라고도 하는데, 태아기부터 갑상선의 형성부전이나 갑상선 호르몬의 합성장애 등과 같은 다양한 원인에 의해 갑상선 기능이 저하되는 상태를 말한다.
   ㄹ Hashimotos Disease 하시모토병: 하시모토병은 갑상샘의 기능을 저하하는 자가면역질환이다. 면역계는 갑상샘을 스스로 공격하게 되어 기능을 저하하고 갑상샘에서 생산하는 호르몬을 충분히 만들지 못하게 된다. 갑상샘 호르몬이 부족하게 되면 신체의 많은 기능이 저하되게 된다.

92. 다음 중 용어의 의미 연결이 틀린 것은?
   ① Leukorrhea 냉: 질이나 자궁경부의 염증, 혹은 비감염성 원인에 의해 생긴 질 분비물을 이르는 말
   ② Metrorrhagia 자궁출혈: 월경이상을 포함하여 월경기간이 아닌 데도 출혈이 일어나는 상태
   ③ Menarche 초경: 처음 월경이 나타나는 것
   ④ Menopause 폐경: 여성의 노화 또는 질병에 의해 난소기능이 쇠퇴하면서 폐경과 관련된 심리적, 신체적 변화를 겪는 시기, 월경이 영구적으로 폐지되는 폐경 후 얼마간, 또는 이 시기

93. 조영제를 Bile Duct 속에 주입한 뒤에 X선을 촬영하는 검사는?
   * Bile Duct: 간에서 만들어진 쓸개즙을 옮기는 관의 일부

① Hysterosalpingography 자궁난관조영술: 자궁이나 난관에 조영제를 주입하여 X선으로 촬영하는 검사로, 불임증 검사에 사용된다.
② Cholangiography 담관조영술: 담관내에 조영제를 주입하여, X선촬영하는 방법
③ Pyelography 신우조영법: 신우 속을 조영제로 채우고 X선촬영을 하는 방법. 신우·요관·방광, 드물게는 요도의 모양도 묘사하며, 그 형태와 기능, 특히 신장의 형태와 기능을 조사하는 것
④ Arthrography 관절조영술: 관절내 연부조직이나 연골의 관찰을 위한 방법으로서 관절내에 조영제를 주입하고 X-선촬영을 하는 것

94. 실제 아무런 질환 없이 신체 동통이나 신체 불편함을 경험하는 것으로 건강에 대한 비합리적 두려움이나 불안함이 나타나는 증상은?
① Post-Traumatic Stress Disorder 외상 후 스트레스장애: 신체적인 손상 및 생명을 위협하는 심각한 상황에 직면한 후 나타나는 정신적인 장애가 1개월 이상 지속되는 질병
② Psychosomatic Disorder 정신신체장애: 정신적인 불안·갈등·긴장 등이 원인이 되어 생긴 신체적 장애. 흔히 피부·호흡기 계통, 심장이나 혈관 계통, 소화기 계통, 생식·비뇨기 계통, 근육이나 골격 계통에 많이 나타난다.
③ Hypochondriasis 건강 염려증: 스스로 심각한 병에 걸려 있다고 확신하거나 두려워하고, 여기에 몰두해 있는 상태
④ Conversion Disorder 전환장애: 심리적인 원인에 의하여 주로 운동이나 감각기능에 이상증세 및 결함이 나타나는 질환. 히스테리성 운동기능 이상이라고도 한다. 히스테리 증세에 의한 것으로 알려져 있다. 증세가 나타나기 전에 갈등이나 다른 스트레스를 먼저 경험한다. 심리적인 갈등이나 부담으로 몸이 마비되거나 운동기능과 감각기능에 이상이 생기며, 심한 경우에는 경련과 발작까지 일으키는 질환.

95. 다음 중 근육조직에서 유래된 양성종양은?
① Chondroma 연골종: 연골세포의 종양성 또는 종양모양의 증식. 이것은 연골 혹은 골조직내에 있는 경우, 연골의 표면에서 발달하는 경우가 있다.
② Fibroma 섬유종: 섬유, 결합조직으로 구성되는 양성종양을 의미한다.
③ Myoma 근종: 근육조직에서 발생하는 종양
④ Osteoma 이마골종: 이마에 발생하는 양성종양

96. 출생 시부터 존재하는 심장의 기형(Congenital Anomaly of the Heart)이 아닌 것은?
  * Congenital Anomaly: 선천적인 기형
① Ventricular Septal Defect 심실 중격 결손증: 좌심실과 우심실 사이의 중간 벽(중격)에 구멍(결손)이 있는 질환이다. 가장 흔한 선천성 심장 질환으로 선천성 심장병의 약 25%를 차지한다.
② Pulmonic Stenosis 폐동맥판막협착증
③ Angina Pectoris 협심증: 심장혈관이 동맥경화증, 혈전, 경련수축 등의 원인에 의해 협착되어 심근에 허혈이 생기면서 나타나는 질환
④ Double outlet Right Ventricle 이중출구우심실: 선천성 심장기형의 일종

97. 정맥으로 주입된 조영제가 신장에서부터 요로로 배설되는 것을 방사선으로 촬영하여 신장의 각종 질환을 진단하는 검사법은?

① Pneumoencephalography 공기뇌조영술, 기뇌조영술: 요추천자에 의하여 뇌척수액을 뽑아내고, 그 대신 공기, 산소, 헬륨 등을 간헐적으로 주입하여 뇌구조를 X선촬영으로 볼 수 있게 하는 술법

② Cholecystography 담낭 조영법: 조영제를 먹인 다음, 간장으로부터의 분비물이 담낭에 가득 찼을 때의 상태를 X선 사진으로 촬영하는 것

③ Digital Subtraction Angiography: 디지털감산혈관조영술

④ Intravenous Pyelography 경정맥 요로(신우) 조영검사: 조영제를 정맥을 통해 주입한 후 X선 투시기계와 X선 촬영기를 이용하여 신우, 요관, 방광 등 요로의 이상 유무를 진단하는 검사

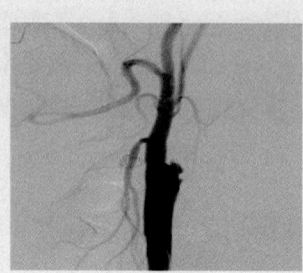

98. 부분적 위절제수술을 받은 환자가 음식을 먹은 후 오심, 구역, 구토, 발한, 현기증 등의 증상을 보이는 것은?

① Anorexia 식욕부진: 음식물을 먹고자 하는 욕구가 떨어지거나 없어진 상태

② Eructation 트림: 위에서 가스가 구강으로 역류하는 현상

③ Hyperchlorhydria 위산과다증: 위 내용물이 높은 산도를 나타내는 증세

④ Dumping syndrome 덤핑증후군: 위를 절제한 후에 일어나는 증세. 덤핑(Dumping)이란 '대량으로 쏟아 붓는다'란 뜻을 가진 단어로, 위 아전절제술이나 위 전절제술로 인해 섭취한 다량의 음식물이 정상적인 소화과정을 거치지 못하고, 소장으로 급격히 이동하면서 발생하게 되는 오심, 구토, 현기증, 발한, 빈맥, 쇠약감, 심계 항진 증상.

99. 흉벽이나 식도, 기관 내의 더듬자로부터 초음파를 발생시켜 심장, 대혈관의 형태, 동태를 기록하는 진단법으로 비관혈적으로 실시간으로 심근의 기능, 펌프기능 등의 평가에 쓰이는 검사법은?

① Cardiac MRI: 인체를 구성하는 물질의 자기적 성질을 측정하여 컴퓨터로 재구성한 영상 자료를 통해 심질환을 진단하는 검사

② Cardiac Scan 심장스캔: 심장의 기능이나 이상을 평가하기 위해서 방사선을 내는 물질을 체내에 투여하고 이것이 내는 방사선을 이용하여 영상을 만드는 방법

③ EKG electrocardiography 심전도검사: 심장이 수축할 때 생기는 전류를 밖으로 유도해서 도형화한 것. 비침습적 검사

④ Echocardiography 심장초음파검사: 초음파를 이용한 심장 검사. 초음파를 이용하여 심장의 형태와 움직임, 심장내 혈액의 흐름 등을 관찰하는 검사

100. 접미사 -ectomy가 의미하는 것은?

① Origin 근원

② Deficiency 결핍

③ Excision 삭제, 제거

④ Repair 수리, 수선

답지

81	②	82	②	83	①	84	④
85	②	86	③	87	④	88	④
89	④	90	③	91	④	92	①
93	②	94	③	95	③	96	③
97	④	98	④	99	④	100	③

● 2017년 2회

81. 다음 중 인체를 superior와 inferior로 구분하는 평면(plane)은?

transverse plane 가로면(횡단면) : 인체를 위아래 두부분으로 나누는 면

머리에 보다 가까운 쪽의 것을 위(superior)

상대적으로 발에 가까운 것을 아래(inferior)

82. 다음 기능을 하는 소화기계 장기의 연결이 옳지 않은 것은 ?

① gall bladder- 담낭 (간에서 생성된 답즙을 농축 및 저장한다.)

② liver- 간

③ pancreas- 이자

④ peritoneum- 복막

83. 양전자를 방출할 때 발생하는 핵의학적 방사능을 이용하여 인체의 단면을 촬영하는 검사법은?

① positron emission tomography 양전자단층촬영: 양전자를 방출하는 방사성 의약품을 이용하여 인체에 대한 생리화학적, 기능적 영상을 3차원으로 얻는 핵의학 영상법.

② scintigraphy 신티그래피: 섬광조영술이라고도 한다. 핵의학에서 in vivo(생체 내) 검사의 하나인데, 체내에 투여한 방사선핵종을 포함한 방사선 의약품이 일정시간 후, 체내에 분포된 상태를 신틸레이션카메라(scintillation camera)로 촬상(撮像)하여 화상으로 묘화(描畵)하는 방법인데, 얻어낸 화상을 신티그램이라고 부름.

③ radioactive iodine uptake 방사선요오드섭취율: 방사선 요오드 섭취율 검사는 갑상선기능에 이

상이 생긴 경우 진행하는 검사임. 소량의 방사성 요오드를 몸에 투여한 후, 갑상선에 요오드가 섭취된 정도를 측정하여 갑상선의 전반적인 기능 상태를 대략적으로 알아보는 방법.
④ cineradiography X선 영화촬영법: X선촬영에 있어서 혈관촬영이나 심혈관촬영에서 혈관내를 순환해 가는 조영제를 연속적으로 촬영할 때 X선사진을 영화필름에 촬영하는 방법. 심혈관계 등, 시간적으로 연속한 변화가 큰 경우, 그 동태를 파악하기 위해서는 각각의 X-선사진에 비해서 X-선 영화촬영법은 대단히 뛰어나다고 말할 수 있다.

84. 남자아이의 경우, 태아시기에는 복강 내에 있던 고환이 출생과 함께 음낭으로 내려와야 하는데, 어떤 원인에 의하여 음낭까지 하강되지 않는 상태는?
① hydrocele 음낭수종: 음낭 내의 고환 주위의 막강 내에 무취의 담황색 액체가 괴는 질환
② cryptorchidism 잠복고환: 태어나기 전 고환이 음낭으로 완전히 내려오지 못한 상태
③ hypospadia 요도하열: 외요도구가 정상인과 달리 아랫면 뒤쪽에 있는 선천성 요도기형
④ phimosis 포경: 포경이란 귀두를 덮고 있는 포피가 귀두 뒤로 젖혀지지 않는 상태

85. 신경전달물질인 도파민의 부족으로 발생되는 퇴행성 질환은?
① Bell's palsy 안면 마비, 벨마비: 안면신경의 손상 또는 이상으로 초래된 안면근육의 위약 또는 마비
② multiple sclerosis 다발성 경화증: 뇌, 척수, 그리고 시신경을 포함하는 중추신경계에 발생하는 만성 신경면역계질환이다. 이 질환의 원인은 정확하게 알려지지는 않았지만 신경을 둘러싸고 있는 수초가 손상되어 뇌로부터 신체의 여러 부분으로 가는 신경자극의 전달이 방해되어 나타나는 것으로 추정됨.
  * sclerosis 경화증: 굳음증. 특히 염증 의해서 생기는 부분적 경화로서, 이 용어는 주로 결합조직의 과형성(過形成)에 의한 신경계의 경화 또는 혈관의 경화에 대해서 사용된다.
③ myasthenia gravis 중증근무력증 : 일시적인 근력약화와 피로를 특징으로 하는 가장 대표적인 신경근육접합질환
④ parkinson disease 파키슨병: 뇌의 신경전달물질 중의 하나인 도파민(dopamine)의 결핍으로 인해 유발됨. 뇌의 신경세포 손상으로 손과 팔에 경련이 일어나고, 보행이 어려워지는 질병

86. AIDS를 발생시키는 바이러스는?
① HBV Hepatitis B virus: B형간염 바이러스
② HIV human immunodeficiency virus: 후천성면역결핍증 (AIDS에이즈)
③ HPV human papilloma virus: 인체유두종바이러스 (자궁경부암의 원인인자, 성매개감염)
④ HSV herpes simplex virus: 단순포진바이러스

87. 조영제를 정맥주사한 후 신우와 요관, 방광 등 비뇨계통에 대한 X선 촬영을 하는 검사는?
① cholangiography 담관조영법: 담관 내에 조영제를 주입하여 방사선촬영하는 방법
② bone scan 뼈스캔: 극소량의 방사성물질을 정맥을 통해 주입한 후 뼈에 흡수된 방사성물질을 스캐너를 통해 영상화한다. 뼈스캔은 뼈종양 또는 암의 뼈 전이를 진단할 수 있으며, 골절, 감염 또는 뼈의 다른 문제들을 진단하는 데 쓰일 수 있다.
③ pyelography 신우조영법: 신우 속을 조영제로 채우고 X선촬영을 하는 방법. 신우·요관·방광, 드

물게는 요도의 모양도 묘사하며, 그 형태와 기능, 특히 신장의 형태와 기능을 조사하는 것으로, 정맥주사법·역행성 신우조영법·경피성 신우조영법이 있다.

④ ultrasonography 초음파검사: 우리가 들을 수 있는 소리보다 주파수가 큰 음파를 인체 내부로 전파시켰을 때 체내 연조직에서 반사된 음파로 얻어진 반사 영상을 이용한 검사.

88. 뇌세포집단의 율동적 전기 활동을 뇌파계로 증폭하여 수시로 변화하는 뇌의 기능상태를 기록하는 검사로 간질을 비롯하여 뇌의 기능장애로 진단하는 것은?

① 뇌파검사(EEG): 두피에 전극을 붙여 뇌의 전기적 활동을 기록하는 검사이다. 뇌전증의 진단, 분류 및 치료 경과를 평가하는 데 사용함.
② 심전도검사(EKG): 심장이 수축할 때 생기는 전류를 밖으로 유도해서 도형화한 것
③ 근전도검사(EMG): 근육조직은 신경조직과 함께 인체조직 중 대표적인 전기적 전도체이다. 이러한 근섬유의 전기적 활동을 기록하여 분석함으로써 근육의 이상 유무를 판정하는 것이 근전도검사이다.
④ 전자방사선촬영술(ERG): 감마선, X선 등의 총칭으로 전자장의 진동적 변화가 전달되는 현상임.

89. 같은 의미의 접미사로 묶인 것은?

-plasia	formationg (형성, 형성물)	-rrhagia	excessive flow (출혈, 누출)
-algia	pain, painful(동통, 통증)	-dynia	pain, painful(동통, 통증)
-phagia	eat	phasia	disorder, 언어부전(不全)
-phobia	fear(두려움)	-phonia	sound(소리)

90. 다음 중 내분비계 기관(organ)에 속하지 않는 것은?

① thyroid gland 갑상선: 갑상샘호르몬, 칼시토닌 분비. 갑상샘 호르몬은 체온 유지와 신체 대사의 균형을 유지하는 데 중요한 역할을 담당하고 칼시토닌은 뼈와 신장에 작용하여 혈중 칼슘 수치를 낮추어주는 역할
② prostate 전립선: 남성의 생식 기관 중의 하나로서, 정액을 구성하는 액체 성분의 일부를 만들어서 분비한다.
③ testis 정소·고환: 고환의 주된 기능은 정자발생과정을 통해 남성생식세포인 정자의 생산과 성호르몬인 안드로겐(androgen)을 합성하는 스테로이드 생산이다. 안드로겐(주로 테스토스테론)은 정자형성에 필수적이며, 남성 배아가 태아로 발생할 때나, 남성의 신체 및 행동 특성인 성적 이형성(sexual dimorphism)을 갖도록 한다.
④ pancreas 이자: α세포와 β세포 두 종류의 세포가 있으며, 각각 글루카곤과 인슐린이라는 호르몬을 분비하여 당 대사를 조절하는 역할을 한다.

91. 유방 내의 병변을 방사선 영상을 통해 진단하며, 조기 유방암 진단에 유용한 검사는?

① mammography 유방촬영술: 유방암을 진단하기 위한 유방 전용 X선 촬영
② bone scan 뼈 스캔: 뼈의 생리학적 변화와 해부학적 구조를 영상화하여 골절, 종양 발생 및 전이 여부, 감염 및 관절 질환의 범위와 중증도를 평가하는 핵의학 검사
③ breast sonogram 유방초음파검사: 초음파 기기를 이용하여 유방질환을 진단하는 검사

④ breast biopsy 유방생검: 유방암(breast cancer) 진단을 위해 유방 조직의 일부를 채취하는 것을 말한다.

92. 한쪽 폐 전체를 절제하는 수술은?
① lobectomy: 폐, 간, 뇌, 갑상선과 같이 여러 개의 엽으로 나뉘어진 장기에서 한 개의 엽을 제거하는 수술
② partial pneumonectomy 부분 폐 절제술
③ pneumonectomy : 일측 폐의 전체 적출
④ segmental resection : 부분 절제

93. 심장의 수축력, 판막의 이상 여부 등 심장의 전체적인 기능을 초음파를 통해 시행하는 검사로 옳은 것은?
① electrocardiogram 심전도: 심장의 박동에 따라 심근에서 발생하는 활동 전류를 곡선으로 기록한 것
② echocardiogram 심초음파검사: 심장은 음파의 도달이 용이하고 혈액과 심내막이나 판구조와의 사이, 심외막과 심막과의 사이를 볼 수 있다.
③ pericardiocentesis 심장막천자: 심장을 둘러싸고 있는 심장막에 고인 삼출액을 바늘로 찔러 빼어내고, 빼어낸 삼출액을 현미경으로 검사하여 암 세포나 다른 이상 유무를 알아보는 시술.
④ onogram carotid with IMT 목동맥(경동맥, 경부의 주요한 동맥)의 초음파 촬영.
*IMT: indomethacin인도메타신 강력한비스테로이드성항염증제

94. 혈액이 응고되지 않게 하기 위해서 사용하는 약물은?
① anticoagulant: 항응고제. 혈액의 응고를 억제 · 지연 · 저지하는 약물
② antihistamine: 알레르기 질환의 한 원인인 히스타민의 작용에 길항하는 약제
③ antidepressant: 억울한 기분, 불안, 의욕이나 활동성의 저하, 불편, 자살염려 등의 증상을 호전시키기 위해 사용하는 약물
④ diuretic: 요량을 증대시켜 체내의 불필요한 수분의 배출을 촉진하는 약제

95. 결막에 생기는 염증을 총칭하는 진단용어는?
① conjunctivitis 결막염: 결막에 생기는 염증의 총칭
② keratitis 각막염: 각막의 염증
③ retinitis 망막염: 눈의 망막에 생기는 염증
④ iritis 홍채염: 안구 전방에 국한된 염증

96. 종양실질세포가 상피성 조직에서 유래한 악성종양은?
① sarcoma 육종: 비상피성 세포(결합조직, 뼈)로부터 유래되는 악성종양
② carcinoma 암종: 종양의 실질이 상피조직으로 되어 있는 악성종양의 총칭
③ granuloma 육아종: 활발하게 성장하는 섬유아세포를 함유한 육아조직의 종양모양의 덩어리 또는 결절. 결핵, 매독, 등과 같은 만성 염증에 의하여 발생하며, 또한 이물의 침입에 의해서도 발생함.
④ neuroma 신경종: 대부분이 신경세포 및 신경섬유로 이루어신 종양. 신경에서 발생된 종양

97. 다음 중 피부나 피부 부속기관에 속하지 않는 것은?
① iris 홍채

② subcutaneous tissue 피하조직: 피부밑의 진피 아래에 있는 조직

③ sweat gland 땀샘: 땀을 분비하는 곳

④ dermis 진피: 피부 가운데 표피와 피하조직 사이의 부분

98. 척골과 요골 또는 자뼈와 노뼈(ulna-radius)의 관계로 연결된 것은?

① tibia(정강뼈, 경골) fibula(종아리뼈, 비골)

② rib(갈비뼈, 늑골) mandible(큰턱, 하악)

③ vertebra(척추) femur(넓적다리뼈, 대퇴골)

④ patella(무릎뼈, 슬개골) sacrum(천골)

99. 양극의 감정성 정신병으로 조울증과 우울증이 순환하는 조울병은?

① manic-depressive psychosis 조울병: 감정장애를 주로하고 경과가 주기적이며 병기(病期)의 경과후에는 정신적 또는 인격적인 결함을 남기지 않는 것을 특징으로 하는 내인성정신병이다.

② depression 우울 장애: 의욕 저하와 우울감을 주요 증상으로 하여 다양한 인지 및 정신 신체적 증상을 일으켜 일상 기능의 저하를 가져오는 질환

③ involutinal melancholia: 갱년기에 발생하는 우울증을 말한다.

④ affective disorder 기분장애: 기분 조절이 어렵고 비정상적인 기분이 장시간 지속되는 장애. 뇌의 기분을 조절하는 부위에 이상이 생겨 발생하는 증상.

100. 다음 중 비뇨계통 수술명이 올바른 것은?

① circumcision 포경 수술: 귀두 주변의 포피와 음경 피부를 잘라내 귀두를 노출시키는 수술법

② prostatectomy 전립선절제술: 비대된 전립샘샘종의 주위에, 샘외부 또는 주로 후엽(後葉)으로 이루어진 외과적피막이 존재하는데, 이 사이를 박리하여, 선종만을 적출하는 술식을 말한다. 전립샘암에 있어서의 전립샘전적제술에서는 외과적피막도 포함하여 적제하는 점이 다르다.

③ orchiectomy 정소(고환)적출술: 고환과 부고환을 제거하는 수술. 고환종양, 고환에 파급한 부고환결핵, 외상 기타 불가피한 이유로 하게 된다.

④ orchioplasty: 고환(정소)성형술

답지

81	①	82	①	83	①	84	②
85	④	86	②	87	③	88	①
89	②	90	②	91	①	92	③
93	②	94	①	95	①	96	②
97	①	98	①	99	①	100	②

2017년 1회

81. 관상동맥 조영술(심혈관 조영술)의 약어로 옳은 것은?
    ① CAG coronary arteriography: 관상동맥조영술
    ② CAD coronary artery disease: 관상동맥질환
    ③ CHF congestive heart failure: 울혈성심부전
    ④ PTCA percutaneous transluminal coronary angioplasty: 경피경관적관상동맥성형술(피부경유혈관경유심장동맥확장술)

82. 심장을 나타내는 의학용어의 어근으로 옳은 것은?
    ① nephr 신장
    ② arthr 관절
    ③ cardi 심장
    ④ gastr 위(胃)

83. 근육을 둘러싸고 있는 윤활막에 염증이 생겨 어깨통증과 경직이 오는 질환으로 일명 frozen shoulder라고 부르는 질환은?
    ① dermatomyositis 피부근염: 전신권태감, 발열, 관절통 등을 전구증상으로 피부에 홍반, 유종, 근력저하, 근육통 등을 초래하는 질환
    ② torticollis 신생아 사경: 선천성 근육성 사경은 신생아나 유아에서 흉쇄유돌근이 두꺼워지거나 길이가 짧아져 머리가 한쪽으로 기우는 이상 자세가 나타나는 질환
    ③ adhesive capulitis 유착성 관절낭염: 어깨관절을 이루는 조직 중에서 회전근개 관절 활액막, 상완이두근 및 주위조직을 침범하는 퇴행성 변화의 결과로 심한 운동장애를 일으키는 질환
    ④ gouty arthritis 통풍성 관절염: 요산결정이 관절주변 조직에 들러붙어 관절에 심한 염증을 일으키는 질병

84. 비경구적으로 정맥을 통해 약물을 주입하였다면, 이는 어떤 투여방법이라고 할 수 있는가?
    ① topical administration 국소 투여: 예) 안약, 안연고
    ② inhalated administration 흡입 투여: 예) 기관지확장제
    ③ oral administration 경구투여: 예) 복용약
    ④ parenteral administration 비경구적 투여: 예) 피하주사, 근육내주사, 혈관주사

85. 다음 중 신장을 절제하는 수술명은?
    ① nephropexy 신장고정술
    ② nephrectomy 신장절제술
    ③ nephrostomy 요로전환술(콩팥창냄술)
    ④ nephrorrhaphy 신장봉합술

86. 뇌로 가는 모세혈관을 통해 화학물질이 뇌로 들어갈 수 없도록 뇌를 보호하는 것은?
    ① blood-brain barrier 혈액뇌장벽: 뇌실질조직과 혈액 사이에 있는 생리학적 장벽이며 양자간의

물질교환을 제한하는 장치

② carotid artery 목동맥: 머리부분에 혈액을 공급하는 동맥

③ dura mater 경막: 수막 중에서 바깥쪽의 두껍고 튼튼한 막

④ synapse 시냅스: 한 뉴런의 축삭돌기 말단과 다음 뉴런의 수상돌기 사이의 연접 부위

87. 흉강 내에 비정상적인 액체가 고였을 때, 주사바늘을 이용하여 그 액체를 빼내는 처치방법은?

① thoracentesis 흉강천자

② lung biopsy 폐생검

③ decortication 흉막박피술

④ lobectomy 폐엽절제술

88. 피부질환의 동의어로 틀린 것은?

① alopecia(탈모증)-baldness(대머리)

② decubitus ucler(욕창)-bed sore(와창)

③ macule(반점)-papule(구진)

④ wheal(부스럼)-hives(두드러기), Uritcaria(두드러기)

두드러기 uricaria

hives(두드러기), wheal(팽진)

피부의 국소부위 아래에 있는 모세혈관의 간헐적인 염증반응.
두드러기가 피부 위로 돋아나는 특징이 있음.

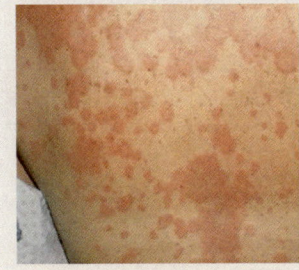

욕창궤양
Decubitus ulcers

bedsore(와창), pressure sore

혈액순환장애로 인한 조직 괴사로 생긴 궤양.
피부표면에 대한 지속적인 압력의 결과로써 혈류에 결함이 나타나서 발생함.
욕창은 뼈의 돌출 부위와 피부 표면에 긴 시간의 압력이나 잦은 마찰이 가해져 발생한 부분적인 피부 및 연부 조직(물렁 조직)의 손상

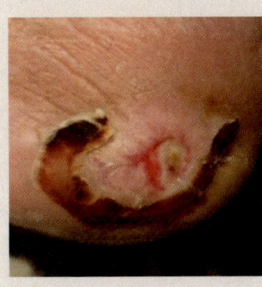

반점 macule

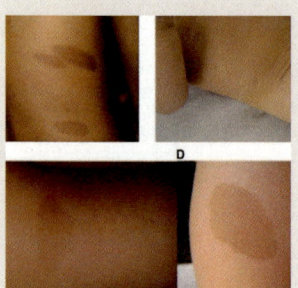

피부 표면에 원형이나 타원형으로 색깔 변화만 있는 것. 융기나 함몰은 없으며 경계는 명확하나 주변으로 갈수록 색이 차차 흐려지기도 한다.

구진 papule

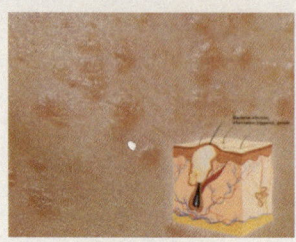

피부가 솟아올라가 있는 것.
구진은 반점과 달리 피부가 솟아올라가 있는 것을 말하며 보통 경계는 명확하다. 크기는 직경 0.5 cm 미만이다. 끝이 편평하거나 중심부가 함몰되어 배꼽 모양으로 나타나기도 하지만, 끝은 보통 뾰족하거나 둥글게 생겼다. 구진이 커지거나 합쳐져 넓고 편평한 피부병변을 판(plaque)이라고 한다. 고름 없음.

89. 다음 ( ) 안에 알맞은 증상은?

10세된 여자 환아는 학교에서 급식을 먹은 후 두드러기 ( )가 나타나 피부과 외래에 내원하였다.

① urticaria 두드러기　② cellulitis 봉소염　③ psoriasis 건선　④ herpes zoster 대상포진

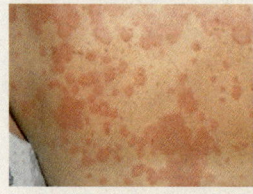 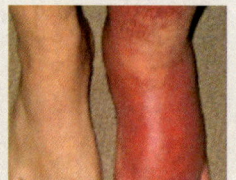 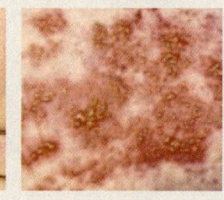

두드러기는 피부나 점막의 혈관의 투과성(물질분자의 통과나 침입을 허용하는 성질)이 증가되면서 일시적으로 혈액의 혈장 성분이 조직 내에 축적되어 피부가 붉거나 흰색으로 부풀어 오르고 심한 가려움증이 동반되는 피부질환.

진피와 피하 조직에 나타나는 급성 세균 감염증의 하나로, 세균이 침범한 부위에 홍반, 열감, 부종, 통증이 있는 것이 특징.

은백색각질, 붉은반점

대상포진은 수두-대상포진 바이러스가 몸 속에 잠복상태로 존재하고 있다가 다시 활성화되면서 발생하는 질병. (발진, 물집, 통증동반)

90. 심혈관계 질환의 수술에 대한 설명으로 옳은 것은?
    ① valve repalcement 판막치환술: 기능 장애를 가진 심장의 판막을 인공판막으로 치환하는 수술
    ② valvuloplasty 판막성형술: 기능 장애를 가진 심장의 판막을 성형하는 수술
    ③ anastomosis 문합: 혈관 또는 신경, 장기 등이 서로 연결되어 있는 상태

    *anastomosis 문합 ⇒

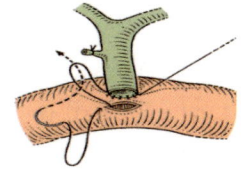

91. 다음 중 약어가 틀리게 표현된 것은?
    ① KUB kidneys and upper bladder: 신장요관방광단순촬영(콩팥요관방광단순촬영)
    ② KT kidney transplantation: 신장 이식
    ③ KF kidney function: 신장 기능
    ④ KUS kidney ureter spleen

92. 성적장애(sexual disorder)에 해당하는 정신장애가 아닌 것은?
    ① exhibitionism 노출장애: 이상성욕인 성적도착증. 자신의 성기를 알지 못하는 사람이나 예상하지 못하는 사람에게 노출시키려 하는 충동을 반복적으로 보이는 질환
    ② fetishism 여성물건애, 페티시즘: 사랑하는 사람의 상징으로 무생물의 대상을 숭배 혹은 사랑하는 것. 특히 성적관심을 가지는 것
    ③ transvestism 의상도착증: 일반적으로 남성에게만 일어난다고 간주되는 도착의 한 형태로서, 심리적 안정감과 성적 흥분에 도달하기 위한 목적으로 실제 또는 상상 속에서 여성의 옷을 입는 행동
    ④ schizophrenia 조현병: 망상, 환청, 와해된 언어, 와해된 행동, 정서적 둔마 등의 증상이 주로 나타나고, 사회적 기능에 장애를 일으킬 수도 있는 질환

93. 다음 중 핵의학 검사에 해당하는 것은?
    ① MRI 자기공명영상법: 자력에 의하여 발생하는 자기장을 이용하여 생체의 임의의 단층상을 얻을 수 있는 첨단의학기계
    ② PET 양전자 단층촬영: 인체의 생화학적 변화를 영상화할 수 있는 핵의학 분야의 새로운 영상기술. 양전자를 방출하는 방사성 의약품을 이용하여 인체에 대한 생리화학적, 기능적 영상을 3차원으로 얻는 핵의학 영상법
    ③ angiogram 혈관조영술: 조영제를 주입한 혈관의 X선 촬영상
    ④ chest x-ray 흉부 X선 촬영: X선을 흉곽 부위를 투과 시켜 촬영하는 폐와 심장 계통의 질환에 대한 검사

94. 남성 및 여성 생식기에 공통으로 있는 부위는?
    ① ejaculatory duct 사정관: 남성의 생식기에서 정액을 내보내는 가느다란 관
    ② perineum 회음: 양쪽 넓적다리 사이의 부위로 남성은 음낭에서 항문 사이, 여성은 음열에서 항문 사이.
    ③ testis 정소: 수컷의 생식세포인 정자를 만드는 기관. 고환이라고도 함.

④ vulva 외음: 여성의 외성기의 부분. 대음순, 소음순, 치구, 질전정구, 질의 전정, 대전정선, 소전정선, 질구를 포함한 부분의 총칭

95. 내분비기관과 분비되는 호르몬의 연결이 틀린 것은?
① neurohypophysis(신경뇌하수체)-ADH(항이뇨호르몬 antidiuretic hormone)
② pineal body(송과체)좌우 대뇌 반구 사이 셋째 뇌실의 뒷부분에 있는 솔방울 모양의 내분비 기관. 광선에 노출되면 멜라토닌의 분비가 억제된다.
③ adrenal gland(부신)- epinephrine(에피네프린) 활동적인 교감 신경 흥분 작용 호르몬
④ ovary(난소)-estrogen(에스트로겐) 생식주기에 영향을 주므로 여성호르몬
*테스토스테론 (testosterone)-testis(정소)

96. 다음 용어를 나타내는 약어로 옳은 것은?
① 자궁 내 피임장치- IUD (intrauterine contraceptive device)
② 분만예정일- EDD(expected date of delivery)
③ 태아심박동- FHT(fetal heart tone)
④ 전 복식 자궁절제술- TAH(Total abdominal hysterectomy)

97. 다음 중 핵의학에 해당되지 않는 것은?
① computed tomography CT: X선을 이용하여 인체의 횡단면상의 영상을 획득하여 진단에 이용하는 검사
② thyroid scan 갑상선스캔: 요오드 등의 방사성핵종을 정맥주사하고 10-20분 후에 스캔하여 갑상선영상을 얻는 검사법. 검사를 통해 갑상선의 형태와 기능 변화 등을 파악함.
③ positron emission tomography PET: 양전자를 방출하는 방사성 의약품을 이용하여 인체에 대한 생리화학적, 기능적 영상을 3차원으로 얻는 핵의학 영상법
④ radioactive iodine uptake 방사선요오드섭취율, 방사선 면역분석검사: 방사성 호르몬 물질과 특수 항체를 사용하여 혈장 내 호르몬수치를 측정하는 검사

98. 안구(eyeball)의 가장 내부에 있으며, 상이 맺히는 곳은?
① ciliary body 모양체: 맥락막과 홍채의 가장자리를 잇는 직삼각형의 조직
② uvea 포도막: 안구를 이루는 외막과 중막, 내막, 이렇게 세 개의 층 가운데 안구의 중막에 해당하는 막
③ cornea 각막: 홍채와 동공을 보호하는 눈 앞쪽의 투명한 막
④ retina 망막: 안구벽의 가장 안쪽에 위치한 얇고 투명한 막

99. 피부암 중 가장 많은 종류인 표피의 기저층에서 기원한 악성종양은?
① squamous cell carcinoma 편평상피암: 표피의 각질 형성 세포에서 유래한 악성 종양
② basal cell carcinoma 기저세포암: 기저세포암은 표피의 최하층인 기저층이나 모낭 등을 구성하는 세포가 악성화한 종양
③ malignant melanoma 악성흑색종: 멜라노사이트가 악성화된 종양
④ cutaneous lupus 피부 루푸스: 피부에 다양한 증상을 나타내는 자가면역 질환

100. 어근의 뜻이 바르게 짝지어진 것은?

colpo	질	vagina
arthr	관절	joint
gastro	위	stomach
nephr	신장	kidney
osteo	뼈	bone

답지

81	①	82	③	83	③	84	④
85	②	86	①	87	①	88	③
89	①	90	④	91	④	92	④
93	②	94	②	95	④	96	③
97	①	98	④	99	②	100	①

● 2016년 2회

81. 갑상샘의 자기면역성 질환으로 자가항체로 인해 갑상샘의 분비샘의 분비세포가 변형되어 갑상샘기능 저하를 초래하는 질환은?

① Cushsing's syndrome 쿠싱증후군	② Grave's disease 갑상선중독증 그레이브스 병	③ Hashimoto's disease 하시모토병	④ Sheehan's syndrome 쉬한 증후군
부신에서 당질코르티코이드가 과다하게 분비되는 병	갑상선 호르몬이 과잉 공급되어 나타나는 모든 증상을 총칭하는 임상 용어 (갑상선기능항진증)	면역계는 갑상샘을 스스로 공격하게 되어 기능을 저하고 갑상샘에서 생산하는 호르몬을 충분히 만들지 못하게 된다. 갑상샘 호르몬이 부족하게 되면 신체의 많은 기능이 저하되게 된다.	쉬한 증후군은 산모가 아기를 출산한 후 뇌하수체에 손상이 생겨 발생하는 질환입니다. 출산 시 뇌하수체가 손상되어 기능을 못하게 되는 뇌하수체 기능 저하증이 나타나게 됩니다.

82. 다음 중 '관절'을 의미하는 연결형은?

① **arthr-/o**	관절	joint
② **cyst-/o**	방광	bladder
③ **erythr-/o**	빨간색	erythrocyte (적혈구)
④ **glyc-/o**	당, 글루코스	glucose

83. 다음 설명에 해당하는 것은?

① neoplasm 신생물	새로 생긴 물질이라는 뜻. 체내에 없던 것이 새로 생겨났다는 뜻. tumor와 neoplasm의 관계를 명확히 규정짓지 않고 있으며 대게 같은 뜻으로 혼용됨. 양성(benign)과 악성(malignant)가 있는데, 양성은 생명단축을 일으키지 않는 것으로, 치료 후에 재발도 잘 하지 않음. 이에 비해 악성은 재발 뿐 아니라 다른 기관으로 옮겨가서 같은 병변이 발생하는 "전이(metastasis)"현상이 일어남.
② carcinoma 암종	종양의 실질이 상피조직으로 되어 있는 악성종양의 총칭.
③ tumor 종양	크기가 1cm가 넘는 일종의 혹. 종양은 세포가 비정상적으로 자라며 전이되는 종기나 상처임. 종양은 악성종양과 양성종양으로 구분함. 양성종양은 비교적 성장 속도가 느리고 발생 부위에 국한되어 다른 조직으로 침투하거나 전파되지 않음. 악성종양은 성장 속도가 빠르며 주변 조직으로 침투하거나 순환계를 통하여 몸 전체로 퍼질 수 있는 특성이 있는데, 이 중 조직에 침투해서 전이에 의해 퍼질 수 있는 모든 악성종양을 암(carcinoma)이라고 함.
④ sarcoma 육종	carcinoma와 함께 악성 종양이라고 불리어지는 것인데, 암종과 마찬가지로 증식력이 강함. 암종(carcinoma)는 상피(上皮) 조직(피부, 점막 등)에서 발생하고, 육종(sarcoma)는 뼈, 연골, 림프선, 근육 및 혈관 등의 결합 조직에서 발생함.

85. 속도를 나타내는 접두사는?

① latero : 외측(방향)

② terato : 기형(예: teratogenesis 기형생성)

③ cyano : 청색(예: cyanosis)

④ tacho : 속도(예: tachometer)

86. 수정체가 혼탁해져서 시력저하가 오는 것은?

① glaucoma 녹내장: 시신경이 장애되어 시력이 약해지는 병

② cataract 백내장: 눈의 수정체가 흐려져서 시력장애를 일으키는 병

③ coloboma 콜로보마, 안조직결손증: 안조직의 명확한 결손 또는 결함

④ strabismus 사시: 두 눈이 서로 다른 지점을 보는 시력 장애

87. 천식 환자에서 흔히 나타나는 증상의 하나로 호흡 시 발생하는 휘파람 같은 쌕쌕거리는 소리를 표현한 증상은?

① rale 수포음: 기관·기관지·폐포 내에 분비물 또는 혈액 등이 정체되어 공기와 섞여 기포를 만들거나 끈끈한 점액물질 또는 분비물이 움직일 때 나는 소리.

② wheezing 천명: 숨을 쉴 때 좁아진 기관지를 따라 공기가 통과할 때 들리는 특징적인 호흡음. 천명은 이상 폐 청진음 중 하나로, 숨을 쉴 때 좁아진 기관지를 따라 공기가 통과할 때 들리는 특징적인 호흡음.

③ bronchus 기관지: 기관과 폐 사이를 이어주는 관으로 들이마신 공기가 폐로 들어가고, 내쉰 공기가 폐로부터 몸 밖으로 나가는 공기의 이동 통로

④ sputum 객담,가래: 기침에 의하여 뱉어 낸 기도의 분비물
* 천식: 폐로 연결되는 통로인 '기관지'의 질환으로, 특정한 유발 원인 물질에 노출되었을 때 기관지의 염증에 의해 기관지가 심하게 좁아져 기침, 천명(숨쉴 때 쌕쌕거리는 소리), 호흡곤란, 가슴 답답함이 반복적으로 발생하는 질환이다.

88. 다음 중 순환계통 약물이 아닌 것은?
① cardiotonic 강심제: 심장의 기능 부전을 회복시키는 약물. 심장과 혈관은 하나의 순환계를 구성하므로 따로 생각할 수 없음.
② antacid 제산제: 위산의 작용을 억제하는 약제. 위액분비를 억제하고 위산을 중화시키거나 또는 흡착하여 그 작용을 줄이고, 또는 침전하여 위장점막에 침착한 후 궤양면을 덮어 보호하며, 산 자극을 완화시키는 작용을 함.
③ coronary vasodilator 관상혈관확장제: 관순환장애(심장혈관순환장애), 협심증치료에 사용되는 약물. 관혈관을 확장해 혈류량을 증가시킨다.
④ antihypertensive drug 강압제: 혈압강하작용을 갖는 약물로 고혈압의 치료약

89. 백혈구 중 호중구보다 약간 작고 호염기성 염료로 염색되는 것은?
① neutrophil 호중구
② eosinophil 호산구
③ basophil 호염기구
④ lymphocyte 림프구

90. 임신 초기의 임산부에게 질 출혈이 나타나서 유산으로 진행될 수도 있고, 또는 임신이 유지될 수도 있는 상태는?
① threatened abortion 절박유산: 임신 전반기에 혈성 질분비물 혹은 질 출혈이 있는 경우
② missed abortion 계류유산: 임신은 되었으나, 발달 과정의 이상으로 아기집만 있고 태아가 보이지 않거나 사망한 태아가 자궁에 잔류하는 상태.
③ artificial abortion 인공 유산: 태아가 생존 능력을 갖기 이전의 임신 시기에 약물적으로 또는 수술적으로 임신을 종결시키는 시술.
④ therapeutic abortion 치료적유산, 치료유산: 임부의 생명 또는 건강을 구하기 위하여 행하는 유산, 때로는 강간 혹은 근친상간 후에 행하기도 한다.

91. 혈액 중 빌리루빈 양이 증가하여 점막 및 피부 내에 담즙의 축적으로 황색을 나타내는 병적 상태는?
① fatty liver 지방간: 정상 간의 경우 지방이 차지하는 비율은 5% 이내인데, 이보다 많은 지방이 축적된 상태를 지방간.
② liver cirrhosis 간경변증: 염증에 의해 간이 섬유화되어 기능이 저하되는 질환.
③ jaundice 황달: 혈액 속의 빌리루빈이 이상적으로 증가하여 피부나 점액에 침착되어 노랗게 염색된 상태
④ cholangitis 담관염: 담관에 염증이 생긴 것.

92. 심장이 좌, 우 심실 사이에 선천적 구멍이 있는 질환은?
① ASD, Atrial septal defect, 심방 중격 결손: 좌우 양 심방 사이의 중격(중간 벽)에 구멍(결손)이 있는 경우.

② PDA, patent ductus arteriosus, 동맥관개존증(동맥관열림증): 대동맥과 폐동맥을 연결하는 동맥관이 출생 후에도 닫히지 않는 선천성 심장질환.
③ PS, pyloric stenosis, 유문협착증: 위의 출구가 유문근의 비후로 협착되어 있어 내용물의 통과장애가 일어나는 질환으로, 궤양의 반흔이나 종양 등에 의해 기인함.
④ VSD, ventricular septal defect, 심실중격결손: 심실중격에 구멍이 있어 좌심실에서 우심실로의 짧은 길이 생기는 선천성 심장질환.

93. 다음 중 팔(upper extremity)을 이루고 있는 뼈(bone)가 아닌 것은?

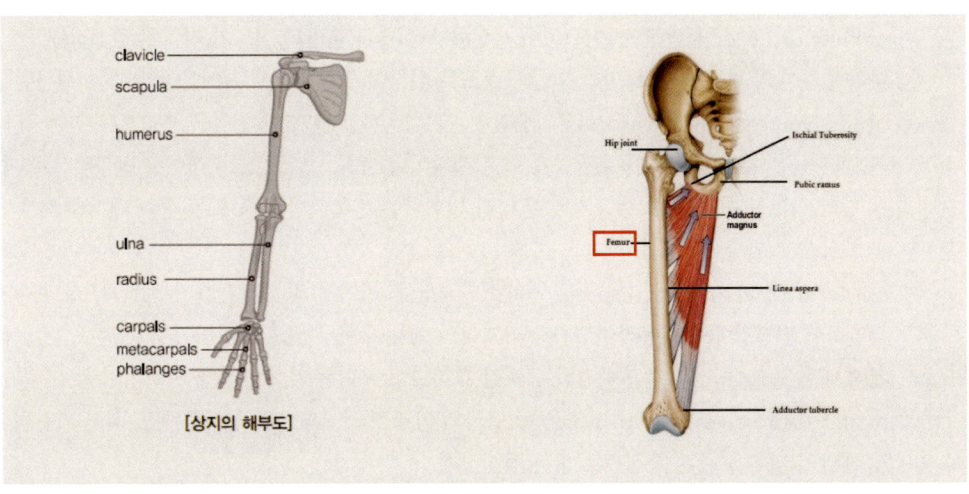

[상지의 해부도]

94. 다음 밑줄 친 증상에 해당하는 것은?
① aphasia 언어상실증, 실어증: 대뇌의 손상에 의해 어릴 때부터 습득한 언어의 표현 또는 이해가 장애되는 상태
② hypertension 고혈압: 지속적으로 동맥혈압이 높은 것.
③ paraplegia 하반신마비: 양쪽 하지 및 하반신의 마비.
④ hemiplegia 편마비: 얼굴의 반쪽과 같은 쪽 팔-다리 모두에 운동마비가 일어난 상태.

95. 남성 생식기의 귀두를 있는 피부인 음경꺼풀의 전부 또는 일부를 고리모양으로 절개 혹은 제거하는 수술은?
① orchiopexy 고환고정술: 정류고환을 음낭 내에 외과적으로 고정시키는 것
② castration 거세: 남자나 여자의 생식기를 기능 불가능하게 만드는 일. 남자의 경우 고환 제거라 하고, 여자의 경우 난소 절제라 함.
③ circumcision 환상절제술(포경수술): 귀두 주변의 포피와 음경 피부를 잘라내 귀두를 노출시키는 수술법
④ vasectomy 정관수술: 피임을 목적으로 정관을 잘라 두 끝을 봉합하여 정자의 이동을 차단하는 수술

96. 다음의 약어 중 올바르지 않은 것은?
① MRA magnetic resonance angiography 자기공명혈관조영술: 자기공명영상(MRI)을 이용하여 조영제(contrast media)를 사용하지 않고 혈관만 선명하게 영상화하는 검사법.

② CT 컴퓨터 단층촬영: CT 스캐너를 이용한 컴퓨터단층촬영법으로, 엑스선이나 초음파를 여러 각도에서 인체에 투영하고 이를 컴퓨터로 재구성하여 인체 내부 단면의 모습을 화상(畵像)으로 보여줌.

③ PET 양전자방사단층촬영술: 양전자를 방출하는 방사성 의약품을 이용하여 인체에 대한 생리화학적, 기능적 영상을 3차원으로 얻는 핵의학 영상법

④ IVP 정맥내신우조영도, 경정맥신우조영도: 정맥에 조영제(contrast media)를 주입해서 X선 촬영을 하여 신장이나 요관, 방광의 암이나 결석 등의 검사를 시행하는 방법.

97. 양극성 감정장애 정신병으로 조병기와 울병기가 순환형태로 나타날 수도 있으며, 둘 중의 하나가 두드러지게 보일 수도 있는 질환은?

① anxiety disorder 불안장애: 이유없이 불안을 느끼거나 불안의 정도가 지나친 정신장애. 다양한 형태의 비정상적, 병적인 불안과 공포로 인하여 일상생활에 장애를 일으키는 정신질환.

② obsessive compulsive disorder 강박장애: 강박적 사고 및 강박 행동을 특징으로 하는 정신질환. 환자들은 본인의 의지와 무관하게 어떤 생각이나 충동, 장면이 침투적이고 반복적으로 떠오르는 강박 사고를 경험하며, 강박 사고에 따라 일어나는 반복적인 행동 또는 심리 내적인 행위인 강박 행동을 보인다.

③ borderline personality disorder 경계성인격장애: 자아상 및 대인관계가 전반적으로 현저하게 불안정한 인격장애로 충동적이고 자기파괴적인 행동이 자주 있고 조종되지 않는 분노, 버림받는 것에 대한 공포, 만성적인 권태감과 공허감 그리고 반복되는 자해행동 및 자살위험 등이 있다.

④ manic-dipressive psychosis 조울증: 양극의 감정성 정신병으로 정서불안정, 심한 기분의 변동 및 재발의 경향을 주된 특징으로 하는 정신장애.

98. 다음 중 약어를 바르게 풀어쓰지 못한 것은?

① HSV-2 herpes simplex virus type 2: 단순헤르페스바이러스. 단순포진(단순헤르페스, herpes simplex, HS)을 일으키는 바이러스로, 1형은 구순헤르페스(입술헤르페스, herpes labialis) 등, 2형은 성기헤르페스(생식기헤르페스, genital herpes) 등이 원인이다.

② GJT glomus jugular tumor 경정맥사구종: 양성종양. 사구종(glomus tumors)라고도 함. 사구세포(hlomus cell)가 조직에서 발달하는 종양. 일부 혈관과 신경에만 발견됨. 경쟁맥종양은 암종양이 아니긴하나, 상당히 크게 자라고 특히 귀와 코를 연결하는 유스타키오관안에 퍼져있음.

③ FS Frozen section: 얼린 조직을 절편기로 자른 절편

④ I&D incision&drainage 절개·배농: 병소부분을 메스로 절개하여 그 안의 고름을 꺼내는 처치이다.

* 동결절편검사 frozen section examination: 수술중에 의심스러운 조직의 일부를 절제, 액체질소로 동결시켜 표본을 제작하여 현미경으로 진단하는 방법

99. 암의 조기 진단을 위하여 자궁경부 및 질의 내막세포를 채취하여 현미경 분석하는 검사는?

① HCG test: 임신반응검사

② culdocentesis 직장자궁오목천자, 맹낭천자술: 직장과 자궁 사이에 위치한 막힌 주머니인 직장자궁오목(Douglas pouch)의 액체를 흡인하여 검사하는 방법. 복강내 출혈, 자궁관(난관) 임신, 난소 낭종, 부속기종양, 골반 염증질환 등을 감별하기 위해 시행된다.

③ laparoscopy 복강경검사: 복벽에 소절개를 가해, 가느다란 복강경을 삽입하여 간표면, 비장, 복

막, 난소 등 복강내장기를 육안으로 관찰하는 검사. 사진기록을 하여 형태검사법이라고도 함. 이 검사를 통해 간생검을 하거나, 직접 담낭을 천자하여 담낭조영을 실시함.

④ PAP test 팝검사: 자궁경부나 질 표면에서 떨어져 나온 세포를 현미경으로 관찰하여 암이나 암 전단계에 있는 비정상세포 유무를 진단하는 검사법.

100. 바이러스에 감염된 동물의 세포에서 생산되는 항바이러스 또는 항종양 작용 등의 생리활성이 있는 당단백질은?

① interleukin 인터루킨: 사람의 몸 안에서 면역체계를 조절하는 물질. 면역세포인 T세포 증식과 활성화 등에 관여하는 단백질

② interferon 인터페론: 바이러스에 감염된 동물의 세포에서 생산되는 항바이러스성 단백질. 바이러스 감염에 대한 생체의 방어 기구인자의 하나이고 바이러스의 증식저지작용을 나타내는 물질

③ gammaglobulin 감마글로불린: 혈청성분 중 면역에 중요한 역할을 하고, 또 항체 작용을 하는 단백질의 총칭. 항체 작용이란 항원에 선택적으로 반응하는 기능인데, 이 작용을 하는 것은 대부분 전기영동법으로 나눌 경우 감마 영역에 속하므로 감마글로불린이라 함.

④ antigen 항원: 생체 내에 투여하면 이것에 대응하는 항체를 혈청 속에 생성시켜 그 항체와 반응하는 성질을 가지는 물질을 항원이라 한다.

답지

81	③	82	①	83	②	84	①
85	④	86	②	87	②	88	②
89	③	90	①	91	③	92	④
93	④	94	④	95	③	96	②
97	④	98	④	99	④	100	②

● 2016년 1회

81. '~의 사이에(between)'란 의미를 가진 접두사는?

① hyper(과잉의)
② hypo(결핍, 이하)
③ endo(안의)
④ inter(사이에)

82. 세균이나 바이러스, 곰팡이 등의 미생물로 인한 감염으로 발생하는 폐의 염증은?

① 폐렴 (pneumonia): 세균, 바이러스, 기생충, 곰팡이 등의 다양한 미생물들이 하부기도에 조직에

증식하여 이로 인해 인체에서 염증성 반응을 보이는 상태를 폐렴.
② 기관염(tracheitis): 바이러스나 세균 등의 감염에 의해 급성으로 후두와 기관 및 그 주변 염증이 발생하는 상태.
③ 기관지염(bronchitis): 기관지염은 담배 등 유해물질에 기관지가 장기간 노출되어 지속적인 염증 상태에 놓인 질병으로 임상적으로는 연속해서 2년 이상 적어도 1년에 3개월 이상 기침, 가래가 있는 경우 만성기관지염으로 진단이 가능함.
④ 기관지확장증(bronchiectasis): 기관지가 본래의 상태로 돌아갈 수 없을 정도로 영구적으로 늘어나 있는 상태를 의미함.

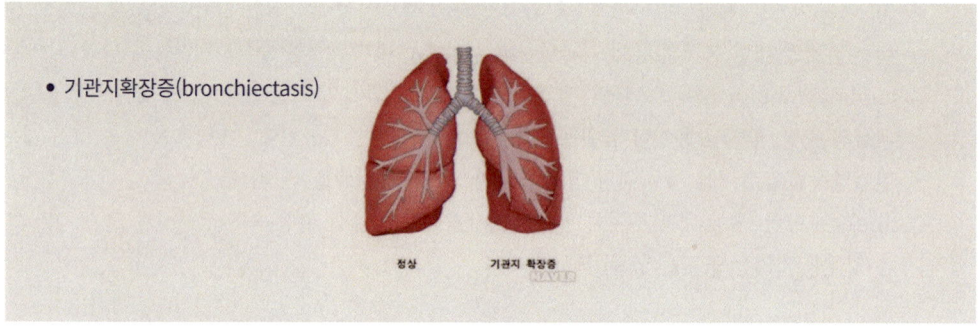

83. 난관의 이상 유무 및 붙임 등을 알아보기 위하여 시행하는 검사는?
① 자궁난관조영술(husterosalpingography): 자궁난관조영검사는 자궁내에 조영제를 주입한 후 X-선 촬영을 하여 자궁과 난관의 모양, 자궁과 난관의 소통상태를 검사하는 것.
② 자궁경검사(hysteroscopy): 자궁경으로 자궁강내를 직접 관찰하는 방법이다. 이상자궁출혈·불임·자궁난관조영법으로 자궁강의 형태이상을 알았을 경우에 실시함.
③ 질확대경검사(coloscopy): 확대경을 사용하여 자궁경부, 질, 외음부 표면을 관찰하는 검사법. 자궁경부, 질, 외음부의 암 및 병변 확인을 위해 사용함.
④ 골반경검사(culdoscopy): 질을 경유해 내시경을 복강내로 삽입하고 골반 장기를 직접 시진(視診)하는 방법. 자궁외임신, 난관종류, 난소종양, 결핵성 성기질환, 불임증의 원인이 되는 소견, 자궁내막증 등을 직접 시진할 수 있다.

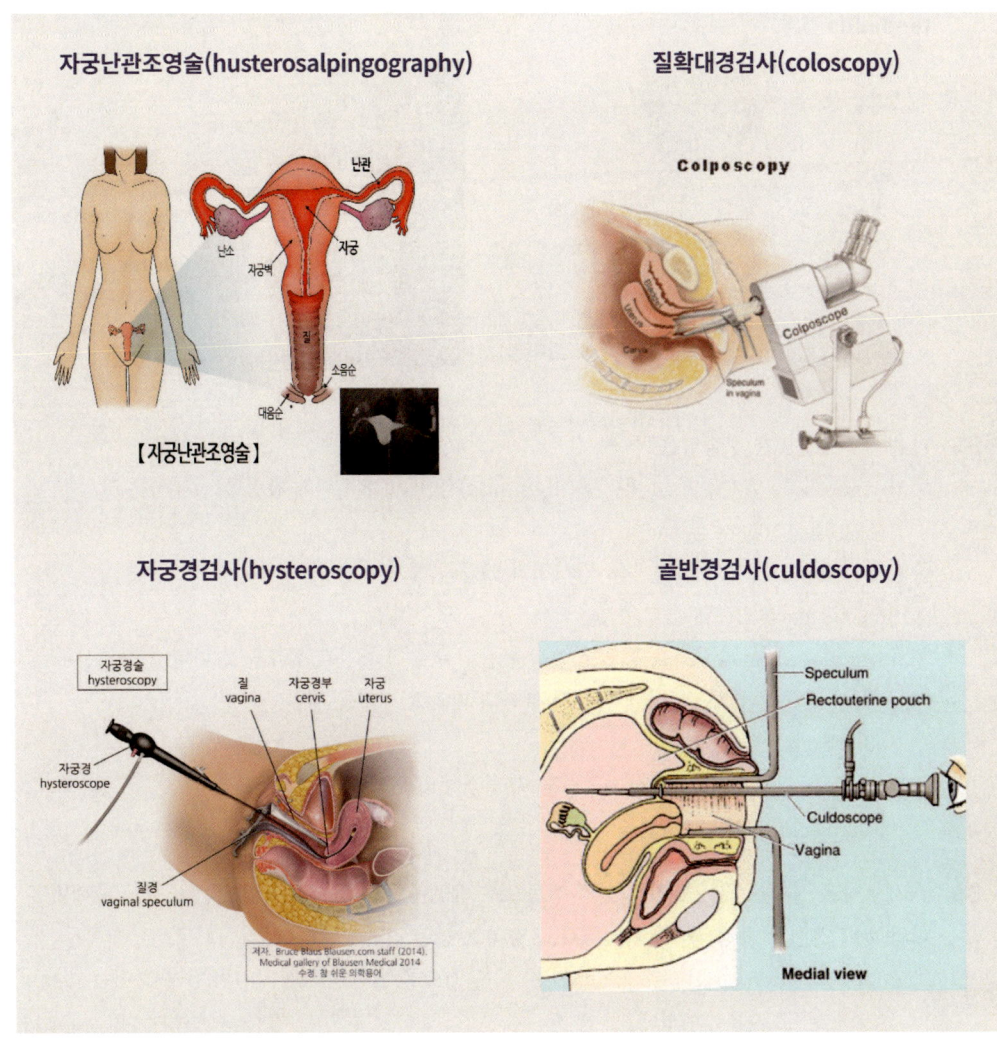

84. ( )에 알맞은 질환명은?

① muscular dystrophy 근디스트로피: 유전에 기인한 근육병증. 점진적인 근위축과 근쇠약이 나타나는 질환.

② myalgia 근육통: 근육에 의한 통증은 갑자기 심한 운동을 하거나, 어떤 근육을 많이 쓰면 생기며 근육 자체를 만지면 아프며 운동을 할 때 아프지만 원칙적으로 관절이 아프지는 않다.

③ myasthenia gravis 중증근무력증: 신경근육접합부의 신경 전달 장애에 의해 발생하는 질병

  *myo-근육의, asthenia무력증, gravis중증의(重症)

④ tendinitis 건염: 힘줄의 염증

tendinitis 건염

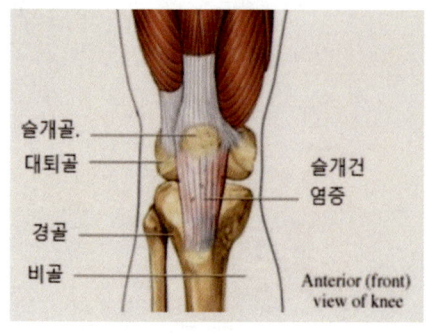
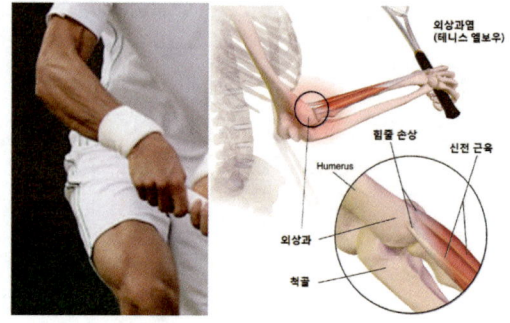

85. 다음 (   )에 알맞은 수술명은?

   ① thymectomy 흉선절제술: 흉선종(thymoma)을 제거하기 위해 흉선을 절제하는 것.

   * 흉선(가슴샘): thymus gland

   ② thyroidectomy 갑상선절제술: 갑상선의 외과적 제거.

   * thyroid gland: 갑상샘

   ③ adrenalectomy 부신적출술: 쿠싱증후군 등의 특유한 내분비 증후군을 나타내는 부신피질의 비대, 증식성 병변이나 악성종양에 대해서 부신의 외과적 제거를 행함.

   * adrenal gland: 부신

   ④ parathyroidectomy 부갑상선절제술: 부갑상선의 외과적 제거.

   * parathyroid gland: 부갑상샘

86. 17세 A양은 살찌는 것에 대한 강박적 충동으로 밥맛이 없고 음식을 혐오하는 증상을 나타내어 어머니와 함께 정신과 클리닉을 방문하였다. A양의 가능한 진단명은?

   ① anorexia nervosa 신경성 식욕부진증: 체중 감소를 위한 비정상적인 행동을 보이는 대표적인 섭식 장애. 주로 사춘기여성에게 나타남.

   ② bulimia nervosa 폭식증: 비정상적으로 식욕이 항진된 것.

   ③ hypochondraisis 건강 염려증: 스스로 심각한 병에 걸려 있다고 확신하거나 두려워하고, 여기에 몰두해 있는 상태

   ④ exhibitionism 노출장애: 자신의 성기를 알지 못하는 사람이나 예상하지 못하는 사람에게 노출시키려 하는 충동을 반복적으로 보이는 질환.

87. 다음 (   )에 알맞은 검사약어는?

   ① CT computed tomography: 인체의 한 단면 주위를 돌면서 가느다란 X선을 투사하고 X선이 인체를 통과하면서 감소되는 양을 측정, 기록함.

   ② MRI Magnetic Resonance Imaging: 자력에 의해 발생하는 자기장을 이용하여 생체의 임의의 단층상을 얻을 수 있는 첨단의학기계.

   ③ SONO sonography: 조직내에 비추진 초음파의 반사를 기록하여 신체의 심부구조(深部構造)를 보는것.

   ④ SCAN scintiscan: 방사성 동위원소에서 방사되는 지도로서, 뇌, 신장 또는 갑상선과 같은 신체의

특이조직에 각종의 농도를 나타냄.

88. 다음 (   )안에 알맞은 검사명은?
    ① bone marrow transplantation 골수이식: 환자에게 건강한 골수세포를 인위적으로 제공하는 방법.
    ② bone marrow biopsy 골수생검: 골수에 침(바늘)을 천자하고 골수 조직편을 채취해 병리조직학적으로 골수의 상태를 검사하는 방법.
    ③ bone marrow scintigraphy(신티그래피): 체내에 투여한 방사선핵종을 포함한 방사선 의약품이 일정시간 후, 체내에 분포된 상태를 신틸레이션카메라(scintillation camera)로 촬영하여 그림으로 나타내는 방법.
    ④ bone scan 뼈스캔: 뼈의 비정상적인 부분 또는 손상된 부분을 보기 위한 영상검사. 극소량의 방사성물질을 정맥을 통해 주입한 후 뼈에 흡수된 방사성물질을 스캐너를 통해 영상화한다. 뼈스캔은 뼈종양 또는 암의 뼈 전이를 진단할 수 있으며, 골절, 감염 또는 뼈의 다른 문제들을 진단하는데 쓰일 수 있다.

bone marrow : 골수

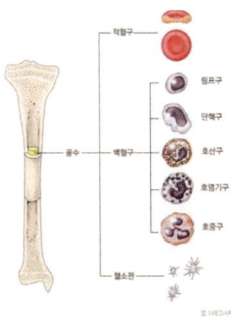

89. 목, 가슴, 골반을 제외한 복부의 거의 모든 내장에 분포하며, 이들의 감각, 운동, 분비를 지배하는 신경은?
    ① olfactory nerve 후각신경: 뇌신경의 하나로 후각을 전달하는 감각신경
    ② vagus nerve 미주 신경: 심장, 인두, 성대, 내장기관 등에 폭넓게 분포하여 부교감신경 및 감각, 운동신경 역할을 수행
    ③ trochlear nerve 도드래신경: 뇌신경 중 유일하게 뇌간의 뒷면에서부터 나오는 신경. 눈의 회전과 움직임 등 상사근을 지배하는 운동성 신경
    ④ accessory nerve 부신경: 미주신경(vagus nerve)의 부속신경이라는 생각에서 붙여진 이름. 승모근군을 지배하는 운동성 뇌신경.

90. 다음중 수축기 혈압에 해당하는 용어는?
    ① sphygmomanometer: 혈압계
    ② systolic pressure 수축기 혈압: 심장이 수축해서 강한 힘으로 혈액을 동맥에 보낼 때의 혈관 내압.
    ③ diastolic pressure 확장기 혈압: 동맥의 내압(內壓)이 제일 낮아졌을 때의 수치.
    ④ electrocardiogram 심전도: 심장의 수축에 따른 활동전류를 곡선으로 기록한 것

91. 색을 나타내는 접두사가 포함되지 않은 것은?

leuk/o	백색	leukemia	백혈병
melan/o	검은색	melanocyte	멜라닌 세포
polio-	회백질의	poliomyelitis	회백수염(灰白髓炎)척수성 소아마비
		polydipsia	다음증, 다음다갈증

92. pancreatic head cancer 수술 후 pancreas, stomach, CBD, jejunum을 잘라내는 수술은?

 * CBD common bile duct: 총담관(온쓸개관). 담관(쓸개관, bile duct) 가운데 간에서 나온 간관(hepatic duct)과 담낭관(쓸개주머니관, cystic duct) 합류부에서 십이지장(샘창자, duodenum)까지의 부분을 가리킨다.

pancreatic head cancer 췌장 두부암 ⇒

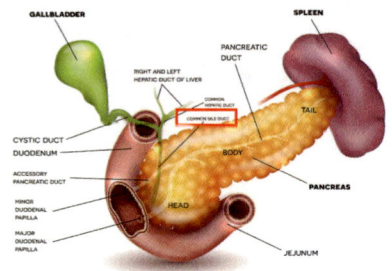

① Billroth's operation 빌로트 위절제술: 위 일부 혹은 전체를 제거하는 수술
② Duhamel's operation 듀하멜 수술: 신경절 결손 부위 제거 후 문합하는 수술
③ Mile's operation 마일스 수술: 직장하부를 절제하고 항문을 봉합하여 폐쇄한 후 복벽으로 결장루를 영구적으로 만들어주는 수술
④ Whippl's operation 휘플 수술, 췌장·십이지장절제술: 췌장의 머리부분, 십이지장, 위의 일부를 제거한 후 소장에 담도 및 췌장의 나머지 부분을 연결하는 수술

93. 인위적으로 능동면역을 성립시켜서 감염에 대한 저항력을 높이기 위해 사균, 약동생균 등을 접종하는 것은?

① humoral immunity 체액성면역: 체액중에 존재하는 항체의 작용 중 특이면역을 체액성면역이라 함. 예를 들어 식세포의 식균작용을 촉진시키고, 용균(균을 녹임), 살균적으로 작용하는것. 또 독소에 대해서는 중화작용을 가져 독력을 약화시키는 것을 체액성면역이라 함.
② vaccination 예방접종: 전염성 질환을 예방하기 위해 미생물 병원성을 제거하거나 약하게 하여 인체에 주사 또는 접종하는 것.
③ immunoglobulin 면역글로불린: 혈청성분 중 면역에 중요한 역할을 하고, 또 항체 작용을 하는 단백질의 총칭
④ antigen 항원: 생체 속에서 항체를 형성하게 하는 단백성 물질

94. 용어의 뜻이 바르게 짝지어진 것은?

① hemolysis-용혈: 적혈구의 파괴로 헤모글로빈이 용출 (녹아 나오는 것) 되는 것.
② hemorrhage-출혈: 혈관손상이 일어나 혈액이 혈관 밖으로 나오는 것
③ congestion-울혈: 몸 속 장기나 조직에 정맥의 피가 모인 상태로 정맥혈이 정맥 및 모세혈관에 괴어 있음.

④ agglutination-응집: 적혈구나 세균 따위의 입자 모양의 항원이 항체와 다리 결합으로 결합하여 덩어리가 되는 현상.

⑤ hematopoiesis-조혈: 골수에 있어서의 혈액세포(적혈구, 백혈구, 혈소판)의 생성을 의미함.

95. 약제를 설명한 의학용어가 잘못 짝지어진 것은?

① diuretic-이뇨제: 이뇨제 요량을 증대시켜 체내의 불필요한 수분의 배출을 촉진하는 약제

② anticoagulant-항응고제: 혈액의 응고를 억제·지연·저지하는 물질

③ cardiotonic-강심제: 약하거나 불완전한 심장의 기능을 정상으로 돌이키는 데 쓰이는 약제

④ antibiotic-항생제: 다른 미생물의 발육을 억제하거나 사멸시키는 물질

96. 요관의 결석을 제거하기 위한 수술은?

① pyelolithotomy 신우절석술: 신우를 절개해서 신결석을 제거하는 수술을 말한다.

② ureterolithotomy 요관결석제거술: 요관을 절개하여 결석을 제거하는 수술.

③ cystectomy 방광절제술: 방광종양에 대해서 행하여지는 수술의 하나.

④ nephropexy 신장고정술: 요통증이나 혈뇨 등, 자각증상이 심한 환자에 대해서 신장을 수술적으로 고정해서 처짐을 방지하는 술식.

97. Phimosis의 수술방법은?

*Phimosis 포경: 음경의 귀두가 포피로 덮여 있는 상태

① varicocelectomy 정계정맥류: 고환 상부의 정맥혈관이 구불구불하게 확장되는 질환

② orchidectomy 고환절제술: 고환을 제거하는 수술.

③ vasectomy 정관 수술: 피임을 목적으로 정관을 잘라 두 끝을 봉합하여 정자의 이동을 차단하는 수술

④ circumcision 포경 수술: 귀두 주변의 포피와 음경 피부를 잘라내 귀두를 노출시키는 수술법

98. 신체부위 중 '눈'과 관련된 약어로만 짝지어진 것은?

AD: 우이(右耳). Auris dextra(right ear)

AL: 좌이(左耳) Auris sinistra(left ear)

OD: 오른쪽눈 Oculus dextra

OS: 왼쪽눈 Oculus sinister

OU: 양쪽눈 Oculus uterque

99. 방사선 검사에 해당하는 것은?

① BUN blood urea nitrogen: 혈액요소질소. 혈액 중의 요소에 포함되는 질소분을 말하며, 신장질환의 지표가 된다. 생화학검사로 진행함(혈액검사, 소변검사)

② KUB kidney, ureter and bladder X-ray examination: 신장요관방광단순촬영(콩팥요관방광단순촬영). 결석 유무의 확인을 주목적으로 신장에서부터 요관, 방광까지 요로 전체를 살펴보기 위해 시행하는, 조영제(contrast media)를 사용하지 않는 단순 X선 촬영이다.

③ GFR glomerular filtration rate 사구체여과율(토리여과율): 신장 사구체(토리, glomerulus) 전체에서 여과되는 단위시간당 혈장량. BUN(혈액요소질소)검사의 한 부분.

④ UA uric acid: 요산. 생체 내에서 단백질 대사의 산화 최종생산물로, 혈중농도가 높으면 통풍이나

신장장애의 원인이 된다.

100. 인간면역계 이상으로 생기며, 뺨과 코 위에 나비 모양의 홍반이 특징으로 피부의 콜라겐과 관절, 장기 등을 광범위하게 침범하는 만성염증성질환은?

① impetigo contagiosa 전염성농가진 (膿痂疹): 피부의 세균감염증(농피증)의 한 형. 전염고름딱지증이다.
② herpes zoster 대상포진: 수두 바이러스에 의한 질병
③ systemic lupus erythematosus 전신홍반루푸스: 피부 및 관절과 여러 장기에서 다양한 증상을 나타내는 자가면역 질환
④ exanthematous viral disease 피부 발진성을 동반하는 바이러스성 질환

답지

81	④	82	①	83	①	84	③
85	②	86	①	87	②	88	②
89	②	90	②	91	④	92	④
93	②	94	②	95	①	96	②
97	④	98	②	99	②	100	③

● 2015년 2회

81. 다음 중 엑스선을 이용한 검사가 아닌 것은?

① CT scan
② MRI
* MRI 자력에 의하여 발생하는 자기장을 이용하여 생체의 임의의 단층상을 얻는다. 고주파를 발생시킨후 신체의 수소원자핵을 공명시켜 각 조직에서 나오는 신호의 차이를 측정하여 컴퓨터를 통해 재구성하는 기술이다.
③ fluoroscopy X선 투시법
④ myelography 척수조영술)

82. 엑스선 촬영 시 위치와 방향에 관한 용어 중 '바로 누운- , 앙와위(face up)'에 해당하는 것은?

① dorsal : 몸의 뒤쪽(배측)
② prone : 엎드림(복와위)
③ superior : 위-
④ supine : 바로누운-

83. 간경변증으로 인해 간문맥에 혈액이 고여 문맥압이 높아져 식도의 정맥 쪽으로 흐르는 혈류가 많아지면서 식도정맥이 파열되는 질환은?

① peptic ulcer : 소화성궤양

② esophageal varices : 식도정맥류

③ atresia of esophagus : 식도폐쇄

④ csophagitis : 식도염

84. 다음 중 피부에 기원한 종양이 아닌 것은?

① osteosarcoma : 골육종(뼈에서 발생하는 악성종양)

② squamous cell carcinoma : 편평상피암(피부, 구강, 인두, 식도, 질 등의 점막에서 발생)

③ basal cell carcinoma : 기저세포암(피부에 발생하는 기저세포종·기저세포상피종·잠식성암·모모조직암(毛母祖織癌)이라고도 한다. 일반적으로 태양 광선에 오랜 기간 노출된 부위에 많이 발생하며, 얼굴 중 특히 눈꺼풀, 코 둘레에 잘 발생한다.)

④ melanoma 악성 흑생종(멜라노사이트 또는 모반세포가 악성화된 종양)

85. 만성기관지염, 폐기종 등과 같이 폐를 통한 공기의 흐름이 지속적으로 폐쇄되어 발생하는 각종 폐질환을 통칭하는 약어는?

① ARDS (acute respiratory distress syndrome): 급성호흡곤란증후군

② ARF(acute renal failure): 급성신부전

86. 다음 중 질환의 의미 연결이 틀린 것은?

③ astigmatism - 난시

87. 심장의 좌심방(left atrium)과 좌심실(left ventricle)사이에 있는 판막은?

① aortic valve: 대동맥판(좌심실과 대동맥이 연결되는 대동맥구에 존재하는 판막)

② pulmonary valve: 폐동맥판(우심실과 폐동맥이 연결되는 폐동맥구에 존재하는 판막)

③ tricuspid valve: 오른방실판막, 삼첨판(오른심방과 오른심실 사이에 존재하는 판막)

④ mitral valve: 승모판

88. 다음 중 접미사의 의미가 틀린 것은?

① tomy - 절개, 자르다.

89. 혈액의 백혈구 중 B림프구가 분화하여 만들어진 형질세포 항체 또는 면역글로불린에 의해 매개되는 면역은?

① natural immunity: 자연면역(생체가 태어날 때부터 가지고 있는 면역으로 병원체 등의 이물질이 침입했을 때 발생하는 면역)

② cell-medicated immunity: 세포매개면역(세포가 자기와 비자기를 구별하여 비자기 세포를 파괴하는 면역)

③ humoral immunity: 체액성면역

④ macrophage phagocytosis: 대식세포의 포식작용

90. 심근경색증을 뜻하는 약어는?

① MI myocardial infarction 심근경색증

② CAD coronary artery disease 관상동맥질환

③ CHF congestive heart failure 울혈(鬱血)심부전증

④ MR mitral regurgitation 승모판폐쇄부전증

91. 뇌하수체 후엽의 항이뇨호르몬 분비 부족으로 다뇨, 다음, 다갈증이 생기는 질환은?

① diabetes insipidus: 요붕증

② Cushing syndrome: 쿠싱증후군

③ dwarfism: 소인증

④ acromegaly: 말단비대증

92. 간의 염증 상태로 일반적인 증상은 피로, 관절통, 오심, 식욕부진, 황달 등이 나타나는 질환은?

① hepatitis: 간염

② hepatoma: 간암

③ fatty liver: 지방간

④ liver cirrhosis: 간경화

93. 접두어의 뜻이 바르게 짝지어진 것은?

① meso - middle

② epi - above, upon

③ micro - small

④ trans - across

94. 고환이 음낭 속으로 내려오는 것이 정지되어, 복강이나 서혜관 내에 위치하는 것은?

① anorchism: 무고환

② balanitis: 귀두염

③ epididymitis: 부고환염

④ cryptorchism: 잠복고환

95. 뇌척수액이 비정상적으로 축적되어 머리가 커지는 상태는?

① microcephaly 소두증: 머리가 선천적으로 작은상태

② hydrocephalus 수두증: 뇌실 안이나 두개강 속에 뇌척수액이 고이는 질병

③ meningocele 수막류: 두개골의 일부에 유합부전이 있어서 결손부에서 이탈된 수막

④ meningomyelocele 척수수막류: 척추뼈와 경막에 결손이 있어, 척추강 내 있는 조직이 척추강 밖으로 나와있고 피부 결손이 동반되는 경우

96. 다음 의학용어 중 수술에 대한 접미사가 들어있는 것은?

① splenorrhappy

② tachycardia

③ insomnia

④ bronchostenosis

* 수술(operation) 관련 집미사
  - -desis: 고정술
  - -ectomy: 절제술
  - -rrhaphy: 봉합술
  - -scopy: 검사
  - -stomy: 조루술(造瘻術)
  - -tomy: 절제술

97. 전기 자극을 주어 말초신경의 전도 속도 등과 바늘로 근육을 찔러 근육의 전위를 측정하는 말초 신경 및 근육의 손상 위치 및 상태를 파악하는 검사는?

① EMG electromyography: 근전도검사(말초신경, 근육의 상태를 알기 위하여 근육의 전기적 활성 상태를 검사하는 방법)

② CSF cerebrosupinal fluid: 뇌척수액

③ ECG electrocardiogram: 심전도검사(심박동과 관련하여 나타나는 전위를 심전계에 의해 그림으로 기록하는 검사)

④ EEG elecroencephalogram: 뇌파검사

98. 다음 약물에 대한 의학용어의 우리말 뜻이 맞는 것은?

① antacid: 제산제(위산으로 인한 속쓰림과 위통 등의 급성 증상에 사용되는 위장약)

② antibiotic: 항생제(세균감염을 치료하는데 사용되는 약물)

③ cardiotonic: 강심제(심장의 근육에 작용하여 수축력을 높이거나, 심장기능을 조절하는 중추신경을 활성화시킴으로써 심장박동을 강화하는 약물)

④ antidepressant: 항우울제

99. 소변생성이 일일 200ml 미만인 상태로 이 상태가 계속되면 노폐물이 체내에 축적되어 요독증을 일으킬 수 있는 것은?

① anuria: 무뇨증(소변의 양이 생리적으로 감소할 수 있는 범위를 넘어서 현저하게 감소된 경우)

② oliguria: 핍뇨증(하루 총 소변량이 400ml 미만으로 줄어드는 것)

③ polyuria: 다뇨증(하루에 오줌을 3,000ml 이상 배출하는 증세)

④ pyuria: 농뇨증(오줌에 고름이 섞여 있는 것)

100. 훈련과 반복을 통하여 불안을 제거하고 두려움을 완화시키는 심리요법은?

① cognitive behavior therapy: 인지행동치료

② electroconvulsive therapy: 전기충격치료

③ group therapy: 집단요법

④ psychodrama: 심리극

답지

81	②	82	④	83	②	84	①
85	③	86	③	87	④	88	①
89	③	90	①	91	①	92	①
93	①	94	④	95	②	96	①
97	①	98	②	99	①	100	①

● 2015년 1회

81. 몸의 신진대사에 이용되는 포도당과 같은 물질들과 양전자를 방출하는 방사선동위원소를 결합시킨 약을 주사하여 전신의 대사상태를 촬영하는 검사로, 각종 암의 진단과 조기발견이 가능하며 전이여부 판별이 가능한 검사는?

    ④ PET-CT

    * PET-CT: 양전자를 방출하는 방사성 의약품을 이용하여 인체에 대한 생리화학적, 기능적 영상을 3차원으로 얻는 핵의학 영상법중 하나이다. 현재 각종 암을 진단하는 데 주로 활용되고 있으며 암에 대한 감별 진단, 병기 설정, 재발 평가, 치료 효과 판정 등에 유용한 검사로 알려져 있다. 이외에도 양전자 단층촬영(PET)을 이용해 심장 질환, 뇌 질환 및 뇌 기능 평가를 위한 수용체 영상이나 대사 영상도 얻을 수 있다

82. 다음 중 의미연결이 틀린 것은?

    ① tranquilizer - 정신안정제, 진정제

83. 가슴 뒤쪽에 좌우 하나씩 존재하는 삼각형 모양의 납작한 뼈로서 어깨관절을 형성하는 뼈는?

    ① clavicle - 빗장뼈(쇄골)
    ② humerus - 위팔뼈(상완골)
    ③ radius - 노뼈(요골)
    ④ scapula (문제부분 오탈자)

84. 신경계 처치 또는 수술에 관한 의학용어와 우리말 뜻이 맞게 연결된 것은?

    ① laminectomy - 추궁절제술(척추의 추궁을 절제하여 척주관을 여는 수술)
    ② sympathectomy - 교감신경절제술
    ③ echoencephalography - 뇌초음파검사
    ④ electroencephalography - 뇌파검사

85. 여성의 외음부에 속하지 않는 것은?

    ① labium majus - 대음순
    ② ovary - 난소(내부생식기관)
    ③ clitoris - 음핵

④ vaginal orifice - 질구멍

86. 방광아래에 위치하여 요도의 가장 아랫부분을 둘러싸고 있는 전립선에 비대증이 생길 경우 시행하는 수술명은?

① hydrocelectomy: 수종절제술 (*수종: 세포간 조직내 또는 체강내 비정상적으로 대량의 조직액이 저류되는 병변)

② circumcision: 포경수술

③ prostatectomy: 전립선절제술

④ orchiectomy: 고환절제술

87. 의학용어 중 tumor 란 뜻을 가진 접미사로 옳은 것은?

① -pathy : 질병의 상태를 의미함.

② -oma : tumor

③ -algia : 통증

④ -cyte : 세포

88. 부정맥(arrhythmia) 중의 하나로 비정상적으로 빠르면서 불규칙적인 심장박동을 보이는 것은?

① bradycardia (서맥): 심장 박동수가 1분당 60회 이하로 느려지는 상태로 교감신경의 마비상태나 심장 내 중추의 자극 또는 마비와 같은 상황에 의해 발생함.

② cardiac murmur (심장잡음): 심장을 통하는 혈류에 의해서 발생되는 일정한 길이의 잡음.

③ fibrillation

④ heart block (심장블록): 심장 자극전도계의 전도시간이 지연되거나, 전혀 전도되지 않는 것을 말한다.

89. 정신건강의학과에서는 다양한 정신질환의 치료를 시행하고 있다. 다음의 정신질환 중 용어 연결이 틀린 것은?

③ schizophrenia : 조현병

90. 암과 관련된 질환명이 바르게 연결된 것은?

① prostate cancer : 전립선암

② lung cancer : 폐암

③ thyroid cancer : 갑상선암

④ hepatoma : 간암

91. epidermis 에 해당하지 않는 것은?

④ papillary layer : 진피의 구성성분이다.

92. 방사선촬영검사가 아닌 것은?

① RGP : retrograde pyelography (역행성요로조영술)
② ERCP : endoscopic retrograde cholangio pancreato graphy (내시경 역행성담낭췌장조영술)
③ KUB : Kidney, ureter, bladder (신장, 요관, 방광 단순촬영술)
④ NPO : nothing per oral (금식)

93. 소변의 형성과정 중 ( ) 안에 알맞은 해부학적 부위는?

> renal artery - ( ) - Bowman capsule - renal tubule - ureter - urethra

① bladder :방광
② trigone :방광 내 요도구 입구에 삼각형 모양의 판판한 바닥
③ renal pelvis : 콩팥깔때기(신우) 오줌이 일시적으로 모이는 곳
④ glomerulus : 토리(사구체)

　* **소변의 형성과정** : 콩팥동맥-토리-토리주머니(보우만주머니)-요세관-요관-요도

94. 결핵균의 감염여부를 확인할 수 있는 검사는?

① schick test 디프테리아(diphtheria) : 디프테리아 박테리아 균 감염 검사
② **mantoux test 만토 테스트 :결핵균 감염 여부를 확인하는 피부 반응 검사**
③ widal test 면역혈청학적 검사 : 항원항체반응을 이용한 검사. 혈청 속 함유된 면역글로불린(항체) 보체성분, 여러 가지 질환 때 만들어지는 특유한 항체, 림프구 기능 등을 측정한다.
④ coombs test 크움즈 검사 : 적혈구에 대한 항체를 검출하는 검사로 적혈구 표면상의 단백질을 검출한다.

95. 제1형 당뇨병의 대표적인 증상으로 틀린 것은?

① polydipsia
② polyphagia
③ **polyphasia**
④ polyuria

　* **제1형 당뇨병** : 15세 미만 소아청소년에게 주로 발생한 당뇨병으로 우리 몸의 항체가 인슐린을 만들고 있는 췌장의 베타세포를 파괴시켜 인슐린이 생성되지 않는 상태를 말한다. 대표적인 증상으로는 다갈증(polydipsia), 다식증(polyphagia), 다뇨증(polyuria)이다.
　* **제2형 당뇨병** : 인슐린 생산은 정상이나 인슐린 반응체계가 망가진 상태를 말한다. (인슐린 저항성이 높아진 상태이다.)

96. Humerus 의 radius 쪽으로 연결되는 방향은 humerus의 어떤 방향인가?

③ distal

　* Humerus(위팔뼈) 의 radius(노뼈) 방향은 humerus(위팔뼈)의 distal(먼쪽, 말단) 방향이다.

97. 소화기계 관련 기관이 아닌 것은?

① cecum :맹장(막창자)

② duodenum :십이지장

③ anus :항문

④ urethra :요도(비뇨기계)

98. 면역에 관련된 세포가 아닌 것은?

① melanocyte(멜라노사이트): 세포내에서 멜라닌 색소과립을 생성하는 세포

② phagocyte(식세포): 식균작용을 통해 이물질(바이러스,세균등)을 처리하는 세포

③ plasma cell(형질세포): 2차 림프계 조직, 골수, 전신의 결합조직에 분포하는 항체생성세포

④ killer-T cell(킬러T세포): 해로운 세포를 파괴하는 면역 기능을 함.

99. 안구의 압력을 측정하여 녹내장을 진단하는 검사는?

① audiometry :청력검사

② tonometry :안압검사

③ tuning fork test :음차검사

④ visual field test :시야검사

100. 심근의 염증침윤과 근육세포의 괴사 또는 변성을 동반한 심장근육병은?

① bacterial endocarditis 세균성 심내막염: 세균에 의해 심장의 내막에 염증이 발생된 것.

② myocarditis 심근염: 심장근육에 발생하는 염증

③ pericarditis 심낭염: 심장의 바깥면을 싸고 있는 심막의 염증

④ hemopericardium 심막혈종: 심막강에 혈액이 저류된 상태. 심장벽의 일부가 심장류(心臟瘤)·심근경색·심장외상·심막 악성 종양 등의 원인으로 취약해져서 그곳이 파열되어 심장 내의 혈액이 심막강으로 다량 출혈된 경우를 말한다.

답지

81	④	82	①	83	④	84	④
85	②	86	③	87	②	88	③
89	③	90	①	91	④	92	④
93	④	94	②	95	③	96	③
97	④	98	①	99	②	100	②

필기 답안

● 2022년 제1회

제1과목	보건의료관광행정	33434	22122	34233	14113
제2과목	보건의료서비스지원관리	43334	13244	23114	12223
제3과목	보건의료관광마케팅	32141	43142	12322	41422
제4과목	관광서비스지원관리	12332	34334	42212	21324

● 2021년 제2회

제1과목	보건의료관광행정	13244	32112	32142	13342
제2과목	보건의료서비스지원관리	21212	32131	24324	41331
제3과목	보건의료관광마케팅	14241	24321	31433	12234
제4과목	관광서비스지원관리	31414	34332	42331	44243

● 2021년 제1회

제1과목	보건의료관광행정	12113	12442	42334	34313
제2과목	보건의료서비스지원관리	41141	42211	43111	34332
제3과목	보건의료관광마케팅	33224	41414	44111	33344
제4과목	관광서비스지원관리	31323	31432	13144	14421

● 2020년 2회

제1과목	보건의료관광행정	22332	13344	43424	31424
제2과목	보건의료서비스지원관리	32243	23232	23413	42141
제3과목	보건의료관광마케팅	42222	44131	33334	21432
제4과목	관광서비스지원관리	34313	11414	24342	12232

● 2020년 1회

제1과목	보건의료관광행정	42334	21133	33433	42243
제2과목	보건의료서비스지원관리	44443	33424	41444	13423
제3과목	보건의료관광마케팅	11122	32232	44143	33312
제4과목	관광서비스지원관리	24233	32324	41423	1 1 3 4

● 2019년 제2회

제1과목	보건의료관광행정	41132	21412	34324	21223
제2과목	보건의료서비스지원관리	12232	43423	23113	14241
제3과목	보건의료관광마케팅	34232	43443	12133	21134
제4과목	관광서비스지원관리	24214	14113	31243	32444

● 2019년 제1회

제1과목	보건의료관광행정	14343	34421	12131	23442
제2과목	보건의료서비스지원관리	24144	12344	13224	33132
제3과목	보건의료관광마케팅	43444	32214	24133	31322
제4과목	관광서비스지원관리	42313	14414	22423	23423

● 2018년 제2회

제1과목	보건의료관광행정	11311	41222	24434	33311
제2과목	보건의료서비스지원관리	12144	41241	32212	31224
제3과목	보건의료관광마케팅	22423	33431	42434	41412
제4과목	관광서비스지원관리	43233	43124	14441	14223

● 2018년 제1회

제1과목	보건의료관광행정	22243	21344	33142	13413
제2과목	보건의료서비스지원관리	11341	31434	44413	33333
제3과목	보건의료관광마케팅	22141	43213	24233	11322
제4과목	관광서비스지원관리	24341	12312	24433	21443

● 2017년 제2회

제1과목	보건의료관광행정	42414	21243	41333	44333
제2과목	보건의료서비스지원관리	42331	42134	44212	44123
제3과목	보건의료관광마케팅	14333	24342	41221	11234
제4과목	관광서비스지원관리	41231	34233	33123	43313

● 2017년 제1회

제1과목	보건의료관광행정	44421	34243	24414	21133
제2과목	보건의료서비스지원관리	23144	32212	34223	44134
제3과목	보건의료관광마케팅	34313	34224	21222	34131
제4과목	관광서비스지원관리	32434	42132	11324	44234

● 2016년 제2회

제1과목	보건의료관광행정	41434	44422	22334	42114
제2과목	보건의료서비스지원관리	11142	31213	22242	14433
제3과목	보건의료관광마케팅	43332	11334	34332	44414
제4과목	관광서비스지원관리	42221	11314	34411	42334

● 2016년 제1회

제1과목	보건의료관광행정	41343	23343	12434	31333
제2과목	보건의료서비스지원관리	44243	24141	31412	14413
제3과목	보건의료관광마케팅	42442	23424	41213	44134
제4과목	관광서비스지원관리	43243	23213	43333	14422

해외/강남 병원 근무한 저자가 알려 주는 꿀팁!

국제의료관광코디네이터 핵심꿀팁